GRUNDRISS

DER

AKIURGIE.

GRUNDRISS

DER

AKIURGIE

NEBST EINEM ANHANG

VON

FÜNFZEHN TAFELN INSTRUMENTEN-ABBILDUNGEN

UND

ZAHLREICHEN HOLZSCHNITTEN IM TEXT

VON

DR. FR. RAVOTH

PRAKT ARZT, OPERATEUR, ACCOUCHEUR,
PRIVATDOCENT FÜR CHIRURGIE AN D. KÖNIGL. UNIVERSITÄT ZU BERLIN.

ALS VIERTE AUFLAGE

VON

SCHLEMM'S OPERATIONS-UEBUNGEN AM CADAVER.

LEIPZIG
VERLAG VON VEIT & COMP.
1860.

Le succès des opérations dépend de *l'habileté*
du chirurgien.
Les revers accusent des erreurs ou des fautes
et la perfection est le but de l'art.

SEDILLOT.

VORWORT.

Seit dem ersten Erscheinen von „Schlemm's Operations-Uebungen am Cadaver" sind 15 Jahre verflossen.

Innerhalb dieser Zeit sind von dem Buche drei starke Auflagen vergriffen, und jede folgende verhältnissmässig schneller als die vorhergehende. Ich habe daraus, in Uebereinstimmung mit der sachkundigen Kritik, die Ueberzeugung gewonnen, dass ich durch die jeder neuen Auflage hinzugefügten Ergänzungen die Nützlichkeit und Zweckmässigkeit des Buches erhöht habe. Auf diese Weise sind aus den 8 kleinen Bogen der ersten Auflage, welche einen kurzen Abriss der operativen Technik einiger wichtiger Operationen enthielten, in der dritten Auflage schon 17 Bogen geworden und die vorliegende habe ich noch weiter ausdehnen zu müssen geglaubt. So hat denn das vorliegende Buch Dimensionen gewonnen, welche sich nach allen Richtungen hin weit über die ursprüngliche Anlage und Tendenz hinaus erstrecken. Zugleich hat es nun auch die anfänglich locale Bedeutung, welche ihm hauptsächlich durch seinen Titel aufgedrückt schien, durch das erfolgte Ableben des mir unvergesslichen Schlemm verloren, dessen auf Anatomie gestützte Lehrweise des technisch operativen Handelns mir und Allen, die seine „Curse" frequentirt haben, für immer als mustergültig dastehen wird.

Bei der vorliegenden Ausführung nun habe ich überall die möglichste Kürze innegehalten und manche Einzelheiten ganz fortgelassen, die zu einem completen Handbuch hinzugezählt werden könnten.

Dies sind im Wesentlichen jedoch nur solche, die entweder überhaupt unerheblich sind, oder in anderen Disciplinen ihre Erledigung besser finden. Und dann bin ich der Meinung, dass der Lernende eine grosse und schwierige Disciplin, wie es die vorliegende offenbar ist, nicht auf einmal zu bewältigen vermag. Er muss deshalb sich zunächst das Wesentlichste aneignen. Hat er so erst die Grundlage gewonnen, so wird der weitere Ausbau schon folgen, besonders wenn er mit derselben zugleich über Aufgabe, Zweck und Auffassung des Ganzen möglichst vollständig orientirt wird. Die Nützlichkeit dieser Studienweise pflege ich meinen Zuhörern auch für jede andere Disciplin zu entwickeln, damit sie für jede früh einen klar überblickten Grundriss gewinnen, zu dem, als einem gutangelegten Vademecum, später das weitere Studium, die Praxis und eigne Erfahrung die nöthigen Randbemerkungen liefern.

Zum Zweck einer allseitigen Orientirung über den vorliegenden Gegenstand bin ich deshalb von der ausschliesslichen Darstellung des rein Technischen der Operationen abgewichen, wie sehr ich auch davon überzeugt bin, dass die möglichst vollendete Technik hier die *Conditio sine qua non* ist. Denn wie die Lehre von den „trockenen Knochen" aufhört eine „trockene" zu sein, wenn das Fleisch hinzukömmt und die Physiologie Leben in die Maschine bringt, so gewinnt dieselbe doch erst ihre eigentliche Bedeutung für den praktischen Chirurgen, wenn es sich um pathologische Vorgänge an denselben handelt. Gerade so ist es mit der operativen Technik. Auch sie kann leicht zu trocken und unterschätzt werden, ohne genügenden Hinweis auf das Ganze der Operation und deren therapeutische Aufgaben. Dies ist der Grund, weshalb ich die einzelnen Operationen vollständig dargestellt habe und in Bezug auf die Kürze dieser Darstellung und ihren Werth für den praktischen Chirurgen wünsche ich, dass dieser den Eingang jenes berühmten Briefes so anwendet: „Er nahm sich die Zeit zu einem kurzen Brief, deshalb schrieb er keinen langen." —

Endlich muss ich rücksichtlich der hinzugefügten Instrumenten-Tafeln noch bemerken, dass dieselben ebenfalls eine gedrängte Uebersicht des vorhandenen gesammten Armamentariums bieten sollen. Von diesem hochaufgespeicherten Rüstzeuge eine passende Auswahl zu treffen, wird jeder Sachverständige als eine schwierige Aufgabe anerkennen. Die historische Uebersicht sollte vor Allem gewahrt bleiben und doch konnte sie bei der Fülle des Materials und bei dem reichen fast täglichen Zuwachs nur eine beschränkte Berücksichtigung finden. Ich habe mich deshalb bemüht, die Auswahl so zu treffen, dass an den verzeichneten obsolet gewordenen Instrumenten immer bestimmte Zeit-Ideen und Anschauungen, so wie die Entwickelungsstufen der Wissenschaft im Ganzen und Einzelnen sich abspiegeln. Nur einzelne wichtige „historische Documente sollten es sein, wie man in verschiedenen Zeiten operirt oder gefochten hat, nur wenige metallene Urkunden ohne Text, deren Bedeutung man dennoch liest." (DIEFFENBACH). In diesem Sinne und mit diesem Interesse soll nach meinem Dafürhalten der Lernende die einzelnen historisch gewordenen Werkzeuge verstehen lernen. Er soll früh erfahren, dass auch hier gewissermassen ein organischer Zusammenhang besteht, und dass eine vollkommen neue Erfindung selten gemacht wird. Aber *la perfection est le but de l'art* — und dazu bleibt Jedem noch genug zu thun übrig. Wer sich deshalb mit der Construction eines neuen Instruments befassen will, muss vorher in dieser Geschichte nachsehen, damit er nicht noch einmal erfindet, was bereits längst dagewesen ist. Dies haben vor Allem die heutigen Instrumentenmacher zu berücksichtigen, die sich mehr als in früheren Zeiten von den Chirurgen zu emancipiren streben. — In den den einzelnen Tafeln von mir beigegebenen kurzen Erklärungen und kritischen Bemerkungen dürften für ein eingehendes Studium die wesentlichsten Gesichtspunkte angedeutet sein. Im Uebrigen habe ich für den praktischen Chirurgen die neueren Erfindungen auf diesem Gebiete möglichst vollständig zusammenzustellen gesucht.

Zum Schluss kann ich nur wünschen, dass das Buch auch in dieser Form und Ausführung die Aufgabe erfüllt, die ich ihm gestellt haben möchte. Es soll den praktischen Chirurgen über die wichtigsten älteren und neueren Lehren dieser Disciplin kurz orientiren. Für den Lernenden aber soll es nicht blos Einzelnes lehren, sondern auf seine chirurgisch-operative Ausbildung hinwirken. Denn Einzelnes zu lehren, ist eben nicht so schwer; aber den Einzelnen lehrend erziehen und somit an seiner geistigen Entwickelung arbeitend Theil nehmen — das halte ich für die schwierigere, aber auch für die hauptsächlichste Aufgabe des Lehrerberufs.

Berlin, im Juli 1860.

Dr. Ravoth.

INHALTSVERZEICHNISS.

II. Capitel.

Operationen, welche am Kopfe verrichtet werden.

III. Capitel.

Operationen am Halse.

IV. Capitel.

Operationen, welche an der Brust vorkommen.

V. Capitel.

Operationen am Unterleib.

VI. Capitel.

Die Amputationen, Exarticulationen und Resectionen.

GRUNDRISS DER AKIURGIE.

Einleitung in das Studium und die Bearbeitung der operativen Chirurgie.

Jede chirurgische Operation ist ein Heilmittel gegen bestimmte Abnormitäten des Organismus.

Diese Auffassung soll mit Recht der neueren Bearbeitung der operativen Chirurgie zum Grunde liegen. Sie gewährt dem Studium der einzelnen Operationen eine Reihe leitender Gesichtspunkte, von denen aus die Fülle des Materials leichter überblickt und bequem in einzelne Abschnitte gebracht werden kann. Wir wollen versuchen, diese Abschnitte, deren logische Reihenfolge durch den genannten allgemeinen Gedanken bestimmt wird, hier darzustellen, und werden bei der nachfolgenden Beschreibung der einzelnen Operationen nur selten von der hier zu gebenden Reihenfolge abweichen. Obenan steht:

1) Der Namen einer jeden Operation. Er ist zumeist der operativen Technik entnommen und giebt deshalb im Allgemeinen das Handeln zu einem bestimmten Zweck an (*Amputatio mammae*, *Exstirpatio bulbi etc.*). Einige Autoren begnügen sich nun nicht damit, diese in der Regel lateinischen Bezeichnungen noch ins gute Deutsch zu übertragen, sondern sie geben auch noch unter der folgenden Rubrik „Begriff der Operation“ eine nähere Definition, deren Länge und Breite man es oft ansieht, wie schwer sie ihnen geworden, und die als blosse Umschreibung oder Uebersetzung überflüssig ist. Diese Manier datirt offenbar aus einer Zeit, wo es ein Verstoss gegen alle Logik und Gelehrsamkeit gewesen wäre, wenn man einer Abhandlung über einen beliebigen Gegenstand nicht eine gehörige Definition vorausgeschickt hätte. Jetzt nimmt man wohl mit Recht an, dass entweder die Abhandlung die Definition über-

flüssig macht oder umgekehrt, die Definition ist so erschöpfend, dass es einer weiteren Abhandlung nicht bedarf.

Nach dem Namen der Operation, der also das Handeln zu einem bestimmten Zweck angiebt, fragen wir sofort nach dem näheren Inhalt dieses Zweckes, nach dem Weshalb? Diesen Inhalt bilden:

2) Die Indicationen und Contraindicationen, d. h. die Angabe der Abnormitäten, die den operativen Eingriff entweder nothwendig machen oder verbieten. Die strengen Grammatiker wollen, wenn es sich um einfache Aufzählung solcher Abnormitäten handelt, *Indicans* und *Contraindicans* sagen und lassen die Indication und Contraindication als concretere Bestimmungen aus der Würdigung der individuellen Verhältnisse des Organismus sowie der Operation als verletzenden Potenz hervorgehen. Danach ist z. B. ein entarteter Hode an und für sich stets *Indicans* zu seiner Ektomie; allein es kommt im concreten Fall die Ausdehnung des Uebels, die Constitution des Kranken, die Grösse der Verletzung etc. in Betracht, und aus der Würdigung dieser Verhältnisse ergiebt sich die Indication oder die Contraindication zur Operation. Wollte man indess diesen Unterschied in der Bezeichnung streng durchführen, so würde man fast bei jeder Operation sowohl Indicantien als Indicationen haben und bei der Aufzählung dennoch oft mit der Wahl des Namens in Verlegenheit sein.

Die Kenntniss dieser Abnormitäten nun lehrt ihrer Form und Beschaffenheit nach die pathologische Anatomie; in ihrem Ablauf als specielle Krankheitsprocesse, sowie in ihrer Bedeutsamkeit für den afficirten Organismus die specielle Pathologie oder näher Chirurgie. Diese Kenntniss setzt die Akiurgie streng genommen ebenso voraus, wie die Heilmittellehre sich nicht mit der Erörterung specieller Krankheitsprocesse befasst. — Diesem Abschnitt folgt:

3) Die Betrachtung der verschiedenen Operations-Methoden, d. h. der verschiedenen Weisen, wie der operative Zweck realisirt werden kann. Dieser Zweck bleibt zwar immer derselbe, die Methode indess, die Weise ihn zu realisiren, kann immer verändert werden, und da diese Veränderung zumeist von der näheren Bestimmung desselben, den Indicationen, abhängt, so lässt man die Methoden beim Studium und der Bearbeitung erst hier ihren Platz finden, während sie sonst auch den Indicationen voranstehen könnten.

4) Soll der wissenschaftliche Praktiker sich eine historische Uebersicht verschaffen a) über den Entwickelungsgang des Hauptzweckes der Operation und dessen der Zeit nach verschiedene Auffassung; b) über die Methoden, welche die Autoren zur Realisirung desselben im Laufe der Zeit erfunden und geübt haben; c) über den Instrumentenapparat, wie nämlich derselbe bis zur gegenwärtigen Vollendung seinen wesentlichen Momenten nach entwickelt worden ist. Denn dieses historische Wissen befähigt nicht blos zur klaren Uebersicht des Geleisteten überhaupt, sondern auch zur besseren Verwerthung und Anwendung resp. Erweiterung und Verbesserung desselben im speciellen Fall. Allerdings ist es schwierig, die Geschichte einer Special-Wissenschaft, und nun hier gar einer speciellen Operation, so kurz und doch wieder so ausführlich als nöthig darzustellen oder aufzufassen, so dass die einzelnen Entwickelungsfäden sich durch die Gesammtwissenschaft hindurch in die Universalgeschichte verlieren. Immerhin aber bleibt dies die gedankenmässige Aufgabe eines fruchtbringenden Geschichtsstudiums, welches überall den historischen Entwickelungsgang im Ganzen und Einzelnen zu begreifen und dabei zugleich diejenigen hervorragenden Persönlichkeiten, denen die Mission geworden, die Träger derselben zu sein, in dieser ihrer Aufgabe richtig aufzufassen sich bemüht. Damit meinen wir denn auch freilich nicht dasjenige geschichtliche Wissen, welches angeben kann, „dass Celsus die Operation kannte, Abulcasem sie näher beschrieb und Heister sie wieder verwarf;“ oder welches etwa die Erfinder aller Trepan-Kronen der Reihe nach aufzählen und angeben kann, dass Schmucker, Ohle, Bell, Rust, gleich der Naht der vier Meister, eine Ligatur-Pincette construirt haben — mit solchem historischen Ballast hat man mit Recht längst Witz und Spott getrieben. Ebenso ist jene Zeit zum Glück antiquirt, wo man sich hinter den Tisch setzte, um ein Instrument auszudenken, was zwar Niemand je anwendete, aber doch den Erfinder, wenn er es nur recht anfing, in die Unsterblichkeit hineinschmuggelte. Deshalb ist denn auch die Zahl der praktisch brauchbaren Instrumente sehr beschränkt worden. Wir haben uns gegen derartigen überflüssigen Ballast durch das Recht zu schützen, dass wir jetzt Jeden auf's Gewissen fragen, welche berechtigte Idee seinen Angaben zu Grunde liege; ob er wirklich etwas Wesentliches zur Entwickelung und Vervollkomm-

nung eines wichtigen Instruments beigetragen, oder ob er bei seinen Angaben etwa nur im Interesse oder Dienste seiner Eitelkeit oder, was ebenso häufig, seiner Ungeschicklichkeit construirte. Denn gerade die ungeschickten Operateure geben die meisten Instrumente an, weil sie in der Regel so eitel sind, dass sie stets die Schuld einer ungeschickt ausgeführten oder misslungenen Operation auf die Instrumente schieben; oder es ist ein passender Assistent vorhanden, der die Schuld auf sich nehmen muss. Sie sollten wissen, dass es nur die kunstgeübte Hand des Operateurs ist, die die Operation machen soll, nicht das Instrument. Das Instrument ist der Diener, die Hand der Herr, nicht umgekehrt. Das Instrument z. B. kann keinen Ligaturknoten schliessen, dazu hat es keinen Verstand — das ist des Operateurs Sache. Dies ist besonders auch an vielen neuen Instrumenten tadelnd hervorzuheben, welche den längst überwundenen Irrthum, dass für jedes einzelne Thun unserer Hand möglichst auch eine besondere Vorrichtung am Instrumente vorhanden sei, vielfach wieder erkennen lassen. Ebenso beschäftigt die jetzigen Instrumentmacher viel zu sehr der durchaus unrichtige Gedanke, die Geschicklichkeit der Hand durch irgend ein Instrument oder durch eine Vorrichtung am Instrumente zu ersetzen — Bestrebungen, die niemals reelle und dauernde Resultate liefern können. Wir werden bei den Instrumenten hierzu Belege geben. — Nach dieser historischen Uebersicht lassen wir

5) Die therapeutische Würdigung der Operation folgen. Dieser Abschnitt hat die ganze Bedeutung und den Werth der Operation als Heilpotenz darzulegen. Wie deshalb bei jedem anderen Heilmittel die physikalisch-chemischen Eigenschaften, seine Wirkung im Allgemeinen und auf gesunde Individuen zunächst in Betracht kommen, und dann erst seine Wirkung als Heilpotenz gegen Krankheiten, so haben wir auch hier erst zu erwägen a) den operativen Eingriff an sich, d. h. den Grad und die Bedeutsamkeit der durch ihn zu setzenden Verletzung. Bei Beurtheilung derselben steht obenan die anatomisch-physiologische Wichtigkeit der zu verletzenden Gebilde, dann folgt die Grösse der Verwundung, ferner die Möglichkeit zu wichtigen Nebenverletzungen (sogenannte üble Ereignisse) und endlich im individuellen Fall die Beschaffenheit des Gesammtorganismus. Operirte sterben plötzlich, oft während der Operation entweder an bedeutendem Blutverlust (dieser soll deshalb

in allen Fällen möglichst gering sein), oder an Lufteintritt in die Venen, besonders bei Operationen am Halse (wo der Tod nach Einigen vom Herzen, nach Anderen vom Hirn ausgehen soll), oder in Folge der Chloroform-Wirkung; oder es fehlt der objectiven Anschauung oft gänzlich eine bestimmte *Causa mortis*, und man spricht dann vom heftigen Eindruck der Operation auf's Nervensystem. — Dagegen sind als Folgezustände zu berücksichtigen: Nachblutung, bedeutende Entzündung, erschöpende Eiterung, Phlebitis, Brand, Verjauchung. Erschöpfung. — Hierauf folgt b) die Würdigung der Operation als Heilpotenz gegen die indicirenden Krankheitszustände, und zwar sowohl im Allgemeinen als im speciellen Fall. Was nützt sie gegen Krebs, Fibroid, Polyp, Hydrops ascites etc.? was dagegen in diesem speciellen Fall? Wir stehen, wie mit diesem ganzen Abschnitt, so besonders bei Beurtheilung dieser speciellen Processe im individuellen Fall im Centrum der praktischen Medicin, von wo aus die Radien sich bis zu den fernsten Peripheriepunkten der Wissenschaft und der Erfahrung erstrecken und der Operateur sich zugleich als tüchtiger Arzt bewähren soll. — Dabei darf dann auch nicht ausser Acht bleiben c) das Verhältniss der Operation zu den übrigen Heilpotenzen, die ebenfalls gegen die jedesmaligen Indicationen in Anwendung kommen, so dass diese nicht immer blos als *ultimum refugium* angesehen wird, wenn jene alle vergeblich angewendet sind. Im Gegentheil, es muss der richtige Zeitpunkt der Operation den übrigen Heilmitteln gegenüber festgesetzt werden. Man muss stets genau wissen, wann operirt werden muss. Dann folgt d) die Kritik der Methoden und die richtige Auswahl der einen oder andern für den speciellen Fall. (Man kann eine Geschwulst abschneiden, abbinden etc., eine Höhle mittelst Messer, Trokart eröffnen.) Ferner lässt jede Weise verschiedene Variationen in sich zu (Varianten der einzelnen Acte) Was so eben über die Beurtheilung der Bedeutsamkeit der Operation im Allgemeinen gesagt ist, gilt auch hier; ausserdem kommt bei der Wahl der Methode noch die Erfahrung und vielfach auch die Individualität des Operateurs in Betracht, während von der früheren dreifachen Anforderung: *tuto, cito et jucunde*, nur noch die erste eigentlich übrig geblieben ist. Mit der Methode hängt eng zusammen e) die Kritik und Auswahl des Instrumenten-Apparats.

Wie der Finger des Chirurgen immer seine beste Sonde ist,

so ist die Hand sein kunstvollstes Werkzeug, welches eine vollendete Mechanik enthält. Von den sie unterstützenden Werkzeugen sagt mit Recht der unsterbliche Meister: „diejenigen sind die besten, welche die einfachsten sind" (conf. sub. 4.) — Jetzt folgt:

6) Die Ausführung der Operation. Dazu gehört a) Rücksicht auf die Aussenverhältnisse (Localität, Beleuchtung, Temperatur) b) geordneter Operationsbedarf; c) Assistenten (cf. S. 11); d) die Lagerung des Kranken; e) Stellung des Operateurs, und endlich folgt die zur besseren Uebersicht in der Regel in einzelne Acte abgetheilte Ausführung nebst der Berücksichtigung der übeln Ereignisse bis zum Verbande und der dann beginnenden Nachbehandlung. Für die Ausführung aber ist ein sorgsames Studium und Aneignung der Technik als des Haupttheils dieser Disciplin nöthig: ja diese macht hauptsächlich mit die Akiurgie zur speciellen chirurgischen Disciplin. Die Bedeutung der Technik ist aber überall die, dass der Geist frei schaltet und waltet mit dem Material, in dem und durch das er sich verwirklichen soll und will. Und deshalb ist die freie Beherrschung der Technik auch hier *Conditio sine qua non.* Die Hand des Operateurs soll gleichsam unbewusst und unbestimmt den Intentionen seines Geistes folgen: wie er gebeut, so steht's da, und siehe da, es ist sehr gut. Immerhin gehört dazu, wie zu jeder künstlerischen Production, eine gewisse natürliche Befähigung. Wie sehr man deshalb auch von der Wahrheit überzeugt sein mag, dass der energische Geist überall die seine Verwirklichung hemmenden natürlichen Schranken durchbricht, so muss man doch zugeben, dass es allerdings Persönlichkeiten giebt, die so aller manuellen Geschicklichkeit baar sind, dass sie sich, wie Dieffenbach mir einmal sagte, nicht ein Stück Fleisch vom Knochen abschneiden, geschweige denn eine Operation mit Kunst und Geschick ausführen können. Die Zahl derselben ist aber in der That gering. Nach meinen Erfahrungen beträgt sie 2%. Ueber solche Naturen vermochte selbst die Lehrer-Ruhe und unermüdliche Ausdauer eines Schlemm nichts, und sie sollten zweckmässiger Weise überhaupt von der Medicin fern bleiben. Damit soll aber auch andererseits nicht gesagt sein, dass die Zahl der sogenannten geborenen Operateure so gross ist, sondern wir haben nur auf die zwischen diesen beiden Extremen liegende grosse Mitte hinweisen wollen, aus denen sich bei entsprechendem Fleiss, Unterricht und gehöriger Anleitung die Zahl der

ganz tüchtig operirenden Chirurgen immer noch vergrössern lassen dürfte. Ueber den auch hier in Betracht kommenden Unterricht habe ich mich ausführlich in meinen „Prolegomena zur rationellen Diagnostik und Semiotik für Kliniker und Klinicisten" ausgesprochen, in Bezug auf dessen Mängel ich auf das dort darüber Gesagte verweise. Ebenso will ich hier auch nicht auf die ganze Reihe der körperlichen und geistigen Qualitäten eingehen, welche die Handbücher als nothwendige Bedingungen für einen Operateur aufzählen, sondern nur diejenigen Forderungen hervorheben, die jeder operirende Chirurg erfüllen kann, aber auch erfüllen muss. Obenan stehen: 1) genaue topographisch anatomische und physiologische Kenntnisse; denn die Chirurgie ist zum grössten Theil „Anatomie am lebenden Körper", und die dazu nöthigen Secirübungen gewähren schon eine ganz vorzügliche Gelegenheit zur geschickten, feinen Messerführung; 2) möglichst genaue Diagnose und Kenntniss des Verlaufes der in Betracht kommenden Krankheitsprocesse; 3) endlich genaues Verständniss der einzelnen Methoden, die bis zur möglichst grössten Vollendung wieder und wieder am Cadaver eingeübt werden müssen. Indess diese Uebungen genügen nicht, zumal da sie gewöhnlich nicht häufig genug angestellt werden können. Der junge Chirurg muss sich ausserdem für sich in der ruhigen, leichten und gewandten Haltung und Führung des Messers üben, ja seine Hand, wenn es sein muss, durch verschiedene technische Beschäftigungen (Papparbeit, Sägen, Drechseln, Meisseln etc.) geschickt machen und sich, wenn es irgend angeht, eine möglichst grosse Fertigkeit im freien Handzeichnen aneignen. Denn in all' seinem Thun und Handeln muss sich eine gewisse Grazie bekunden, deren Bedeutung wir in dem Grundsatz aussprechen können, dass das schön erscheinende Handeln auch einen schönen Erfolg hat. Dies gilt nicht vom Operiren allein, sondern auch von der Application der meisten chirurgischen Heilmittel. Denn bei der *Materia chirurgica* kommt hauptsächlich die Hand des Chirurgen als das Applicirende in Betracht. Von ihrer Geschicklichkeit hängt mit der Erfolg der Mittel ab. Es versteht sich freilich, dass diese Geschicklichkeit nicht in Coquetterie, diese Bewegungen nicht in Tanzmeistersprünge ausarten dürfen, wie man derartige Kunststücke wohl mitunter von eitlen Naturen ausführen sieht, die nicht wenig stolz auf ihre vermeinte feine Gewandtheit sind. — Andererseits aber ist nicht zu vergessen, dass, wie der tüchtige Soldat nur in der Schlacht zum Feldherrn wird, auch der Operateur nur in der blutigen Arbeit und durch sie seine letzte Ausbildung erhält. Allein jeder charaktervolle und gewissenhafte 'Arzt wird, wie überall, so besonders auch an diese Arbeit nur dann gehen, wenn er sicher ist, dass die leidende Menschheit kein hohes, ihm schwer wiegendes Lehrgeld für ihn zu bezahlen braucht.

Die Assistenz bei den Operationen.

Als gewissenhafter Assistent muss jeder Chirurg sich stets verantwortlich für den Erfolg der Operation halten. Er soll deshalb vorher mitrathen und nachher mitthaten. Ausserdem aber muss jeder Operateur immer genau wissen, wie und wo seine Assistenten thätig sein sollen; ja er muss sie darin zu unterrichten und sie überhaupt richtig „anzustellen" wissen, weil namentlich der junge Operateur nicht selten hier des kundigen Fachgenossen entbehren und häufig mit Heildienern und Wärtern sich zurechthelfen muss. Andererseits kann einem jungen Chirurgen ein häufiges und aufmerksames Assistiren nicht dringend genug empfohlen werden. Schon bei den Uebungen an der Leiche erwachsen daraus wesentliche Vortheile, weil der Assistent dem Handeln in seinen zahlreichen Einzelheiten fortgehend controlirend folgen muss. Deshalb erkennt man auch oft schon früh an dem unermüdlichen Eifer, mit dem der Eine oder Andere die Assistenz übernimmt, den sorgfältigen Chirurgen, den eigentlichen Operateur. Wer nachlässig und unaufmerksam dem operativen Handeln in seinen mannigfachen Einzelheiten und Kleinigkeiten zusieht oder letztere als überflüssig, sich von selbst verstehend betrachtet, der wird es hier zu nichts Erheblichem bringen. „Es ist gar schwer, sich zu bilden!" sagte einmal Dieffenbach. Er musste das tief empfunden haben, obgleich er vom Genius die Weihe zu echt künstlerischer Production erhalten hatte. — Ausführlich hat Zeis über die Assistenz bei chirurgischen Operationen geschrieben. Wir geben hier das Wichtigste über diesen Gegenstand in folgenden Abschnitten.

1. Der Assistent muss jedesmal den Operationsplan vom Operateur erfahren. Als College muss er von dem vorliegenden Fall

Kenntniss nehmen und mit der Operation einverstanden sein, im Nothfall und bei schwierigen Operationen soll er den Operateur vertreten können. Er muss die einzelnen Hülfsleistungen wissen, die ihm und Anderen, wenn solche nöthig sind, zuertheilt werden sollen, und vom Instrumenten-Apparat, sowie von der Reihenfolge des Gebrauchs der einzelnen Werkzeuge unterrichtet sein.

2. Oft muss der Operateur dem Assistenten das äussere Arrangement übertragen. *) Derselbe hat dann für gute Waschschwämme zu sorgen, und findet er sie in der Wohnung des Kranken unsauber oder hart und zu anderen Zwecken benutzt, so sind neue zu besorgen, welche gut ausgeklopft und durch längeres Liegen in warmem Wasser passend gemacht werden. Ausserdem darf es an hinlänglicher Charpie aus alter, aber rein gewaschener Leinwand, an der nicht Krankheitsstoffe haften, an Handtüchern, gut klebendem Heftpflaster, Schalen und Gefässen mit warmem und kaltem Wasser, einem Zober zur Aufnahme des schmutzigen Wassers nicht fehlen.

3. Nicht selten muss der Assistent vorher die Wohnung und Umgebung des Kranken inspiciren, ob nicht ein zu enges, düsteres Zimmer die Ausführung der Operation überhaupt unmöglich macht. Freilich findet man in der Wohnung des Mittelstandes kein geräumiges Operationszimmer angewiesen, und noch weniger in der Hütte des Landmannes; allein es muss doch so viel Raum sein, um sich so zu sagen kehren und wenden zu können. Es muss dann das Zusammenstellen oder Fortschaffen dieser oder jener Möbel angeordnet werden; auch die Temperaturbestimmung, besonders im Winter (12—15°), darf nicht unterbleiben.

4. Dann ist auf die Lagerung des Kranken Bedacht zu nehmen. Er soll entweder sitzen (am besten in einem Lehnstuhl, den man nur mitunter zu niedrig oder zu hochlehnig, nach der Person des Operateurs oder der Operation abgeschätzt, vorfindet, dann aber durch Unterlegen fester Kissen passend einrichten kann), oder er soll liegen. In letzterem Falle muss häufig das Bett des Kranken

---

*) Dieses Arrangement ist fast bei allen Operationen dasselbe. Ueberall ist Wasser, Schwamm, Pincetten etc. nöthig, deshalb werden wir bei der Darstellung der einzelnen Operationen nur der jedesmal besonderen Apparate etc. Erwähnung thun.

benutzt werden, und dann ist es gut, z. B. bei Bruchoperationen, es mitten in's Zimmer und mit Kopf- und Fussende auf kräftige Stühle zu stellen, und ausserdem sich nach einer Matratze, einem Polster oder Strohsack als Unterlage für den Kranken umzusehen und in Verbindung mit einem Betttuch in Bereitschaft zu setzen. Oder es findet sich ein starker, nicht zu breiter Tisch, auf welchem der Kranke auf einer passenden Unterlage und mit hinlänglicher Unterstützung des Kopfes durch Kissen etc., nachdem über das Ganze ein Betttuch gedeckt ist, gelagert werden kann. Ausserdem muss ein längerer grösserer Tisch oder mehrere kleine für Wasserbecken, Handtücher, Instrumente zurecht gestellt werden. Dergleichen Vorbereitungen sind dann etwas schwer zu treffen, wenn dem Kranken Tag und Zeit der Operation noch verborgen bleiben soll.

5. Damit der Fussboden nicht zu sehr mit Blut beschmutzt werde, lasse man dick Sand oder Sägespäne streuen, um gleich nachher das Scheuern zur Entfernung des widerlichen Anblicks zu verhindern, zumal wenn der Operirte in demselben Zimmer bleibt. Ueberhaupt lassen Blutflecke sich etwas schwer entfernen. Die damit verunreinigte Wäsche lässt man sofort einweichen; aus wollenen Stoffen reibt man sie nach dem vollständigen Getrocknetsein am besten aus.

6. Muss eine Operation Abends ausgeführt werden, so ist für eine hinlängliche Zahl Kerzen zu sorgen, welche in Form von Wachsstöcken zu brauchen oder noch besser als Wachslichte auf niedrigen Leuchtern festgesteckt werden müssen. Das Licht darf weder zu nah noch zu fern, auch nicht schief gehalten werden (wegen des Abtröpfelns), und immer so, dass der Leuchtende das zu Beleuchtende auch übersehen kann.

7. Die Erquickungsmittel: frisches Wasser in Glas und Flasche, guter Weinessig, Wein oder Branntwein, etwas Zucker, ein Theelöffel, Salmiakgeist, müssen zurecht gestellt werden.

8. Das Bett, welches den Operirten aufnehmen soll, muss mit Rücksicht auf seine Gewohnheit und Bequemlichkeit, sowie mit Rücksicht auf die Lagerung des operirten Theils, der etwas hoch oder niedrig liegen soll (was durch Spreukissen, die mit Wachstuch überdeckt werden, zu reguliren ist), vorher angeordnet werden. Diese Wachstuch-Unterlagen sind besonders dann nöthig, wenn durch nachfolgende kalte Umschläge oder später durch Abfluss von Se-

oder Excreten eine Durchnässung stattfinden würde. Für die Extremitäten darf eine Reifbahre nicht fehlen.

9. Hauptsächlich muss der Assistent pünktlich zur festgesetzten Zeit erscheinen. Nichts ist so beunruhigend und verwirrend, nichts so peinlich aufregend, als wegen eines sich verspätenden Assistenten die Operation aufschieben zu müssen, abgesehen von der unverantwortlichen Folter, welcher der Kranke ausgesetzt wird. — Der Assistent muss sogar etwas vorher erscheinen, wenn er etwa bereits getroffene Anordnungen in ihrer Ausführung zu prüfen, oder die kurz vor der Operation erst nöthigen noch auszuführen hat. Dahin gehört die Ausbreitung der Instrumente auf einem und der Verbandstücke auf einem anderen Tische, von denen natürlich neugierige Hände fern zu halten sind, und die den Blicken des Kranken und der Umgebung durch Bedeckung entzogen werden müssen, nur dass später beim Abnehmen derselben keine Verwirrung entstehen darf. Ebenso hat er kurz vorher oft erst die Ligaturfäden zu bereiten (aus drellirter rother oder ungebleichter Seide — einfach oder doppelt, selbst drei- bis vierfach — $^1/_2$ bis 1 Elle lang — mit Wachs bestrichen — zum Theil vorher schon in Heftnadeln gefädelt), die Baumwollfäden zur umschlungenen Naht, das Chloroform (℥j—ij) in einer starken, mit einem guten Glasstöpsel verschlossenen Flasche, nebst dazu gehöriger zwei Hände breiter und vier- bis sechsfacher Leinwand-Compresse. Auch ist stets gerathen, auf die mögliche Gefahr der Narkose gefasst zu sein, und die Wiederbelebungsmittel zur Hand zu legen. (cf. sub 12)*)

10. Kurz vor der Operation müssen stets alle beengenden Kleidungsstücke (Halstuch, Strumpfbänder, Schnürleiber etc.) abgelegt, die in Betracht kommenden Theile entsprechend entblösst und durch Unterschieben von Tüchern gegen herabfliessendes Blut ge-

*) Der Chemiker Dr. Jackson in Boston hatte zufällig an sich selbst die anästhesirende Wirkung des Schwefeläthers erfahren. Er theilte dies dem Zahnarzt Morton mit, der dies Mittel fortan bei seinen Zahnextractionen als Geheimmittel anwandte, bis Dr. Warren dasselbe im October 1846 bekannt machte. Bald darauf machten Heyfelder, Bibra und Flourens mit dem Chloroform Versuche. Aber erst auf Simpson's Empfehlung (1849) wurde dasselbe allgemein dem Schwefeläther substituirt. Endlich hat man in neuester Zeit eine Verbindung von Schwefeläther und Chloroform als weniger gefährlich empfohlen oder auch gerathen, die Narkose zuerst durch Chloroform einzuleiten und durch Aether zu unterhalten.

schützt werden. Auch des Abrasirens der Haare, des Reinigens eines Theils besonders von Salben und Pflastern hat sich kein Assistent zu schämen. Denn es muss bemerkt werden, dass fortan die zu solchen Geschäften gebrauchten Chirurgen zweiter Klasse nicht mehr ausgebildet werden, und ausserdem darf dem Arzt und Operateur das ganze Geschäft der an Stelle der genannten Chirurgen tretenden Heildiener und Krankenwärter nicht nur nicht unbekannt sein, sondern es wäre sehr wünschenswerth, dass er dasselbe mehr praktisch erlernte, als es bis jetzt noch immer geschieht. Denn die richtige Anleitung und Beurtheilung eines Krankenwärters und dessen Befähigung und Geschicklichkeit bringt dem Kranken oft unermesslichen Gewinn. Was helfen alle Verordnungen, wenn sie schlecht ausgeführt werden, was nützt alles Können und Wissen, wenn Nachlässigkeit und Ungeschicklichkeit in der Pflege des Kranken unsere erfolgreichsten Bestrebungen immer wieder vereiteln! — Ausserdem kann nur der Arzt sich das volle und ganze Vertrauen seines Kranken verschaffen, der Alles, was mit demselben geschehen soll, genau und vollständig anzugeben und zu controliren weiss, in keiner Weise der Willkür oder dem Eigenwillen und Gut dünken der Umgebung Raum lässt, dessen Verordnungen also nicht im Recept erschöpft sind.

11. Während der Operation muss sich der Assistent ruhigen Gleichmuth bewahren und sein Mitgefühl in Schranken halten; andererseits aber auch weder durch Leichtsinn, noch Trivialität oder wohl gar Rohheit den Ernst der Handlung entweihen. Wohl sollen Kühnheit und Unerschrockenheit im Handeln die Attribute des Chirurgen sein; aber es spiegele sich an beiden ein durch ernste Arbeit gewonnenes grosses Wissen und das volle Selbstbewusstsein eines vollendeten Könnens. Auf seiner ganzen Persönlichkeit ruhe Besonnenheit und stiller Ernst, jede Aengstlichkeit und Zaghaftigkeit sei niedergekämpft und die echte Humanität habe für die durch Leid und Missgeschick gebeugte Menschheit ihren aufrichtenden, herzerfrischenden Zauber ausgebreitet. Auf diese Weise sind die von Alters her verlangten Qualitäten des Chirurgen zu verstehen: Luchsaugen (grosses Wissen), Jungfernhände (feines Können) und ein Löwenherz, wenn er operirt — und doch ist keines liebevoller und voll zarteren Mitgefühls vorher oder nachher.

12. Der mit dem Chloroformiren betraute Assistent vollführt

dasselbe in folgender Weise: Er giesst zuerst $^1/_2$ — 1 Theelöffel voll Chloroform auf die genannte Compresse oder ein Stückchen Schwamm innerhalb derselben, und hält sie dem Kranken so über die Nase und gardinenartig über den Mund herab, dass die Augen frei bleiben und der Kranke noch zeitweis etwas Luft daneben athmen kann; denn das langsame Herbeiführen der Narkose ist als besonders zweckmässig erkannt. Er steht dabei hinter dem Kopf des Kranken, um denselben bei eintretender Unruhe gegen seine Brust zu fixiren, und hat den Kranken besonders im Anfang durch liebevollen Zuspruch zum ruhigen Einathmen anzuleiten. Dieser soll die Dämpfe besonders durch die Nase einziehen, weil er, mit dem Munde athmend, davon verschluckt, wodurch Uebelkeit und Erbrechen leichter eintritt. Bei Kindern und Ungebärigen muss freilich von vorn herein mit einem gewissen Zwang verfahren werden. Der Kranke soll durch das Chloroform in einen ruhigen, tiefen Schlaf versetzt werden, der sich durch eine schnarchende Respiration, durch einen ruhigen, anfänglich beschleunigten, später etwas verlangsamten Puls und durch den vollständig paralytischen Zustand der Glieder (der aufgehobene Arm fällt wie todt nieder) andeutet. Wird die Respiration ängstlich, aussetzend, färbt sich des Kranken Gesicht bläulich, wird der Puls klein, sehr langsam, aussetzend oder klein und sehr beschleunigt, bekommt das abfliessende Blut eine dunklere venöse Färbung, so ist Gefahr für den Kranken vorhanden. Hierauf hat der Assistent stets zu achten, zumal da im Verlauf der Operation die Aufmerksamkeit des Operateurs so abgelenkt sein kann, dass er es vergisst, dem Chloroformiren Maass und Ziel zu setzen. Gewöhnlich überwacht der Operateur anfänglich die eintretende Narkose und beginnt die Operation, sobald der Kranke auf Anrufen oder Reize nicht mehr reagirt, oder der von Zeit zu Zeit aufgehobene Arm in der genannten Weise herabfällt. Der Assistent steht dann vom ferneren Chloroformiren ab, schützt und unterstützt den Kopf des Kranken und wiederholt dasselbe, wozu er sich die Flasche zur Hand hält, wieder entweder nach ergangener Aufforderung von Seiten des Operateurs oder wenn der Kranke durch unruhige Bewegungen etc. seine wiedererhaltene Empfindung bekundet. Bei eintretender Gefahr müssen sofort Riechmittel in Form des Salmiakgeistes, Besprengen des Gesichts mit kaltem Wasser und Wiederabtrocknen desselben unter Luftanblasen, Begiessungen des

Kopfes, selbst künstliche Respiration, d. h. Lufteinblasen und Wiederentleerung derselben durch Herabdrücken der Rippen und Hinaufdrücken des Zwerchfells von der Herzgrube aus, Reiben, Bürsten der Fusssohlen, des Körpers, auch Galvanismus angewendet werden, und sobald das Schlucken möglich, giebt man einen Esslöffel Wein oder Branntwein. In verzweifelten Fällen hat man die Bronchotomie ausgeführt und durch Lufteinblasen von der Wunde aus den verloren gegebenen Kranken wieder zu sich gebracht, (B. Langenbeck.) Bemerken wir noch, dass bei allen Hirn-, Herz- und Lungenleiden das Chloroformiren mit Vorsicht ausgeführt werden muss. Bei Fettdegeneration des Herzens ist es gefährlich, (mehrere Todesfälle) eben so nach Nélaton bei Betrunkenen, sowie denn Säufer überhaupt sehr schwer in die Narcose versetzt werden und vorher gewöhnlich in grosse Aufregung gerathen. Nachtheilig soll es ferner wegen seiner erschlaffenden Wirkung auf die Rückbildung des Darms nach der Bruchoperation wirken? Die Form des Todes angehend, so hat man 2, auch 4 Arten unterschieden: eine mechanische Asphyxie durch Mangel respirabeler Luft entstanden und eine toxische, consecutive, die Folge von Paralyse des Respirationsapparats. Die erste ist unwahrscheinlich. Die angenommenen 4 Arten sind: 1. Tod durch unmittelbare Sideration des Nervensystems (in wenigen Minuten), alle Functionen werden plötzlich aufgehoben; 2. durch Paralyse des Herznervensystems und daraus entspringender Syncope; 3. durch Paralyse der Lungennerven (toxische Asphyxie); 4. durch allgemeine langsame consecutive Paralyse. —

13. Das Darreichen der Instrumente muss stets mit Ruhe, und wenn auch schnell, so doch nie mit Hast oder überstürzender Eile geschehen. Letztere veranlasst oft, dass statt einer Scheere ein Messer etc. gereicht wird. Der Operateur verlangt sie in einem kurzen, kommandirenden Ton und darf nicht lange darauf warten brauchen; ja er wird es gern sehen, wenn der Assistent seinem Willen schon zuvorgekommen und bereits in der Hand hält, was er wünscht. Dann muss jedes Instrument immer so zugereicht werden, dass der Operateur, ohne hinsehen zu brauchen und **ohne sich zu verletzen**, es sofort richtig fasst; also das Messer, die Säge, die Pincette mit dem Griff dem Operateur zu, die Scheere mit den Ringen, die Nadel mit dem Knopf- oder Oehrende. Der Assistent braucht darum nicht das

Instrument so zuzureichen, dass es beim Abnehmen ihn selbst verletzt. Er fasst das Messer deshalb immer am Griff nahe der Klinge so zwischen Daumen und den drei ersten Fingern, dass die Schneide dabei seiner Hohlhand abgekehrt ist, und in gleicher Weise nimmt die andere Hand, die stets frei sein muss, ein gebrauchtes Instrument wieder ab, ohne sich und Andere nachträglich damit zu verletzen.

14. Das Reinhalten der Operationswunde von Blut, damit der Operateur die vorliegenden Theile richtig beurtheilen könne, geschieht theils dadurch, dass der Assistent ein kleines blutendes Gefäss sofort mit seinem Finger zudrückt, theils durch Betupfen mit einem stark ausgedrückten, reinen Schwamm. Ein mildes Aufdrücken und dann schnelles Entfernen desselben ist besonders dann nothwendig, wenn der Operateur ein blutendes Gefäss aufsucht. Seine Aufforderung besteht in dem einfachen „Abtupfen" oder „Schwamm". Tiefere Wunden müssen oft zu diesem Zwecke ausgespritzt werden. — Bemerken wir noch, dass zum Abwaschen des Blutes die Schwämme etwas feuchter gehalten werden müssen, wenn auch nicht so voll Wasser, dass beim Andrücken es dem Kranken am Leibe herabläuft. Das hierzu benutzte Wasser darf weder zu warm noch zu kalt sein und wird in einer Schale bereit gehalten, welche nur zur Hälfte gefüllt sein muss, damit kein Verschütten stattfindet.

15. Das Fassen und Halten geschieht vom Assistenten bald mit den Fingern und Händen (das Halten einer Hautfalte beim Einschneiden, das sanfte Aneinanderdrängen von Wundrändern bei deren Vereinigung), bald mit stumpfen oder scharfen Haken (die Wundhaken zum Auseinanderhalten einer Wunde, das unterstützende Fixiren mit der Hakenpincette, das Fixiren einer Geschwulst mit einem scharfen Haken), oder es wird ihm eine Zange, eine Sonde zum ruhigen Halten übergeben. Eine ruhige, sichere Hand, die weder grob zupackt noch zu zart hält, so dass das Gefasste entschlüpft, ist erforderlich. Dies ist besonders nothwendig, wenn ihm bei einer Gefässligatur die Pincette oder das Tenaculum mit dem Gefäss übergeben wird, oder wenn er die Ligatur selbst ausführen muss.

Ferner kann dann ein gewandter Assistent beim Anlegen des Verbandes seine Geschicklichkeit bekunden. Bald soll er einen Theil mit der vollen Hand umfassen und hier den einen, dort den andern Finger aufheben, um einen Heftpflasterstreifen anlegen zu lassen und durch Wiederauflegen des Fingers zu fixiren; bald muss er einer Bindentour Platz machen, eine Compresse, einen Bausch Charpie mit dem Finger andrücken etc.

16. Die Uebertragung des Kranken in sein Bett findet statt, nachdem derselbe sorgfältig gereinigt und, wenn eine Durchnässung oder Verunreinigung stattgefunden hat, umgekleidet worden ist. Die Reinigung, das Umkleiden, welches bei kranken Gliedern immer so geschieht, dass man sie zuerst an-, aber zuletzt entkleidet, die Lagerung ist wieder Sache des Assistenten, wenngleich letztere gewöhnlich vom Operateur mit besorgt wird, zumal wenn eine bedeutende Operation, z. B. an den Extremitäten, ausgeführt ist, wo der Operateur beim Uebertragen in's Bett das operirte Glied zu halten und zu tragen pflegt. Durch derartige zarte Sorgfalt und Rücksicht übt der Operateur zugleich einen beruhigenden, wohlthuenden Einfluss auf das Gemüth des Kranken, und derartige geistige Erfrischungen verfehlen selten ihre günstige Wirkung.

17. Die Reinigung der Instrumente überlässt der Operateur immer nur einem zuverlässigen Assistenten, weil von sorglosen Händen nur zu leicht Nässe, Blut übergangen wird und hinterher Rostflecke entstehen, oder sonst durch Herum- oder Niederwerfen daran ruinirt wird, und „Ein Mann, der recht zu wirken denkt, muss auf das beste Werkzeug halten." Drum hängt auch der wahre Operateur an seinen Instrumenten immer mit grosser Liebe und Verehrung, diese haben aber als letzten Grund das Bewusstsein, dass dieselben nur im Dienst der leidenden Menschheit gehandhabt werden dürfen und durch denselben eine gewisse Weihe erhalten. Mit keinem anderen Bewusstsein soll und darf er sie je ergreifen, mit keiner anderen Ueberzeugung sie je aus der Hand legen. — Man muss jedes Instrument einzeln reinigen, indem man es in verschlagenes Wasser taucht, mit einem leinenen Tuch abreibt und mit einem feinen Waschleder nachputzt. Alle Instrumente werden darauf in ihre Kästchen verpackt, diese sofort verschlossen, zumal wenn sie erst später transportirt werden sollen. Endlich hat der Assistent auch für die passende Verpackung der etwa näher zu untersuchenden pathol. Befunde zu sorgen.

18. Bei schweren Fällen übernimmt der Assistent endlich wohl mit die Ueberwachung des Kranken innerhalb der ersten 12 bis 24 Stunden. Hier sind es hauptsächlich die Nachblutungen, Nervenzufälle etc., welche sorgfältig beachtet werden müssen. Ausserdem sieht sich der Operateur auch selbst von Zeit zu Zeit nach dem Kranken um, und hinterlässt gewöhnlich noch, wo er bei eintretender Gefahr sicher anzutreffen ist.

ERSTES CAPITEL.

Operationen, welche an verschiedenen Theilen des Körpers vorkommen.

A. Von der blutigen Naht.

Sutura vulnerum cruenta.

Bei der Wunden-Vereinigung müssen die gleichartigen anatomischen Gebilde in unmittelbare Berührung gebracht und dauernd darin erhalten werden. Dies erreichen wir ausser durch Heftpflaster, Binden (trockene Naht), Collodium, Serres fines (Taf. I. Fig. 1.) (kleine, von Vidal angegebene Klammern, welche die Wundränder statt der Hefte zusammenhalten sollen, in welcher Eigenschaft wir sie mehrfach kennen lernen werden), durch Anwendung der Hefte — blutige Naht, weil beim Nähen oft Blut fliesst? — Dieselbe wird überall angewendet, wo *prima intentio* beabsichtigt wird, eine feine Narbe erzielt werden soll und die übrigen Mittel nicht ausreichend oder der Oertlichkeit wegen nicht anwendbar sind. Hierher gehören alle Wunden, wo Vereinigung einzige Indication ist und die besonders vorkommen:

1) an der Haut mit unterliegendem Hautmuskel, z. B. am Halse, an den Lippen etc.;
2) im Gesicht;
3) an Theilen, die durch natürliche Functionen bedeutenden Bewegungen ausgesetzt sind, wodurch eine Zerrung und Dehnung der Wunde herbeigeführt wird, z. B. am Bauche etc.;
4) an Theilen, wo Unebenheiten das Anlegen von Heftpflasterstreifen erschweren oder hindern, z. B. an der Nase, Ohren, Genitalien etc.;

5) an Theilen, wo durch Abfluss natürlicher Se- und Excreta oder durch Haarwuchs die Heftpflaster losgestossen würden;
6) bei Querwunden der Muskel und Tendines, deren Contraction die Heftpflaster nicht genug Widerstand entgegensetzen können;
7) bei allen plastischen Operationen;
8) zur Blutstillung bei Blutegelstichen, nach der Operation von Telangiectasien etc.

Ausserdem wenden wir die Nähte zur Wiedervereinigung alter Trennungen oder entstandener Oeffnungen an, nach deren Oertlichlichkeit sie dann benannt werden (Gaumennaht etc.). Contraindicirt ist die Naht durch einen hohen Grad von Quetschung durch bereits eingetretene Entzündung und Eiterung. Ferner muss die Wunde zuvor von allem Fremdartigen, selbst Blutcoagula, gereinigt werden; es muss die Blutung möglichst sistirt, die Umgebung von Haaren etc. gesäubert, etwa gezackte, gefranzte Wundränder müssen abgetragen, also geglättet, und wenn Substanzverlust stattgefunden, so müssen entweder die Wundränder vorher von ihrem Boden in hinlänglicher Ausdehnung gelöst werden, oder man fügt nachträglich Seitenschnitte hinzu (cf. Gaumen — Dammnaht).

Hauptsächlich gebräuchlich sind jetzt:

a. Die Knopf- oder unterbrochene Naht.

Sutura nodosa s. intersecissa.

Instrumente. Man näht mit Nadeln, welche entweder gleichmässig oder nur an der Spitze, oder endlich gar nicht gekrümmt sind (Taf. I. Fig. 8—11). Letztere, die gerade Nadel, sticht sich leichter durch, die gekrümmte passt für tiefere Wunden. Die Spitze der Nadel ist lanzenartig oder dreikantig. Letztere ahmt die Trokartspitze nach und soll einen bessern, weniger verletzenden Stichkanal geben. Das Oehr liegt am hinteren oder Kopftheil. Auf die Spitze verlegt, wie bei der Aneurysma-Nadel, ist es von Blasius, was indess keine Nachahmung gefunden. Die Stärke richtet sich nach der Dicke des zu durchstechenden Wundrandes. Bedient man sich des Nadelhalters (Taf. I. Fig. 12) so kann man sie überall schwächer wählen. Letzterer ist am besten in Form einer Zahnzange construirt. Die Pincetten statt seiner zu benutzen, giebt eine unsichere Führung.

Auf den Branchen der Pincetten finden sich zu diesem Zweck Rinnen und für die Karlsbader Nadeln selbst Vertiefungen für den Knopf; allein sie passen ja nicht immer und erleichtern am wenigsten das Durchführen der letzteren. Die Heftfäden sind am besten von rother drellirter Seite und werden mit Wachs oder Oel bestrichen (cf. S. 15). Auch von Zwirn machen einige Gebrauch. Sie werden einfach oder doppelt benutzt. In letzterem besseren Fall macht man, nachdem sie eingefädelt und mit Wachs bestrichen sind, mittelst Streichen zwischen den Fingern aus ihnen Fadenbändchen. Die Länge des Fadens entspricht entweder einem Heft (1') oder er ist länger, wenn man schnell mehrere Hefte mit derselben Nadel anlegen will. In letzterem Fall wird der Stichkanal durch das Durchziehen des langen Fadens leicht gereizt. Statt dieser Fäden sind die Bleidrähte für die Gaumennaht von Dieffenbach viel benutzt und in neuester Zeit hat der Amerikaner Marion Simes den reinen geglühten Silberdraht, der früher schon zum Abbinden der Geschwülste verwendet ist, besonders gerühmt. Die Metalldrähte leisten dasselbe und können lange liegen bleiben ohne durchzuschneiden.

Die Ausführung geschieht auf folgende Weise:

Der Operateur fasst mit Daumen und den beiden ersten Fingern der rechten Hand die Nadel so, dass der Daumen bei der gekrümmten Nadel auf der concaven die beiden Finger auf der convexen Seite ruhen, und führt sie einige Linien vom Wundrande, möglichst senkrecht durch denselben, von aussen in die Wunde und von dieser in gleicher Entfernung vom andern Wundrande wieder heraus. Die Tiefe, in welche die Hefte greifen, ist im Allgemeinen gleich ihrer Entfernung vom Wundrande. Ausserdem darf in der Tiefe der Wunde keine Höhle bleiben. Die assistirende linke Hand drückt dabei die Wundränder an einander, um ein Zerren der Wunde zu verhindern. Letzteres vermeidet man auch dadurch und erleichtert sich zugleich, besonders an laxen Theilen (Augenlidern), das Einstehen ausserordentlich, wenn man sich, wie B. Langenbeck, den Wundrand jedesmal mittelst einer guten anatomischen, oder noch sicherer, Hakenpincette fixirt, und ist das Durchstechen erschwert durch die Dicke des Wundrandes, so

Fig. 1.

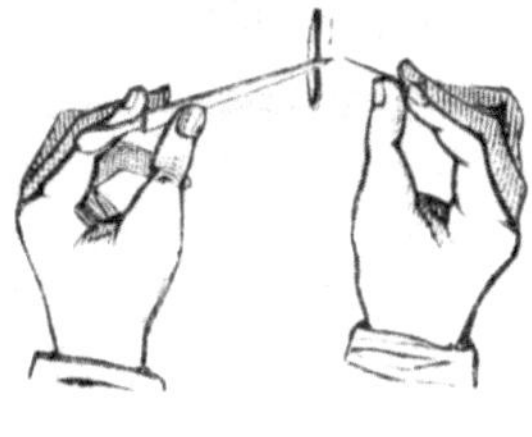

fasst man die Nadel mittelst des Nadelhalters am besten der Mitte zu, um das Abbrechen zu verhindern, oder wenn dies nicht zu besorgen, am Oehrende.

Bell hat an einem Faden zwei Nadeln befestigt und beide von der Wunde aus nach aussen geführt, wobei die entsprechende Wundlefze jedesmal von der assistirenden Hand der Nadel entgegen geführt wird (Fig. 2). Er verhütet dadurch nicht blos eine Verletzung der etwa im Grunde der Wunde gelegenen edlen Theile, sondern will auch eine genauere Vereinigung hervorbringen.

Fig. 2.

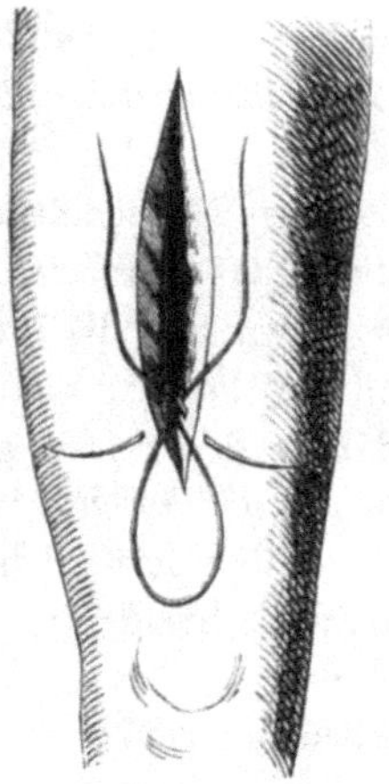

Hat man so die beabsichtigte Anzahl Hefte eingeführt, deren Entfernung von einander im Allgemeinen so gross sein muss, dass die dazwischen liegenden Wundtheile nicht klaffen, so knüpft man, von den Wundwinkeln beginnend, je zwei Fäden so fest, dass sich die Wundränder genau berühren, nicht lockerer, nicht fester und so zusammen, dass der einfache oder besser chirurgische*) (Fig. 3) Knoten auf einen Wundrand zu liegen kommt oder man knüpft jedes Heft gleich, nachdem es angelegt. Statt des Knotens kann man auch eine Schleife binden, wenn ein baldiges Schwellen der Weichtheile ein Lockern oder Nachlassen der Hefte nothwendig macht (Burow bei Amputationsstümpfen). Die Fadenenden werden darauf hart am Knoten abgeschnitten. Heftpflasterstreifen, Charpie, Compresse und Binde sind oft noch erforderlich, besonders wenn man im weiten Umfang vom Grunde gelöste Wundränder hat (*Exstirp. mammae* u. A.), bei den andern Wunden aber überflüssig, selbst nachtheilig.

Fig. 3.

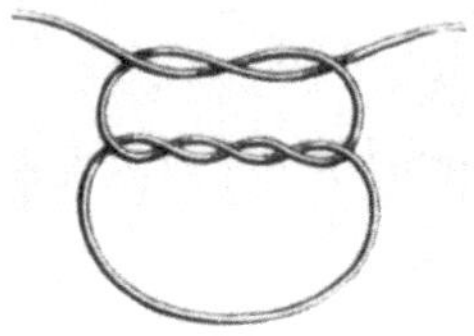

*) Der chirurgische Knoten zieht sich weniger leicht wieder auf und besteht in der Umschlingung eines jeden Fadenendes; bei der zweiten Schürzung ist ein einfacher Knoten ausreichend.

Variant. Garengeot und nach ihm Langenbeck führte mit einem langen Faden eine Kürschnernaht aus, dass die zwischen je zwei Stichpuncten liegenden Bögen durchschnitten ein Heft geben (Fig. 4). Auf diese Weise lässt sich die Naht schnell ausführen; indess es leidet leicht die gute Vereinigung.

Fig. 4.

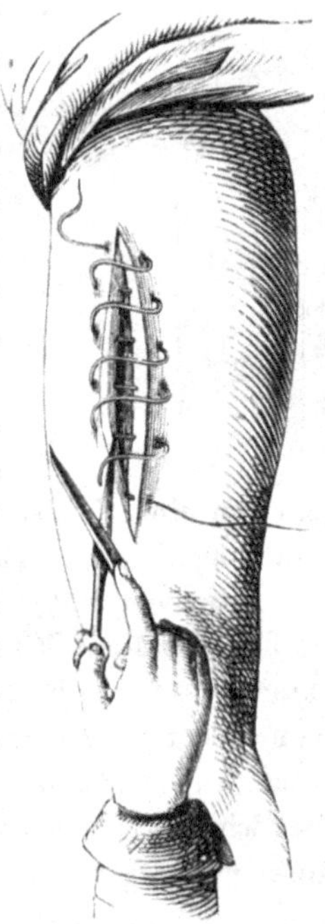

Die Entfernung der Hefte geschieht zwischen dem dritten und höchstens achten Tage. Man schneidet auf der einen Seite entweder unterhalb des Knotens oder hart am Stichpunkt das Heft durch (damit nur der im Stichkanal liegende Theil des Heftes durch- und ausgezogen wird) und zieht es von der andern Seite vorsichtig mit der Pincette aus, wobei die assistirende Hand die Wunde sanft zusammendrückt, um Zerrung oder wohl gar das Wiederaufreissen derselben zu verhüten, und ersetzt die Hefte darauf durch Heftpflasterstreifen, oder bei der umschlungenen Naht bestreicht man den Umschlingungsfaden mit Collodium, welches schon am andern Tage die Entfernung der Nadel gestattet.

b. Die umschlungene, umwundene Naht.

Sutura circumvoluta (Fig. 5).

Hierzu bedient man sich jetzt allgemein der Carlsbader Insektennadel (s. Fig. 5), welcher B. Langenbeck zum bessern Einstechen eine Lancett-Spitze anschleifen lässt, die man möglichst senkrecht, 3—4 Linien von der Wunde entfernt, von aussen nach innen, zuerst durch den uns rechts liegenden Wundrand hindurch in die Wunde, und von dieser wieder in derselben Richtung durch den linken nach aussen führt, so dass Ein und Ausstichpunkt genau correspondiren; darauf schiebt man sie mit ihrer Mitte bis in die Mitte der Wundspalte und umschlingt sie, jedoch nicht zu fest, in Form einer ∞ mit einem baumwollenen Faden, oder einem solchen von lockerer Seide. Ueber das Durchstechen der Nadeln ist zu bemerken, dass man dabei das Einbiegen derselben am besten dadurch vermeidet, dass man sie mit Daumen und Mittelfinger nicht dem Knopf, sondern der Spitze näher erfasst, während der Zeigefinger auf dem Knopf ruht. Vor dem Umschlingen kann man die Nadel ein wenig biegen (Dieffenbach), wodurch die Fleischbrücke auf derselben wie auf einem Kreisbogen ruht, die Wundränder am Klaffen verhindert werden und die Enden der Nadel nicht auf die Wundränder drücken, was auch durch Unterlegen von Pflasterstreifen verhindert werden soll (s. Fig. 5). Man umschlingt nun jede Nadel für sich, was jetzt als das zweckmässigste allgemein geübt wird, oder man geht von einer Nadel zur andern mit der sogenannten stehenden 8. Man umschlingt so, dass der Faden mit seiner Mitte zuerst von oben oder unten her unter die Nadelenden gelegt wird — dann werden die Fäden auf der Wunde kreuzend gewechselt und so stark angezogen, dass deren Ränder sich genau berühren — darauf umschlingt man wieder je ein Nadelende mit seinem zugehörigen Faden und kreuzt wieder, wodurch die liegende ∞ auf der Wunde entsteht. Dies wird zwei dreimal wiederholt und zum Schluss mit einer dem Anfang entgegengesetzt liegenden sogenannten Nulltour geschlossen, worauf die Fadenenden auf einem Wundenrand geknotet und hart am Knoten abgeschnitten werden, oder sie werden jetzt in Form der stehenden 8 zur nächstfolgenden Nadel geführt.

Fig. 5.

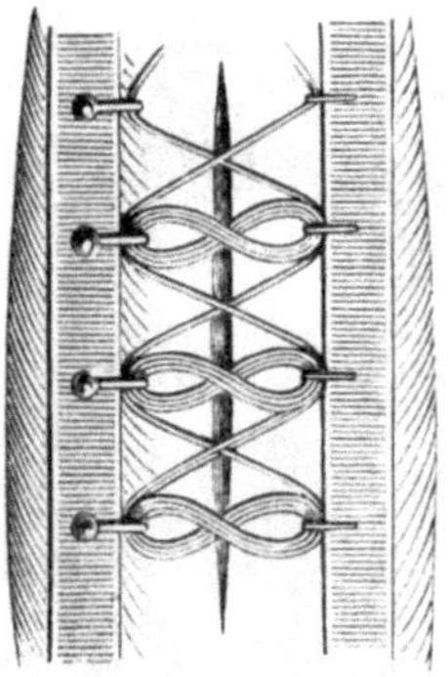

Variant. Rigal empfiehlt statt des Fadens einen Kautschukstreifen (Fig. 6). Er soll an einem Ende zuerst mit der Nadel durchstochen werden, dann die Wundränder und darauf sein anderes Ende. Darauf soll er sich auf der Nadel zusammen und die Wundränder aneinanderziehen. Als wenn er zu letzterem den Verstand hätte!

Fig. 6.

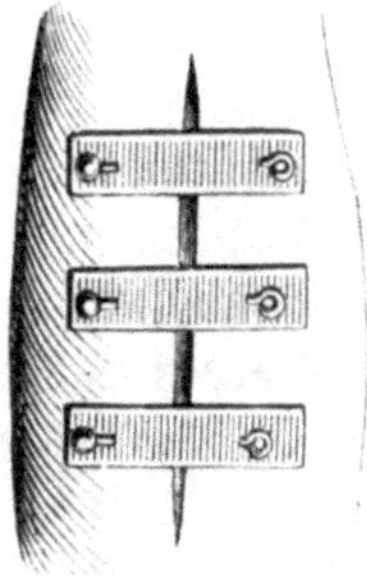

Vom zweiten fünften Tag entfernt man die Nadeln, indem man je eine mit dem Nadelhalter am Knopfende fast, um ihre Achse dreht und auszieht, wobei man mit Daumen und Zeigefinger der linken Hand die vereinigten Wundränder sanft zusammendrängt. Die einzelnen Fadentouren werden oft durch angetrocknetes Blut festgehalten und vertreten die Stelle der Heftpflaster, oft üben sie auch einen unangenehmen Druck und man entfernt sie, um durch längere Pflasterstreifen die noch junge Narbe zu schützen. In neuerer Zeit hat man die Nadeln sogleich, oder nach Einigen nach 24 Stunden schon ausgezogen und die Fadenschlingen mit Collodium durchtränkt für die Vereinigung ausreichend gefunden. (Burow's Collodium-Naht.)

c. Die Zapfennaht,

Sutura clavata. (Fig. 7).

Es werden Doppelfäden, wie bei der Knopfnaht durch die Wundränder geführt. Nachdem alle Fäden so eingeführt sind, wird erst auf der einen Seite ein Cylinder aus Holz oder Federkiel oder gerolltem Heftpflaster etc. zwischen die Fäden gelegt und darüber dieselben geknotet, dann werden die Fäden angezogen — zwischen sie auf der andern Seite gleichfalls ein Cylinder gelegt und darüber werden sie unter Zusammendrückung der Cylinder geknotet. Man kann auch die Fäden mit der Schlinge eingefädelt durchführen und so einmal das Knoten vermeiden. Die Naht soll die Wundränder weniger reizen und besonders bei tiefen (Muskel) Wunden besser vereinigen. Indess durch das Aneinanderdrängen der Cylinder klafft leicht der oberflächliche Theil der Wunde. Garengot will dies durch die Verbindung der Zapfen mit der Knopfnaht verhindern. Er führt mit den Schlingen zugleich Fäden für die Knopfhefte ein, welche nach der Befestigung der Cylinder geschlossen werden sollen (s. Fig. 7). Sie wird von Einigen für die Bauchwunden als Gastroraphe empfohlen (unzweckmässig), von Anderen bei den Dammrissen angewendet.

Fig. 7.

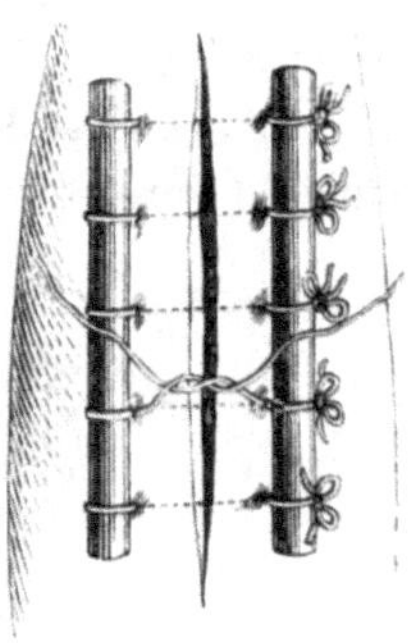

d. Die Schnürnaht.

Sie wird von Dieffenbach für die wundgemachten oder geätzten Fisteln des Penis etc. empfohlen. „Alle übrigen Nähte gehen durch die Wundränder und bringen diese aneinander; bei der subcutanen Naht läuft der Faden in einiger Entfernung von der Wunde oder Fistel kreisförmig unter der Haut um die Oeffnung herum und schnürt dieselbe wie eine Arterienligatur zusammen.“ Dem entsprechend sticht man die krumme Nadel 3—4''' entfernt von der Oeffnung bis ins subcutane Zellgewebe, führt sie in diesem und unter der Cutis soweit als möglich kreisförmig und sticht aus, um aber sofort durch den entstandenen Ausstichspunkt wieder einzugehen. So umkreist man die Oeffnung und kömmt zuletzt wieder aus dem Ausstichpunkt heraus. Beide Fäden werden darauf mässig fest geknotet. Der Faden soll erst nach 4—6 Tagen entfernt werden. Diese Naht ruft sicher eine lebhafte Entzündung hervor und es kann der Hauttheil, unter welchem der Faden liegt, leicht abgetrennt werden. Um dies zu verhindern, kann man nach jedesmaligem Ausstechen beim Wiedereingehen mit der Nadel einen neuen Stichpunkt durch die Cutis machen. —

e. Die Kürschner- oder fortlaufende Naht.

Sutura pellionum. (s. Fig. 4.)

Es werden die Wundränder zusammengefasst und überwendlich aneinander genäht, so dass man sie am besten mit der geraden Nadel durchsticht, wobei Ein- und Ausstich immer auf dieselbe Seite fallen. Die Entfernung vom Wundrande beträgt 1—2''' und ebenso der einzelnen Stiche von einander. Anfang und Ende des Fadens werden besonders geschürzt. Zur Entfernung wird der Faden an verschiedenen Stellen durchschnitten. Sie ist ausser bei den Darmwunden wenig mehr in Gebrauch. Noch mehr gilt dies von der

f. Schlingennaht.

Sutura ansata. (Fig. 8).

Fig. 8.

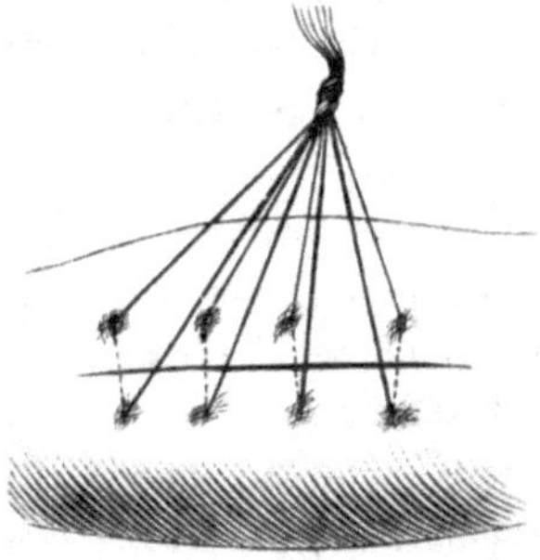

Die nach Weise der Knopfnaht eingelegten Fäden sollen je zwei oder alle zusammen gedreht werden. Zur Entfernung dreht man sie wieder auf. Diese Schliessungsweise kommt bei den Metallnähten in Anwendung und ausserdem hat die Bequemlichkeit der Entfernung Roser bestimmt, diese Form als Hülfsnaht z. B. bei grossen Dammrissen zu empfehlen.

g. Die fortlaufende Naht.

Sutura transgressiva (*suture à points passés.*) (Fig. 9).

Es werden die Wundränder auf einmal durchstochen und dann immer auf derselben Seite aus und 2—3''' entfernt wieder eingestochen. Der Faden läuft nicht wie bei der Kürschnernaht über die Wundränder. Nur noch bei den Darmwunden in Gebrauch.

Fig. 9.

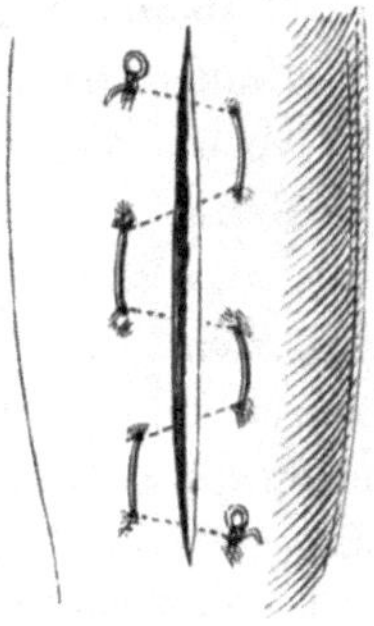

Geschichtliches. Die meisten Nähte sind sehr alt. Selbst die umschlungene und Zapfennaht stammen aus dem Mittelalter. Pibrac (Mitte d. 18. J.) musste sich gegen den Missbrauch erklären und die trockene Naht vertheidigen. An Modificationen hat es nie gefehlt, besonders rücksichtlich einzelner Wunden. Immer aber ist die Knopfnaht als die zweckmässigste von der Mehr zahl der Chirurgen anerkannt, obgleich Ravaton (Mitte d. 18. J.) die umschlungene bevorzugte, worin er in neuerer Zeit besonders an Dieffenbach einen Nachfolger fand, der 1820 die Karlsbader Nadeln an Stelle aller andern künstlichen Nadeln setzte (*cf. Labium fissum.*)

Würdigung. Die Naht schmerzt und reizt die Wunde. Können wir also mittelst Heftpflaster, Binden denselben Zweck (*prima intentio)* erreichen, so vermeiden wir sie. Allein die trockene Naht ist zumeist unzureichend oder unzuverlässig und desshalb nähe man stets viel und sorgfältig. Und mit welcher Naht?

Es sind nur zwei eigentlich in Anwendung, die Knopf- und umschlungene Naht. „In Nichts trennt beide blutiger Hass, denn in Allem sind sie eins im Streben nach Vereinigung" sagt Dieffenbach. Er bevorzugte aber bei plastischen Operationen die letztere wegen der feineren Narbe, die sie bewirken soll und klagt die strangulirende Wirkung des Fadens bei der Knopfnaht an. Allein der Umschlingungsfaden drückt und strangulirt die Fleischbrücke auf der Nadel wohl ebenso leicht. Nun denn so ist die Hauptsache, dass das Knopfheft nicht bis zur Strangulation der umfassten Hautbrücke geknotet und der Umschlingungsfaden nicht übermässig zusammengezogen wird. Wir sagen deshalb: überall das zweckgemässere Knopfheft, in drei Fällen aber die umschlungene Naht: 1) wenn man die Wundränder auf der Nadel tragen, ihr Rollen nach innen verhindern will; 2) wenn man die Naht zur Blutstillung benutzt; 3) an Höhlen (Brust, Bauch etc.), weil der Faden einen besseren Schutz gegen Lufteintritt gewährt.

Specielle Wunden

Ueberblicken wir kurz die hauptsächlichen Wunden, welche das Nähen verlangen; so haben wir

1) die Wunden der Kopfschwarte. Bei ihnen ist die Praxis, die Hefte zu vermeiden, weil durch sie die mitunter folgende erysipelatöse Entzündung bedingt sein soll, als irrthümlich mit Recht verlassen. Man wendet auch hier die Knopfnaht mit dem besten Nutzen an, und die Erfolge fallen um so günstiger aus, je mehr man nachträglich von der Anwendung rigoriöser Kältegrade absteht. Man nähe mit feinen Heftnadeln, die mittelst des Nadelhalters sich sicher und leicht durchführen und nachdem der äussere Wundschmerz durch einen kalten Umschlag getilgt ist, bedecke man die Wunde bald mit Watte. Alle Binden sind hier längst als nachtheilig erkannt, und man sollte auch für die anderen Wunden davon abstehen. Tritt Eiterung ein, so entfernt man rechtzeitig das eine oder andere Heft oder entleert den Eiter durch einen feinen Einstich.

2) Die Wunden am Halse werden, wenn sie die Luftwege pene-

triren, so mit Knopfheften genäht dass man die Schleimhaut derselben nicht mit fasst.

3) Die Wunden des Thorax werden, wenn sie penetriren, möglichst im Momente der Exspiration geschlossen. Die Muskel mitzufassen ist wegen der Reizung nicht räthlich.

4) Bei den penetrirenden Wunden des Bauches, die höchst gefährlich sind, ist entweder bloss der *Saccus periton.* eröffnet, oder ein inneres Organ gleichzeitig verletzt. Im ersten Fall erachteten die älteren Chirurgen (Pibrac) das Nähen für eine gefährliche Reizung und wollten wenigstens das Peritonäum nicht mitfassen (Zang). Später rieth v. Gräfe dasselbe mitzufassen, damit kein Bauchbruch entstehe. In neuester Zeit widerräth man mit Recht das Durchnähen der Muskel. „Es ist besser, dass der Patient mit einem Bauchbruche am Leben bleibt, als durch eine heftig reizende, Erbrechen und Peritonitis mit Einklemmung erregende Muskelnaht des Bauches zu Grunde geht" (Stromeyer). Die umschlungene Naht ist die beste.

Ist ein Darm gleichzeitig verletzt, so gilt darüber, wie bei seiner exulcerativen Zerstörung von der *Mucosa* aus Folgendes: Die Natur verhütet den Erguss seines Inhalts dadurch, dass sie die defecte Stelle durch Anlöthen an die Nachbarschaft (Bauchwand, Darm etc.) ersetzt, natürlich wenn das Darmstück nicht aus der Wunde prolabirt ist. (Bei Lungencavernen, Leberabscessen etc. thut sie ein Gleiches.) Ferner ist das *Cavum peritoneale* ja keine Höhle. Der musculöse Bauchgürtel umgiebt die Eingeweide so gegenau, dass Wände und Inhalt fortgehend in genauer Berührung sind und einen reciproken Druck auf einander üben. Durch diesen wird auf den Austrittspunkt der Flüssigkeit, sei es, dass eine Vene, Arterie oder ein Darm verletzt, eine solche Resistenz ausgeübt, dass erstens ein Erguss schwer geschieht und dann ziemlich auf die Ursprungsstelle beschränkt bleibt. Dies wird indess aufhören bei Verletzung einer grösseren Arterie oder bei stark gefülltem Darm, wo das Bestreben, den Inhalt zu ergiessen, überwiegend wird. — Während nun die älteren Chirurgen vergeblich allerlei Versuche zur Heilung der Darmwunden gemacht, indem sie dieselbe 1) entweder wie jede andere Wunde zusammennähen (Naht der vier Meister, Schlingennaht). oder 2) die Schleimhautflächen (Kürschnernaht, fortlaufende Naht oder mit durchgezogenen Stichen), oder

3) die *Mucosa* mit der *Serosa* durch Einschieben des oberen in das untere Darmende (*Invaginatio*) zur Verwachsung bringen wollten:

Fig. 10.

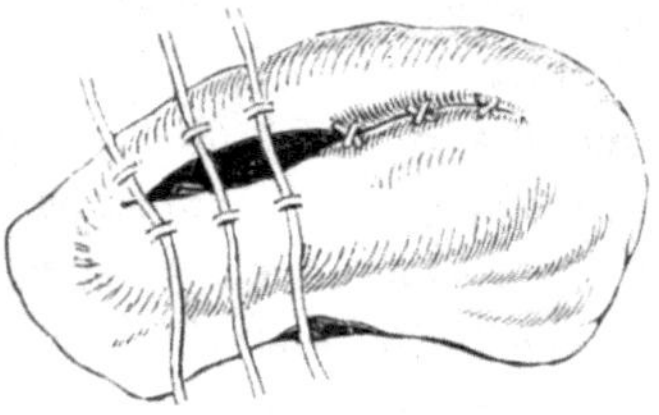

wusste Lembert als geistvoller Naturforscher durch das Experiment der Natur ihr oben angegebenes Schutzmittel abzulauschen und dasselbe höchst sinnvoll zu seiner zweckentsprechenden Darmnaht zu verwenden. Dieselbe wird so ausgeführt: Fig. 10.

Man fixirt mit Daumen und Zeigefinger (wenn man diesen durch die Wunde in's Darmlumen bringen kann) die Wundränder des Darms so, dass man den Daumen auf die äussere, den Zeigefinger auf die innere Darmoberfläche legt. An der äusseren Fläche des Darms sticht man eine feine Nähnadel mit einem Seidenfaden $2^1/_2$''' vom Wundrande entfernt ein, führt sie 1''' weit unter der *Serosa* fort und sticht sie dann wieder nach aussen durch. Darauf den andern Wundrand auf dieselbe Weise fixirend, sticht man $1^1/_2$''' vom Rande ein, führt die Nadel wieder 1''' zwischen den Häuten durch und nach aussen. So legt man in einer Entfernung von 3 bis 4''' mehrere Hefte mit anderen Nadeln an. Darauf richtet man die Wundränder mittels einer Sonde gegen die Darmhöhle, knüpft je zwei Fadenenden in einen Knoten und schneidet sie dicht an diesem ab. (Fig. 10).

Dadurch wird eine adhäsive Entzündung der sich berührenden Peritonäalplatten bewirkt, die Hefte, mit Exsudat überdeckt, fallen nach innen, und die in der Darmhöhle entstandene Leiste gleicht sich bald aus.

Die späteren Chirurgen haben die angegebene Theorie von dem erschwerten Erguss aus einer Darmwunde entweder angenommen oder verworfen und sind danach entweder für oder gegen ein sorgfältiges Nähen der Darmwunden. So wollen Einige bei einfachen Spaltungen nur die Gekrössschlinge anwenden (ein Faden wird durch das *Mesenterium* des verletzten Darms, oder durch ein Darmende, geführt und derselbe durch diese Schlinge, die aus einem Wundwinkel der gewöhnlich dann sorgfältig genähten Bauchwunde herausgelegt und nach 3 mal 24 Stunden, wo die Anlöthung erfolgt, wieder entfernt wird, hinter der Bauchwand festgehalten); Dieffenbach z. B. u. Andere wollen dagegen jede noch so kleine Wunde sorgfältig nähen. Letzterer wendet Lembert's Naht so an, dass er die Wundränder zuerst nach innen umbiegt, so dass die serösen Platten sich berühren und von einem Assistenten fixirt werden; darauf näht er mit einem zwischen *Serosa* und *Musculosa* fortlaufenden Faden und mit linienweit von einander entfernten Stichen (überwendlich — durch die Kürschnernaht). Der erste Stich wird wie eine Ligatur geknüpft und der letzte durch Schürzung und Durchziehen geendet.

Ausserdem haben wir in der neueren Zeit noch eine Reihe von Darmnähten erhalten, die theils complicirt, theils die Gefahr der Reizung im hohen Maasse mit sich führen. Wir erwähnen nur noch drei, die recht geistvoll in ihrer Erfindung sind.

a. Die Naht von Gely Fig. 11. Ein Faden mit jedem Ende in eine feine Nadel gefädelt, beide Nadeln 4—5 Millim. vom Wundwinkel bei *b* und *b'* eingestochen, im Darmrohr bis zu den Ausstichspuncten *c* und *c'* geführt, welche von *b* 4—5 Millimeter entfernt sind. Nachdem hier ausgestochen, werden die Fäden auf der Wunde kreuzend gewechselt und bei *c* und *c'* wieder ein- und weitergeführt etc. Zum Schluss werden mittelst einer Pincette die Fäden so weit vorgezogen, dass die Wundränder sich nach innen wenden und die Enden geknotet.

Fig. 11.

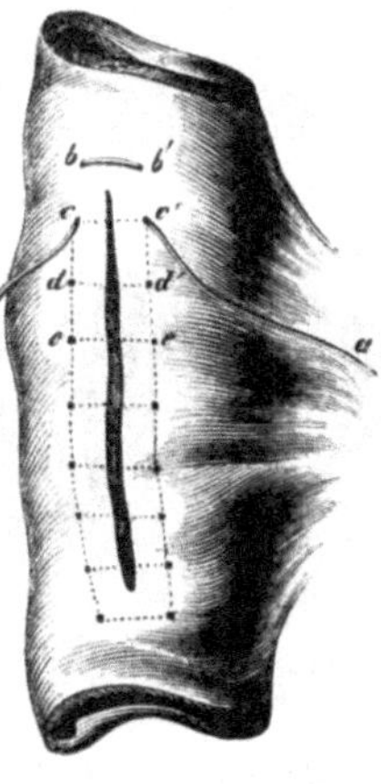

b. Die Naht von Emmert Fig. 12. *a* und *b* sind die Enden eines Fadens, welche in Nadeln gefädelt am Wundrande ein- und ausgestochen sind. Wird nun *a* mit *a*, *b* mit *b* etc. geknotet, so wenden sich die Wundränder zu einer nur schmalen Leiste nach innen und äusserlich sieht man nur die Knoten.

c. Die Invagination von Jobert (Fig. 13.) Drei Linien von der Mündung des quer getrennten Darms werden an zwei gegenüberliegenden Seiten von innen nach aussen Fadenschlingen (*a* u. *b*) gezogen, darauf werden am untern Ende die Ränder nach innen gestülpt und die Fäden werden durch dieses gezogen. —

Die penetrirenden Gelenkwunden verlangen die sofortige Anlegung der umschlungenen Naht, ohne Verletzung des fibrösen Apparats.

Die zerrissenen oder zerschnittenen Tendines sind von den alten Chirurgen vielfach genäht worden. Später ist die Naht hier

Fig. 12.

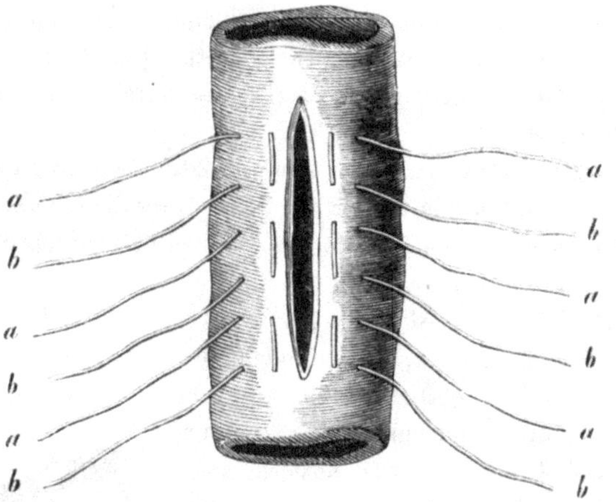

Fig. 13.

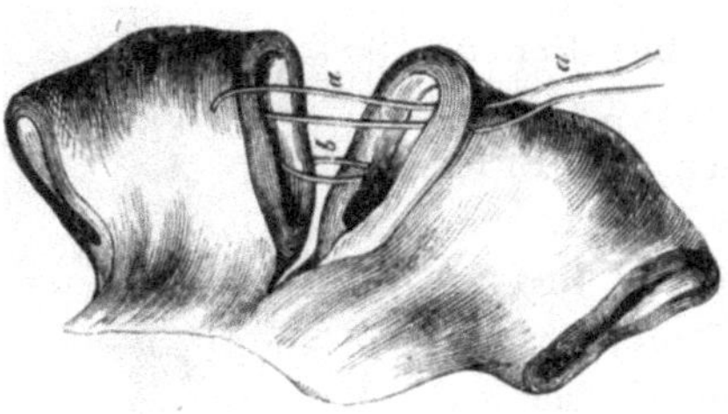

wieder aufgegeben, bis in der neueren und neuesten Zeit wieder mehrfache erfolgreiche Anwendungen selbst auf die der Finger bekannt geworden sind. Selbstverständlich wird man sie vermeiden, wenn keine Hautwunde gleichzeitig vorhanden ist.

Die Nachbehandlung richtet sich nach der Wunde und der nachfolgenden Entzündung. In der Mehrzahl der Fälle enthält man sich während der Heilzeit aller ärztlichen Mittel. Wir bemerkten schon, dass die Kälte immer mehr an Anhängern verliere. Ob die *prima intentio* aber unter dem Einfluss einer höheren Temperatur besser gedeiht, wie Einige behaupten, ob ein Abschluss der Atmosphäre durch Gipsverband etc. besser sei als das freie Exponiren? — Durch solche sich direct entgegenstehende Behauptungen und Lehren wird die Therapie in der Regel nicht reicher und dem Kranken zumeist nur geschadet. Drum statt solcher Extreme lieber gar nichts!

B. Die Wundenerweiterung.

Dilatatio vulnerum.

Man rechnet hierher nicht bloss die direkte Wundenerweiterung, sondern auch die Incisionen zur Extraction von Kugeln und Entleerungen von Ergüssen, Eiter etc. und das Anlegen bei Fistelgängen. Ausserdem unterscheidet man von der blutigen die unblutige Erweiterung von Fistelöffnungen mittelst Pressschwamm, Charpiewicken etc.

Indicat. Wunden müssen erweitert werden, 1) wenn fibröse Einschnürungen die entzündliche Ausdehnung der Theile zu beschränken drohen. Z. B. bei Verletzungen, die durch Aponeurosen dringen; 2) bei Ergüssen, denen Austritt verschafft werden muss (Blutexstravasat, Urin etc.); bei verletzten Gefässen, die unterbunden werden sollen; 4) wenn Einklemmung prolabirter Theile stattgefunden (Muskelhernien, Prolapsus des Darms bei einer Bauchwunde); 5) zur Extraction fremder Körper; 6) zur Diagnose der tieferen Verletzung (selten); 7) bei Eitersenkung; 8) bei gequetschten Wundrändern oder bei partieller Zerreissung von Sehnen, Nerven, wo man die Wunde in eine reine Schnittwunde verwandeln will.

Contraindic. Nervenirretismus, Schwäche, heftige Entzündung, gefährdete wichtige Theile.

Methoden. Die Schnittrichtung muss stets möglichst parallel den wichtigen daneben liegenden Gebilden angelegt werden. Die Ausnahmen hiervon bestimmen Form, Oertlichkeit und nächster Zweck. Ebenso entscheiden letztere drei Momente, ob mit Scheere oder Messer (besser), unter Leitung des Fingers (die beste Sonde), oder der Hohlsonde geschnitten werden soll. Zur Extraction von Kugeln etc. dringt man, wenn sie erreichbar, mit einer Incision direct auf sie ein; bei Wundkanälen und Eitergängen legt man die Gegenöffnungen an, indem man eine geknöpfte Sonde bis zum Grunde vorschiebt und auf den gegen die Decke gedrängten Knopf incidirt. Die näheren hier in Betracht kommenden Einzelheiten lehrt die Chirurgie und über die Technik der Ausführung cf. Unterbindung der Blutgefässe. Dort werden wir auch den hierhergehörigen Instrumenten Apparat erörtern.

Würdigung. Viele Chirurgen führen überall kühne Schnitte, grosse Incisionen, wenn es sich um Blosslegung etwa des Bruchsackes, eines Gefässes, oder um Entleerung von Ergüssen handelt (Pott). Andere sind wieder zu vorsichtig, fürchten ängstlich jede Verletzung, jede Blosslegung innerer Theile. Die Ersteren erinnern an die Zeit der kühnen Kreuzschnitte bei Wunden der Schädeldecke und in Aponeurosen, wo man überall Spannung, Einschnürung, Ergüsse und Senkung fürchtete und deshalb sogar jede Stich- und Schusswunde in eine Schnittwunde verwandeln zu müssen glaubte. In dieser Zeit florirte die Wundenerweiterung und mannigfaltige künstliche Instrumente von Savigny (Fistelmesser), Brambilla u. A. zur Gegenöffnung erinnern an die hier begangenen Irrthümer. Diese Praxis ist schon lange vor den folgenreichen Erfahrungen über die Bedeutsamkeis der subcutanen Verletzungen vom grossen J. Hunter getadelt, der die vielfach zu weit getriebene Wundenerweiterung zu beschränken suchte. Gegenwärtig sind wir durch die genannten Erfahrungen noch vorsichtiger gemacht; allein diese Vorsicht darf nicht in Aengstlichkeit ausarten, welche oft eine nöthige Incision zum Nachtheil des Kranken umgeht, oder dieselbe so klein anlegt, dass im Verlauf eine Erweiterung, Vergrösserung, ein wiederholtes „Schneiden" nothwendig wird. Vermeiden wir beide Extreme, denn die Wahrheit liegt auch hier in der Mitte. Aber vergessen wir rücksichtlich der Wundenerweiterung nicht, dass jede grosse Verwundung am besten heilt, wenn wir uns gleichsam am wenigsten mit ihr beschäftigen. Es gilt hier dasselbe, was bedeutende Geburtshelfer von ihrer Hülfe bei der Geburt behaupten: ein zu geschäftiger und operationslustiger Geburtshelfer werde nur zu leicht ein Geburtsstörer. —

C. Die Extraction fremder Körper.

Extractio corporum alienorum.

Die Casuistik der fremden Körper liefert eine jährlich sich vergrössernde Sammlung praktischer Erlebnisse, welche oft der Mährchenwelt anzugehören scheinen, oft komisch unterhaltend sind, oft aber auch an das Hochtragische streifen.

Dies ist das Gebiet, auf welchem der Chirurg täglich ein neues Ereigniss erleben kann, welches seine Erfindungsgabe, seine *présence d'esprit* herausfordert. Versuchen wir einige normirende Gesichtspunkte aufzustellen.

Man kann die fremden Körper nach Dieffenbach in 4 Gruppen bringen.

1) Sie sind in Form von Ringen über Körpertheile geschoben;

2) sie sind in die natürlichen Ein- und Ausgänge der Höhlen und Kanäle des Körpers eingedrungen;

3) sie sind mit Verletzungen eingedrungen (Kugeln, Waffenstücke etc.);

4) sie sind im Organismus selbst entstanden. Diese letzteren übergehen wir hier, weil sie als Sequester zur Lehre der Necrose gehören, als Concretionen uns bei den Sieinoperationen beschäftigen werden.

Zur ersten Gruppe gehören die silbernen, goldenen Fingerringe, die bei eintretender Entzündung entfernt werden müssen.

Man ölt den Theil ein und sucht sie drehend abzuziehen, oder schneidet sie am besten mit einer Drahtscheere, Nagel- oder Knochenzange durch und biegt sie mit Biege- oder Kornzangen auseinander. Das Durchfeilen ist verletzend, weil man gewöhnlich die Umgebung durch Unterschieben von Leder etc. nicht schützen kann. Onanisten, Pollutionskranke schieben sich oft Ringe, Schnüre auf den Penis und dieser schwillt dann so bedeutend, dass man nichts mehr von dem Einschnürenden sieht. Man muss dann hinter der Einschnürung eine Incision machen, um zur Entfernung des Einschnürenden vordringen zu können.

Die zweite Gruppe ist äusserst zahlreich, sowohl der Oertlichkeit als der Form nach. Nach den verschiedenen Höhlen finden wir sie

1) Im äusseren Ohr. Am häufigsten stecken sich Kinder Perlen, Erbsen oder andere kleine Gegenstände ins Ohr; bei Erwachsenen findet man Pfröpfe von Baumwolle, hauptsächlich aber verhärtetes Ohrenschmalz, welches oft lange unerkannt bleibende Schwerhörigkeit veranlasst. Man entdeckt diese Gegenstände am leichtesten mit Hülfe des Ohrspiegels (s. Taf. X.) oder auch durch blosses Ausweiten des äusseren Gehörganges mittels Zug am Ohrläppchen. Zu ihrer Extraction benutzt man eine Pincette oder Kornzange oder einen kräftigen Daviel'schen Löffel (s. Taf. X.); auch eine Haarnadel, eine silberne Hohl- oder runde Sonde, die sich zum Haken biegen lässt, ist häufig ausreichend. Oft treibt man eine Perle etc. mit Leichtigkeit durch eine kräftige Injection von Wasser oder Oel aus. Das Einflössen von Mandelöl dient ausserdem zur Erleichterung und zugleich zur Erweichung des Schmalzes. Auch Insecten kann man dadurch tödten und ausspülen, wozu auch noch *Aq. saturn.* und eine schwache Sublimatlösung empfohlen ist.

Bemerken wir schliesslich, dass man recht eigenthümliche Nervenzufälle in Folge lang zurückgehaltener fremder Körper im Ohr hat entstehen sehen.

3) In der Nase. Sie haben hier viel Analogie mit den vorigen, sofern es dieselben oder ähnliche Gegenstände sind, die wiederum am häufigsten bei Kindern vorkommen und deren Extraction mit denselben Hülfsmitteln vollbracht wird. Je höher sie hinauf gestiegen, jemehr sie sich durch den Nasenschleim etwa vergrössert und deshalb eingekeilt haben, um so schwieriger ist ihre Entfernung. Ja man hat oft Schwierigkeit im Auffinden, sofern Kinder und Irre nicht den richtigen Nasengang angeben. Man setzt die Kranken dem Lichte zu, drückt die Nasenspitze in die Höhe und etwas nach der afficirten Seite, lässt kräftig durch die eine Nasenhälfte exspiriren, während man die andere verschliesst und nimmt endlich eine stark geknöpfte Sonde zu Hülfe, mit der oft zugleich die Extraction gelingt. Oft stösst ein so angeregtes Niesen, wobei man schnell das freie Nasenloch schliesst, den fremden Körper aus. Daviel's Löffel ist auch hier das beste Instrument, oder man bedarf bei festsitzenden der Korn-, Polypenzange. Auch das Hinabstossen in die Nasenhöhle ist passend, und dabei ein Hineinfallen in den Larynx wohl nicht zu besorgen. Im äussersten Fall müsste man den Nasenflügel spalten. Eine entstandene Blutung oder Reizung verlangt kalten Umschlag, das Einziehen oder Einspritzen von kaltem Wasser etc.

In die Nebenhöhlen der Nase (Stirn-, Highmorshöhle) gelangen sie wohl nur direct von Aussen in Form von Schrot, Rehposten bei Schüssen. Ihre Entfernung ist nur durch Anbohrung dieser Höhlen zu erreichen, wozu offenbar die Diagnose sicher sein muss.

3) Im Auge. Sandkörner, Staub, Insecten, Pulver, Pfeffer, Kalk oder spitzige Gegenstände, besonders Metallsplitter bei den Feuerarbeitern kommen hier hauptsächlich vor. Man erforscht zunächst die Form des fremden Körpers, dann den Sitz. So lange noch keine lebhafte Reizung, Entzündung besteht, ist beides gewöhnlich leicht. Ist letztere bereits eingetreten, so muss man dieselbe oft vorher erst energisch bekämpfen. Ein sanftes Abziehen der Lider, das Umkehren des oberen ist erforderlich zur Diagnose. Die Entfernung geschieht oft mit einem feinen Läppchen, noch besser mit einem Tuschpinsel. Man tupft damit feine Gegenstände leicht fort, oder man taucht den Pinsel vorher in Mandelöl, um die Reizung zu vermindern und Staub

etc. noch besser zu entfernen. Bei Metallsplittern und anderen spitzen Gegenständen ist oft eine stumpfspitzige Pincette, ein Daviel'scher Löffel erforderlich, oder man hebt ihn mittelst einer Staarnadel, eines gewöhnlichen Messers (Taf. VI.) sanft heraus. Sitzt ein solcher Splitter, wie so häufig, in der Hornhaut fest gekeilt, so würde seine Entfernung eine grössere Reizung machen, als sein Haftenbleiben. Wir verschliessen deshalb auf 1—2 mal 24 Stunden das Auge, bekämpfen durch kalten Umschlag etc. die Entzündung und warten seine Lockerung durch dieselbe ab. Er wird dann in dieser Zeit entweder von selbst ausgestossen oder lässt sich nun mit Leichtigkeit entfernen. Ist dagegen der Splitter voluminöser, droht er dem Auge grosse Gefahr, so muss er natürlich sobald als möglich entfernt werden.

4) In den Luftwegen. Hier kömmt zunächst alles auf die richtige diagnostische Discusssion der sich uns aufwerfenden Fragen an. Unsere Vocation erfolgt gewöhnlich mit der Bemerkung, dass dem Kranken „etwas in den Hals gekommen sei.“ Das anatomische Ganze wird für den Theil genommen, Luft- und Speiseröhre werden vom Laien in der Regel nicht unterschieden. In allen nicht sofort klar vorliegenden Fällen ist die erste Frage zu stellen: was „in den Hals“ gerathen sein könne? Bei Kindern ist dies oft überaus schwer zu ermitteln. Womit sie sich beschäftigt? womit sie gespielt? was sie vielleicht zufällig in den Mund genommen? Man erfährt darüber oft nichts Bestimmtes, sie verheimlichen auch wohl aus Furcht. Ermitteln wir dagegen Form, Grösse und Beschaffenheit des fremden Körpers, so erhalten wir dadurch Anhaltspunkte für die Beantwortung der zweiten Frage, nämlich welchen Weg derselbe genommen, zumal wenn wir gleichzeitig den näheren Hergang (Lachen, besonders bei Kindern, Niesen, Husten, Schreien, während des Essens, Schluckens) in Betracht ziehen. Rücksichtlich dieses Weges kommt dann in Betracht, dass die fremden Körper in den Luftweg dringen unter plötzlich auftretenden mehr oder weniger intensen Erstickungserscheinungen mit gleichzeitig folgendem heftigen Reflexhusten. Die augenblickliche Erstickungsgefahr ist selbstverständlich um so grösser, je voluminöser der fremde Körper ist, je mehr er den Luftweg verstopft. Wir haben Fälle, wo der Tod augenblicklich eintrat, z. B. beim Erbrechen mit geschlossenem Munde, wie es Corvisart bei einem Krankenwärter sah, der in

Folge von übermässigem Weingenuss eben im Erbrechen begriffen, den Mund schnell schloss, um dasselbe zu verbergen. Dies weist darauf hin, wie vorsichtig wir beim Brechen in der Chloroformnarkose sein müssen, wobei der Kranke den Mund oft krampfhaft geschlossen hat. Diesem Anfalle folgt oft eine volle Remission, welche zu Täuschungen Veranlassung geben kann, zumal wenn wir innerhalb derselben den Kranken sehen. Wir haben dann eine dritte Frage zu discutiren, nämlich an welcher Stelle im Luftweg der fremde Körper seinen Sitz haben kann. Dabei ist vergleichsdiagnostisch zu erwägen, ob er nach dem Anfall und in demselben nicht wieder ausgestossen und verschluckt sein könnte, und zweitens ob er nicht von vorn herein in den Speiseweg gedrungen? Zunächst könnte er noch in der *Rima glott.* stecken. Dupuytren entdeckte vom Munde aus eine Gräte im Kehlkopf und zog sie aus. Dies weist uns auf eine genaue Inspection bei tief niedergedrückter Zunge und Sondirung mit dem Finger hin. Gegen das unwillkürliche Beissen schützt man sich durch einen zwischen die Zähne geschobenen Messerstiel, einen Mundspiegel (s. Taf. X.) oder durch den von B. Langenbeck angegebenen Fingerring. Oder er steckt irgendwo im Kehlkopf selbst, gern in den Morgagn. Taschen; seltener oberhalb als unterhalb der Stimmbänder. Rücksichtlich dieser Oertlichkeit hat Horace Green zu New-York, welcher zuerst die Höllenstein-Injectionen in die Bronchien empfohlen, darauf aufmerksam gemacht, dass die Empfindlichkeit des Larynx auf einen kleinen Theil der Schleimhaut beschränkt sei, welche die Lippen der *glottis* und den Raum über der *glottis* auskleidet. Die Theile unmittelbar darunter und die *epiglottis* darüber sind verhältnissmässig fast unempfindlich. Dieser kleine Theil empfindlicher Schleimhaut, welcher gewissermassen die wahre Schildwache der Glottis-Oeffnung ist, empfängt seine Nerven aus Fäden des innern Astes des oberen *N. laryngens*, während die *Musc. arytaenoidei*, die hauptsächlich zur Verschliessung der *glottis* dienen, aus Fäden des *N. recurrens* ihren Ursprung nehmen. Die beiden Nerven communiciren mit einander und es folgt daraus, dass, sowie eine Reizung der Schleimhaut am Eingange der *glottis* stattfindet, sie sich unmittelbar auf die Muskeln, die den Larynx verschliessen, fortpflanzt und die *glottis* sich sofort krampfhaft verschliesst. Hieraus erklären sich die periodischen Glottiskrämpfe, die bei Sitz im oberen Theil des Kehlkopfes auftreten und die an der Intensität des ersten Erstickungsanfalls den wesentlichsten Antheil haben. Beim Sitz in den Morgagn. Taschen können diese Anfälle gänzlich fehlen, wie ich selbst einen solchen Fall beobachtet habe. Hier sind dann noch zwei andere wichtige Zeichen zu beachten, nämlich: Alteration der Stimme und schmerzhafter (deshalb unterdrückter) croupartiger Kehlkopfshusten. Sie sind bedingt durch die sofort eintretende locale Reizung, Entzündung, welche der fremde Körper überall hervorrufen muss. Es sind zwar Fälle mitgetheilt, wo diese Localsymptome nicht vorhanden gewesen sein sollen; dieselben lassen aber Zweifel zu. An dieser Reizung nimmt der Organismus anfänglich nicht Theil. Dies ist wichtig zur Unterscheidung von Croup und anderen Entzündungen der Luftwege durch atmosphärische Einflüsse herbeigeführt, bei denen Fieber etc. vorangeht oder doch gleichzeitig proportional den Localaffectionen besteht. Es ist zu beachten, dass häufig Kinder an „Croup“ gestorben sind, bei denen die Section fremde Körper in den Luftwegen nachwies. Hier kommt Alles auf die scharfe Auffassung der Anamnese und besonders der Genese der Erscheinnngen an. Ausserdem verspricht die Laryngoscopie, die durch Garcia und Czermak angeregt gegenwärtig allseitigst vervollkommt wird, hier einen besonderen Nutzen. — Befindet sich der fremde Körper in der Luftröhre, so wird er oft durch die ein- und ausströmende Luft in Bewegung gesetzt, wie man dies von Bohnen, Perlen, kleinen Knöpfen, Münzen beobachtet hat. Er kann dann mehr oder weniger hoch in den Kehlkopf geworfen werden und der suffocatorische Anfall wiederholt sich ohne näheren Anlass, oder durch eine plötzliche Bewegung, durch Husten, Lachen hervorgerufen. In den freien Intervallen haben Dupuytren, Boyer u. A. ein leises Geräusch, ein Klappen an der vorderen Wand des Halses wahrgenommen; wahrscheinlich aber werden bald verdeckende, übertönende Rasselgeräusche hinzukommen. Auch aus der Morgagn. Tasche kann ein in derselben steckender Körper periodisch heraustreten und so den Anfall herbeiführen. — Endlich kann der fremde Körper sofort bis in den einen oder andern Bronchus gelangen. Ob vorzugsweise in den rechten, wie die älteren Chirurgen angeben, weil dieser weiter und mehr rechtwinkelig abgeht, ist durch die in der jüngsten Zeit wiederholt mitgetheilten Falle von Eingedrungensein in den linken zweifelhaft geworden. Je nachdem er den Bronchus mehr oder weniger verstopft, wird das

Athmungsgeräusch fehlen oder sehr abgeschwächt sein und die geschwächte Theilnahme an der Respiration von aussen sich schon bemerkbar machen.

Dann kommt die Percussion hinzu und man muss wieder die Genese der Erscheinungen richtig auffassen, um sich auch hier, wie es oft geschehen, vor Verwechselung mit einer Entzündung in Folge atmosphärischer oder constitutioneller Einflüsse zu schützen.

Niemals darf aber die gleichzeitige Beachtung des zweiten Weges unterlassen werden, den der fremde Lörper vom Munde aus einschlagen kann. Er kann nämlich

5) in die Speiseröhre gedrungen sein. Der Gang der Untersuchung ist derselbe wie vorhin, wenn wir von vorn herein die Speiseröhre als den Sitz des fremden Körpers vermuthen. Berücksichtigen wir hier die Oertlichkeit näher, so finden wir die fremden Körper entweder oben in den Fauces (Knochenstücke, Gräten etc.), oder sie nehmen ihren Lieblingsplatz in dem engen Theil hinter dem Kehlkopf, oder endlich sie bleiben dicht oberhalb der Cardia (selten zwischen beiden Stellen) haften. In der oberen Partie können sie bei hinlänglicher Grösse den Kehlkopf comprimiren, oder *spasmus glottidis* hervorrufen. Ausserdem ist es auch hier die locale Reizung, der stechende Schmerz, welcher zunächst geklagt und durch den ein höchst lästiges Gefühl unterhalten wird. Der Kranke strebt sich davon frei zu machen durch Würgen, Schlucken, Brechversuche, wobei in Folge von Reflex eine reiche Speichelabsonderung stattfindet. — Er bricht auch mitunter spontan, mitunter periodisch beim Genuss von flüssigen oder festen Dingen, welche niedergeschluckt sofort wieder zurückgeworfen werden und das Erbrochene ist oft blutgestreift. Das periodisch ungehinderte Schlucken kann zu Irrthümern führen, besonders bei Nadeln. — Beim Sitz oben in den Fauces sind die Erscheinungen gewöhnlich am geringsten, während der fremde Körper oberhalb der Cardia steckend durch Reflexreiz heftigen Krampf des Zwerchfells hervorrufen kann. Ausser diesen mehr subjectiven Angaben haben wir dann durch Inspection und Sondirung der Fauces wie vorhin, ferner durch Darreichen von Flüssigkeiten, um den Modus des Schluckens zu erforschen und endlich durch Sondiren mit der Schlundsonde den Sitz zu bestimmen. Im Allgemeinen ist hier die Diagnose leichter, als vorhin; nur Nadeln, Gräten, Knochensplitter machen bei Kindern oft Schwierigkeiten. —

Was nun die Entfernung zunächst aus den Luftwegen betrifft, so hat man durch Erregen von Husten, Niesen, Brechen (Vomitiv) die Ausstossung ermöglicht. Man hat vorgeschlagen, Kinder schnell kopfüber zu richten oder auf den Kopf zu stellen. Auch ein erschütternder Schlag in den Rücken ist bei diesem und dem folgenden Sitz beim Volke in Gebrauch und mitunter von Nutzen. Gewöhnlich werden diese Hülfsmittel im Stich lassen, und es bleibt uns dann für Kehlkopf und Luftröhre kein anderes als die Bronchotomie, zu deren Ausführung unverzüglich geschritten werden muss (cf. diese).

Für die Entfernung aus der Speiseröhre haben wir eine grosse Zahl zum Theil recht wunderbarer Werkzeuge erhalten. Sie reduciren sich gegenwärtig auf folgende: eine Schlundsonde, eine gekrümmte Schlundzange, oder hinlänglich lange Polypen-, Kornzange, ein Repoussoir von Petit, ein Münzenfänger von Graefe (s. Taf. X). Im Nothfall biegt man einen zur Schlinge zusammengelegten Draht zum Haken am Schlingenende um. Dieffenbach rühmt für Nadeln, Splitter, Gräten eine grosse Gänse- oder Schwanpose, deren Bart zu einer Frisur gedreht und gestrichen werden soll.

Selbstverständlich extrahirt man nun mittelst einer Zange, eines Hakens, so lange das Fremde sich im Bereiche der Fauces findet. Ist es tiefergedrungen, so theile ich die fremden Körper rücksichtlich ihrer Entfernung in drei Gruppen.

Zur ersten Gruppe rechne ich die Nadeln und alles den Nadeln Conforme, (grössere Gräten, Knochen-, Holzsplitter etc.). Ihre Entfernung geschieht am besten mittelst des Brechmittels, welches man wiederholt, im Fall die erste Wirkung versagt. Nur die kleineren Gräten kann man mittest des Repoussoir in den Magen schieben, oder es gelingt auch wohl, beim Zurückziehen des Instruments ihre Extraction. (Dieffenbach empfiehlt wie bemerkt die Gänsefeder.) Gefährlich erachte ich dagegen das Repoussoir bei den Nadeln, Splittern etc., weil man diese leicht tiefer in die Oesophagus-Wand treibt, oder sie sofort in den Magen stösst. Ganz unzuverlässig sind wohl ziemlich allgemein erkannt die zu ihrer Entfernung ersonnenen Schlingen, Kettenstäbchen, das ballonartige Instrument aus Schweinsborsten und die Eckold'schen Instrumente. Sie sind auf den Zufall berechnet und effectuiren gewöhnlich nichts weiter als eine Vergrösserung der Reizung. Das Brechmittel dagegen stösst sie leichter und sicherer aus, und gelingt dies beim ersten Mal nicht, so wartet man, bis in Folge der reactiven Entzündung der fremde Körper sich gelockert hat (cf. Metallsplitter im Auge).

In eine zweite Gruppe fasse ich die Münzen und alles den Münzen Conforme. Die platten Knochenstücke von verschiedener Form, platte mehr oder weniger breite Holz-, Glasstücke, die sich quer eingestellt haben, gehören hierher. Sie werden am besten durch Graefe's Münzenfänger extrahirt, mit dem man an ihnen vorbei zu gehen sucht, um sie dann beim Zurückziehen des Instruments mit zu nehmen. Auch ein Drahthaken reicht im Nothfall aus. —

Zu der dritten Gruppe endlich rechne ich alle Körper von unregelmässiger Form und Gestalt, welche ein grösseres Volumen haben. Grosse Fleischstücke, Knochen, Zahngebisse etc. gehören hierher. Diese muss man entweder mittelst Brechmittel oder durch künstlich erregtes Erbrechen (Kitzeln des Schlundes) auszustossen suchen oder mittelst Zangen, Haken, nach Dieffenbach mit einem wenig gekrümmten Lithoclast extrahiren oder zur Oesophagotomie schreiten. Selbstverständlich wird man Pflaumen, Kartoffeln, wenn sie äusserlich am Halse sichtbar, zu zerdrücken und überhaupt alles Verdaubare mit dem Repoussoir in den Magen zu stossen suchen. — Wie zieht man aber einen verschluckten Angelhaken, oder einen hakenartig umgebogenen Draht wieder heraus? Man lässt über die Schnur des Hakens eine Bleikugel zum Haken gleiten, um ihn dadurch zu caschiren, oder schiebt eine elastische Röhre zu diesem Zwecke über den Draht ein. — Die Ausführung dieser verschiedenen Manöver versteht sich einerseits von selbst, andererseits gehört dazu eine vollkommen geübte und geschickte Hand. Die Regeln sind einfach. Der Kranke sitzt dem Lichte zu -- der Kopf wird, besonders bei Kindern, von einem Assistenten fixirt — die Instrumente werden beölt, oder mit Fett, Eiweiss überzogen eingeführt, während der Kranke bei hinlänglich geöffnetem Munde (Mundspiegel im Nothfall) tief inspirirt. Bemerken wir noch, dass im Momente der Inspiration die Zunge niedergedrückt und das Instrument gleich bis zu Ende der Fauces geführt werden muss, widrigenfalls es leicht wieder zurückgewürgt wird. —

6. Im Magen und Darmkanal. Wir haben Erzählungen von den wunderbarsten Dingen, welche Wahnsinnige und Gaukler ohne Nachtheil verschluckt haben. Andererseits verlassen

verschluckte Nadeln den Darmkanal und machen wunderbare Wanderungen zur Oberfläche des Körpers, bis sie endlich irgendwo unter der Haut anlangen und herausgeschnitten werden können. Auf diesen Wanderungen kommen sie oft mit den grösseren Gefässstämmen, die sie perforiren und mit den Nerven, die sie reizen, in Collision. — Auch bleiben sie häufig in den Falten des Rectum stecken, perforiren dasselbe und bilden Mastdarmfisteln oder sie geben nach vorn in die Blase und geben den Kern zu Blasensteinen. Operativ ist hier wenig zu thun. Magendarmschnitt ist zumeist gefährlicher als der fremde Körper, der oft spät noch von der Natur nach aussen geschafft wird. Wir können nur durch Brechmittel bei allen voluminösen und chemisch differenten Dingen die Ausstossung *per os* anstreben oder den Durchgang durch den Darmkanal durch Darreichung von öligen Abführmitteln, von vielem Eiweiss, von Klystieren, zu fördern suchen. Die Diät sei inzwischen reizlos und bei Nadeln hat man dicke Breie, Grünkohl empfohlen, wodurch eine Einhüllung erfolgen soll. Oft sind *Antiphlogistica, Narcotica* erforderlich.

7. Im Mastdarm. Sie sind hierher gelangt entweder *per os*, nachdem sie den Darmkanal glücklich passirt; oder sie haben sich in Form verhärteter Excremente erzeugt; oder endlich sie sind von aussen durch Zufall hineingelangt, oder absichtlich eingeführt. So sollen Diebe werthvolle Sachen (Pretiosen), oder ihre Werkzeuge hier verborgen haben, und andererseits hat man Holzstücke, Zangen etc. zu extrahiren gehabt. Die geeignetsten Instrumente sind hier Kugel-, Korn-, Polypenzangen, auch Haken und Steinlöffel können nützlich werden.

Zur Extraction legt sich der Kranke über eine Stuhllehne, die Hinterbacken werden von einem Assistenten auseinander gezogen, ins Rectum wird eine Injection von Oel, Haferschleim, Eiweiss gemacht. Man arbeitet nun entweder unter Leitung des Zeigefingers, oder man führt die beölte Zange geschlossen bis zum fremden Körper, treibt denselben nicht noch tiefer hinauf, sondern sucht ihn ohne Mitfassen einer Rectumfalte zu ergreifen und wie einen Stein beim Steinschnitt zu extrahiren.

Man spricht von Tannäpfeln und Schweineschwänzen, die wegen ihrer widerhakenartigen Zacken nur ausgezogen werden konnten, nachdem man irgend eine Scheide (Schilf, *Speculum*) über sie geschoben hatte. Sollte endlich bei quereingestellten oder sehr voluminösen Dingen der Sphincter Schwierigkeiten machen, so muss man das Orificium in der Richtung nach dem Steissbein mit einem geknöpften Messer unter Leidung des Fingers incidiren.

8. In den weiblichen Geschlechtstheilen. Sie haben Aehnlichkeit mit den vorigen, auch die Extraction ist analog, und die Instrumente sind dieselben. Man hat die verschiedensten Dinge, welche sich Nymphomane applicirt haben, extrahirt und oft haben vergessene und stark incrustirte Mutterkränze und Schwämme Schwierigkeiten bereitet, so dass man sie erst nach vorgenommener Zerstückelung entfernen konnte. Die Kranke erhält eine Lagerung wie zur Zangenoperation am besten auf einem Querbett.

9. In der Harnröhre und Blase. Am häufigsten treffen wir fremde Körper in der männlichen Harnröhre, seltener in der kurzen weiblichen, aus der sie sich leicht in die Blase verlieren. Abgebrochene oder ganze Katheter und Bougies, Pfeifenspitzen und dünne röhrenartige Stäbe, Strohhalme, Steinfragmente, die von der Blase aus eingedrungen, sind die gewöhnlichen Dinge.

Ihre Extraction kann man, wenn sie kurz sind, zunächst mit Hülfe eines starken Katheters versuchen. Man schiebt denselben bis an den fremden Körper; um ihn nicht tiefer zu stossen drückt man stets die Harnröhre hinter ihm zusammen und drängt denselben von hinten nach vorn, indem man den Katheter allmählich zurückzieht und so durch Ausweitung gleichsam einen Weg bahnt. — Dann besitzen wir ein sehr beliebtes Instrument *(Curette articulaire)* von Le Roy d'Etiolle (Taf. XII.), an dessen Spitze ein Löffelchen durch eine Schraube, am entgegengesetzten Ende aufgerichtet und gestreckt werden kann. In letzterer Form führt man es bis hinter den fremden Körper, richtet darauf den Löffel hakenartig zum Herausziehen auf. — Weniger Anhänger hat das Instrument von Hunter oder eigentlich von Hales (Taf. XII.), welches zweiarmig durch Zurückziehen in die Scheide geschlossen wird. In dieser Form schiebt man es bis an den fremden Körper, zieht darauf die Scheide zurück, wodurch die Arme sich öffnen, um den Körper zu fassen. Fixirt wird er dann durch Wiedervorschieben der Scheide. Das Manöver ist complicirt und man fasst leicht Schleimhaut mit. Zweckmässiger erscheinen die kleinen Zangen, welche Pitha jüngst empfohlen Man soll sie sich von verschiedener Länge halten. Sie müssen beim

Oeffnen in den Branchen parallel bleiben und für den hinteren Theil der Harnröhre gekrümmt sein.

Für Katheter und Bougies hat Lür eine Kugelschraube kleiner gemacht, die in ihrer Scheide bis zum fremden Körper geführt, dann vorgeschoben und eingeschraubt werden soll. Endlich hat Mathieu ein Instrument für Haarnadeln angegeben, die aber auch mit Pitha's Zangen gefasst werden können. Lassen diese Instrumente im Stich, so ist der Harnröhrenschnitt angezeigt. — Zur Extraction fremder Körper aus der Blase sind die Steinbrecher benutzt, mit denen man sie an einem ihrer Enden ergreifen oder in der Mitte gefasst zusammenbiegen soll. Lür hat ein Instrument construirt, welches länglich runde Körper mit einem Ende voranstellt, wenn man sie etwa in der Mitte ergreift. Allein das Instrument ist sehr dick und versagt diesen Dienst gewöhnlich. Aehnlich ist das Instrument von Le Roi Taf. XII, Fig. 20, an welchem durch Vorschieben der unteren Stange die Einstellung erfolgt. In der Regel muss der Blasenschnitt gemacht werden; bei Weibern reicht oft die Spaltung der Harnröhre aus.

Die 3te Gruppe enthält vom mehr oder weniger grossen Holzsplitter, die Glas-, Porzellan-, Metallstücke etc. und besonders die Kugeln und Waffenstücke. Als Hauptregeln gelten: 1. Diese fremden Körper müssen möglichst früh besonders vor Eintritt des Wundfiebers und der Wundenentzündung extrahirt werden. Ist dieser günstige Zeitpunct vorüber, so muss man zumeist die Eiterung abwarten, die sie entweder spontan ausstösst, oder doch die Extraction wesentlich erleichtert und ohne grosse Irritation möglich macht. 2. Sie müssen auf demselben Wege rückwärts extrahirt werden, wenn derselbe nicht schon sehr verengt oder geschlossen ist, oder wenn sie am Ende desselben dicht unter der Haut liegen. Im letzteren Fall muss man sich nicht durch Knochenvorsprünge etc. täuschen lassen. Zumeist ist dieser Weg ein gerader, nur die Projectile nehmen oft durch Knochen, Tendines etc. abgelenkt einen krummen, etc. Verlauf, bevor sie stecken bleiben. Eine auf der Stirn eingeschlagene Kugel z. B. sitzt im Nacken unter der Schädeldecke. In diesen Ausnahmen dringt man behufs der Extraction durch eine Incision parallel den wichtigen Nebenorganen auf die fremden Körper ein. 3. Die Extraction, ja wohl gar schon das Aufsuchen derselben muss unterbleiben, wenn es, wie an wichtigen Höhlen, Femurknochen, mit grösserer Gefahr verbunden ist als das Zurücklassen derselben im Körper. Das lange oder wiederholte, tägliche Herumsuchen nach den Kugeln ist von allen Chirurgen getadelt, besonders bei gleichzeitiger Schussfractur und Arterienverletzung gänzlich widerrathen. Ausserdem lehrt die Erfahrung, dass alle metallenen Körper, besonders die Kugeln mit ihren glatten Oberflächen, vom Organismus verhältnissmässig häufig in sich geduldet werden. Er amalgamirt sich dieselben durch eine organische Umhüllung, und alte Krieger tragen Kugeln oft Jahre lang ohne Beeinträchtigung in den Weichtheilen, selbst in den Knochen gleichsam eingewachsen mit sich. Ja man fürchtet sogar derartige Kugeln später zu extrahiren; weshalb wäre es auch nöthig, wenn sie keinerlei Zufälle machen! Thun sie dies aber, so ist natürlich ihre Entfernung geboten. Weit feindlicher verhält sich der Organismus gegen Holzstücke und anderes Material, besonders Glas und was diesem analog ist. Die letzteren machen in Form von Splittern, deren Eingangsöffnungen sich auch wohl anfänglich schliessen, oft noch spät recht bedenkliche Nervenzufälle (epileptische Anfälle). Ist deshalb eine Kugel in eine Höhle, oder tief in einen Knochen oder selbst in Weichtheile gleichsam verschwunden, so vermeiden wir jedes verletzende Suchen oder die sehr verwundende Extraction; während wir Splitter, Nadeln, Scherben von Glas etc. mit Sorgfalt verfolgen, selbst durch Wundenerweitung oder neue Incisionen uns sofort zugängig zu machen suchen oder, wenn dies wegen mangelnder diagnostischer Anhaltspuncte nicht zulässig, die Wunde in Eiterung zu versetzen (durch welche sie überhaupt später heilen soll, damit Fragmente, die zurückgeblieben, noch ausgestossen werden) und durch fortgesetztes Kataplasmiren bis zur Wiederentfernung des Eingedrungenen darin zu erhalten suchen. Z. B. ein kleiner Knabe tritt sich eine Nähnadel in die Ferse. Sie scheint durch eine Incision noch erreichbar. Diese wird gemacht; allein die Nadel ist jetzt tiefer gedrungen. — Ruhe — *Kataplasma* — nach 8 Tagen zeigt sich in der eiternden Wunde ein schwarzer Punct — die Sonde fühlt ihn als die Nadel, die mit der Pincette leicht entfernt wird. — 4. Bei der Untersuchung und Entfernung muss der Kranke oder der verletzte Theil dieselbe Stellung, Lagerung wie im Moment der Verwundung haben, wegen Muskel, Tendines, die sich vorlegen können, und wir müssen die Bekleidung berücksichtigen. Letzteres ist bei

Projectilen wichtig, sofern sie einmal von Kleidungsstücken Theile, ja selbst aus Taschen Geld etc. mit sich genommen oder durch dieselben, weil sie unverletzt geblieben, trotz der entstandenen Verwundung wieder herausgezogen sind. Ist die Kleidung also nicht durchschossen, so kann in der trotzdem vorhandenen Schusswunde keine Kugel mehr stecken. Ebenso kann sie bei vorhandener Ein- (die kleinere) und Ausgangsöffnung (die grössere) nicht mehr vorhanden sein, wenn nicht ein Doppelschuss gefallen. Dass endlich eine Kugel aus ihrer Eingangsöffnung wieder ausgetreten nachdem sie durch einen Umgang um einen Knochen wieder dahin zurückkehrt, ist ein vorgekommenes Curiosum. —

Das hier besonders reich gewordene Armamentarium haben die neueren Kriegschirurgen wesentlich vereinfacht. Die vergrösserte Kornzange mit langen gekreuzten Branchen gilt ziemlich allgemein als der beste Kugelzieher. Indess man wird auf dem Schlachtfelde auch von einigen anderen Werkzeugen mitunter Nutzen sehen. So von der kleinen zerlegbaren Löffelzange Maggi's, die unter Umständen gewisse Vortheile hat; ferner von der Kugelschraube und dem Ringe, wenn eine Einkeilung in einem Knochen besteht; von den löffelförmigen Instrumenten, die in Form des Steinlöffels gewiss ihrer Einfachheit wegen sich empfehlen; endlich gehört der neue Kugelzieher von B. Langenbeck hierher, welcher eine Modification der Cürette von Le Roy D'Etiolle zur Extraction der Körper aus der Harnröhre ist (cf. Taf. III.). Der Drücker richtet durch Vorschieben der Stange den vorderen Löffel auf. Er soll für tiefsitzende und Spitz-Kugeln nützlich sein. Von den älteren Kugelziehern haben wir noch Percy's Tribulcon abgebildet, weil Löffel, Schraube und Zange in ihm vereinigt sind, sodass jedes einzeln gebraucht werden kann. Für die anderen fremden Körper dienen dieselben Instrumente nur in kleinerem Maasstabe. Die Technik hat nichts Besonderes. Man benutzt den Finger als Leiter oder Sonde, oder eine starke silberne Sonde zum Aufsuchen und muss mitunter die Eingangsöffnung mit einem geknöpften Messer erweitern. Die beölte oder befettete Zange wird geschlossen zur Kugel geschoben, dann geöffnet um dieselbe zu ergreifen und zuerst durch einige Rotationen zu lösen, dann langsam zu extrahiren. Man muss besonders vorsichtig ziehen, drehen etc., wenn die Kugel breit geschlagen oder Ecken, Vorsprünge erhalten hat. — Die scharfen spitzigen Körper (Degen, Messer, Nägel) machen gewöhnlich geringere Schwierigkeiten als die Kugeln und bei grösseren zerrissenen Wunden kann man durch Incisionen, Wundenerweiterung sich die Extraction erleichtern.

D. Die Unterbindung der Blutgefässe.

Ligatura vasorum.

Begriff. Die Umschlingung eines Gefässes mittelst eines Fadens, um es an Ort und Stelle zur Verwachsung zu bringen. Sie geschieht a) an der blutenden Mündung und b) in der Continuität.

Indicationen sind ad a) jede grössere Arterie und blutende Vene, besonders wenn Lufteintritt in letztere zu besorgen. Ad b) behufs Heilung der Aneurysmen, Hypertrophien, Degenerationen, Telangiectasien auch zur Blutstillung und Verhinderung von Blutung z. B. als Voract der Exarticulation des Humerus.

Contraindicationen sind ad a), wenn die übrigen Blutstillungsmittel ausreichen; ad b) Entzündung, Degeneration der Gefässe, zu naher Collateralabgang.

Methoden: 1. isolirte Ligatur, 2. mit Substanz oder Umstechung — an der blutenden Mündung und in der Continuität.

Geschichte. Archigenes (100 J p Ch.) soll an der blutenden Mündung bei Amputationen unterbunden haben Indess die Chirurgen bis zu Paré (1556) haben von dieser Erfindung entweder nichts gewusst, oder sie als unzureichend angesehen und deshalb bei ihren Amputationen die rohsten Blutstillungsweisen geübt. Auch Paré's Erfindung oder Wiedererfindung dieser wichtigen Operation fand wenig Anhänger, offenbar weil man der augenblicklichen Blutung aus Mangel eines Compressoriums (Tourniquet) nicht Herr war. Ueber ein Jahrhundert später wurde dieses Instrument von Morel erfunden und verschaffte nun erst der Ligatur die allgemeinste Anwendung. In der Continuität dagegen wurde sie aus Furcht vor Brand nicht gewagt, wie wenn die Alten schon geahnt, dass der Brand durch die Vernichtung der Circulation und somit des Stoffwechsels bedingt ist. Haller und Winslow, wieder ein Jahrhundert später, beseitigten diese Furcht durch Entdeckung des Collateralkreislaufs, worauf Ausgang des vorigen und Anfang dieses Jahrhunderts die Continuitätsligatur hauptsächlich zur Heilung der Aneurysmen verwendet und allseitigst ausgebildet worden ist. Inzwischen versuchten besonders Abernethy, Wardrup, Walther sie auch zur Heilung von anderen Gefässerweiterungen und Geschwülsten, und die namhaftesten Chirurgen dieser Zeit haben sich die Vervollkommnung und Verbesserung dieser Operation angelegen sein lassen.

Würdigung. Die Bedeutung der Ligatur an sich kommt Angesichts ihrer Hauptindication (Blutstillung) fast gar nicht in Betracht. Und doch muss der Chirurg drei wichtige Momente bei derselben stets im Auge behalten: 1. das zu frühe Durchschneiden sowie das Abgleiten der eben angelegten Ligatur, wodurch die frühe Nachblutung bedingt ist, welche wegen des Blutverlustes, der Aufregung des Kranken, und des Wiederaufreissens des Verbandes mit Schwäche, Verjauchung, Pyämie droht. 2. Die Entzündung an der Arterien oder Venenscheide, durch die Ligatur als fremden Körper hervorgerufen und unterhalten, wodurch Eiterung, Brand, Nachblutung herbeigeführt werden kann. 3. Nichtentwickelung des Collateralkreislaufes, welches den Brand zur Folge hat.

Diese Gefahren verlangen die sorgfältigste Beachtung bei der technischen Ausführung und Ueberwachung der Ligatur.

Die Ligatur darf weder zu locker noch zu fest geschlossen werden. Sie muss die innere und mittlere Haut der Arterien möglichst durchschneiden und ein Mitfassen von umgebender Substanz ist wegen der dadurch bedingten Reizung, Entzündung nur ausnahmsweise gestattet. Trotz dieser Gefahren ist die Ligatur das sicherste Blutstillungsmittel, welches wir überall den übrigen Hämostatica vorziehen. Nur die Kälte und die Compression nehmen wir aus, sofern diese bei manchen, namentlich parenchymatösen Blutungen nicht zu entbehren sind. Rücksichtlich der Methoden bemerken wir noch, dass an der blutenden Mündung immer möglichst beide Gefässstümpfe unterbunden werden müssen, weil leicht durch retrograde Blutbewegung eine Nachblutung entstehen kann, und dass die Continuitätsligatur nur ausnahmsweise behufs Blutstillung gestattet ist. Die Umstechung ist nur anzuwenden, wenn das Gefäss sich nicht isoliren lässt, oder wenn ein Convolut von erweiterten Gefässen blutet. — Rücksichtlich dieser einzelnen Momente sind in Betracht zu ziehen: 1. Die Arten der Blutung; 2. die Formen und Entstehungsweisen der Nachblutungen; 3. die verschiedenen sehr zahlreich erfundenen Blutstillungsmittel.

Die Ausführung angehend so bedürfen wir zunächst der Ligaturfäden aus rother drellirter Seide von mittlerer Stärke. Bei grosser Feinheit legt man 2—4 Fäden neben einander, die, mit Wachs bestrichen, eine breitere Ligatur in Form eines Fadenbändchens geben und in dieser Form bei brüchiger Arterienwand sich empfehlen. Ueber den sonstigen Instrumentenapparat *cf.* Taf. I. u. II. und über Ausführung an der blutenden Mündung cf. S. 18.

Bevor wir die Ausführung in der Continuität besprechen, wollen wir noch kurz der zahlreichen Variationen Erwähnung thun, die im Verlauf der Zeit versucht worden sind. Zu ihnen haben die oben genannten drei wichtigen Momente Veranlassung gegeben, weshalb wir sie auch in drei Gruppen bringen können. Die erste Gruppe umfasst die Bestrebungen, das zu frühe Durchschneiden oder das Abgleiten der Ligatur zu verhindern. Hierher gehören a) die Empfehlungen von breiten Ligaturen in Form von Fadenbändchen, die bei brüchigen Arterien, wie bemerkt, räthlich sind. b) Die Nothschlingen: 1—2 Nebenligaturen sollten als Reserve angelegt werden — sie verlangen zu ausgedehnte Entblössung des Gefässes. *c.* Das Durchstechen eines Ligaturendes etc.

Die zweite Gruppe umfasst die Bestrebungen, welche die Störungen berücksichtigen, die durch die Ligatur als fremden Körper, durch deren Durchschneiden oder Herauseitern bedingt sind Man versuchte deshalb a) Ligaturen aus dem Organismus homogeneren (?) Stoffen: aus Katzendarm, Seidenwurmdarm, Darmsaiten, Bleiligaturen — offenbar dem Organismus ebenso fremd und noch feindlicher als der Seidenfaden. b) Man glaubte durch Experimente gefunden zu haben, dass die frühe Wiederentfernung (nach 5—6 Stunden) ohne Nachtheil vorgenommen werden könne, oder dass das blosse Zerquetschen der Arterienhäute mittelst einer Pincette ausreiche. Auch gehört hierher das Aplatissement von Scarpa, welches darin bestand, dass das Gefäss mit einer breiten Ligatur umgeben und auf einer untergeschobenen kleinen Leinwandcompresse mittelst eines Ligaturstäbchens geschlossen werden sollte. Die Ligatur sollte dann nach einigen Tagen auf der Compresse durchschnitten und das Ganze entfernt werden. Endlich hat man c) eine ganz feine Ligatur aus einem Seidenfaden oder dem Frauenhaar am Knoten abschneiden und einheilen, oder auch jede Ligatur entbehren wollen. Die Gefässdurchschlingung von Stilling, die Doppelcompression Malgaigne's, die Acupunctur Velpeau's, das Verstopfen mit einem Kautschuckcylinder gehören zu diesen wunderbaren Bestrebungen. Nur eine Erfindung, die ebenfalls hierher gehört, wollen wir ausnehmen, nämlich Amussat's Torsion. Sie reizt zwar mehr als die Ligatur, ist aber bei tief liegenden kleinen Arterien von Nutzen, zumal wenn man schnell und ohne Assistenz die Blutung stillen will. Man ergreift dann das Gefäss und dreht es 4—6 mal um seinen Längendurchmesser; oder man benutzt zwei Pincetten: mit der einen ergreift man das Gefäss behufs der Torsion, mit der anderen fixirt man es dicht oberhalb der torquirten Stelle, um die Drehung auf ein kleineres Stück zu beschränken, ja letzteres wohl besser ganz abdrehen zu können.

Die dritte Gruppe endlich berücksichtigt den Collateralkreislauf. Scarpa's Aplatissement und die ihm ähnlichen serre-artère und presse artère sind Verschlussweisen, die darauf berechnet, dass nach ihrem rechtzeitigen Entferntwerden das Gefäss wieder wegsam werden könne. Vergeblich Bemühen. Fig. 14. zeigt das serre-artère: eine breite Ligatur soll die Arterie gegen eine Holzplatte drücken. Die Ligatur kann dann zur beliebigen Zeit durchschnitten und der Apparat entfernt werden.

Fig. 14.

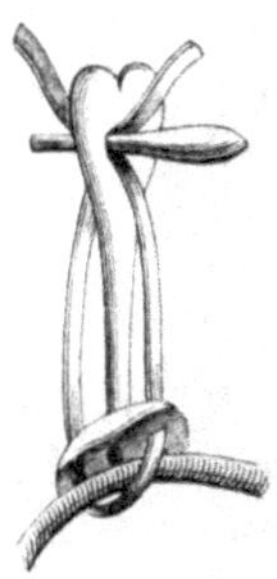

Indem wir uns nun der Ligatur in der Continuität zuwenden, berücksichtigen wir dabei hauptsächlich das Technische der Ausführung.

Folgende allgemeine Regeln, die zum Theil als elementare Grundregeln gelten, kommen auch bei mehreren anderen Operationen in Betracht.

1. Man unterbindet ein Gefäss nicht gern nahe am Abgange eines Collateralastes, weil dadurch eine Beschränkung des Raumes für die Bildung des Thrombus stattfinden würde; denn derselbe erstreckt sich stets bis zu dieser Stelle und könnte so leicht zu kurz werden. Fig 15. *a* Collateralast, *b* Thrombuts.

Fig. 15.

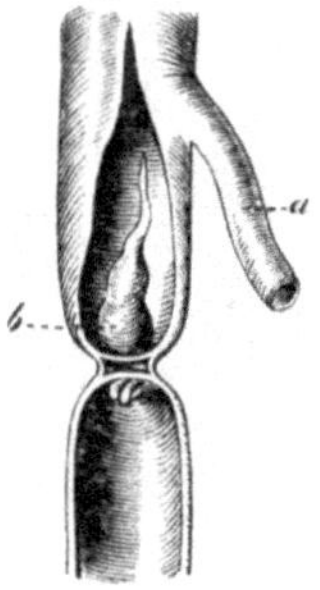

2. Man hüte sich bei den zu führenden Schnitten vor Verletzung grösserer Venen- und Nervenstämme und fasse sie vor Allem bei der Umschlingung nicht mit.

3. Die Schnittwunde, die später möglichst *per prim. intent.* heilen soll, muss stets so rein als möglich gehalten werden, weshalb unnöthige Nebenverletzungen in ihr sorgfältig zu vermeiden sind. Man muss deshalb in der anatomischen Oertlichkeit einer Arterie so sicher sein, dass man in der Wunde nicht mehr nach ihr herumsucht, weil man dadurch zu einem Zerren und Einschneiden veranlasst wird, was die Wunde nothwendig unrein und zur Eiterung geneigt macht. Rücksichtlich dieser anatomischen Sicherheit kommen die verschiedenen Ligaturstellen besonders in Betracht. Man merke für dieselben 1. den Ort und die Richtung des Hautschnittes, beide werden am besten durch Knochenvorsprünge oder durch den Verlauf der Muskel bestimmt. 2. Die auf der Arterie liegende und zu durchtrennende oder zur Seite zu schiebende Decke. 3. Die anatomische Umgebung des Gefässes. —

Die hier in Anwendung kommende Tecknik besteht:

1) in der Haltung und Führung des geraden und bauchigen Scalpells;
2) in der Anlegung und Haltung der Wundhaken;
3) in dem Gebrauch der Hohlsonde und Pincette zum Dilatiren der Schnittwunde und Eröffnen der Gefäss- und Nervenscheiden;
4) in der Isolirung des Gefässes und dessen Umschlingung mittelst des Unterbindungsfadens.

a. Die Haltung und Führung des Messers ist abhängig von seinem Gebrauche, der hier im

Incidiren, Fig. 16.

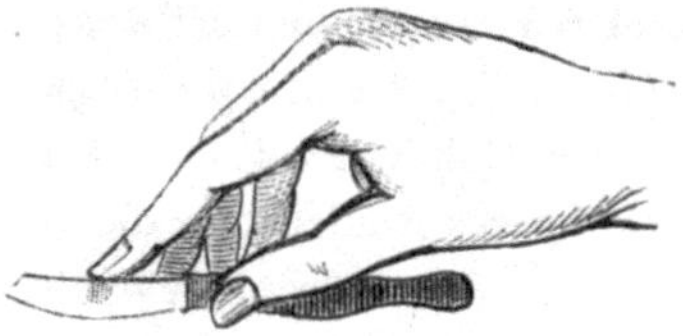

Präpariren, Fig. 17.

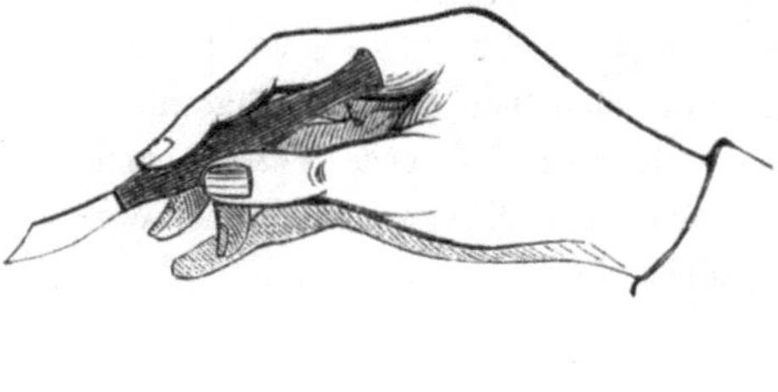

Dilatiren, Fig. 18.

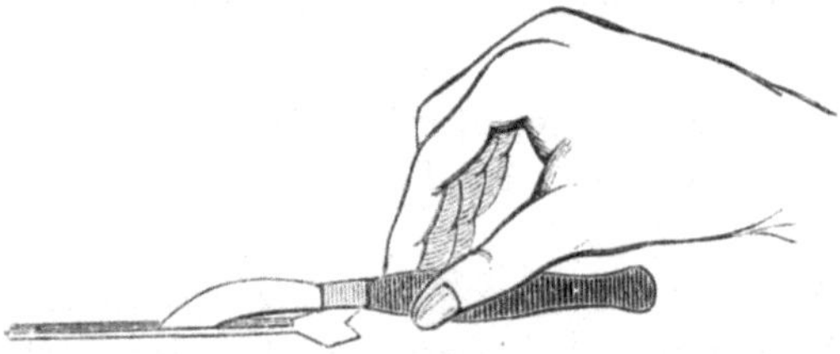

besteht

Zum Incidiren fasst man das bauchige Scalpell mit dem Daumen und den drei letzten Fingern der rechten Hand, während deren Zeigefinger auf dem Rücken desselben ruht. Nachdem man die Richtung des Hautschnittes und dessen Länge, welche nach der Grösse und Oertlichkeit der Arterie 2—3" betragen soll, bestimmt hat, spannt man mit Daumen und Zeigefinger der linken Hand die Haut gleichmässig und sorgfältig an. Dies erleichtert die Mühe des Einschneidens und verhindert eine Verschiebung der Theile. Darauf beginne man den Schnitt sogleich mit dem Bauche des gewölbten Messers, ohne vorher mit der Spitze desselben die Weichtheile zu durchstechen, weil beim Durchstechen ein zu tiefes Eindringen nicht immer verhütet werden kann.

Vor Beendigung des Schnittes hebe man stets den Griff des Messers fast bis zur perpendiculären Richtung zur Haut, damit die Spitze desselben alle Theile im Wundwinkel gleichmässig durchscheide, und man bei wiederholten Schnitten den einmal bestimmten Endpunkt durch wiederholtes Einschneiden der Haut nicht überschreite

Dieser Hautschnitt wird in der Regel auf einem Muskelrande gemacht und dessen Fascie dann sogleich mit getrennt.

Nach gemachtem Hautschnitt legt man nun gemeiniglich

b. die Wundhaken an.

Bemerken wir, dass ein unvorsichtiges und unzweckmässiges Anlegen und Halten der Wundhaken eine nicht unerhebliche Zerrung und Quetschung in der Wunde bewirken kann. Demnach lege man dieselben stets so flach als möglich in die Wundränder, wodurch das Mitfassen oder wohl gar Verletzen von Theilen, die unangetastet bleiben sollen, verhindert wird, und lasse sie darauf von einem Assistenten leise, jedoch sicher, hauptsächlich aber ruhig, damit keine Verschiebung der Theile stattfindet, und gleichsam mehr schwebend halten.

c. Mittelst Pincette, Hohlsonde und eines geraden Scalpells hat man nun in die Tiefe zu dilatiren und das Gefäss bloss zu legen.

In der Regel ist noch eine Fascie oder Aponeurose zu durchschneiden, bevor man auf die Gefässscheide gelangt, und hier ist Regel, diese Trennung, wenn möglich, ebenfalls an einem Muskelrande zu vollführen, wegen des von demselben gebotenen Schutzes für etwa gefährdete Theile. Das Verfahren dabei ist folgendes:

Mit Daumen und Zeigefinger der linken Hand fasst man die Pincette, setzt sie geöffnet senkrecht und mit ihren Branchen immer quer zu Muskel, Gefäss etc. auf, fasst ein Stück Zellgewebe oder Fascie, hebt es kegelförmig auf und schneidet das Gefasste mit einem geraden Scalpell in einem flachen, horizontal nach sich gerichteten Zuge ab. Das Messer fasst man hierbei so, dass es mit der Breite der Klinge horizontal zur Wunde steht. (Fig. 19.)

Fig. 19.

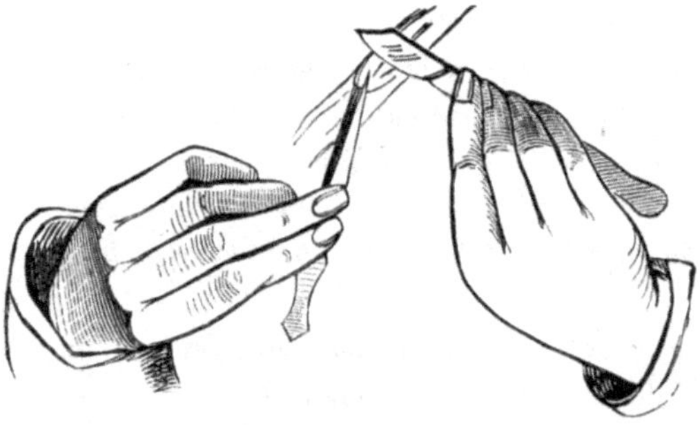

Hierbei merke man noch als allgemeine Regel, dass man nichts mit der Pincette fasse, was man nicht zugleich abschneidet; denn das einmal Gefasste muss stets aus der Wunde entfernt werden, weil es in Eiterung übergeht.

In die gemachte Oeffnung schiebe man darauf die Hohlsonde. Diese ruhe beim Einführen auf den drei ersten Fingern und werde vom Daumen auf ihrer Rinne gestützt.

Den Rücken der sie führenden Hand der Wunde zugekehrt, wolle man sie nicht bohrend, sondern im Hin- und Herbewegen einführen.

Das so auf die Sonde Gefasste, was man stets genau als Fascie oder einfachen Zellstoff erkennen muss, wird nun mittelst des geraden Scalpells durchschnitten. Dasselbe fasst man hierzu (Fig. 18) mit Daumen und den drei ersten Fingern der rechten Hand so, dass seine Schneide nach oben, sein Rücken der Wunde zugekehrt ist, damit man es bequem in der Rinne der Sonde entlang führen und am Ende derselben die Spitze nach vorn und oben heben kann. Eine sehr vorzügliche Weise des Dilatirens ist auch die von B. Langenbeck geübte, so nämlich, dass Operateur und Assistent mittelst Hakenpincetten den zu durchschneidenden Zellstoff, oder eine Fascie in entgegengesetzter Richtung anspannen, während das schreibfederartig gefasste Messer sie durchtrennt. — Endlich kann man das lockere Zellgewebe auch mittelst Finger, Sonde, Pincette zerreissen. Eine hiernach zu besorgende Eiterung ist nicht zu fürchten.

Ist man so nach ein- oder mehrmaligem Dilatiren und nach sanfter Entfernung mittelst der Wundhaken der etwa noch als Decke gedienten Muskel oder Nerven bis auf die Arterie gedrungen, so hat man nun

d. deren Scheide zu öffnen und ihre Umschlingung auszuführen. Dies geschieht, indem man unmittelbar von ihrer Mitte*) ein Stück der Scheide mit der Pincette auf die vorhin angegebene Weise aufhebt und abschneidet.

Man fasse dabei mit den Branchen der Pincette quer zum Längsdurchmesser des Gefässes**). (Fig. 19.)

Die gemachte Oeffnung muss so gross sein, dass man bequem mit der Hohlsonde oder einer gestielten stumpfspitzigen Aneurysmanadel eingehen und dieselbe innerhalb der Scheide unter der Arterie hindurchführen kann. Beim Einführen der Sonde fasst man erst auf der einen, dann auf der anderen Seite die Scheide, niemals aber das

---

*) Man muss deshalb stets von der Mitte der Arterie aufheben, weil man sonst die zu den Seiten verlaufenden Venen oder Nerven leicht mitfassen und verletzen kann.

**) Dies gilt auch von zu eröffnenden Nervenscheiden.

Gefäss mit der Pincette — trennt durch sanftes Hin- und Herschieben der Sonde die Arterie von ihrer Scheide, bis man endlich die Sonde oder jetzt die Nadel bequem und ohne Zerrung und Verschiebung des Gefässes durchführen kann, was man immer von der Seite her ausführt, an welcher Nerven oder Venen neben der Arterie verlaufen, weil man sich dadurch am besten gegen deren Mitfassen sichern kann.

Wird nun die Spitze derselben auf der entgegengesetzten Seite zwischen Scheide und Arterie sichtbar, so kann man sie an dem linken Zeigefinger einen Stützpunkt finden lassen.

In Bezug auf die einzelnen erörterten Handgriffe sei schliesslich noch bemerkt, dass dieselben wegen der grossen Beqnemlichkeit und Vortheile, welche sie beim Operiren bieten, der wiederholten Einübung bedürfen.

Nachdem die Ligatur um die Arterie geführt, hebt man diese mittelst derselben etwas von ihrer Umgebung ab und überzeugt sich noch einmal genau von der isolirten Fassung. Ist dies geschehen, so wird die Ligatur ganz so wie an der blutenden Mündung geschlossen, darauf ein Fadenende hart am Knoten abgeschnitten, das andere zu einem Wundwinkel hinausgeführt und hier auf der Haut mit einem Klebpflaster befestigt. Die Wunde wird darauf als reine Schnittwunde behufs *prima intentio* vereinigt und behandelt. Während dann die Indicationen der Ligatur und sonstige Zustände ihre sachgemässe Berücksichtigung erfahren müssen, haben wir gewöhnlich noch eine specielle Aufmerksamkeit zuzuwenden: 1. Der Entwickelung des Collateralkreislaufes; 2. den Congestionen, die nach wichtigen Organen entstehen können; 3. den venösen Stasen, die mitunter am Gliede auftreten. Der Collateralkreislauf kommt oft sehr schnell zur Entwickelung, sodass man kaum eine vorübergehende Veränderung in den normalen Lebensvorgängen des Gliedes bemerkt. Mitunter zögert er und wir sehen dann gleich nach Anlegung der Ligatur eine Abnahme der normalen Temperatur, der Empfindung, ja oft Parese und vorübergehende vollständige Paralyse der motorischen Nerven. Mit der Wiederkehr der Pulses und somit der Circulation treten diese Störungen wieder zurück. Bleibt der Collateralkreislauf ganz aus, so sehen wir ein immer tieferes Sinken der normalen Lebensvorgänge, bis endlich Missfarbigkeit und Brand ausbricht. Mitunter bleibt letzterer auf einzelne peripherische Theile beschränkt, während sich in der Tiefe der Collateralkreislauf noch entwickelt und allmählich weiter ausdehnt. Man darf deshalb nicht zu früh die Hoffnung ganz aufgeben. Verzögert sich die Entwickelung, so müssen wir örtlich und allgemein Belebungs- und Erwärmungsmittel anwenden: Wein, kräftigende Diät, *Arnica-Infus* etc. Bemerken wir schliesslich noch, dass sich mitunter am 4.—5. Tage durch eine auffällige Steigerung der normalen Lebensvorgänge eine zu stürmische Entwickelung des Collateralkreislaufes bemerkbar macht, die uns zu *Sedativa*, localer Kälte und vor Allem zur Unterstützung der venösen Circulation veranlassen.

---

1. Unterbindung der *Arteria carotis communis.*

Anatomische Uebersicht. Die *Carotis* kommt linkerseits aus dem Bogen der *Aorta*, rechterseits aus der *Anonyma s. Truncus brachio-cephalicus.* Sie steigt hinter der *Articul. sternoclavicularis* und dem *M. sterno-thyreoideus* am Halse hinauf bis zum oberen Rande des Schildknorpels, und theilt sich hier oder zwischen diesem und dem grossen Horn des Zungenbeins in die *interna* und *externa.* Die linke ist länger als die rechte und liegt etwas tiefer wegen ihres Ursprungs aus der *Aorta.* Nach aussen von der *Carotis* liegt die *V. jugul. int.* (an den Extremitäten verlaufen die Arterien zumeist extern von den Venen), zwischen beiden und etwas nach hinten liegt der *Vagus*, auf der Arterie der *Ram. desc. Hypoglossi* und auf der linken Seite hinter der Gefässscheide der *Ductus thoracicus.* Die *Carot. externa* liegt im *Trigonum cervicale* vor und einwärts von der *Carot. interna*, wird vom *Platysma myoides*, dem hochliegenden Blatt der *Fascia colli* und der *V. facialis comm.* bedeckt, steigt zwischen dem hintern Bauche des *Digastricus* und *M. stylo-glossus* längs des hintern Randes des Unterkieferastes durch die *Parotis* empor und theilt sich hinter dem *Collum* des Gelenkfortsatzes des Unterkiefers in ihre beiden Endäste, die *A. temporalis* und *A. maxill. interna.*

Man müsste demnach zur Unterbindung der *Carot. ext.* den Schnitt vom Unterkieferwinkel auf oder etwas vor dem innern Rande des *M. sterno-cleid. mast.* führen, *Platysma myoid.*, *Fasc. coll* trennen, und dann mit Vorsicht gegen den *Digast.* hin das Fettgewebe trennen. Indess ihre zahlreichen Aeste, die vielen Venen und einzelnen Nervenzweige machen sowohl ihre Unterbindung als die ihrer Zweige höchst gefährlich; andererseits hat ihre Ligatur bei Blutungen im Stich gelassen, man musste die *Carot. comm.* unterbinden, so dass man lieber diese sofort wählt. Dasselbe gilt von ihren Aesten, deren Ligatur sich auch gewöhnlich erfolglos erweist. — Man muss deshalb bei directen Verletzungen derselben immer beide Arterienenden an Ort und Stelle zu unterbinden suchen.

Die Arterie giebt in ihrem eben angegebenen Verlauf folgende Zweige:

1. Die *Art. thyr. sup.*, welche gleich nach der Theilung der *Carotis* abgeht und, vom oberen Bauch des *M. omo-hyoideus* bedeckt, zum oberen Rand der Schilddrüse herabsteigt. (Man müsste sie in dem oben angegebenen Schnitt, der bis zum unteren Rand des Schildknorpels geführt wird, aufsuchen. Der *M. sterno-cleid. mast.* wird nach aussen gedrängt, der *Omo-hyoid.* nach oben und aussen, und am oberen Theil des *Sterno-thyreoid.* liegt dann die Arterie.)

2. Die *Art. lingualis*, welche in gleicher Höhe mit dem *Cornu majus* des Zungenbeins abgeht und nach vorn und oben vom vorderen Bauch des *Digastricus* und dem *Stylo-hyoideus* bedeckt wird. (Man müsste sie hart am *Cornu majus* unter dem *M. hyoglossus* aufsuchen.)

3. Die *Art. maxillaris ext.*, welche in einer Furche der *Gland. submaxillar.* unter dieser zum vorderen Rande des *Masseter* verläuft, hier am Muskelrande unter dem *Platysma yoides* und der Fascie liegt und die *V. facialis* vor oder hinter sich hat.

4. Die *Art. pharyngea ascendens*, welche in gleicher Höhe mit der *Lingualis* entspringt. (Noch nicht unterbunden.)

5. Die *Art. occipitalis*, welche vom hinteren Bauch des *Digastricus* bedeckt wird und unter der *Incisura mastoid.* nach hinten und oben zum *Occiput* aufsteigt. (Man müsste hinter und unter dem *Proc. mast.* am Sehnenrande des *Sterno-cleid. mast.* einen queren Schnitt führen und den *Splenius* trennen, um dann dicht unter dem hinteren Theil der Furche für den *Digastricus* die Arterie zu unterbinden.)

6. Die *Art. auricular. post.*, welche hauptsächlich die Ohrmuschel und hinter dieser die Weichtheile versorgt und am vorderen Rande des *Proc. mast.* aufsteigt. Sie kommt zumeist bei den in dieser Gegend am häufigsten vorkommenden *Aneurysma anastomoticum* in Betracht.

7. Die *Art. temporalis* steigt über der Wurzel des Jochfortsatzes zur Schläfengegend auf. Wir werden sie bei der Arteriotomie berücksichtigen.

Bei der Unterbindung der *Car. comm.* nun entscheidet der Zweck über den anatomischen Ort, in Bezug auf welchen zwei Methoden gebräuchlich sind:

1) nach Cooper in der Höhe des Kehlkopfes (Fig. 20);

2) nach Zang 1—1½" unterhalb desselben.

a. Nach Cooper.

Ein Gehülfe fixirt den nach der entgegengesetzten Seite geneigten und etwas nach hinten gerichteten Kopf. Der Operateur denkt sich auf der entsprechenden Seite eine Linie vom Kieferwinkel bis zur Mitte der Kehlgrube. Diese Linie bestimmt die Richtung des Schnittes, der in ihr geführt den inneren Rand des *M. sterno-cleido mast.* trifft.

Seine Länge sei $2 \frac{1}{2}$'', seine Mitte stehe in gleicher Höhe zur Mitte des Kehlkopfes. Im Hautschnitt dringt man bis auf den genannten Muskel. Sobald derselbe sichtbar geworden, legt man am innern Wundrande den stumpfen Haken an: der Operateur legt die Finger der linken Hand auf den Muskel, zieht ihn sanft nach aussen, indem er ihn zugleich durch leichte Messerzüge vom bindenden Zellgewebe lospräparirt, übergiebt ihn endlich dem stumpfen Haken, auf dem der Assistent ihn tragend nach aussen hält.

Fig. 20. *)

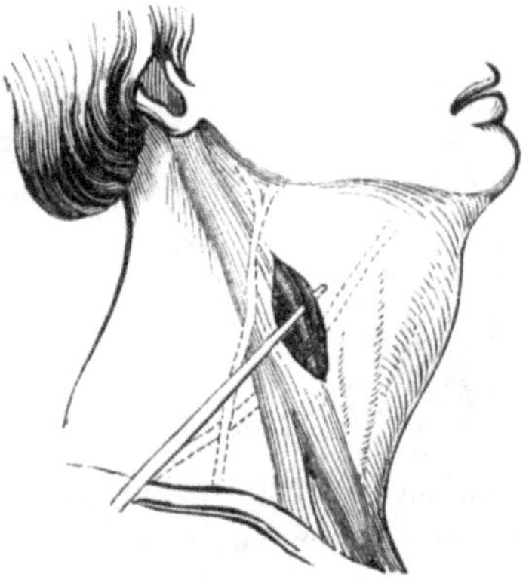

Der Operateur streicht mit dem Finger die erhaltene Wunde glatt, und sieht nun schräg von aussen und unten nach innen und oben durch die Mitte der Wunde den *M. omo-hyoideus* verlaufen. Am äusseren Rande dieses Muskels im Kreuzungswinkel öffnet er die vorliegende Scheide, dilatirt und lässt ihn nach innen ziehen, worauf sogleich die *Carotis* erscheint. Ihre Scheide wird geöffnet und darauf die Sonde oder Unterbindungsnadel von aussen nach innen durchgeführt.

Anmerkung. Man geht deshalb von aussen nach innen unter der Arterie durch, weil der *Vagus* und die *Ven. jug. int.*, an der äusseren Seite der Arterie verlaufend, unversehrt in ihrer Scheide erhalten werden müssen, nnd man deren Mitfassen so am besten vermeidet. Auch den *Ram. desc. Hypoglossi*, der gewöhnlich auf der Arterie verläuft, muss man verschonen.

b. Nach Zang (Fig. 21).

Lage und Stellung des Kopfes ist dieselbe. Die Richtung des Schnittes wird hier durch eine Linie bestimmt, welche man sich vom *Processus mastoid.* oder dem Ohrläppchen nach der Articulationsstelle der *Clavicula* mit dem *Sternum* gezogen denkt.

---

*) Man sieht die rechte *Carot.* auf der Hohlsonde, nach aussen die Vene und zwischen beiden den *Vagus*. Im untern Theil der Wunde den *M. omo-hyoid.* vom Kieferwinkel nach der Mitte der *Clavicula* die *Ven. jug. ext.*

Anm. Bei der oberen Stelle werden die vorderen Punkte (Kehlgrube und Kieferwinkel) bei der unteren **mehr nach hinten** liegenden die hinteren Punkte (Ohrläppchen und Clavicularhöcker) gewählt.

Fig. 21. *)

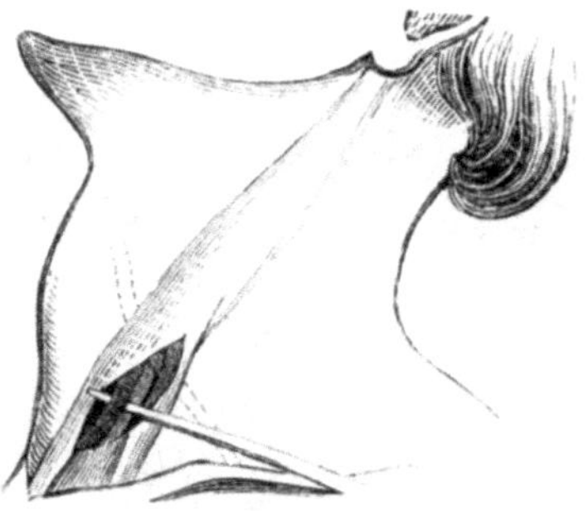

$^1/_2$″ von dem Höckerchen, was sich hier an der *Clavicula* befindet und als fixer Punkt benutzt werden kann, beginnt man zuerst den Hautschnitt und führt ihn in der angegebenen Richtung 2—$2^1/_2$″ aufwärts. Man lässt die Wundhaken anlegen und dringt zwischen die beiden Portionen des *M. sternocleid.*; werden diese mit den Haken auseinander gezogen, so wird der nach oben und aussen verlaufende *M. omohyoid.* sichtbar. An dem innern Rande dieses Muskels dilatirt man und lässt ihn zugleich mit der *Portio clavicularis* des *Sternocleid.* nach aussen ziehen, worauf die *Carotis* zur Unterbindung vorliegt.

Anmerkung 1. Derselbe Schnitt wird linkerseits bei der Oesophagotomie nach Eckoldt gemacht. Man dringt bei dieser Operation, wie angegeben, bis auf die allgemeine Gefässscheide, lässt dieselbe jedoch uneröffnet und zieht die Gefässe und Nerven in ihr nach aussen. Zugleich dringt man mit dem Zeigefinger durch den lockeren Zellstoff im Hin- und Herschieben gegen die Wirbelsäule bis an den *Oesophagus*, den man daselbst als fleischige Röhre fühlt. Die Eröffnung desselben geschieht darauf auf folgende Weise: entweder ein eingedrungener fremder Körper hat eine Ausbeugung gemacht, auf der man einschneiden kann, oder man bildet sich dieselbe nach Vacca Berlinghierie durch Einführung des *Ectrop.-oesophag.* (Taf. IX.), indem man denselben mit herabgedrückter Feder vom Munde her bis zur entsprechenden Stelle einführt und nun die Feder zurückzieht; oder endlich: man fasst ihn nach Rust mit einer Pincette und schneidet ihn aus freier Hand ein. — Aehnlich kann man nach Guattani die obere Ligaturstelle (Cooper)

*) Man sieht zwischen den Köpfen des *Sterno-cleid.* die Arterie auf der Sonde, nach aussen die Vene, im oberen Wundwinkel den *M. omo-hyoid.*

zu dieser Operation benutzen, nur dass man den Schnitt etwas tiefer führt, um hinter dem Ringknorpel den *Oesophagus* zu eröffnen.

Anmerkung 2. Nach der Unterbindung einer *Carotis* stellt sich der Collateralkreislauf her durch die zahlreichen Anastomosen der Carotiden unter sich, so wie durch die *Vertebralis.* Dass die Ligatur beider Carotiden, wenn auch in grösserem Zwischenraum, wegen der dadurch bedingten Störung der Intelligenz gefährlich sei, ist kürzlich durch Mittheilung zahlreicher Fälle widerlegt.

---

2. Unterbindung der *Arteria subclavia.* (Fig. 22.)

Nach Lisfranc und Langenbeck über der *Clavicula.*

Die *A. subclavia dextra* kommt aus dem *Truncus*, die *sinistra* aus dem Bogen der *Aorta.* Der Verlauf ist für beide gleich und nicht geradlinig, sondern bildet einen über der ersten Rippe nach oben convexen Bogen. Die Anatomen nennen sie von ihrem Austritt zwischen den *Scaleni* ab schon *A. axillaris*, die Chirurgen erst, nachdem sie an den inneren Rand des *M. coraco-brachialis* und somit in die Achsel getreten ist. Ausserdem unterscheiden diese an ihr drei Portionen: die erste Portion liegt hinter der *Junctura sterno-clavic.* am Trachealrande des *Scalenus anticus* unter der Clavicularportion des Kopfnickers. Man kann sie an dieser Stelle von der für die *Carotis* nach Zang angegebenen Wunde aus unterbinden, nur dass man den Schnitt hart am innern Rande der Clavicularportion des Kopfnickers führt, die *Carotis* und *V. jug.* nach innen nimmt, und dann am inneren Rande des *Scalenus* die Arterie fühlt. Linkerseits liegt hier die Arterie etwas tiefer und hat den *Ductus thoracicus* in ihrer unmittelbaren Nähe nach innen. Ferner ist noch zu beachten, dass die Abgangsstelle der Zweige sehr variirt, und dass, wenn ein Zweig dicht vor der Ligatur abgeht, die Thrombusentwickelung dadurch verhindert wird. — Die Collateralgefässe kommen, wenn die Arterie an dieser Stelle unterbunden, aus der *A. thyreoidea superior* derselben Seite mit der gleichnamigen *inferior*, sowie aus der *Thyr. inf.* der anderen Seite, indem diese Arterien zahlreich mit den Aesten des *Truncus thyreo-cervic.* anastomosiren. Bemerken wir indess, dass die hier und zwischen den Scalleni unternommenen Unterbindungen, gleich denen der *Anonyma* alle tödtlich verlaufen sind. — Die zweite Portion reicht bis zum Austritt zwischen den beiden *Scaleni.* Aus diesem Theil kommen:

1) Die *A. vertebralis*, welche eine kleine Strecke hinter der *Carotis comm.* und auf dem äusseren Rande des *Longus colli* hinaufsteigt zum sechsten Halswirbelloch, in das sie eintritt. Dieser gerade gegenüber geht

2) Die *A. mammaria interna* ab, welche hinter den Rippenknorpeln und am seitlichen Brustbeinrande unmittelbar auf der *Pleura* herabsteigt und zwischen

dem sechsten Rippenknorpel und dem *Proc. xiphoideus* in die *A. epigast. superior* übergeht, um als solche mit der *A. epigast. inferior* (*A. cruralis*) zu anastomosiren.

3) Der *Truncus thyreo-cervicalis.* Dicht vor der *Vertebralis* entspringend, theilt er sich bald in vier Aeste: a) die *A. thyreoidea inferior*, welche am innern Rande des *Scalenus antic.* bis zum fünften Halswirbel aufsteigt und hier hinter der *Carotis* zu ihrer Drüse geht; b) die *A. cervicalis ascendens*, welche vor den Querfortsätzen der Wirbel hinaufsteigt und die tiefen Hals- und Nackenmuskeln versorgt; c) die *A. cervicalis superficialis*, welche oberflächlich über dem oberen Rande des Schlüsselbeins nach aus- und rückwärts zu den Nackenmuskeln verläuft; d) die *A. transversa scapulae*, welche unter dem Schlüsselbein quer zur *Incisura scapulae* geht.

4) Der *Truncus costo-cervicalis*, welcher dicht hinter dem *Scalenus ant.* aufsteigt und sich theilt in die *A. intercostalis suprema*, welche vor dem Halse der ersten und zweiten Rippe herabsteigt, und in die *A. cervicalis profunda*, welehe zu den tieferen Nackenmuskeln geht.

5) Die *A. transversa colli*, welche zwischen den *Scaleni*, mitunter auch erst nach dem Austritt der *Subclavia* zwischen denselben abgeht und parallel der *A. transv. scap.* zum oberen Rand der *Scapula* zu den Schultermuskeln verläuft.

Die *Subclavia* tritt nun aus den *Scaleni* heraus in die sogenannte *Regio supraclavicularis s. Trigonum cervicale infer.* und hier ist ihre Unterbindung, wie gleich anzugeben, auszuführen. Dann tritt sie unter der *Clavicula* und dem *M. subclavius* durch in die Mohrenheim'sche Grube (vergl. Anm. S. 48). und endlich als *A. Axillaris* in die Achsel. Von dieser ihrer dritten und letzten Portion entsteht noch die *A. thoracica suprema*, welche zwischen *M. subclavius* und *Pector. minor* zum *Pector. major* und zur Mamma geht. Darauf heisst sie *A. axillaris*, und von dieser kommen: a) die *A. acromialis*; b) die *A. thoracica longa;* c) die *A. subscapularis*, welche die *A. circumflexa scapulae* abgiebt; d) die *A. circumflexa humeri anterior* und *posterior*.

Ist die *Axillaris* zwischen den Sehnen des *Pectoralis major* und *Latiss. dors.* hervorgetreten, so heisst sie *A. brachialis.* Der *N. medianus* und *ulnaris* umgeben sie in ihrem Verlauf am innern Rande des *Biceps* und die beiden *Venae brachiales* liegen dicht an ihr. Auf diesem Verlauf giebt sie zuerst etwa einen Zoll unter der Achselhöhle die *A. profunda brachii*, welche mit dem *N. radial.* um den Oberarmknochen nach aussen herabgeht (hinter dem *Lig. musculare externum* heisst sie *A. collateralis radialis*), dann giebt sie die *A. collateralis ulnaris superior* und *inferior*, welche den *N. ulnaris* begleiten. Diese drei Zweige treten zu dem die schwammigen Enden der Knochen umstrickenden *Rete articulare cubiti* zusammen.

Die *A. brachialis* theilt sich dann in der Höhe des *Proc. coronoideus ulnae* in die beiden Vorderarm-Arterien. Bemerken wir indess, dass die Theilung mitunter schon oberhalb der *Profunda* nahe der Achselhöhle, mitunter unterhalb derselben in der Mitte des Arms stattfindet. Die daraus dann resultirende Erfolglosigkeit der Ligatur, wenn sie nämlich den bei der Indication betheiligten Ast nicht trifft, begreift sich leicht. Ferner ist noch zu beachten, dass die Vorderarm-Arterien dann in der Nähe der Buge wie eine oberflächliche Vene verlaufen, ja sich mit diesen hier zum Aderlass benutzten Venen kreuzen und bei der Phlebotomie von unachtsamer Hand für eine Vene gehalten und eröffnet werden können. An diesem oberflächlichen Verlauf kann sich der Chirurg über diese Anomalie orientiren.

a. *A. radialis*, liegt im Anfang zwischen *Supinator longus* und *Pronator teres*, weiter unten zwischen *Sup. longus* und *Flexor carpi radialis*, an ihrer Radialseite liegt der *N. radialis*. Am Handgelenk angekommen, giebt sie den mehr oder weniger starken *Ramus volaris superficialis*, welcher über den Daumenballen fort, nur von Haut und Fascie bedeckt, zur Hohlhand geht und unter der *Aponeurosis palmaris* auf den Sehnen der Fingerbeuger durch Anastomose mit dem oberflächlichen Hohlhandast der *A. ulnaris* den *Arcus volaris sublimis* bildet. Dann wendet sie sich zwischen *Proc. styloideus radii* und dem *Os scaphoideum* auf den Rücken der Hand unter den Sehnen des *Abductor pollicis longus* und *Extensor brevis* (beide bilden bei starker Extension des Daumen eine Vertiefung — Tabatière — in der man die Arterie pulsiren fühlen und unterbinden kann) hindurch und tritt zwischen den Bases der *Oss. metacarpi policis et digiti indicis* wieder in die Hohlhand, wo sie mit dem tiefen Aste der *Ulnaris* den *Arcus volaris profundus* bildet. Vorher hat sie noch an beide Seiten des Daumens und an die Radialseite des Zeigefingers je einen Ast abgegeben.

b. *A. ulnaris*. Sie verläuft oben unter der ersten und zweiten Schicht der vom *Cond. intern.* entspringenden Muskeln. Dann giebt sie unter dem *Pronator teres* die *Interossea*, die sich bald darauf in die *externa* und *interna* spaltet, und verläuft nun unter dem *Flexor carpi ulnaris*, den *N. ulnaris* an ihrer innern Seite, zum Handgelenk, dann über dem queren Handwurzelbande an der Radialseite des *Os pisiforme* zur Hohlhand, wo sie sich in den oberflächlichen und tiefen Endast spaltet, die mit den gleichnamigen der *Radialis* die schon genannten Bogen bilden. Der oberflächliche *Arcus volar.* gehört mehr der *Ulnaris*, der tiefere mehr der *Radialis* an; ersterer liegt, mit der Convexität nach den Fingern, $^1/_2$ Zoll unter dem *Lig. carpi transversum* zwischen der *Aponeurosis palmaris* und den Beugesehnen der Finger, und giebt die Hauptfinger-Arterien, die an der Seite derselben bis zur Spitze verlaufen; letzterer auf den *Bases oss. metacarpi*, versieht hauptsächlich die *M. interossei* und mit schwachen Zweigen die Dorsalseite der Finger.

Diese Unterbindung gehört allerdings zu den schwierigen; ja sie wird sogar von namhaften Chirurgen, z. B. von Textor, „wegen der grossen Schwierigkeit der Ausführung und der mit ihr verbundenen Gefahr für den Kranken an die Spitze aller chirurgischen Operationen gestellt.“ Allein ist man in den folgenden Bestimmungen Schlemm's genau, so wird man die Schwierigkeiten, welche das Auffinden der Arterie darbieten soll, eben nicht so bedeutend finden, sowie Verletzung wichtiger Theile sicher vermeiden.

Der Arm des Kranken werde nach abwärts gezogen und fixirt. Der Operateur beginne den Schnitt durch Haut und *Platysmamyoi-*

des $1^1/_2$'' vom Sternalende der *Clavicula*, wobei der vorhin erwähnte Höcker an derselben als Anfangspunkt benutzt wird, und führe ihn nahe an der *Clavicula* 2'' nach aussen.

Fig. 22. *)

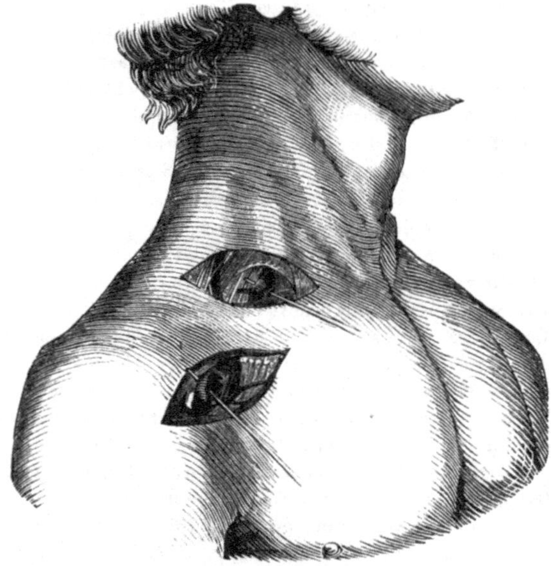

Die *Vena jugularis ext.* bleibt unverletzt entweder nach innen oder aussen; ebenso müssen die hier oft zahlreich vorhandenen Venen geschont werden. Man verzieht sie durch einen möglichst schonenden Gebrauch der stumpfen Haken. Der *M. sterno-cleid.* wird nach innen, der im hinteren Theil der Schnittwunde erscheinende *M. omo-hyoid.* nach aussen zurückgehalten.

Im vorderen Wundwinkel dringt man darauf mit dem linken Zeigefinger unmittelbar nach abwärts, wobei man bald auf die erste Rippe stösst, und bei genau genommener Abmessung sogleich auf den an derselben befindlichen Höcker (*Tuberc. Lisfrancii*) trifft. Die-

---

*) Die *Art. subclavia* ober- und unterhalb der *Clavicula*. Oberhalb sieht man am innern Wundwinkel den Rand des *Cleid.-mast.*, dann den zwischen Arterie und Vene durchlaufenden *Scalenus*. Nach aussen von der Arterie die Armnerven, dann den *Omo-hyoid.*, welcher sich unten mit der *V. jug. ext.* kreuzt. Unter der *Clavicula* ist der *Pect. maj.* durchschnitten, man sieht den *Pect. min.* und die Arterie zwischen Vene und Nerv.

sen muss man aber in jedem Fall genau fühlen. Ist dies geschehen, so gleitet man von ihm mit dem Finger sanft nach aussen ab, wobei man dann das Gefäss unter dem Finger rollen, und an Lebenden ja auch, wenn auch noch so schwach, pulsiren fühlt. Die Arterie wird nun auf die angegebene Weise blossgelegt und mit einem stumpfen Haken oder der Aneurysmanadel zur Unterbindung umgangen.

Anmerkung. Das angegebene Manöver mit dem Zeigefinger ist von grosser Wichtigkeit, weil es den Gebrauch des Messers überflüssig macht, wodurch unnöthige und leicht gefahrbringende Verletzungen herbeigeführt werden können.

3. Unterbindung der *Arteria axillaris.*

Fig. 23. *)

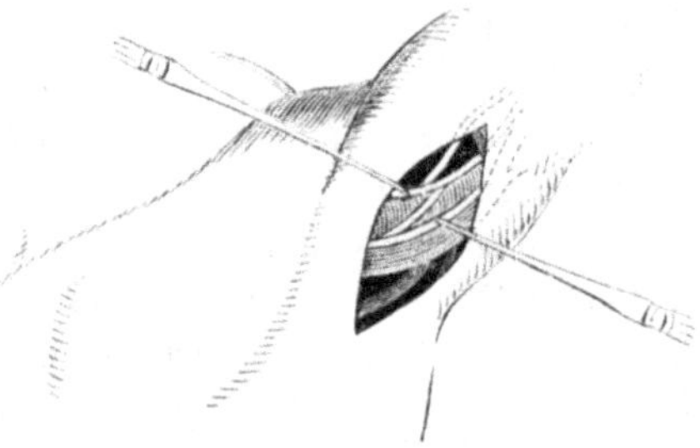

Lisfranc wollte den Raum der Achselhöhle in drei gleiche Theile theilen und in der Grenzlinie des ersten und zweiten Drittheils einschneiden. Diese Bestimmung ist jedoch nicht zweckmässig, weil man dabei mehr auf die Vene, als auf die beabsichtigte Arterie treffen würde. Sicherer verfährt man dabei auf folgende Weise:

Man lässt den entsprechenden Arm ausgestreckt so in die Höhe heben, dass er fasst parallel zur Achse des Körpers liegt.

Durch diese Stellung desselben markiren sich deutlich genug 1) der Kopf des Oberarms, 2) der Rand des *M. pectoralis major*, 3) der *M. coraco-brachialis.*

Dicht am Kopf des Oberarms, am Rande des *M. pectoral. maj.* — am inneren oder vorderen Rande des Haarwuchses — beginnt

*) Man sieht in der linken Achselwunde die Nervenschlingen *(Pl. brachialis)* auseinander gezogen und zwischen ihnen die Arterie, nach innen die Vene.

man den Hautschnitt und lässt ihn auf dem vorderen Rande des *M. coraco-brachialis* fortlaufen.

NB. Mitunter läuft ein Muskelbündel vom *Pectoral.* zum *Latissim. dors.* hinüber, wodurch man sich nicht irre machen lassen darf. — Die nun so erhaltene Hautwunde wird vorsichtig auseinander gezogen, der vorliegende *N. medianus* (oder hier in der Figur, wo der Schnitt absichtlich hoch in die Achselhöhle gelegt ist, die Nervenschlingen) aus seiner Scheide gelöst und seitwärts geschoben, worauf die Arterie aus ihrer Scheide genommen und unterbunden werden kann.

Anmerkung. Um die *Art. subclavia* unterhalb der *Clavicula* zu unterbinden, soll man unterhalb der *Clavicula* (s. Fig. 22) am Rande des *Lig. claviculo-acromiale* den Hautschnitt machen, den *M. pectoralis maj.* lostrennen, und nun am oberen Rande des unter ihm liegenden *Pectoralis min.* die Scheide aufheben, dilatiren und letzteren Muskel nach unten schieben, weil unter dem angegebenen Rande desselben die Arterie zu finden ist. Diese Methode verdient der eben beschriebenen, von der Achselhöhle aus, in vieler Beziehung nachgesetzt zu werden. Denn 1) ist bei ihr die Verletzung viel bedeutender; 2) wird die Wunde viel tiefer; 3) kann ein sich etwa bildendes Wundsecret nicht abfliessen, sondern wird sich leicht unter den *Pectoralis min.* senken; endlich 4) reicht man durch die vorige Methode ebenso hoch zur Arterie, als durch diese.

4. Unterbindung der *Art. brachialis.*

Fig. 24.*)

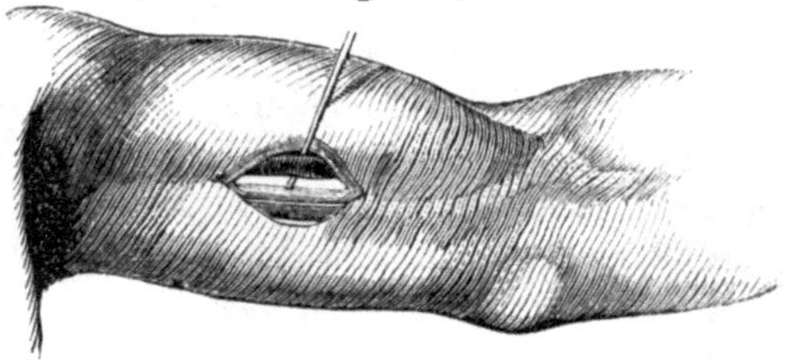

Der Operateur steht an der äusseren Seite des ausgestreckten Armes und überzeugt sich von dem am innern oder Ulnarrande des

*) Die Arterie am innern Biceps-Rande blossgelegt; der *N. med.* ist hier nach innen gedrängt, um ihn besser zu übersehen, sonst nimmt man ihn, wie oben bemerkt, lieber unter den *Biceps.*

Biceps verlaufenden und deutlich zu fühlenden *N. medianus.* In einiger Entfernung und parallel mit diesem Nerven führt er nun auf dem angegebenen Muskelrande den Schnitt durch Haut und *Fascia aponeurotica.* Darauf werden die Wundhaken auf folgende Weise angelegt:

Mit Daumen und Zeigefinger der linken Hand ziehe man den unteren und inneren Wundrand etwas ab und fasse ihn dann flach und sanft mit dem stumpfen Haken, der ihn zurückhalten soll, und jetzt erst lässt man mit einem zweiten Haken unter den *Biceps* fassen und denselben zurückhalten.

Der ziemlich starke *N. medianus* liegt nun vor. Man öffne seine Scheide — führe die Hohlsonde wie bei der Unterbindung unter ihn — lasse den Assistenten mit dem oberen oder äusseren Haken in deren Rinne greifen und den Nerven unter den *Biceps* nehmen.

Durch dieses Verfahren mit der Hohlsonde vermeidet man jegliches Mitfassen fremder Theile, besonders aber der Arterie. Diese, fast unter dem Nerven gelegen, schimmert nun sogleich durch ihre Scheide, aus der sie auf angegebene Weise gelöst und unterbunden werden kann. —

---

5. Unterbindung der Arterien am Vorderarm.

Fig. 25. *)

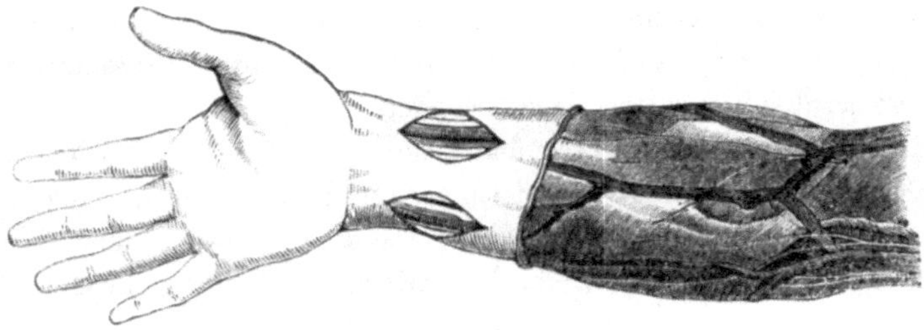

Beide Arterien, die *Radialis* und *Ulnaris*, wird man in der Regel einige Zoll oberhalb des Handgelenks zu unterbinden haben.

---

*) Man sieht in der Ellenbogenbeuge, die bei der *V. S.* in Betracht kommenden Gefässe, und erkennt neben der *V. med. basilica*, sowie neben dem Stamm der *Basil.* die hinter der aufgeschnittenen und zurückgeschlagenen Fascie

Denn bei den auch noch angegebenen Methoden, unterhalb der Ellenbogenbeuge dieselben zu unterbinden, ist die erforderliche Trennung der in der Regel mit einander sehr verwachsenen Muskeln schwierig und sehr verletzend. Bei Blutungen aus dem *Arcus volaris* unterbindet man beide blutende Arterienenden, oder wenn dies nicht ausführbar und die Blutung nach der einfachen Ligatur nicht steht, lieber sogleich die *Brachialis.*

a. *Art. radialis.* Diese Arterie liegt am unteren Theil des Vorderarms, bekanntlich sehr oberflächlich, nämlich unmittelbar unter der ersten Fascie; weshalb man auch mittelst Aufhebung einer Hautfalte den Hautschnitt ausführen kann.

Bei einiger Sicherheit aber schneidet man aus freier Hand zwischen der Sehne des *Supinator longus* und *Flexor carpi radialis* bis auf die Fascie ein, hebt diese auf, dilatirt und trifft nun sogleich auf die Arterie, welche auf jeder Seite von einer Vene begleitet wird, weshalb man sorgfältig auf ihrer Mitte die Scheide zur Unterbindung öffnet.

b. *Art. ulnaris.* Eine Linie von der Radialseite des *Os pisiforme* parallel zur Achse des Arms nach aufwärts gezogen, trifft den Radialrand des *Flexor carpi ulnaris* und bestimmt die Richtung des Hautschnittes. Diesen beginnt man $^1/_2''$ über dem Handgelenk und führt ihn $1^1/_2$—$2''$ auf dem genannten Muskelrande nach aufwärts, trennt darauf die denselben umkleidende Fascie und lässt ihn mit vorsichtig untergelegtem Haken nach innen ziehen. Unmittelbar unter demselben scheint dann sogleich die Arterie durch die zweite Fascie, welche man aufhebt, dilatirt und die an ihrer Ulnarseite vom *N. ulnaris* begleitete Arterie unterbindet.

Anmerkung. Mitunter findet man sie hier neben dem Nerven nicht; dann verläuft sie oberflächlicher und etwas weiter nach der Radialseite hin. In einem solchen Falle zieht man, ohne einen neuen Schnitt zu machen, den Radialwundrand etwas mehr nach aussen, und darf sicher sein, sie dort zu finden.

---

befindliche *Art. brach.* — Oberhalb des Handgelenks sieht man 1) die *Art. rad.*, zunächst umgeben von zwei Venen, denen die Sehnen des *Flex. carpi rad.* und *Sup. long.* folgen. 2) Die *Art. ulnar.* Man sieht an ihrer Radialseite zunächst die Vene, dann die Sehne des *Flex. digit. prof.*; an der Ulnarseite den *Nerv. ulnar.*, dann den *Flex. carpi ulnar.*

Uebersicht der Arterien der unteren Extremität.

Die *Aorta abdominalis* theilt sich vor dem vierten bis fünften Lendenwirbel, also in der Höhe des Nabels, in die beiden *Iliacae communes*. (Ihre Unterbindung, zuerst von A. Cooper, dann von James und Marray ausgeführt, ist nie von glücklichem Ausgang gewesen.) Die *Iliaca communis* geht nach innen, vom *Psoas* und vom *Ureter* gekreuzt, zur *Symphysis sacro-iliaca* und theilt sich vor und über derselben in die *Hypogastrica s. Iliaca interna* und *Cruralis s. Iliaca externa*. (Die *Iliaca communis* ist in ungefähr 18 Fällen 6 Mal mit glücklichem Erfolg unterbunden. Die Operation würde bei Wunden und Aneurysmen an der *Hypogastrica* und des oberen Theils der *Cruralis* indicirt sein. Man muss den Hautschnitt von der Mitte des *Lig. Poupartii*, parallel mit der *Epigastrica*, dem Nabel zu aufsteigen lassen, oder von der *Spina ilei* längs des Poupart. Bandes, dann schichtweise incidirend bis zum *Peritonaeum* vordringen und dasselbe mittelst Finger und Messerstiel von der Bauchwand nach hinten abtrennen, um zu der am inneren Rande des *Psoas* gelegenen Arterie zu gelangen, von der die Vene nach hinten und rechts liegt. Der Collateralkreislauf stellt sich her durch die *Epigastrica*, *Sacralis media* mit der *Sacralis lateralis*, durch Zweige der *Hypogastrica* beider Seiten etc.)

Die *A. hypogastrica* versieht mittelst der beiden Hauptäste, in die sie sich theilt, die Eingeweide des Beckens, das Gesäss und die äusseren Genitalien. Ihre Hauptäste sind: die *A. iliolumbalis*, welche mit der *A. circumflexa ilei* und der letzten *A. lumbalis* anastomosirt; die *Aa. sacrales laterales*; die *Glutea superior et inferior;* die embryanale *Umbilicalis*; die *Obturatoria*, welche am oberen Theil der Seitenwand des kleinen Beckens nach vorn und durch den *Canalis obturatorius* heraustritt und sich am oberen Rand des *Obturator extern.* in zwei Aeste theilt, von denen der eine in die innern Schenkelmuskeln, der andere durch die *Incisura acetabuli* zum *Caput femoris* tritt; die *Aa. vesicales*, welche die Genitalien versorgen, mit der *Spermatica interna* anastomosiren und deren Unterbindung bei Hoden-Degenerationen illusorisch machen; die *A. uterina;* die *A. pudenda communis*, welche sich hinter der Verbindung beider Schwellkörper der Ruthe in die *A. profunda et dorsalis penis s. clitor.* theilt. Vorher geht sie in ihrem Verlauf durch das *For. ischiadicum majus* hinaus und durch das gleichnamige *minus* wieder herein, und in der Rinne des *Proc. falciformis* des *Lig. tuberoso-sacrum* nach aufwärts; die *A. haemorrhoid. media;* die *Aa. haemorrhoid. inferiores*, welche zum Schliessmuskel und der äusseren Afterhaut gehen; die *A. perinei*, welche die *A. transversa perinei* giebt. (Die Unterbindung der *Hypogastrica* ist mit günstigerem Erfolg gemacht, als die der vorigen Arterie, indem nur ungefähr die Hälfte gestorben sind. Man kann sie von demselben Schnitt aus erreichen; derselbe braucht sich $^1/_2$'' vom *Lig. Poupart.* 2'' nach aufwärts zu erstrecken.)

Die *A. femoralis s. cruralis* tritt unter dem *Lig. Poupart.* zur vorderen inneren Seite des Oberschenkels, liegt anfänglich oberflächlich, später in der Furche zwischen *Vast. intern.* und den Sehnen der Adductoren, bedeckt vom *Sartorius*, durchbohrt endlich die Sehne des *Adduct. magnus* und tritt in die *Poplitea.* Noch vor dem Austritt unter dem *Lig. Poupart.*, indess in gleicher Höhe mit demselben, giebt sie die *A. epigastrica*, welche anfänglich nach innen verläuft, dann am äusseren Schenkel des Leistenringes sich nach oben biegt, um am äusseren Rande des *Rectus* aufzusteigen — Der vorigen fast gegenüber geht die *A. circumflexa ilei* ab.

Ungefähr $1^1/_2$—2'' unter dem *Lig. Poupart.* giebt sie die *A. profunda* ab, welche vor dem *Troch. minor* in die Tiefe geht.

Die *A. poplitea* liegt auf der Gelenkkapsel vor der Vene, geht dann über den *M. popliteus* weg in die Spalte zwischen den Ursprungsköpfen des *Soleus* und theilt sich hier, (in sehr seltenen Fällen theilt sie sich schon hoch oben unter dem Gelenkkopf), ungefähr 2'' unter dem Kniegelenk, in die *A. tibialis antica* und *postica.*

Die *A. tibialis antica* geht zwischen den oberen Enden der beiden Knochen an die vordere Fläche des *Lig. inter.* und verläuft mit dem *N tibial. ant* und *Ext. dig. comm. long.*, und weiter unten zwischen *M tibial ant.* und *Ext. hallucis* zum Fussgelenk herab. Hier liegt sie auf dem Kapselbande und tritt als *A. dorsalis pedis* auf den Fussrücken. Zwischen den Sehnen des *Ext. halluc. long.* und *brevis* tritt sie durch das erste *Interstit. intermetatarseum* zum Plattfuss, um als *A. plantaris profunda* mit dem Ende der *A. tibial. postica* im starken Bogen zu anastomosiren.

Die *A. tibialis postica* läuft mit dem *N. tibial. post.* an ihrer äusseren Seite auf den *M. tibial. posticus* und *Flexor digit. longus* herab. Am unteren Dritttheil liegt sie oberflächlicher, krümmt sich um die innere Fläche des *Calcaneus* nach vorn und unten und theilt sich in zwei Endäste: *A. plantaris interna et externa.* Als ihr Hauptast ist noch die *A. peronea* zu merken, welche $1^1/_2$—2'' nach der Entstehung der *Tibial. post.* entsteht und an der hinteren Fläche des Wadenbeins herabgeht, um sich oberhalb des äusseren Knöchels in die *anterior* und *posterior* zu spalten.

---

6. Unterbindung der *Arteria iliaca externa.*

(Fig 26.)

Abernethy machte diese Operation zuerst, und A. Cooper ändert die Richtung und anatomische Bestimmung des Schnitts, worüber Folgendes zu bemerken:

Schambeinhöcker und *Spina anterior superior oss. ilei* dienen als Befestigungspunkte für das *Lig. Poupart.* Verbindet man beide Punkte durch eine gerade Linie, so erhält man einen Kreisabschnitt, in welchem diese Linie die Sehne, das *Lig. Poup.* den Bogen bildet. Diese Sehne bestimmt die Höhe des Schnittes, der Bogen (das *Lig. Poup.*) seine Richtung.

Man beginnt ihn $1^1/_2''$ vom Sehambeinhöcker und lässt ihn parallel zum *Lig. Poup.* nach der *Spina ant. sup.* hin verlaufen. Nach gemachtem Hautschnitt legt man sogleich recht flach die Haken an und lässt beide von einem an der entgegengesetzten Seite stehenden Gehülfen halten.

Fig. 26.*)

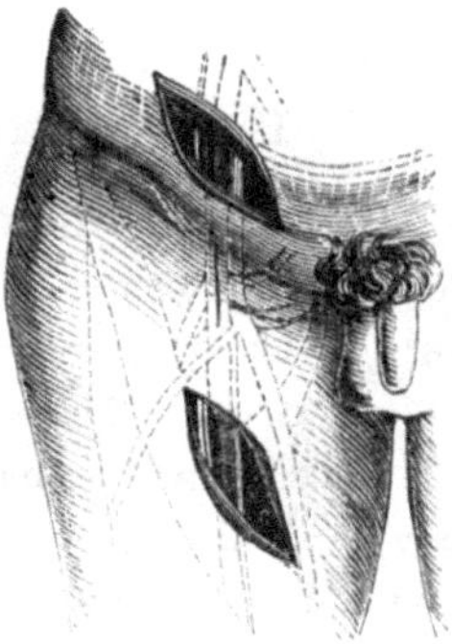

Das Messer wie eine Schreibfeder gefasst, trennt man jetzt durch vorsichtige Schnitte die Bauchmuskeln, indem man jede neu getrennte Schicht sorgfältig mit dem Messer auseinander schiebt und jedesmal durch die stumpfen Haken zurückhalten lässt, bis man auf die *Fascia transversalis* gelangt ist. Diese erscheint als eine weise Schicht (wohl zu unterscheiden von der weissen Sehne des *Obliq. intern.*), von der man ein Stück mit der Pincette fasst, aufhebt und durch einen flachen Messerzug abträgt.

In die erhaltene Oeffnung führt man mit Vorsicht, wegen des gleich hinter liegenden Bauchfells, die Hohlsonde ein und dilatirt nach beiden Seiten.

So kann man sicher sein, das Bauchfell nicht zu verletzen, das man durch Einführen eines Zeigefingers in den inneren Wundwinkel nach innen und oben schiebt, und dort durch den Zeigefinger eines Gehülfen fixiren lässt. Darauf lässt man mit einem Wundhaken den unteren Wundrand und mit ihm die *Fascia transversalis* fest gegen den *Ramus horizont. oss. pub.* halten, und geht nun mit dem Zeigefinger in den innern Wundwinkel zur Exploration der Arterie ein. Am inneren Rande des *M. psoas* fühlt man sogleich die Arterie unter dem Finger rollen, an deren äusseren Seite der Nerv, an der innern die Vene verläuft.

In der Wunde aber soll man kein Messer mehr brauchen, wes-

*) Man sieht die *Art. iliaca ext.*, an ihrer innern Seite die Vene, an der äusseren einen Ast vom *N. spermat. ext.* An der *A. cruralis* sieht man den Schnitt nach Larrey angedeutet und tiefer nach Bell am Rande des *Sartor.* sie blossgelegt. In letzterer Wunde sieht man innen von ihr die Vene, nach aussen den Nerv. Ausserdem sieht man die *Circumflexa ilium*, die *Epigastrica* und die *Spermat. ext.*, von den gleichnamigen Venen begleitet, angedeutet.

halb man die Arterienscheide hier auf folgende Weise öffnet: Man fasst sie mit der Pincette und sucht neben dieser mit der Sondenspitze einzudringen, wobei man mit letzterer zugleich streichende Bewegungen nach dem Laufe der Arterie ausführt. Das Uebrige wie oben.

---

7. Unterbindung der *Arteria cruralis.* (Fig. 26).

Der anatomische Ort für diese Unterbindung ist doppelt; entweder verrichtet man sie in der Mitte des Oberschenkels (Hunter, Bell), oder auch wohl in der Nähe der Schenkelbeuge (Larrey).

a. In der Mitte des Oberschenkels.

Eine Linie, die man bei nach aussen rotirtem Schenkel von der *Spina ant. sup. crist. oss. ilei* nach dem *Condyl. internus* zieht, bestimmt die Richtung des Schnittes. Diese Linie theilt man in drei gleiche Theile, und dort, wo das obere und mittlere Dritttheil zusammentreffen, beginnt man den Schnitt, der in der angegebenen Linie $2^1/_2$—3'' nach abwärts geführt, genau den inneren Rand des *M. sartorius* trifft. Nachdem Haut, Zellgewebe und Fascie durchschnitten, zieht man den inneren Wundrand etwas ab und legt den inneren Wundhaken so an, dass er die getrennte Aponeurose mitfasst und zurückhält. Der Operateur legt nun seine zwei oder drei ersten Finger der linken Hand auf den vorliegenden *Sartorius* und hebt denselben, indem er ihn zugleich mit leichten Schnitten an seinem inneren Rande trennt, nach oben und aussen, und übergiebt ihn endlich dem stumpfen Haken eines Gehülfen. Gleich unter dem genannten Muskel kommt die Arterie in ihrer Scheide zum Vorschein.

b. In der Nähe der Schenkelbeuge.

Bei ausgestrecktem Schenkel zieht man sich eine Linie vom Schambeinhöcker nach der *Spina anterior inferior oss. ilei* (einen Zoll unter der *Spina ant. sup.*) und nimmt deren Halbirungspunkt als Anfangspunkt des Schnittes, der so unter dem *Lig. Poup.* beginnen und entsprechend dem Verlauf der Arterie nach abwärts sich erstrecken soll.

Man spaltet zuerst die Haut, legt darauf die stumpfen Haken an und entfernt nun mittelst Pincette und Bistouri den Zellstoff und etwa hinderliche Drüsen, bis man auf die Platte der *Fascia lata* gelangt ist. Von dieser *Fascia* hebt man mit der Pincette ein Stück auf die bekannte Weise auf, trägt es ab, dilatirt und findet unter derselben sogleich die Arterie.

8. Unterbindung der *Arteria tibialis antica.* (Fig. 27).

In der Mitte des Unterschenkels, einen Finger breit vom äusseren Rand der *Tibia*, beginnt man den Schnitt und führt ihn parallel mit dem Rande derselben durch Haut und *Fascia* nach abwärts.

Fig. 27. *)

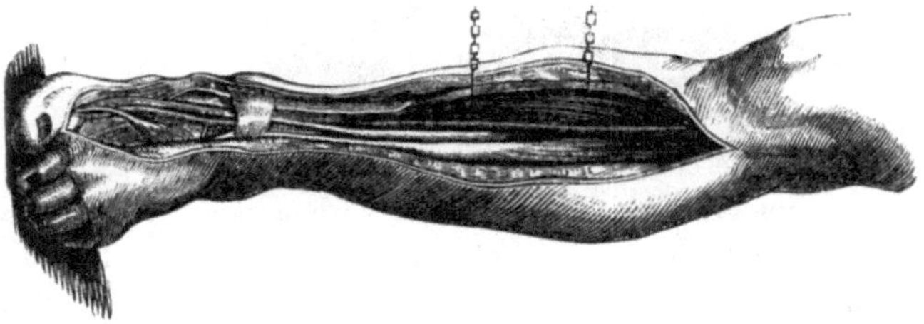

Mit dem Zeigefinger in die Wunde dringend, schiebt man den *M. tibialis* nach innen, den *Extensor digitorum longus* und *Ext. hallucis longus* nach aussen, und gelangt sogleich zur Arterie.

9. Unterbindung der *Arteria tibialis postica.* (Fig. 28).

Am inneren Rande der Achillessehne macht man den Hautschnitt und dringt gerade nach vorn. Die Arterie liegt hier hinter der Sehne des *M. flexor dig. long.* und *Tibialis posticus.*

Anmerkung zu den Unterbindungen. Hartnäckige Blutungen aus Arterien werden oft einzig und allein dadurch unterhalten, dass das blutende Gefäss bei irgend einer stattgehabten Verletzung bloss angeschnitten ist. Ja es sind die Fälle häufig, dass eine

*) Die *Art. tib. antica* in ihrem ganzen Verlauf; in der Mitte des Schenkels zwischen *M. tib. ant.* und *Ext. halluc.*

solche angeschnittene Arterie Anlass zur Bildung eines Aneurysma gegeben hat, weil jede Wunde der Arterien, wegen der elasti-

Fig. 28. *)

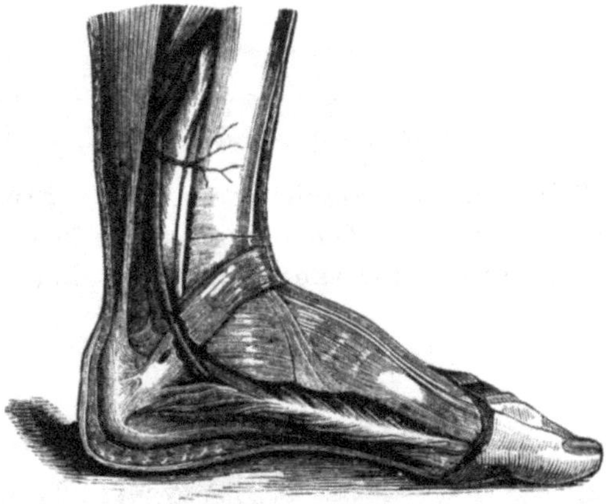

schen Haut, mehr oder weniger rund ausgezogen wird und deshalb klafft. Um dies zu verhindern und die vorhandene Blutung zu stillen, ist es Regel die Arterie vollständig zu durchschneiden, damit sie sich zurückziehen und contrahiren kann, wodurch man oft Blutungen aus bedeutenden Gefässen zu stillen im Stande ist.

E. Die Operation der Aneurysmen.

Wir haben zur Heilung der Aneurysmen eine Reihe blutiger und unblutiger Eingriffe. Die ersten sind:

1. Die Ligatur der afficirten Arterie und zwar a. nach Antyllus oberhalb und unterhalb des Aneurysma mit oder ohne (Noris, Malgaigne) Eröffnung desselben; b. nach Anel-Hunter oberhalb des Aneurysma. c. nach Brasdor-Dessault unterhalb des Aneurysma. 2. Die einfache Acupunktur und die Galvanopunktur. 3. Die Injection coagulirender Flüssigkeiten *(Liq. ferri sesquichlor.)* Zu den letzteren gehören: 1. die Compression; 2. das Verfahren Valsava's.

Indication giebt jedes Aneurysma. Contraindicationen sehen wir 1. in einem bereits begonnenen Naturheilungsprocess; 2. in aus-

---

*) *Art. tib. post.* in ihrer Lage zum innern Rande der Achillessehne, auf den Sehnen des *Flexor hall.*, *Flexor comm.* und *Tib. post.*

gedehntem aneurysmatischem Process, entweder über das ganze Arteriensystem ausgedehnt, so dass mit äusseren zugängigen Aneurysmen zugleich innere verbunden sind; oder local an einer Extremität, so dass die localen Circulationsverhältnisse keine Collateralkreislaufentwickelung erwarten lassen, vielmehr der sichere Brand in Aussicht ist.

Anmerk. Beim Studium dieser wichtigen Arterienerkrankung stellen wir uns am besten drei Fragen zur allseitigen Beantwortung: 1) welche Formen der Aneurysmen sind beobachtet? 2) welche Häute der Arterie participiren an der Ausweitung? 3) welche Bedingungen liegen ihr zu Grunde? Letztere ist die wichtigste von allen. Ad. 1. man kennt *a.* das *Aneur. cylindroideum* (cylinderförmiges An.), *b. An. fusiforme* (spindelförmiges Aneurysma), *c. An. sacciforme* (sackförmiges Aneur.), *d. An. cirsoideum* (wo an einem aneurysmatischen Sack secundäre Ausbuchtungen, oder mehrere Aneurysmen an derselben Arterie), *e. An. per anastomosin s. anastomoticum*, besonders an den Zweigen der *Carot. ext.*, die entweder erweitert mit einander anastomosiren, oder von einer ausgeweiteten Stelle gehen erweiterte Aeste aus. Auch im Knochen *(Osteoaneurysma)* kommt diese Form als Pott's Knochenaneurysma vor.

Ad. 2. Es nehmen entweder alle drei Häute an der Ausweitung Theil: Das *An. verum;* oder die innere und mittlere Haut sind zerstört und die Zellscheide bildet den Sack: das *An. spurium* (zu dieser Form gehört das Dissecting-Aneurysma *s. An. dissecans* der Engländer, wenn nämlich die Zellscheide auf eine grössere Strecke von der mittleren Haut durch einen Bluterguss rund um das Gefäss abgehoben ist); oder endlich je zwei der Häute sind in der Ausweitung erhalten: *An. mixtum.* Dagegen hat Dupuytren die Ausweitung der inneren Haut nach der Zerstörung der beiden äusseren *An. herniosum* genannt.

Ad. 3. Die Ursachen sind äussere und innere. Die äusseren zerstören die Arterienwand entweder in Form einer Wunde, aus dieser findet zunächst ein diffuser Erguss statt, und daraus stellt sich später ein Aneurysma her: *An. traumaticum diffusum*; oder sie zersprengen quetschend die innere und mittlere Haut und die Zellscheide dehnt sich allmählich aus: das *An. traumaticum circumscriptum.* Bei der ersteren Form participirt mitunter die gleichnamige Vene: *An. arteriovenosum*, so dass beide entweder in directe Communication treten, ihre Blutströme austauschen: der *Varix aneurysmaticus;* oder sie communiciren mittelst eines Sacks: das *Aneur. varicosum.*

Immer wird die Vene varicös und die Arterie atrophirt. Am häufigsten ist diese Form nach einem unglücklichen Aderlass beobachtet. Die innern Ursachen stellen einen Erkrankungsprocess (atheromatösen Process) der Arterienwand dar, der vielfache Deutungen erfahren. Man rechnet ihn jetzt zu den chronischen Entzündungen. Er hebt in der Wand an, zerstört dieselbe zum Theil und bedingt so die Ausweitung. Er ist gewöhnlich in grösserer Ausdehnung vorhanden und giebt deshalb stets eine ungünstige Prognose, zumal da die Constitution zumeist unter dem Einfluss von Krasen steht, von denen das Aneurysma dann eine Theilerscheinung ist. —

Die einzelnen Methoden der Operation, ihre Ausführung und Kritik.

1) Verfahren nach Antyllus (280 p. X.) Die zuführende Arterie wird comprimirt — das Aneurysma entweder auf einmal oder schichtweise incidirend gespalten — der Sack gereinigt und auch wohl zum Theil exstirpirt — die einmündende Arterie mittelst Sonde aufgesucht und dicht oberhalb des Sackes isolirt und unterbunden — ebenso die ausmündende und andere etwa vorhandene Collateralverbindungen, die nach Entfernung der Compression spritzen. Darauf wird die entstandene Wunde mittelst Heftpflaster milde vereinigt, die Extremität mit einer Flanellbinde leicht eingewickelt und auf aufsteigender Ebene gelagert. Die Nachbehandlung hat 1) die nachfolgende Entzündung zu beschränken; 2) die Entwickelung des Collateralkreislaufes zu leiten (im Fall derselbe nicht schon vor der Operation sich ausgebildet hat); 3) die folgende Eiterung in Schranken zu halten; 4) Muskelretraction zu verhindern und das Nachbargelenk gegen Anchylose zu schützen. In diesen vier Momenten liegen die Gefahren dieser Methode, die von den älteren Chirurgen sehr gefürchtet wurde und als *ultima ratio* galt, wenn die anderen Verfahren im Stich gelassen. Ihr Werth besteht in der zuverlässigen, weil directen Vernichtung des Aneurysma. (Norris-Malgaigne's Vorschlag wird sich selten ausführen lassen.)

2) Die Ligatur *a.* nach Anel dicht oberhalb des Aneurysma. Anel wollte Collateraläste sparen; allein darin besteht gerade die Unsicherheit seiner Methode. Dann kommt hinzu, dass die Arterie gewöhnlich in der Nähe des Sackes krank ist (die Ligatur schneidet leicht

zu früh durch) und nicht von ihrer Umgebung (Vene, Nerv) wegen entzündlicher Adhärenzen isolirt werden kann. Beide Nachtheile fallen fort *b.* bei Hunter's Weise, der sich möglichst fern vom Sack hält, und treten wieder auf *c.* bei der Methode nach Brasdor-Dessault, bei der noch hinzukömmt, dass die andrängende Blutwelle gleich nach Anlegung der Ligatur das Aneurysma wiederholt zum Aufbruch brachte. Am meisten ist deshalb Hunter's Methode besonders bei allen wahren und endogenen Aneurysmen sowie beim *arteriovenosum* in Anwendung. Die Ligatur wird nach den Regeln ausgeführt, — der Collateralkreislauf überwacht und die Rückbildung des Aneurysma gefördert. Letzteres sinkt gleich nach Ausführung der Ligatur zusammen und schrumpft allmählich unter mildem Druck, Einreibung von grauer und Jodsalbe. Dauert die Pulsation nach Anlegung der Ligatur fort, so hat man entweder ein falsches Gefäss ligaturt, oder es hat eine abnorme Theilung stattgefunden und man hat den afficirten Ast verfehlt. Oft wird die Pulsation durch Regurgitation des Bluts noch einige Zeit unterhalten und hört dann allmählich auf, oft tritt sie später in Folge stürmischer Entwickelung des Collateralkreislaufes wieder ein und hört mit der Rückbildung wieder auf, oder dauert fort und ist dann von neuen Anastomosen, die sich hergestellt haben, abhängig. Hieraus ergeben sich die ferneren Indicationen. Zumeist wird man bei Fortdauer des Aneurysma ein anderes Verfahren wählen müssen; selten ist die wiederholte Ligatur ausführbar.

3) Die Galvanopunktur. Es sind vier Nadeln, die mit Ausschluss der Spitze und des Knopfes mit Mastix überzogen sind, eingestochen. Man hat sich einer Batterie von 25—30 Plattenpaaren bedient und entweder mit beiden Polen je zwei Nadeln berührt, oder den + Pol auf die Nadel, den — Pol auf die Haut applicirt. (Letzteres soll wirksamer sein). Dauer der Einwirkung 30—50 Minuten. Es folgte in den günstig verlaufenen Fällen schnell Gerinnung und Schrumpfung des Aneurysma. Dagegen war der Schmerz sehr heftig und die Stichstellen tendirten zum Brande, welcher die Gefahr des Aufbruchs mit sich führt. Das Verfahren, welches noch der Verbesserung bedarf, empfiehlt sich hauptsächlich bei denjenigen Aneurysmen, die wegen ihres Sitzes mittelst der übrigen Methoden nicht erreichbar sind. Die einfache Acupunktur der Arterien oder des Aneurysma ist ohne Erfolg gewesen.

4) Die Einspritzung von *Liq. ferri sesquichlor* hat bei den angestellten Versuchen durch Brand einen tödtlichen Ausgang gehabt. —

5) Die Compression. Anfang des 16. Jahrhundert, wo man auch Aetzmittel, Glüheisen versuchte, gab Davigo die Compression an, die mittelst tourniquetartiger Compressorien (Taf. II. Fig. 37.) unmittelbar auf das Aneurisma angewendet wurde. Wir begreifen die Gefahr dieses unmittelbar angewendeten Drucks. Es wurde das Verfahren verlassen, um später hauptsächlich von Dupuytren wieder aufgenommen zu werden. Dieser erkannte ganz richtig, dass die Compression ja nur die zuführende Arterie zu treffen brauche. Er construirte zu diesem Zweck ein Compressorium (Taf. II. Fig. 36.), welches diesen Zweck erfüllen soll. Allein die Pelotte ist noch zu gross, die gleichnahmige Vene und die Nerven werden mitbetroffen und der Gegendruck bringt nicht minder Nachtheil. Deshalb wird es gewöhnlich nicht ertragen. In neuerer und neuester Zeit haben deshalb die irischen Chirurgen eine 6—10 Pfd. schwere, konisch zulaufende Pelotte für diesen Zweck construirt (Fig. 29), welche durch einen Kautschuckstreifen an Ort und Stelle lediglich auf der Arterie fixirt werden soll und rühmen dies unblutige Verfahren ausserordentlich bei Poplitea Aneurysmen, wo es hoch oben Anwendung finden kann. Der Kranke muss natürlich eine ruhige Lage einhalten und durch Diät, Blutentziehung etc. soll die Heilung unterstützt werden.

Fig. 29.

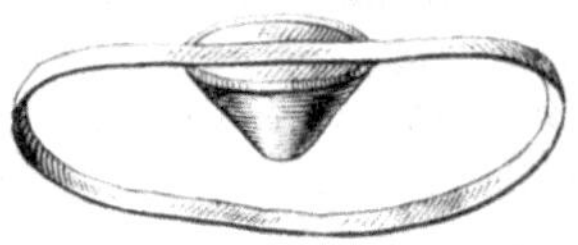

Ausserdem ist auch eine comprimirende Einwickelung der ganzen Extremität mit Longuettenunterlage auf die Arterien ausgeführt worden und statt der genannten Compression hat man in neuester Zeit den Fingerdruck als zweckmässiger empfohlen.

6) Valsalva (Anfang des 18. Jahrh.) wollte durch wiederholte reichliche Aderlässe in Verbindung mit einer Entziehungskur den Blutstrom durch die afficirte Arterie so abschwächen, dass das Aneurysma wegen mangelnder Blutzufuhr schrumpfen sollte. Wohl ist es ein therapeutischer Grundsatz, ein pathisch afficirtes Organ von seiner physiologischen Function zeitweilig zu entbinden, bis es genesen ist; allein diese Methode macht das Blut so dünnflüssig und schwächt die Constitution so ab, dass das Individuum nachträglich

hydropisch zu Grunde geht. Oder wenn er sich erholt, so wird auch das Aneurysma wiederkehren. Es ist historisch! —

F. Die Operation der Phlebectasien.

Die Phlebectasien kommen vorzugsweis an den Unterschenkeln, (an der *Saph. int.*) am Samenstrang (Varicocele) und am *Rectum* (Hämorrhoidalknoten) vor. Die operative Beseitigung ohne Rücksicht auf locale oder allgemeine Bedingungen ist, namentlich in neuester Zeit, immer mehr gegen eine palliative Behandlung zurückgetreten. Denn jeder Eingriff führt die Möglichkeit einer lebensgefährlichen Phlebetis mit sich und schützt andererseits nicht gegen Recidive. An den Unterschenkeln dürfte deshalb nur ein geplatzter Varix, dessen Blutung nicht anderweitig gestillt werden kann, eine Indication abgeben; am Samenstrang die wachsende Ausdehnung, welche den Hoden mit Atrophie bedroht oder heftige neuralgische Schmerzen unterhält; am *Rectum* der degenerirte Hämorrhoidalknoten und die oft bedenklich blutende *Ectasia haemorrhoidalis* (ein Convolut erweiterter Venen).

Die versuchten Encheiresen sind überaus zahlreich und können fast alle der Geschichte überwiesen werden. Sie sind:

a. für die unteren Extremitäten.

1) Die Unterbindung der Venen, analog der Arterienligatur beim Aneurysma. 2) die subcutane Ligatur (cf. Varicocele) — minder gefährlich. 3) Die Spaltung des Varix. 4) Die Excision. 5) Die Einziehung eines Fadens. 6) Die Acupunktur. 7) Die Galvanopunktur. 8) Die Galvanocaustik. 9) Die Aetzmittel. 10) Die gleichmässige Compression der Extremität (am besten mittelst einer gut angelegten Flanellbinde das beste Palliativ) oder die Compression der Venen, des Varix.

b. Für die Varicocele.

Mehrere der ebengenannten Verfahren sind auch hier in Anwendung gezogen. Hinzugekommen sind noch:

1) Die Unterbindung der *Art. spermat.* 2) Die Excision eines

Theils der Scrotalhaut (die so gewonnene Narbe soll eine Compression bewirken und zugleich das Scrotum verkürzen.) 3) Die Invagination der Scrotalhaut wie bei der Radicaloperation des Leistenbruches (dem vorigen Verfahren sehr ähnlich.) 4) das Verfahren nach Davat (Fig. 30): Die Vene wird in eine Hautfalte genommen — eine Insectennadel *a* unter ihr durchgestochen und mit einem Faden (*b*) umschlungen (erscheint sehr schonend, ist aber nicht minder gefährlich als die vorigen Verfahren). 5) Die subcutane Ligatur nach Ricord (Fig. 31): Das Venenbündel *a* wird vom *Vas. def.* isolirt und in eine Hautfalte gefasst — dann wird Schlinge *c* in eine gerade Nadel genommen und hinter den Venen durchgeführt — darauf wird das Venenbündel aus der Hautfalte gedrängt, um die Schlinge *d* in derselben Weise durch dieselben Ein- und Ausstichspunkte vor den Venen durchzuführen. Schlingen und Fadenenden liegen entgegengesetzt. Die Fadenenden werden durch die zugehörigen Schlingen gesteckt und bis zur Umschnürung angezogen. Sie werden auf einer Pflasterrolle geknotet und sollen durch tägliches Festerziehen durchschneiden, oder man kann sie auch früher entfernen. Die Cur dauert einige Wochen und wird von Vielen gefahrlos (?) angegeben. 6) Das Enroulement nach Vidal (Fig. 32). Es werden an Stelle der vorigen Schlingen zwei Silberdrähte eingeführt und so zusammengedreht, dass die Venen aufgerollt werden. Das Verfahren ist jedenfalls eingreifender als das vorhergehende und beruht auf der unerwiesenen Voraussetzung, dass die zu langen Venen das Uebel bedingen. 7) Die Compression. Brechet hat dazu ein Instrument angegeben (Taf. X. Fig. 17.). Die Vene soll vom Samenstrang isolirt, in eine Hautfalte gefasst und dann mittelst zweier

Fig. 30.

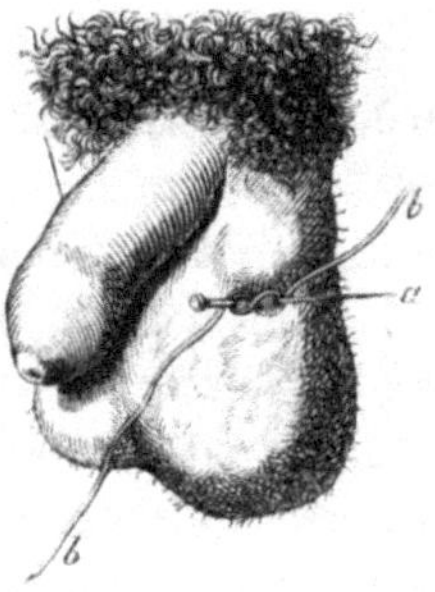

Fig. 31.

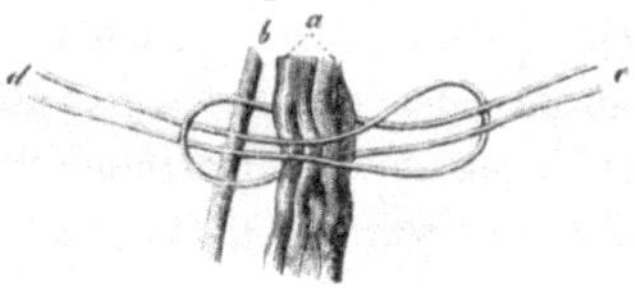

Fig. 32.

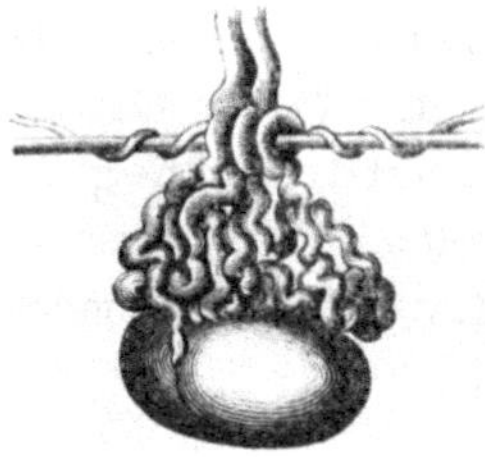

solcher Klemmen comprimirt werden. Sie sollen 6—7 Tage liegen bleiben und dann die Hautreizung bekämpft werden. 8) Bei hochgradigem Uebel ist endlich die Castration ausgeführt.

c. Für die Hämorrhoidalknoten.

Auch hier sind viele der ersten Verfahren angewendet worden. In neuester Zeit beschränkt man sich lediglich auf die von Dupuytren empfohlene Anwendung des Glüheisens und der galvanokaustischen Schlinge Middeldorf's. Zur Application des Glüheisens hat Jobert und B. Langenbeck (Taf. XI. Fig. 9.) eine Zange angegeben, mit welcher der Knoten bei der Kauterisation erfasst und die Umgebung geschützt werden soll. Vorher wird natürlich das Rectum entleert und nach der Cauterisation die Entzündung bekämpft. Der Kranke muss sich noch Wochen lang gegen Diätfehler und Erkältung schützen. — Auch die Ligatur mit Abschneiden wird sicher gefährlicher als die Cauterisation. Denn für letztere, besonders für die Application des Glüheisens, ist der Umstand von Bedeutung, dass die nachfolgende Entzündung auf den Ort der Einwirkung beschränkt bleibt.

G. Der Aderlass,

Venaesectio, Phlebotomia

ist die Eröffnung einer oberflächlich gelegenen Vene behufs Blutentleerung.

Die hauptsächlichsten Indicationen sind: 1) active Entzündungen; 2) active Congestionen, welche Bluterguss drohen; 3) wenn solcher bereits eingetreten (*Apoplexie, Haemoptoe*); 4) acute Wassersuchten; 5) Suppression gewohnter Blutflüsse.

Contraindicationen: 1) typhöse Fieber; 2) eingetretene Eiterung; 3) während normaler Blutflüsse; 4) chronische Wassersucht; 5) kindliches Alter; 6) drohendes *Delirium tremens.*

Methoden. 1) Je nach dem Instrument: Schnäpper, Lanzette; 2) je nach der zu wählenden Vene: *Jugular. ext.*, in der Ellenbeuge, am Fuss, an der *Ranina* bei Zungen-, Halsentzündung etc.

Geschichte. Wir können die Operation bis in die Mythenzeit verfolgen. Die Aegypter sollen sie vom Nilpferd gelernt haben, dem von Zeit zu Zeit eine Art Blutfarbestoff aus seiner dicken Haut tritt. Wahrscheinlicher ist, dass die Natur durch ihre mitunter kritischen und bei Weibern ja physiologisch auftretenden Blutungen auch hier Lehrmeisterin gewesen ist. Dann haben sich durch alle Jahrhunderte hindurch die verschiedenen Schulen gerade durch ihr Verhalten zu diesem Heilmittel besonders charakterisirt, und da sich überall bei der Discussion von allgemein wichtigen Frage nsofort drei Parteien bilden: Linke, Rechte, Centrum; so hat auch dieses Mittel immer *besondere Verehrer*, *absolute Gegner* und *Mittelsmänner* gezählt. Diese Parteistellung findet sich auch noch in der Jetztzeit. Wir sehen auch jetzt noch absolute Verehrer, welche durch eine rechtzeitig instituirte V. S. eine wichtige Entzündung rückgängig zu machen glauben; während Andere als absolute Gegner davon nur Nachtheil sehen; Andere endlich bald Anhänger, bald Gegner sind, je nachdem. —

Würdigung. 1) Die Operation an sich wird gewöhnlich mit einer gewissen Geringschätzung angesehen. Man überlässt sie gern dem niederen Heilpersonal, wie wenn Nebenverletzungen, Phlebitis keine Beachtung verdienten und der „edle Lebenssaft" ein gleichgültig Ding wäre. Diese Sorglosigkeit vieler Aerzte in der Anwendung und Ausführung ist auf das Entschiedenste zu tadeln, besonders wenn es sich 2) um die Beurtheilung der Operation als Heilmittel handelt, wobei a. die *quantitative* Verminderung der Blutmasse und b. seine qualitative Veränderung in Betracht kommen. Bei der quantitativen Verringerung der gesammten Blutmasse kommt zuerst die Grösse der V. S. in Erwägung. In dieser Rücksicht unterscheiden wir: den grossen Aderlass bis 2 Pfd.; den mittleren 12 — 16 ℥; den kleinen 6—10 ℥. Die grossen Aderlässe werden mit Recht nur im Beginn einer heftigen Entzündung und bei sehr robusten Individuen in Anwendung gezogen, und nur ein roher Empirismus kann unter solchen Umständen Aderlässe bis zur Ohnmacht empfehlen. Zum Glück ist dies ein überwundener Standpunkt, wozu die absoluten Gegner viel beigetragen haben. Nur eins ist aus der Baderzeit und von den Verehrern grosser Aderlässe geblieben: Das unverantwortliche Mass — der *Tassenkopf*! Kann damit auch nur annähernd das Blutquantum bestimmt werden? Warum wird das niedere Heilpersonal nicht verpflichtet, ein bestimmtes Unzenmass zu führen? In den Krankenanstalten ist es doch eingeführt. — Zur Quantität kommt zweitens die Schnelligkeit der Entleerung, also die Grösse der Venenöffnung. Der grosse Aderlass mit grosser Venenöffnung heisst bei den Alten ein depletorischer oder evacuirender Aderlass, der niemals bei nervösen Individuen Anwendung finden soll. Diesem Momente schliesst sich der Ort der Entleerung an, weil, je näher dem afficirten Organe, um so schneller die Wirkung sein muss. Ausserdem wird dabei auch die ableitende Wirkung (derivirender Aderlass) in Betracht gezogen; oder es soll gleichzeitig zu einem Organ hingeleitet werden (revulsorischer Aderlass). Endlich gehört die Wiederholung der V. S. hierher, für die sich in der Praxis oft schwer die Indicationen finden lassen.

Durch diese quantitative Verminderung der Blutmasse nun wird die Circulation freier gemacht und auf acute Ergüsse resorptionsfördernd gewirkt. — Hauptnutzen der V. S.

Schwieriger ist es den Nutzen der qualitativen Veränderung (Vermehrung der Fibrine, Verminderung der Blutkörperchen und des Eiweiss) zu erklären. —

Zu den übrigen Heilmitteln verhält sich die Blutentziehung so, dass sie als *summum antiphlogisticum* ihnen vorangehen muss. Erst Blutentziehung, dann *Tart. stibiat. etc.* Ueber die Instrumente cf. Taf. II. Fig. 41—44). Die Lanzette ist das zweckentsprechendere Instrument; allein sie muss fein scharf sein, von sicherer Hand und richtig eingestochen werden. (cf. S. 87.). Für die ungeübte Hand ist der Schnäpper.

Was den anatomischen Ort für die V. S. betrifft, so würde jede beliebige oberflächlich gelegene Hautvene, welche das beabsichtigte Blutquantum zu entleeren verspricht, über denselben entscheiden. Und so haben denn auch namentlich die alten Chirurgen an den verschiedensten Stellen des Körpers zur Ader gelassen, wobei sie allerdings oft noch besondere, etwas mystische Heilzwecke hatten. Allein jetzt ist Ort und zu eröffnende Vene allgemein dahin bestimmt, dass man wohl ausschliesslich nur noch am Halse — an der *Vena jug. ext.* — in der Ellenbogenbeuge und am Fusse venesecirt. Trousseau hat in neuester Zeit die Eröffnung der *Raninae* bei Anginen und Glossitis empfohlen. Man durchschneidet beide bei erhobener Zunge. Sie geben ungefähr ℥j Blut.

Ausführung. a. V. S. an der äusseren Jugularvene.

Die eigentlichen Indicationen für die Eröffnung dieser Vene finden wir in Zuständen von Ueberfüllung des Gehirns mit Blut bei zugleich schwacher, kraftloser Herzaction. Hierher gehören Fälle von Apoplexie, Erstickung durch Kohlendampf, Erdrosseln und im Wasser.

Wollte man unter solchen Umständen aus einer Extremitätenvene Blut lassen, so würde dies deshalb vergeblich sein, weil das schwache, unkräftige Herzleben die Wirkung einer solchen V. S. auf das Gehirn entweder durchaus unmöglich macht, oder für den beabsichtigten Zweck, der doch in einer schnellen Blutentleerung besteht, viel zu spät eintreten lassen würde. In Zuständen jedoch, wo das Herzleben kräftig und ungetrübt ist, wird man stets eine Armvene mit gleichem Erfolge anstechen können.

Das Auffinden der genannten Vene ist leicht, indem sie sich, einigermassen gefüllt, schon deutlich genug markirt. Wenn dies aber nicht, so bezeichnet ihren Verlauf die Linie, die man vom Kieferwinkel nach der Mitte des entsprechenden Schlüsselbeins zieht (Fig. 20.). Den Halbirungspunkt dieser Linie wählt man als Einstichspunkt und verfährt dabei auf folgende Weise:

Ist ein Gehülfe zur Hand, so steht er auf der entgegengesetzten Seite, fixirt den eben dahin geneigten Kopf des Kranken und comprimirt zugleich die *V. jug. ext.* dieser Seite. Ebenso comprimirt der Operateur auf seiner Seite die Vene durch Auflegen des linken Daumens unterhalb der Einstichsstelle; oberhalb derselben sucht er sie während des Einstichs durch seinen linken Zeigefinger zu fixiren. Darauf sticht er sie mit der Lanzette in etwas schräger Richtung und mit hinlänglich grosser Oeffnung an, indem er zugleich einige Fasern des subcutanen Muskels durchschneidet, damit durch dessen Zusammenziehung die Wunde nicht verschlossen wird, und lässt das Blut auf einem Kartenblatte oder auch frei abfliessen. Mangelt ein Assistent, so comprimirt der Chirurg selbst nach Eröffnung der Vene die der anderen Seite mit seinem rechten Daumen, indem er sich hinter den Kranken wendet.

Will man die Wunde nach geschehener Blutung schliessen, so hat man besonders darauf zu achten, dass hierbei keine Luft in die geöffnete Vene eindringt.

Dies verhindert man dadurch, dass man die Stichwunde sorgfältig mit dem Finger bedeckt, und darauf erst die Compression, welche die Vene anschwellen liess, aufhebt. Ist so die Circulation wieder hergestellt, und hat sich der unterhalb der Wunde befindliche Theil der Vene wieder mit Blut gefüllt — worauf es besonders ankommt — so kann man den deckenden Finger entfernen und die Wunde mittelst einer kleinen Compresse und eines langen, von Ohr und Nacken her angelegten Heftpflasterstreifen schliessen.

Fig. 33.

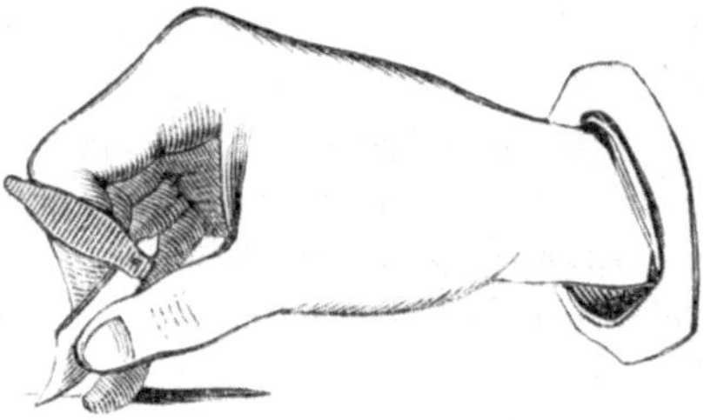

Ueber den Gebrauch der Lanzette bei der V. S. sei bemerkt, dass man dieselbe mit Zeigefinger und Daumen der rechten Hand so weit von der Spitze entfernt fasst, als man deren Eindringen beabsichtigt (Fig. 33.). Beim Einstich giebt man der operirenden Hand durch Aufsetzen ihres Goldfingers eine Stütze, setzt darauf die Lanzette wie eine Schreibfeder unter spitzem Winkel und in etwas schräger Richtung zur Vene auf, schiebt sie in dieser Richtung in die Vene und erweitert bei ihrem Zurückziehen die Hautwunde etwas nach oben. So hat man das Eindringen der Lancette stets in seiner Gewalt, was nicht der Fall sein würde, wenn man dieselbe senkrecht aufsetzte. Denn dadurch würde die Vene anfänglich etwas zusammengedrückt und der zu durchstechende Raum im Verhältniss zur berechneten Spitze verkleinert werden; während man bei dem angegebenen Verfahren die vordere Wand der Vene so durchschneidet, dass man sie gleichsam auf die Spitze der Lanzette nimmt. Aus dieser sicheren Weise des Einstichs folgt auch, dass man eine schlank-spitzige oder eine säbelförmige Lancette einer breitspitzigen sogenannten gerstenkornförmigen Lanzette vorziehen muss. Ferner ist noch zu beachten, dass die Lancette stets fein scharf sein muss, weil sonst das erschwerte und schmerzhafte Eindringen des Instruments ein Zucken von Seiten des Kranken und so weit leichter die gefährlichen Nervenverletzungen herbeiführen kann, welche man vom Schnäpper fürchtet.

b. V. S. in der Ellenbogenbeuge (Fig. 25.).

Hier hat man unter folgenden Gefässen zu wählen:

1) Die *Vena cephalica* an der Radialseite;

2) die *Vena basilica* an der Ulnarseite (Basis der Hand entsprechend);

3) die *Vena mediana*, welche entweder als dicker Verbindungszweig zwischen den beiden vorigen vorhanden ist oder, zwischen beiden heraufkommend, sich vor der Ellenbogenbeuge in zwei Verbindungszweige spaltet: in die *Vena med. cephalica* und *Vena med. basilica.*

Man wählt in der Regel die *Mediana* oder *Mediana cephalica*, weil die *Basilica* wegen der unter ihr verlaufenden Arterie und des *Tend. bicip.* oft gefährlich, die *Cephalica* hingegen häufig zu klein ist.

Vor der Eröffnug nun legt man dicht oberhalb des Ellenbogengelenks am Oberarm die Compressionsbinde, oder auch als solche ein zusammengelegtes Taschentuch, so fest an, dass der Radial-Puls noch fühlbar, und wartet das Anschwellen und Hervortreten der Vene ab, was man durch Herabhängenlassen des Arms oder Streichen desselben von unten nach oben befördern kann.

Der Geübtere operirt am rechten Arm mit der rechten, am linken mit der linken Hand, indem er an der äusseren Seite des Arms steht, denselben horizontal zum Körper hebt und ihn mit der assistirenden Hand so umfasst, dass deren Daumen unterhalb der Einstichsstelle auf die Vene zu liegen kommt, und sie während des Einstichs mit der Lancette etwas fixirt, ohne sie indess zu comprimiren. Gleichzeitig legt man den linken Zeigefinger oberhalb des Einstichs quer auf die Vene, mit dem man dieselbe dann noch besser comprimiren und fixiren kann. Operirt man am rechten Arm ebenfalls mit der rechten Hand, so stellt man sich an die äussere Seite des Oberarms, umfasst den Arm des Kranken so, dass Arm und Vorderarm auf dem linken Vorderarm des Chirurgen ruhen und sein Daumen wie vorher vor die Stichöffnung, der Zeigefinger oberhalb derselben quer auf die Vene zu liegen kommt, und sticht die Lancette von oben und aussen nach unten und innen, wie angegeben, ein.

Der anfänglich kräftige Blutstrom stockt oft bald wieder und hört wohl ganz auf, wovon die Ursache in der Regel in der zu fest angelegten Compressionsbinde liegt, die man etwas zu lösen hat. Auch kann man durch Streichen von unten nach oben die Blutung befördern.

Nach geschehener Blutung schliesst man mittelst Compresse und *Fascia pro* V. S. die Wunde. Man fast die aufgewickelte Binde, und auf dem Anfang derselben die Compresse, in die rechte Hohlhand, sie mit den beiden letzten Fingern fixirend; der Mittelfinger fixirt vor ihnen einen Schwamm, Daumen und Zeigefinger bleiben frei. Wir nehmen unsere Stellung wie bei der Eröffnung, legen den linken Daumen wieder einen kleinen Zoll unterhalb der Stichöffnung, mit den übrigen Fingern den Arm umfassend. Dann lösen wir mit den freien Fingern der rechten Hand die Schleife durch Anziehen des kürzeren Endes, und in demselben Augenblick drückt der linke Daumen die Vene zusammen und verzieht zugleich die Haut nach abwärts, wodurch sich die Hautwundränder an einander legen und wir die Blutung zugleich sicher zu stillen im Stande sind. Nachdem man darauf den Arm gereinigt, streicht man die Compresse von innen nach aussen auf die Wunde, wodurch die Wundränder in genaue Berührung gerathen, fixirt sie mit dem Daumen und legt den Grund der Binde auf die Compresse. Man macht nun Achtertouren um Vorder- und Oberarm und schliesst die Binde mit Zirkeltouren um den Vorderarm. Jedesmal, wenn man eine Tour über die Compresse führt, fixirt man die Binde und streicht mit dem Zeigefinger den linken Daumen von der Compresse, um sofort wieder in derselben Weise durch ihn den Zeigefinger frei zu machen. Diese Vorsicht ist hauptsächlich bei starker Blutung und grosser Oeffnung nothwendig.

c. *V. S.* am Fusse.

Hier wählt man am zweckmässigsten die *V. saphena int.*, welche man in der Mitte zwischen dem Höcker des *Os naviculare* und der Sehne des *M. tibialis ant.* findet. Diese Vene giebt wegen ihrer Anastomose mit den tieferen Fussvenen am hinlänglichsten Blut, und der bezeichnete Ort zu ihrer Eröffnung ist deshalb der geeignetste, weil sie hier noch nicht, wie etwas höher, vom *N. saphenus* umschlungen ist. Varicöse Venen müssen vermieden werden, weil leicht *phlebitis* folgen kann.

Die Operation geschieht mit der Lancette, wie am Arm. Man lässt den Fuss vorher in ein Gefäss mit warmem Wasser stellen und legt die Compressionsbinde oberhalb der Knöchel an. Vor der Eröffnung stellt man den Fuss auf den Rand des Gefässes, trocknet ihn ab und fängt nach gemachtem Einstich das Blut entweder ausserhalb des Gefässes auf, (das Zweckmässigste) oder man soll ihn darauf wieder in's Wasser stellen und an dessen Färbung das geflossene

Quantum abschätzen. Wunderbare Blutmessung das! Der Verband wird mittelst Compresse und Stapes ausgeführt, ähnlich wie am Arm.

Ueble Ereignisse während und nach der Operation.

1) Man sticht oder schlägt fehl, — nun so muss man es besser, sorgfältiger wiederholen!

2) Man hat eine zu kleine Oeffnung erhalten, — so muss man dieselbe mit der Lancette erweitern.

3) Es tritt eine Störung im Blutabfluss ein — so muss man die Ursachen beseitigen. Diese sind: zu feste Compression — Verschiebung der Haut- und Venenwunde — ein Klümpchen Bindegewebe, welches oft fortgenommen werden muss, wenn man es nicht wegdrücken kann — Ohnmacht.

4) Verletzung einer Arterie — man verbindet, wie angegeben, nur wählt man eine stärkere Compresse, damit der Puls wenig oder gar nicht mehr zu fühlen ist. (cf. *Op. Aneurysm.*)

5) Verletzung von Nerven, Fascien mit nachfolgender Entzündung werden nach allgemeinen Regeln behandelt.

H. Die Eröffnung der Arterie.
Arteriotomia.

Während diese Operation von den Arabern und bis zu Paré häufig und an verschiedenen Arterien verrichtet wurde, kam sie später in Verfall und wurde erst in neueren Zeiten von Pearson u. A., besonders aber von Rust wieder empfohlen.

Gegenwärtig ist sie nur noch an der *Art. temporalis* gebräuchlich, und hier herrschen über ihre Indicationen verschiedene Meinungen.

Rücksichtlich der Oertlichkeit dieser Arterie hat man durch ihre Eröffnung eine rasche und effectuelle Blutentleerung des Kopfes oder eines kranken Auges zu erzielen geglaubt, sowie man auch wohl in der Beschaffenheit des arteriellen Blutes die Hülfe gesucht hat.

Heftige Augenentzündungen, die den *Bulbus* zu zerstören drohen, Entzündungen des Gehirns, *Apoplexia sanguinea*, Scheintod durch Erstickung etc. gelten deshalb als Indicationen für die Operation.

Eine heftige Augenentzündung ausgenommen, wird man jedoch in den übrigen Fällen mit grösserer Sicherheit des Erfolgs die *Vena jugularis* anstechen, und dies um so mehr, wenn man bedenkt, dass die Menge der aus der *Arteria temporalis* zu entleerenden Blutes keinen Tassenkopf zu füllen vermag. Was man aber der arteriellen Blutbeschaffenheit zugeschrieben; dafür dürfte sich schwerlich ein physiologischer Nachweis finden lassen.

In dem ausgenommenen Falle aber liegt der Grund des günstigen Erfolgs in dem nicht berücksichtigten anatomischen Verhältnisse, welches diese Arterie zur *Ophthalmica* hat. Beide Arterien nämlich anastomosiren nach oben vielfach mit einander: wird nun die Blutzufuhr durch die *Arteria temporalis* aufgehoben, wie es zugleich durch die Operation geschehen soll, so findet die *Ophthalmica* Gelegenheit, das Blut fortan vom kranken Auge ab- und zu den leeren Verzweigungen der *Temporalis* hinzuführen. Deshalb würde auch die blosse Unterbindung der Arterie gewiss dieselbe Wirkung haben.

Was nun die Ausführung dieser Operation betrifft, so ist sie ohne Schwierigkeit.

Man findet die Arterie in der Mitte des Raumes zwischen *Tragus* des Ohres und der Wurzel des Jochfortsatzes. Hier macht man nach Entfernung etwa vorhandener Haare einen $^3/_4$'' langen Hautschnitt, entweder aus freier Hand oder mittelst Aufhebung einer Hautfalte, legt so die Arterie blos und präparirt sie auf einige Linien Länge vom Zellstoff, so dass man das Oehr einer Heftnadel mit doppeltem Faden unter durchführen kann. Die Nadel schneidet man ab, schiebt die Fäden auseinander und sticht darauf zwischen beiden die Arterie mit einer Lancette an.

Nach geschehener Blutung bindet man die Arterie erst unter-, dann oberhalb der gemachten Oeffnung zu und schneidet sie darauf gänzlich durch.

Die Wunde, die man mit Heftpflasterstreifen verschliesst, geht in Eiterung über und heilt, nachdem die Unterbindungsfäden in fünf bis acht Tagen ausgefallen sind, bald zu.

Anmerkung. Diesen allgemeinen Blutentziehungen werden gegenübergestellt die localen, oder die Blutentziehung aus den Capillaren. Wir bewirken dieselbe durch Scarificiren, Schröpfen, Blutegel. Das Scarificiren wird besonders bei Anginen geübt, und ist bei häufigen Recidiven dieses Uebels sehr zu empfehlen. Man macht 3—4 Einschnitte mit einem geknöpften Scalpell oder einem Tenotom.

Das Schröpfen wirkt zugleich derivirend und wird überall anzuwenden sein, wo die Köpfe der Oertlichkeit wegen Platz finden, am häufigsten am Rücken und an den grösseren Gelenken. Jeder Kopf entzieht ungefähr ℥β—j Blut.

Die Blutegel verlangen nur bei Kindern Vorsicht. Man rechnet im Allgemeinen für jedes Lebensjahr einen mittleren Blutegel und beachtet die Nachblutung. Während der Nacht haben sich Kinder verblutet, weil man den Stich gestillt glaubte und im wiederholten Nachsehen (was von der Umgebung immer geschehen muss) sorglos war.

I. Die Infusion und Transfusion.

Die Infusion ist die Einspritzung von aufgelösten Medicamenten in eine geöffnete Vene, die Transfusion die unmittelbare Ueberleitung venösen oder arteriellen Blutes aus den Gefässen eines Individuums in die geöffnete Vene eines anderen. Das letztere Verfahren ist gegenwärtig nur noch in Form der Infusion in Anwendung, sofern man die Transfusion so übt, dass statt der Medicamente das einem anderen Individuum entzogene Blut eingespritzt wird.

Zur Infusion hat man die verschiedensten Medicamente in gewöhnlich unheilbaren Krankheitszuständen ohne Nutzen versucht und schliesslich die Operation nur auf das Emeticum beschränkt. Dies soll bei verstopfenden fremden Körpern im Oesophagus in dieser Weise angewendet werden, wenn die übrigen Mittel uns im Stich lassen. Zu dem Zweck nimmt man 2—4 Gr *Tart. emet.* in einer Unze destillirten und blutwarmen Wassers gelöst.

Man legt behufs der Injection eine Armvene bloss, führt einen Doppelfaden unter derselben durch, um sie etwas hervorheben zu können — eröffnet sie dann zwischen beiden Fäden, um eine kleine Kanüle (Trocartkanüle), ebenfalls mit blutwarmem Wasser gefüllt, einführen zu können. Darauf wird die Flüssigkeit in eine Spritze genommen und allmählich dem Herzen zu injicirt. Es darf weder in der Kanüle noch in der Spritze Luft enthalten sein, weshalb man vor der Injection den Stempel der Spritze so weit vortreibt, dass etwas vom Inhalt derselben oben aus ihrer Kanüle dringt. Die Wunde wird darauf wie eine V. S.-Wunde verbunden. Die Wirkung des Mittels tritt oft sehr schnell ein.

Die Transfusion, welche in neuester Zeit besonders von Martin wieder empfohlen ist, wird in derselben Weise ausgeführt; nur dass man statt der medicamentösen Flüssigkeit das einem anderen Individuum aus einer grossen Venenöffnung entzogene und in ein erwärmtes Gefäss aufgefangene Blut in einer Quantität von 4—6 Unzen wie vorhin injicirt. Das Blut muss schnell in eine erwärmte Spritze genommen und diese beim Einspritzen nicht ganz entleert werden, weil leicht eine Coagulation stattfindet. Beim absetzen der Spritze und deren Wiederfüllung muss die Canüle sorgfältig geschlossen werden.

Durch die Transfusion hat man wiederholt glückliche Erfolge erzielt bei Anämie nach grossen Blutverlusten besonders Metrorhagien. Dagegen war sie ohne Erfolg bei Scorbut, Asphyxie, Tetanus, Cholera etc.

K. Die Bildung der künstlichen Geschwüre.

(Ulcera arteficialia.)

Hierher gehören 1) die Fontanelle (*Fonticulus*) und 2) das Haarseil (*Setaceum*). Man kann auch die in Eiterung erhaltene spanische Fliege dazu rechnen. In der Zeit, wo die Geschwüre als „die Fenster der Dyskrasien“ oder als die Abzugskanäle derselben angesehen wurden, standen die künstlichen Geschwüre in besonderem Rufe bei allen chronischen (dyskratischen) Erkrankungen. In der Neuzeit haben Einige ihnen jeglichen Nutzen abgesprochen und sie deshalb ganz verworfen; Andere haben ihnen eine derivirende, resorptionsfördernde Wirkung zugeschrieben, oder die durch sie unterhaltene Eiterung als Stoffverbrauch angesehen, wodurch ein in krankhafter Production befindliches Organ in dieser seiner abnormen Thätigkeit behindert werden könne. Die letzten beiden Indicationen finden an bewährten Praktikern Vertheidiger. Chronische Augenentzündungen, Ergüsse, Hyperplasien, chronische Knochen- und Gelenkleiden gelten diesen als Specialindicationen.

Dem entsprechend wird der Ort ihrer Application angegeben in der Nähe des kranken Theils, wobei darauf zu sehen, dass möglichst viel Fett unter der Haut liegt, dass keine wichtige Gefässe, Nerven, Muskeln daneben oder darunter verlaufen. *In Specie* gilt für Kopfaffectionen der Nacken an der Grenze des behaarten Theiles (selten auf dem Kopfe selbst); für die Wirbelsäule dicht neben den *Proc. spinos;* für die Brustaffectionen der Oberarm dicht unter dem Ansatz des *Delta*, oder zwischen zwei Rippen; für das Hüftgelenk dicht unter dem *Troch. maj.* —

1. Die Fontanelle. Sie wird gebildet: a. durch den Schnitt, b. durch das Vesicator, c. durch das potentielle, d. durch das actuelle Kauter.

1. Bildung durch den Schnitt, das einfachste und beste Verfahren: Es wird die Grösse der Fontanelle bestimmt (1—1$^1/_2$") — eine Hautfalte aufgehoben und von aussen nach innen durchschnitten, oder an ihrer Base mit einem geraden Scalpell durchstochen und nach aussen durchschnitten — oder man macht die Incision aus freier Hand bis ins subcutane Bindegewebe und parallel den daneben liegenden wichtigen Theilen. Nach gestillter Blutung wird die Wunde mit einem beölten Charpiebausch gefüllt — darüber Compresse, Binde. Dies ist milder, als gleich Erbsen in die frische Wunde zu legen. Nach 2—3 Tagen wird der erste Verband entfernt und jetz werden täglich 1—2 mal frische Erbsen (auch Bohnen und andere Kügelchen hat man genommen) hineingelegt, nachdem die eiternde Stelle gereinigt ist. Auf die Erbsen legt man ein Stück Pflaster, oder eine Compresse nebst Binde (Fontanellbinde). Bei eintretender Reizung, erysipelatöser Entzündung muss man die Erbsen fortlassen und bloss mit einer milden Salbe verbinden; bei mangelnder Eiterung (Torpor) bestreicht man die Erbsen mit reizender Salbe.

2. Bildung durch das Vesicator. Man legt ein Pflaster des *Empl. canth. ordinarium* von der Grösse 1—2 Thaler — öffnet die Blase — trägt die Haut ab — versetzt die Stelle durch den Verband mit *Ungt. irritans* oder *Ungt. sabinae* in Eiterung. Während die so eiternde spanische Fliege nur eine Hauteiterung darstellt, bildet man daraus die Fontanelle, wenn man die Stelle mit einem

3—4 fach auf einander geklebten Stück Heftpflaster bedeckt, in das man eine entsprechende Oeffnung für die Aufnahme der Erbsen geschnitten — legt die Erbsen hinein und drückt sie mittelst Compresse und Binde an. Die Erbsen sollen so die *Cutis* eiternd durchbrechen. Sehr schmerzhaft!

3. Bildung durch das *Kali causticum.* Es wird wie ähnliche Aetzmittel und Pasten in einem, wie vorhin angegeben, mit einer Oeffnung, die $^1/_3$ kleiner als die beabsichtigte Fontanelle, versehenen Pflaster angewendet. In die Oeffnung des Pflasters wird das gepulverte Aetzmittel linienhoch gestreut und darauf angefeuchtet. Das Ganze wird mit einer Compresse bedeckt und das Causticum wirkt ein. Der gebildete Schorf wird darauf in 8—12 Tagen durch Eiterung abgestossen und hat sich diese hergestellt, so werden wieder wie vorhin Erbsen angewendet. Ist wenig in Gebrauch. Früher benutzte man diese Form zur Eröffnung chronischer Abscesse. Die Anwendung der Pasten zur Zerstörung von Neoplasmen geschieht in derselben Weise.

4, Bildung durch das *Cauterium actuale*, zu dem das *ferrum candens* und die *Moxa* gehört. Das *ferrum candens* hat zu diesem Zweck entweder eine Münzenform oder viel in Anwendung ist das prismatische Eisen Rust's; (Taf. III. Fig. 1.). Letzterer Chirurg hat das Glüheisen besonders bei chronicshen Gelenk- und Knochenleiden empfohlen. Hier hat es auch jetzt noch, trotz manchen Widerspruchs, zahlreiche Anhänger. Nur bei Kindern, nervösen Individuen und fieberhaften Zuständen ist es contraindicirt. Das Schreckenerregende wird durch die Chloroformnarcose beseitigt. — Man zieht mit dem prismatischen Eisen Streifen in der Entfernung von 1—1$^1/_2$ Zoll über das Gelenk und setzt z. B. an der Hüfte dicht hinter dem *Troch. major* eine Fläche des Prisma auf, lässt es einige Secunden einwirken und nimmt es rotirend ab. Nach Abstossung der Aescher a wird aus der eiternden Stelle eine Fontanelle wie vorhin hergestellt.

Auch die *Moxa* ist mehrfach zu diesem Zweck empfohlen, gegenwärtig aber wenig in Gebrauch. Sie besteht in einem kleinen Cylinder von $^1/_2$'' Durchmesser und 1$^1/_2$'' Höhe, welcher aus verschiedenem Material gefertigt worden ist. Die einfachste Form ist die aus mässig fest zusammengerollter Baumwolle, welche in Leinewand genäht wird. Auch die aus einer Rolle von Druckpapier, mit einer Lösung von chromsaurem Kali getränkt, ist recht brauchbar. Die Moxa wird gleichmässig angebrannt, dann auf die Hautstelle gesetzt und nöthigenfalls mit einem Draht fixirt, bis sie heruntergebrannt ist und die Hautstelle in eine Aeschera verwandelt hat. Oft werden mehrere zugleich abgebrannt. Sie wird von Einigen wegen ihrer intensiveren Reizung dem Glüheisen vorgezogen, besonders bei Affection der Gelenkenden. Bemerken wir noch, dass das Glüheisen ausser zu dem genannten Zwecke, auch noch als Blutstillungsmittel besonders bei Höhlen- und parenchymatösen Blutungen, ferner als Zerstörungsmittel von Blutschwämmen, Hämorrhoidalknoten etc. und bei vergifteten Wunden, bei beginnendem Hospitalbrand, atonischen Geschwüren, Fisteln benutzt wird. Zu den letzteren Zwecken hat man niedere Temperaturgrade empfohlen. Während es nämlich zur Blutstillung und Zerstörung weissglühend sein soll, hat man es als Umstimmungsmittel roth- oder schwarzglühend angewendet, weil es besonders in letzterer Form als kräftiges mehr ausgedehntes Reizmittel wirken soll, während es weissglühend am meisten auf den Ort der Application beschränkt bleibt und nur zerstörend, äscherabildend wirkt. —

Die zweite Form des künstlichen Geschwürs ist das Haarseil (*Setaceum — seta* weil man früher Haare, Borsten dazu benutzt hat.)

Es ist in seiner Wirkung weit energischer als die Fontanelle und wird hauptsächlich bei Kopf-, Herz- und Augenaffectionen, so wie zur Eröffnung und Entleerung chronischer Abscesse und zur Heilung der Pseudarthrosen benutzt. Für die Abscesse ist an seiner Stelle von Chassaignac die Drainage mittelst eines kleinen, mit vielfachen Löchern, versehenen Kautschukschlauches empfohlen. Man benutzt jetzt als Eiterband entweder einen $^1/_2$'' breiten zu beiden Seiten ausgefranzten Leinwand-, oder Seidenstreifen; oder man nimmt den Thranlampendocht, oder strangartig zusammengelegte Seidenfäden.

Weise der Anwendung. Das Eiterband wird durch einen Kanal geführt, welcher 1—2'' gross im unterhäutigen Bindegewebe verläuft. Man bildet den Kanal und zieht zugleich das Haarseil ein am leichtesten mit der Haarseilnadel (Taf. III. Fig. 2.), in deren Oehr der Anfang am besten mittelst eines Fadens befestigt wird und die vorher sammt dem Anfang des Haarseils mit Oel oder Fett bestrichen wird. Man hebt eine Hautfalte auf — stöst durch deren Base die

Nadel und zieht den Anfang des Haarseils ein. Man kann die Falte auch mittels einer Zange, Klemme fixiren. In Ermangelung der Nadel sticht man die Falte mit einer Lanzette, (Fig. 34) einem Bistouri durch und führt das Band, mit einer Pincette gefasst, oder mit einer geöhrten Sonde, hinterher ein, oder man lässt das Messer in der Wunde und benutzt es gleichsam als Leitung. Nach gestillter Blutung reinigt man die Wunde, klebt über den Anfang des Eiterbandes einen Heftpflasterstreifen, schlägt das andere Ende aufgerollt in eine Compresse und befestigt es mittels Tuch, Binde, nachdem man den Kanal noch mit einer Compresse bedekt hat.

Fig. 34.

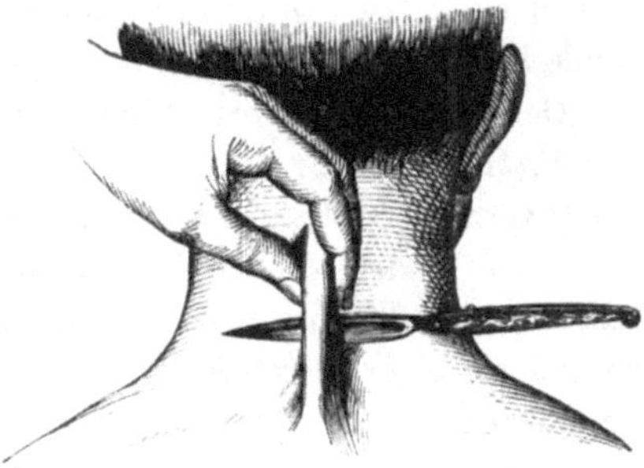

Nachbehandlung. Nach 2—3 Tagen wird der Verband erneuert. Man erweicht und entfernt die Eiterkrusten an den Stichöffnungen, zieht ein neues Ende des Haarseils, welches zu diesem Zwecke eine Elle lang sein kann, in den Kanal und schneidet das alte ab. In dieser Weise muss von jetzt ab der Verband täglich 1—2 mal erneuert werden, wobei man die Oeffnungen des Kanals zur Aufsaugung des Eiters jedesmal mit einem Bausch Charpie bedeckt. Geht das Band zu Ende, so muss ein neues am Reste gleichmässig angenäht und mit Schonung wegen der Schmerzhaftigkeit eingezogen werden. Auch hier hat man Entzündung und Torpor, wie bei der Fontanelle, zu überwachen. Bei ersterer bestreicht man das Band mit Oel, Zinksalbe, bedeckt das Ganze mit einem Kataplasma; bei letzterem wendet man Reizmittel (Salben) an. Schliesslich ist zu bemerken, dass diese künstlichen Geschwüre allmälig zuheilen sollen, wenn sie ihren Zweck erfüllt haben. Man hann zu diesem Zweck die Zahl der Erbsen allmälig verringern und das Eiterband schmäler machen. —

L. Die subcutane Durchschneidung der Tendines, Aponneurosen, Bänder und Muskeln.

(*Tenotomia et Myotomia.*)

Die subcutane Durchschneidung der genannten anatomischen Gebilde ist indicirt bei permanenten Contractionen derselben, wodurch Deformitäten hervorgerufen oder unterhalten werden.

Contraindicirt ist die Operation 1. bei periodischen Contracturen (habituellen Muskelkrämpfen: Stottern, Schreibekrampf); 2. bei leichten Graden, die sich orthopädisch oder in der Chloroformnarcose überwinden lassen; 3. bei gleichzeitiger *Anchylosis vera* und hochgradiger Knochendeformität; 4. bei vollständiger Lähmung der Antagonisten.

Als Methoden sind zu unterscheiden die Durchschneidung von innen nach aussen und von aussen nach innen.

Geschichte. Holländische Chirurgen durchschnitten in der Mitte des 17. Jahrhunderts direct von aussen den Kopfnicker bei Schiefhals. Thilenius 1784, Sartorius und Michaelis 1812 die Achillessehne. An letzterer führte Delpech zuerst 1816 die Operation in der Weise subcutan aus, dass er auf der einen Seite der Sehne ein-, auf der anderen wieder ausstach und dann unter der Brücke die Durchtrennung vornahm. Dies sind die Vorstufen der Operation. In dieser Weise ausgeführt waren ihre Erfolge unzureichend zu ihrer allgemeinen Empfehlung. Erst Stromeyer (1830) war es beschieden, ihren eigentlichen Werth in der subcutanen Ausführung zu erkennen und ihr dadurch eine rapide Verbreitung zu verschaffen. An dieser haben besonders Dieffenbach, Guerin, Bouvier Antheil.

Würdigung. Wunden unter der Haut so angelegt, dass die Luft zu ihnen keinen Zutritt hat, eitern nicht, sondern heilen durch unmittelbare Organisation. Die weiteren Consequenzen dieses von Stromeyer zuerst ausgesprochenen überaus wichtigen Gedankens haben das Verständniss vieler anderer Heilvorgänge (Knochenbrüche, subcutane Läsionen) begründet und eine Reihe anderer Operationen (die subcutane Punction der Congestionsabscesse, der Hygrome Ganglien, Hydarthrosen, die Operation der Varicocele, der freien Gelenkkörper, die Radicalcur der Hernien etc.) geschaffen. Als

Heilmittel gegen die Contracturen wurde anfänglich ihr Werth überschätzt, sofern einige Chirurgen übersahen, dass die Deformitäten durch die Verlängerung der verkürzten Tendines etc. noch keineswegs beseitigt werden, sondern dazu fast immer der orthopädischen Nachbehandlung bedürfen. Dieselbe muss sich auch stets auf den betheiligten Muskelapparat erstrecken und hat den contrahirt gewesenen Muskel sowie seinen gewöhnlich erschlafften Antagonisten wieder functionsfähig zu machen. — Später glaubten wieder einige Orthopäden, die Operation in ihrem Heilapparat entbehren zu können. Diese Extreme sind jetzt vermittelt. Wir wissen, dass die Operation an sich ohne Gefahr ist (die Stichwunde ist schon nach einigen Tagen geheilt), wenn nicht besondere Nebenverletzungen stattfinden, dass sie eine directe Verlängerung herbeiführt durch Bildung einer intermediären Masse zwischen den beiden nach der Durchschneidung in ihren Scheiden sich von einander entfernenden Sehnenstümpfen. Einige wollen ihr auch einen belebenden, umstimmenden Einfluss auf die Muskeln selbst zuschreiben (dynamische Wirkung). — Zu übersehen ist nicht, dass die Bildung dieses Zwischengewebes Störungen erfahren kann, wodurch die Functionsfähigkeit des Muskels beschränkt wird. Schon nach 6 Tagen ist dies Zwischengewebe in Form von Bindegewebe organisirt, zu seiner vollen Entwickelung bis zur fibröseu Narbe bedarf es 1—2 Monate. Dem entsprechend wird die Nachbehandlung instituirt: Gleich nach der Operation wird das Glied am besten durch einen festen Verband in möglichst normaler Haltung ruhig gestellt und nach 8—10 Tagen die orthopädische Nachbehandlung begonnen, welche vorzugsweise in Gymnastik und bei paretischen Zuständen in Anwendung der Electricität besteht.

Ausführung. Ueber Instrumente cf. Taf. IV. Lagerung des Kranken geschieht so, dass ein Assistent den zu durchschneidenden Tendo bequem spannen kann.

Bei der Durchschneidung von innen nach aussen wird der Tendo gespannt, der Operateur sticht das sichelförmige Tenotom flach unter den Tendo, wendet die Schneide nach oben, wobei der Tendo ganz auf derselben ruhen muss, legt seinen rechten Daumen auf den Tendo, während er mit der vollen Hand das Messer wie beim Federschneiden führt unddurchtrennt durch ein ein- bis zweimaliges Hin- und Herführen des Messers. Ein Krachen, Auseinanderweichen der Sehnenstümpfe zeigt den Erfolg an, worauf das Messer auf demselben Wege rückwärts wieder ausgezogen wird.

Bei der Ausführung von aussen nach innen wird vom Assistenten zuerst der Tendo erschlafft, der Operateur hebt eine Hautfalte auf demselben auf, sticht das Tenotom flach ein und wendet die Schneide dem Tendo zu. Darauf spannt der Assistent den Tendo an, während der Operateur die Durchtrennung vornimmt, wobei er den Zeigefinger der linken Hand auf den Messerrücken zur Controlle legt. Das Uebrige wie vorhin.

Die erstere Weise vermeidet sicherer Theile, welche unter dem zu durchneidenden Tendo geschont werden müssen; dagegen kommt es bei ihr leichter vor, dass man an der entgegengesetzten Seite einen Ausstich macht, oder die Haut beim Durchschneiden verletzt.

Nach ausgeführter Operation stillt man eine etwa vorhandene Blutung am besten durch einen Fingerdruck, wodurch zugleich ein etwaiger Bluterguss oder eingetretene Luft wieder entfernt werden. Ein geringer Lufteintritt ist nicht von Nachtheil. Darauf schliesst man die Stichöffnung mit einem Klebpflaster, welches behufs besseren Verschlusses noch mit *Collodium* überpinselt werden kann und fügt eine Flanellbinden-Einwickelung mit einer Maschine oder den schon genannten festen (Gips-, Kleisterwatte-) Verband, besonders an den Extremitäten, hinzu.

Ausführung der Operation im Speciellen.

Nicht bloss alle der Haut nahe liegenden Muskeln sind besonders im Anfange durchschnitten worden, sondern man hat das Tenotom sogar bis zu den tiefsten Schichten der Rückenmuskeln geführt. Gegenwärtig hat man der Operation engere Grenzen gezogen. Ueberblicken wir ihre einzelnen Indicationen nach den Körperregionen.

1. Am Halse. Hier verlangt der Schiefhals gewöhnlich die Durchschneidung des *M. sterno-* und *cleido mastoideus;* selten ist das *Platisma*, der *Cucularis* und *Levator anguli scapulae* in dem Masse contrahirt, dass deren Contractur nicht durch passive Ausdehnung bei der Nachbehandlung überwunden werden könnte. Man hat den *M. sternocleido mastoideus* an 3 Stellen durchschnitten: *a.* $^1/_2$ Zoll vom Ursprung seiner Köpfe, *b.* in der Mitte, *c.* nahe seinem oberen Ansatz. Die erste Stelle ist die gebräuchlichste. Hier liegt der

Muskel unter dem oberflächlichen Blatte der Halsfascie und auf der mittleren Halsfascie, welche ihn von den tieferen Gefässen des Halses trennt. Nur die *Ven. jugularis anter. s. median. colli* verläuft an seinem innern Rande bis nahe dem *Manubr. sterni* herab, wo sie sich nach aussen biegt und längs der *Clavicula* hinter seinen beiden Köpfen verlaufend sich in die *Ven. subclavia* ergiesst. Sie kann leicht verletzt werden, was indess ohne Gefahr ist.

Der Kranke sitzt. Ein Assistent zieht den Arm der afficirten Seite nach abwärts, ein anderer fixirt den Kopf gegen seine Brust durch Umfassen der Stirn und des Kinnes und dreht ihn Behufs der Anspannung des Muskels. Der Operateur steht zur Seite und durchschneidet, im Zwischenraume oder am äusseren Rande einstechend, den Muskel von innen nach aussen. Gewöhnlich reicht die Durchschneidung der einen Portion aus, wenn nicht, so nimmt man für jede einen besonderen Einstich.

Der Verband wird ausgeführt mittelst Compresse und langer Heftpflasterstreifen, die vom Nacken nach der gegenüberliegenden Achsel geführt werden. Der Kranke erhält während der ersten 5—6 Tagen eine horizontale Lage und dann nach Abnahme des Verbandes eine von Dieffenbach empfohlene Cravatte aus Pappe, welche den Kopf gerade oder sogar etwas nach der entgegengesetzten Seite hinüberhalten soll. Ausserdem kann man durch gymnastische Bewegungen zu Hülfe kommen. Sind bereits scoliotische Veränderungen an der Wirbelsäule enstanden, so empfehlen sich die Kopf- und Halshalter von Glisson u. A.

2. An der Schulter. Die Contracturen sind hier zumeist entzündlichen Ursprungs und lassen sich gewöhnlich durch Gymnastik und Dehnung in der Chloroformnarkose überwinden. Werden sie der Reposition veralteter Luxationen hinderlich, so hat man mit Erfolg den *Pectoralis* u a. durchschnitten. Ueber die Ausführung gilt das Allgemeine. Man durchschneidet sie in der Nähe ihres Ansatzes.

Nur wenn man den *Coracobrochialis* durchschneiden will, so hat man auf die *Art. axill.* und den *Nerv. med.* in der Weise zu achten, dass man den linken Zeigefinger so unter den Muskel drängt, dass beide hinter dem Finger liegen, während das Tenotom auf demselben unter den Muskel geführt wird.

3. Am Cubitus und Vorderarm. Das eben Bemerkte

gilt auch von den hier vorkommenden Contracturen. Ungern durchschneidet man den *Biceps*, wenn gleich man die *Art. brachialis* und den *N. median.* auf die eben angegebene Weise so wie durch starke Anspannung, wodurch der Tendo mehr hervortritt, leicht gegen Verletzung schützen kann. Dagegen ist die Contractur des *Pronator teres* oft so widerspenstig, dass dieser Muskel dicht vor seinem Ansatz an die vordere Fläche des Radius durchschnitten werden muss.

4. An der Hand. Die beiden *Flexores carpi* müssen mitunter durchschnitten werden und zwar der *Fl. carp. ulnaris* nahe am *Os pisiforme*, wobei man die unter ihm liegende *Art. ulnar.* und den *Nerv. uln.* wieder, wie oben erörtert, schützt; dagegen kommt die *Art. radialis* bei der Tenotomie des *Flex. carp. rad.* dicht oberhalb des *Carpus* nicht in Gefahr. Bei den Contracturen der Finger hat die Tenotomie nur ungünstige Resultate geliefert.

5. An der Hüfte. Die Durchschneidung des *Tensor fasc. lat.*, des *Pectinaeus*, des *Adduct. longus* ist ohne Gefahr und wird in der Nähe ihres Ursprungs ausgeführt; dagegen ist der gewöhnlich am meisten contrahirte *Iliopsoas* wegen der *Art. femoralis* nicht erreichbar. Man muss desshalb durch das *Brisement forcé* diese Contracturen, die zumeist entzündlichen Ursprungs sind, zu überwinden suchen.

5. Am Knie. Die häufigste Deformität ist hier das *Genu valgum*, dann folgt das *Genu flexum*, seltener ist das *Genu varum* und *Genu extensum*. In der Mehrzahl der Fälle kommen wir mit einer entsprechenden orthopädischen Behandlung aus.

So kann man das *Genu valgum* oft durch einen wiederholt angelegten Gypsverband beseitigen, zu dem man eine Dehnung des *Lig. lateral. ext.* und des *Biceps* in der Narkose hinzunimmt. Sollten beide indess sich zu widerspenstig zeigen, so muss man den *Biceps* dicht oberhalb des Kniegelenks und zwar von aussen nach innen durchschneiden, weil man auf diese Weise am besten den hart an seiner innern Seite liegenden *Nerv. Peronaeus* verschont. Auch das *Lig. lat. ext.* ist nach Dieffenbachs Vorgang wiederholt durchschnitten, was indess möglichst vermieden werden soll.

Bei der Contractur der Flexoren reicht zumeist das *Brisement forcé* aus. Ist dieselbe indess zu hochgradig, so durchschneidet man den *Biceps* wie angegeben, und den *Semitend.* und *Semimembr.* dicht oberhalb des Kniegelenks. Bei letzteren ist keine Gefahr.

Unmittelbar nach der Geradrichtung wendet man entweder den Gypsverband oder Stromeyer's Maschine an. Für die allmälige Geradrichtung hat kürzlich Eulenburg eine Maschine angegeben. Auch von Bonnet und Behrend besitzen wir solche Maschinen

Das *Genu varum* wird wie das *valgum* behandelt. Nach Beseitigung dieser Deformitäten ist auch hier eine sorgfältige Nachbehandlung in Gymnastik, Schienenverband etc. bestehend, erforderlich.

Ich habe wiederholt von einer oder zwei gepolsterten Holzschienen, die vom obern Drittheil des Femur bis zu den Malleolen reichen, und allabendlich mittels einer gut angelegten Binde befestigt werden, sowohl hier als bei rhachitischen Unterschenkelkrümmungen in kurzer Zeit die besten Erfolge gesehen. Bei Kindern muss man natürlich die Mütter in der Application unterrichten.

7. Am Fuss. Die Deformitäten sind hier:

1. *Pes varus* (Erhebung des innern Fussrandes) mit seinen verschiedenen Graden. Contrahirt ist der *Tendo Achill.*, später kommen hinzu die *fascia planaris* und *Tibial anticus* u. a.

2. *Pes valgus* (Erhebung des äusseren Fussrandes) ist oft Folge von Entzündung, Distorsionen (*Pied plat valgus douloureux* Guerrin's), contrahirt ist der *Tendo Achill.*, die *Peronaei*, *Tibial. post.* etc.

3. *Pes equinus* (Erhebung der Ferse) contrahirt der *Tendo Achill.*

4. *Pes calcaneus* (Senkung der Ferse) contrahirt der *Tibial. antic.* und *Fascia plantar.*, erschlafft der *Tendo Achill.*

5. *Pes planus* (Mangel der normalen Fusswölbung) besteht in Erschlaffung der *Fascia plantaris* und später der tieferen Ligamente, so dass sich leicht *Pes valgus* hinzugesellt.

Leichtere Grade aller dieser Deformitäten lassen sich auch hier durch orthopädische Behandlung mit Hülfe von Verbänden und des Scarpa-Lutterschen Schuhes überwinden. Bei höheren Graden wird die Tenotomie erforderlich, und man greift dann den *varus* und *valgus* zunächst mit der Durchschneidung des *Tend. Achill.* an. Die Lagerung des Kranken ist auf dem Bauche, ein Assistent fixirt den Fuss, der Operateur steht zur Seite und führt die Operation in der Höhe der Mitte des äusseren Knöchels aus, und zwar bei hart unter der Haut liegendem Tendo von aussen nach innen, weil man gegen die Tiefe hin auf keine gefährdete Gebilde trifft, während umgekehrt bei der Führung des Messers von innen nach aussen leicht die Haut verletzt werden kann. Von den übrigen contrahirten Gebilden wird der *Tibialis posticus* dicht oberhalb der *Tuberositas ossis navic.*, der *Tibialis anticus* auf dem Fussrücken mit Vermeidung der *Art. Tib. ant.*, die *Peronaen* $^1/_2$'' oberhalb des äusseren Knöchels nach Dieffenbach die *Fascia plantaris* in der Planta, ebenso, wenn nöthig, der *Extensor* und *Abductor hallucis* durchschnitten. Die Nachbehandlung ist die allgemeine. Man legt gleich nach der Operation den Gypsverband oder einen Kleisterwatteverband an und beginnt vom 5. bis 6. Tage die orthopädische Behandlung mit Hülfe des Scarpa-Lutterschen Schuhes, dem nur bei älteren hochgradigen Formen die Stromeyer'sche Maschine voraufgehen muss.

Bemerken wir schliesslich noch, dass die Tenotomie der Gesichtsmuskel wohl nur noch sehr selten zur Ausführung kömmt, während die der Rückenmuskel, die in grosser Ausdehnung zur Heilung der Scoliosen versucht ist, als ganz aufgegeben angesehen werden muss. Nur am *Sphinter ani* kommt die Operation noch häufig zur Ausführung und zwar bei krampfhafter Contractur in Folge schmerzhafter Fissur des Afters, oder bei Einschnürung von Hämorrhoidalknoten und behufs Reposition des *Prolapsus ani*. Man kann sie mit Durchschneidung der Haut und Schleimhaut des Afters, oder auch subcutan ausführen.

Im ersteren Fall erweitert man den *Anus* mittels eines Spiegels und schneidet einfach von innen nach aussen gegen die *Excavatio ischiorectalis* bis zu dem *Sphincter;* im letzteren Fall stülpt man die Schleimhaut etwas aus, sticht das concave Tenotom an der Grenze zwischen Haut und Schleimhaut ein, führt es dicht an letzterer einen Zoll hoch aufwärts und durchschneidet dann den Muskel. Dies ist entschieden sicherer, als wenn man ausserhalb des *Sphincters* einstechen und ihn dann gegen die Schleimhaut hin durchschneiden wollte. Die Nachbehandlung hat für leichten Stuhlgang und für Reinigung der Wunde nach jedesmaliger Entleerung zu sorgen.

M. Die Operation der Polypen.

Nach altem Herkommen nennt man die Geschwülste, welche mehr oder weniger gestielt auf den Schleimhäuten sitzen, Polypen. Sie entwickeln sich zumeist in Folge chronischer Entzündung aus

Schleimhautfollikeln (Schleim- Blasenpolyp) oder Schleimhautfalten, oder ihr Herd ist das submuköse Gewebe (Muskel, Periost), und in dieser Form sind sie histologisch Sarcome (sarcomatöse Polypen), Fibroide (fibröse Pol.) und Carcinome (carcinomatöse Pol.).

Ihre Entfernung ist übetall indicirt, wo sie erreichbar, und wir werden nur Contraindicationen sehen in florirenden Entzündungen, und bei Carcinomen, deren totale Entfernung wegen Zusammenhang mit wichtigen Organen (Gehirn) unmöglich.

Methoden: 1. Abreissen oder Abdrehen, 2. Abschneiden, 3. Abbinden, wozu wir auch die galvanocaustische Schlinge und das *Ecrasement linéaire* rechnen, 4. die Zerstörung mittels des potentiellen und actuellen Cauters, 5. das Zerquetschen, 6. das Haarseil (obsolet), 7. eine Combination von Schnitt mit Ligatur oder Cauter.

Geschichte. Der Name dieser Geschwulstform stammt aus ältester Zeit und schon von den ältesten Chirurgen ist das Ausreissen und Aetzen, von Celsus das Abschneiden geübt worden. Wilh. von Saliceto bediente sich im 13. Jahrhundert der Zange, die dann von Arantius im 16. Jahrhundert verbessert wurde (cf. Taf. III.). Schon früh wurden auch die Ligaturwerkzeuge zum Abbinden construirt; ihre eigentliche Entwickelung fällt in den Ausgang des vorigen und Anfang dieses Jahrhunderts. Levret (Stäbchen), Koderik-Ribke (Rosenkranzwerkzeug), Desault und viele Andere haben den Instrumentenapparat besonders für die *Uterus*-Polypen ausserordentlich reichhaltig gemacht. Während dieselben um diese Zeit fast nur abgebunden wurden, empfahl v. Siebold den Schnitt mittels seiner Scheere, und nach und nach bis in die Jetztzeit verdrängte der Schnitt die Ligatur. Indess einige Chirurgen fürchteten nach demselben die Blutung und nahmen deshalb wenigstens provisorisch die Ligatur mit hinzu. Die neueste Zeit hat nun die Ligatur in Form der galvanocaustischen Schlinge und des *Ecrasement* gebraucht, durch welche die Gefahr des Schnittes (Blutung) und die Nachtheile der Ligatur vermieden werden.

Würdigung. Bei der Beurtheilung dieser Geschwülste sowie der Weisen ihrer Entfernung kommen 3 Puncte in Betracht: 1. ihre histologische Beschaffenheit, 2. ihre Grösse und Form, 3. ihr Mutterboden. Die Beschaffenheit angehend, so geben Krebse eine durchaus ungünstige Prognose, ja sie contraindiciren zumeist die Operation. Die Schleimpolypen recidiviren sehr häufig und verlangen desshalb Umstimmung des Grund und Bodens. Die Sarcome haben ihre Wurzeln gerne in den umgebenden Knochen und verlangen deren Resection, ausserdem sind sie sehr blutreich.

Die Fibroide haben einen festen, tendinösen Stiel und müssen deshalb abgeschnitten werden.

Grösse, Form und Sitz der Geschwulst entscheiden über die zu wählende Methode, sowie über die Schwierigkeit der Entfernung.

Die Methoden angehend, so schützt das Abdrehen am besten gegen Recidiv und ist am leichtesten auszuführen. Es verlangt einen resistenten Boden, von dem oft ein Theil mit ab- und ausgerissen wird.

Das Abschneiden, mittels Messer oder zumeist Scheere ausgeführt, ist bei tendinösem Stiel der Geschwulst das Zweckmässigste. Bei breitbasigen und blutreichen Geschwülsten ist die Blutung zu fürchten. Will man in solchen Fällen dennoch vom Schnitt Gebrauch machen, so muss man vorher eine Ligatur um die Base legen, die Geschwulst pediculisiren, oder nach dem Schnitt das Glüheisen zur Hand haben.

Das Abbinden wurde früher mittels einfacher Seidenschnur ausgeführt, besonders an Rachen- und Uteruspolypen. Allein die umschnürte Geschwulst schwillt anfänglich und jaucht später; dadurch ruft sie im Halse gefahrdrohende Raumbeschränkung und im *Uterus* leicht *Metritis septica* hervor. Man benutzt sie deshalb hier nur noch provisorisch zur Blutstillung. Die galvanocaustische Schlinge Middeldorf's und das *Ecrasement* sind davon frei, nur die Application des Drahtes und der Kette und die Handhabung der Instrumente sind der Räumlichkeit wegen schwierig. Ausserdem zieht man bei nachgiebiger Basis leicht etwas von dieser in die Scheide des Ecraseurs.

Hat die Geschwulst dagegen einen Stiel, oder kann man sie durch provisorische Umschnürung mittels einer Ligatur pediculisiren, so tritt diese Gefahr mehr zurück. Man nimmt dann die Kette des Instruments (Taf. III. Fig. 17.) aus der Scheide umgiebt damit die Geschwulst, führt sie in die Scheide zurück und beginnt durch Hebelbewegung des oberen Griffes die allmälige Abquetschung.

Die Cautere sind nur noch zur Zerstörung von Resten oder im Beginn des Recidives in Anwendung.

Das Zerquetschen, ursprünglich für die Ohrpolypen empfohlen, ist bei Uteruspolypen, welche die Höhle noch nicht verlassen, angewendet worden.

Das Haarseil zur Zerzörung durch die Geschwulst ziehen, ist obsolet.

Ausführung im Speciellen.

1. Ohrpolypen. Der Räumlichkeit wegen ist das Abdrehen mittels einer passenden Kornzange das Zweckmässigste. Bell wollte bei Sitz der Geschwulst auf dem Trommelfell das Zerquetschen; indess die Durchlöcherung des Trommelfells, wenn sie durch die Operation stattfindet, ist bei solcher Entartung desselben von keiner Bedeutung, ja es fördert sogar die Hörfähigkeit. Die Ausführung ist leicht. Man setzt den Kranken mit dem Ohr dem Lichte zu, führt die Zange geschlossen bis zu dem Polypen, ergreift ihn möglichst nahe seiner Base und zieht ihn unter drehender Bewegung heraus. Die Nachbehandlung hat hier wie in allen folgenden Fällen zunächst eine etwa entstandene Blutung durch Jnjection von kaltem Wasser, sowie durch andere Styptica zu stillen; dann Reste, die etwa stehen geblieben, nachträglich zu entfernen (durch Cautere am besten), oder den Recidiven frühzeitig zu begegnen durch die anzustrebende Umstimmung der Schleimhaut. (*Liq. ferri sesquichlor.* wirkt vorzüglich bei Blasenpolypen, *Alaun*, *Cupr. sulf.*, *Zinc. sulf.* u. A.)

2. Polypen der Nase und ihrer Nebenhöhlen. In der Nase kommen die Schleimpolypen am häufigsten und in allen drei Gängen vor. Weiter nach hinten befinden sich die Fibroide, die als Nasenrachenpolypen, als Schlund- und endlich in seltenen Fällen (es sind ungefähr 4 Fälle beschrieben) als Oesophaguspolypen gefunden werden. Von den Nebenhöhlen kommen aus der Stirnhöhle häufig die Carcinomen zur Beobachtung, die zumeist mit dem Hirn Zusammenhang haben, und in der Highmorshöhle finden sich die Sarcome.

Die Entfernung angehend, so steht unter den Methoden das Ausdrehen mittels der Zange oben an (cf. Taf. III). Man sucht zuerst den Sitz des Polypen zu erforschen, wobei eine stark geknöpfte Sonde hülfreich wird, wenn die Geschwulst nicht zu gross ist. Dann lässt man den Kopf des sitzenden Kranken von einem hinter ihm stehenden Assistenten fixiren, führt die gerade oder beim Sitz im hinteren Theil gebogene Polypenzange geschlossen bis zur Base der Geschwulst, ergreift sie und zieht sie, die Zange um ihre Längsachse drehend, heraus. Eine gekrümmte Zange lässt die Drehung nicht zu. Man erkennt oft an der Form der extrahirten Geschwulst, ob sie total entfernt ist; ausserdem muss der Nasengang für die Respiration frei geworden sein. Die Blutung steht gewöhnlich auf Einziehen von kaltem Wasser, oder man setzt demselben ein Stypticum zu. Im Nothfall muss man die Nase tamponiren. Die Tamponade von der vorderen Nasenöffnung ausgeführt, hat selten Erfolg und ist fast immer nutzlos, wenn man heftiges Nasenbluten bei hydrämischen jugendlichen Individuen zu stillen hat. Man muss deshalb den Tampon vom Munde aus einziehen Fig. 35. Ein hinlänglich

Fig. 35.

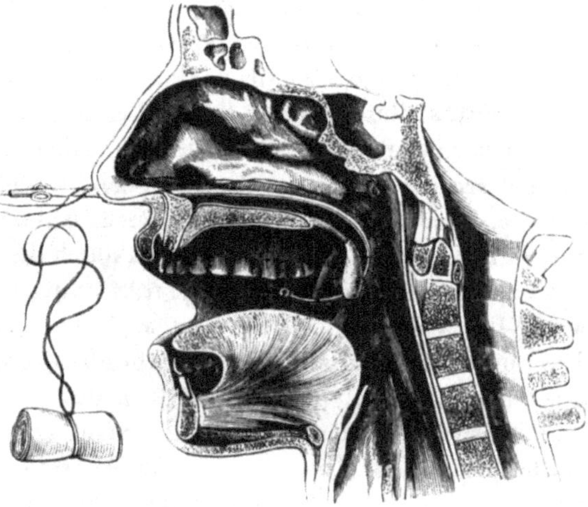

starkes Bourdonnet wird mit einem doppelten Seidenfaden umbunden. Zum Einziehen bedient man sich Bellocque's Röhrchen, oder eines elastischen gekrümmten Katheters. Das Röhrchen wird durch den Nasengang geführt, die Feder vorgeschoben, um das Knöpfchen derselben schnell ein Fadenende befestigt und an diesem das Bourdonnet durch Zurückziehen der Feder und Ausziehen des Röhrchens eingezogen. Ein Fadenende hängt jetzt aus dem Munde, eins aus der Nase; an ersterem kann es nach 2—3mal 24 Stunden wieder zurückgezogen werden, oder man schneidet den hinteren Faden ab, weil er gewöhnlich bald das Gaumensegel stark reizt, und zieht das Bourdonnet vorne aus der Nase wieder heraus. Bedient man sich eines Katheters, so muss man für die Herausleitung seines Schnabels, wenn derselbe im Rachen erscheint, gewöhnlich noch eine Kornzange zu Hülfe nehmen. Bei heftigen Blutungen ist es räthlich, das Bourdonnet mit einem Stypticum (*Liq. ferri sesquichl.*) zu tränken.

Die Nachbehandlung wird hier wie beim Ohr geleitet.

Reicht dies einfachste von allen Verfahren nicht aus, so haben wir folgende Unterstützungen desselben:

1. Man führt den Zeigefinger der linken Hand über das Gaumensegel fort in die Choane, um den Polypen der Zange zuzuführen. Unter Leitung dieses Fingers kann man auch mittels Scheere, selbst eines geknöpften Messers agiren.

2. Die Spaltung des Nasenflügels, um sich den Polypen zugängiger zu machen, ist wohl immer zu entbehren.

3. Ebenso entbehrlich, besonders weil noch eingreifender, sind die vorgeschlagenen Resectionen der Wangen- und Gaumenwand dieser Höhle und die Spaltung des Gaumensegels. Nur die von B. Langenbeck empfohlene Resection des *Proc. nasalis* des Oberkiefers ist beim Sitz der Geschwulst im oberen Nasengang nicht zu entbehren.

Die Polypen der Stirn- und Highmorshöhle sind nur mit Hülfe der Resection der Wandungen dieser Höhlen zu entfernen.

Die Rachen- und Rachenschlundpolypen kann man ebenfalls häufig mittels der Zange vom Munde aus abdrehen Haben sie zu festen Stiel, so nimmt man eine kräftige Scheere, auch das Messer zu Hülfe. Fürchtet man Blutung, so kann man das *Ecrasement* anwenden, oder die galvanocaustische Schlinge benutzen, oder endlich Schnitt und Ligatur verbinden. Früher hat man sie im Rachen vielfach abgebunden, und zu diesem Zweck die Ligatur mit ihren Schlingenschnürern von der Nase aus in folgender Weise angewendet. Fig. 36. Man führt das eine Ende einer kräftigen Ligatur, in die Fenster des Bellocque'schen Röhrchens, oder die Feder eines elastischen Katheters gefädelt, durch den zugehörigen Nasengang zum Munde heraus. Darauf geht man durch denselben Nasengang, aber auf der entgegengesetzten Seite des Polypen wieder mit dem Katheter oder dem Röhrchen vor, um dasselbe Fadenende wieder aufzunehmen und aus der Nase herauszuleiten. Auf diese Weise ist der Polyp mit der Ligatur umgangen und in dieselbe genommen. Zu ihrer Schliessung nimmt man die Fäden in ein Stäbchen von Levret, oder ein anderes Schnürwerkzeug (cf. Taf. III.) und exstirpirt nun

Fig. 36.

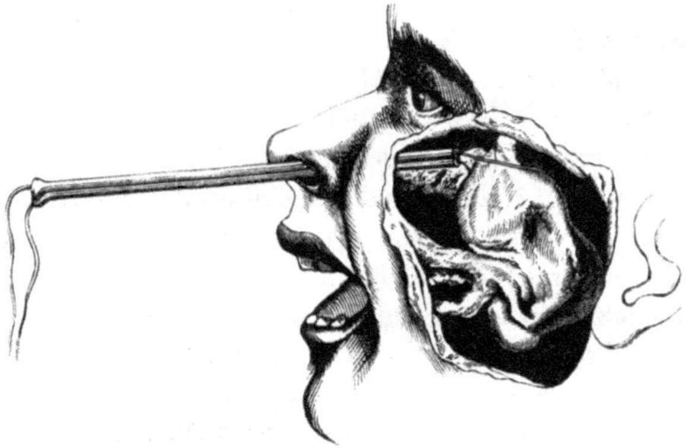

die Geschwulst vom Munde aus, oder schliesst die Ligatur täglich fester bis zum Abfall des Polypen. Allein wie schon bemerkt, die Schwellung und Jauchung führen Plagen, ja sogar Gefahr für den Kranken mit sich, weshalb das Abbinden allein hier verlassen sein dürfte. B. Langenbeck bedient sich zur provisorischen Ligatur der Ricord'schen Schlinge.

Beim Ecrasiren hat gewöhnlich das Herumleiten der Kette, besonders bei breitbasigen Geschwülsten, grosse Schwierigkeiten und der galvanocaustischen Schlinge fehlt es wegen Kostspieligkeit des Apparats noch an allgemeiner Verbreitung trotz der glänzenden Erfolge, die Middeldorf bei Polypen im oberen Theil des Kehlkopfes dadurch erzielt hat. —

Bemerken wir schliesslich noch, dass hier an der oberen Körperpartie noch Polypen im Thränensack und im Kehlkopf beobachtet sind, die zu ihrer Entfernung die Eröffnung dieser Höhlen verlangen.

An der unteren Partie treffen wir sie

3. im *Rectum*. Es sind zumeist Fibroide, die mit dünnem Stiel adhäriren. Sie werden einfach abgeschnitten, und besorgt man Blutung, so legt man provisorisch eine Ligatur herum. In den meisten Fällen drängt der Kranke sie nach aussen, so dass ihre Entfernung leicht ist; sitzen sie indess zu hoch, so muss man unter Leitung des Fingers im Rectum agiren oder ein *Speculum* zu Hülfe nehmen.

Das Ecrasement hier anzuwenden, hat die Gefahr, dass man leicht die Wand des Rectums in die Scheide des Instruments zieht.

4. In den weiblichen Genitalien. In der *Vagina* sind sie überaus selten und unterscheiden sich rücksichtlich ihrer Entfernung nicht von den eben genannten. Weit häufiger sind sie im *Uterus*, und kommen hier als freie oder interstielle Fibroide vor. Zumeist treten sie nach Eröffnung der *Port. vagin.* in die Vagina herab und werden dann am besten mittels Siebold's Scheere abgeschnitten. Auch hier empfehlen Einige die Ligatur provisorisch zur Blutstillung.

Die Kranke erhält eine Lagerung auf dem Querbett, Blase und Rectum werden entleert. — Die Vagina kann man durch seitlich stehende Assistenten mittels halber *Specula* (Taf. XIV.) offen halten lassen, der Operateur führt die ersten Finger seiner linken Hand möglichst hoch am Stiel der Geschwulst hinauf, ergreift darauf mittels Muzeux's Zange oder eines scharfen Hakens die Geschwulst und übergiebt dies fixirende Instrument einem Assistenten. Dann führt er Siebold's Scheere unter Leitung seiner Finger zum Stiel der Geschwulst, leitet ihre Branchen um denselben herum und schliest sie darauf kräftigst. Auch hier wird dann zuerst die Blutung durch kalte Einspritzungen etc. gestillt, die Kranke hält in den ersten Tagen eine ruhige Lage ein und man nimmt zur Reinigung und Umstimmung adstringirende Injectionen vor.

Will man auch hier die Ligatur provisorisch zu Hülfe nehmen, so ist dieselbe am einfachsten mittels der Finger um den Stiel der Geschwulst zu leiten und mit einem der Schlingenschnürer von Levret, Dupuytren etc. zu schliessen.

Variant. Man hat zur Erleichterung vorgeschlagen, den *Uterus* mit seiner *Port. vaginal.* bis vor die Schamspalte herabzuziehen. Indess namhafte Gynäkologen haben sich dagegen erklärt, weil derselbe bei derartigen Erkrankungen leicht Adhärenzen mit seiner Umgebung eingeht, und dadurch beim Herabziehen Zerreissungen des Bauchfells herbeigeführt worden sind.

Ungleich schwieriger wird die Operation, wenn die Geschwulst die Höhle des *Uterus* noch nicht verlassen und wegen gefährlicher Blutungen entfernt werden muss; oder wenn ihr Austritt wegen interstitiellen Sitzes nicht erwartet werden kann. Unter solchen Umständen ist vorgeschlagen, den Muttermund zu erweitern — Lür hat dazu ein Instrument angegeben (Taf. XIV. Fig. 23) —, dann mit einer Zange einzugehen und den Polypen zu zerquetschen, damit er ab- und ausgestossen werde. Mitschick hat sogar ein eignes Extirpatorium dazu ersonnen, dessen Wirkung aber nicht gehörig controlirt werden kann. Im Nothfall soll man die *Port. vaginal.* nach beiden Seiten spalten und das *Fibroid* aus der *Uterus*-Wand herausschälen. (B. Langenbeck).

Die zweite Weise der Entfernung dieser Polypen ist das Abbinden. Man hat die hier anzuwendenden Ligaturwerkzeuge überaus zahlreich construirt. Sie gehören fast alle der Geschichte an; denn die meisten Gynäkologen und Chirurgen haben sich wegen der durch die Jauchung des Polypen wiederholt beobachteten *Metritis septica* dagegen erklärt, und ausserdem die beim Schnitt gefürchtete Blutung nie bedeutend gesehen. Dagegen wird von Einigen das *Ecrasement* in Anwendung gezogen, weil es ebenfalls die Blutung ziemlich sicher verhindert.

Bemerken wir schliesslich noch, dass in den Harnorganen und besonders in der Blase Polypen vorgekommen sind; indess sie sind, wenn wir die verrukösen Excrescenzen abrechnen, die in der weiblichen Harnröhre mitunter gefunden werden, überaus selten. Letztere zerstört man entweder mittels Aetzmittel, oder trägt sie mittels der Scheere ab.

II. CAPITEL.

Operationen, welche am Kopfe verrichtet werden.

A. Operation des *Entropium.*

Die Einwärtskehrung eines Augenlides kann unter folgenden Umständen durch einen operativen Eingriff beseitigt werden:

1. Wenn das Uebel in einer Erschlaffung der äusseren Lidhaut besteht, welche als Falte die Cilien und den Rand gegen den *Bulbus* drängt. Diese Form kommt am häufigsten bei alten Leuten vor (*Entrop. senile*), bei denen in Folge allgemeiner Magerkeit das Unterhaut-Fettgewebe schwindet, die *Cutis* ihre sonst sehr bedeutende Contractilität einbüsst und eine Contraction des Lidsphincters (diese kommt wohl besonders in Betracht) entsteht.

2. Wenn durch Narbenbildung eine Verkürzung der innern Lamelle, oder wenn eine Verkrümmung und dadurch bedingte Verkürzung des *Tarsus* Ursache ist (*Entr. organicum*). Nach diesen Ursachen richten sich die verschiedenen Methoden, deren es hier folgende giebt:

1. Verkürzung der äusseren Lidplatte durch Schwefelsäure und andere Cauterien, von Helling angegeben und von Jüngken besonders am unteren Lide oft und mit glücklichem Erfolge ausgeführt. Dies Verfahren ist besonders bei messerscheuen Kranken anzuwenden, wenn das Uebel noch keinen bedeutenden Grad erreicht hat, oder in Contraction des Lidsphincters besteht*).

*) Jüngken bedient sich der concentrirten Schwefelsäure, die er mittels eines runden Holzstäbchens, von der Dicke eines Schwefelholzes, 10 Minuten

Die Excision eines Stücks der äusseren Haut, besonders bei höheren Graden von Erschlaffung. Bei dieser Methode, die schon von Celsus ausgeführt, soll man mit einer Entropiumzange von Himly u. A. in horizontaler Richtung die überflüssige Hautfalte, welche man bei geschlossenen Augenlidern durch normale Stellung des Lidrandes und der Cilien abmisst, fassen und dieselbe vor der Zange mit einer Cooper'schen Scheere abtragen. Allein man kann sich zum Fassen der Falte auch einer gewöhnlichen, am besten etwas kleinen (Taf. VI. Fig. 42) Pincette bedienen, die man horizontal über das Lid legt, wie bei der folgenden Methode angegeben. Beigrosser Erschlaffung der Lidhaut empfiehlt Desmarres u. A. die Falte perpendiculär zum Lidrande abzutragen (Fig. 37).

Fig. 37.

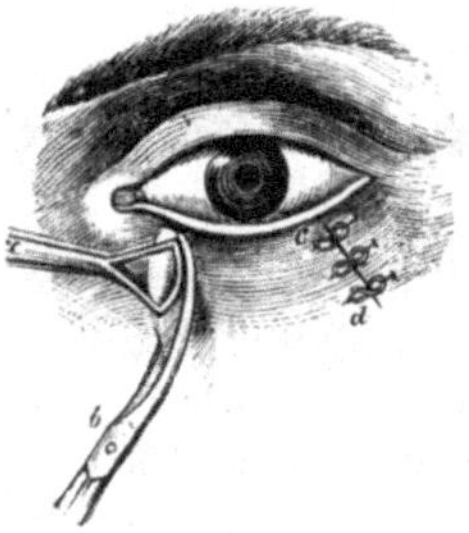

Die Wunde vereinigt man darauf durch einige Hefte, deren Fäden im ersteren Fall durch Streifen von englischem Pflaster auf Stirn oder Wange befestigt werden; oder man lässt sie, besonders bei grosser Hauterschlaffung, durch Eiterung heilen, um durch eine grössere Narbe ein Recidiv zu verhindern.

3. Bei Verkürzung der inneren Lamelle und des *Tarsus*, wodurch das Lid fest gegen den *Bulbus* gepresst und durch die Reibung der Cilien entzündliche Reizung — ja Pannusbildung hervorgerufen wird, vereinigt man das vorige Verfahren mit einem andern von Guthrie. Man will nämlich in diesem Falle das Lid, um es vom *Bulbus* abziehen zu können, verlängern.

Desshalb schneidet man den inneren Lidrand vor dem Thränenpunkte, der erhalten werden soll, und ebenso den äusseren nahe am Winkel auf $1^1/_2'''$ mit einer Scheere ein, legt eine mit einem Schieber versehene Pincette mit schmalen und geöffneten Branchen in horizontaler Richtung auf die äussere Lidplatte, zieht zwischen die

lang aufträgt, und zwar genau einige Linien unterhalb der Stelle, an welcher die Einwärtskehrung hauptsächlich stattfindet. Von dieser Stelle muss man sich desshalb genau überzeugen. — Während der Operation verhindert ein Gehülfe das Herabtröpfeln und die zu ausgedehnte Einwirkung der Säure, sowie das Ueberlaufen der Thränen durch Betupfen mit Charpie. Der sich bildende Brandschorf soll eine kräftige Contraction bewirken, wesshalb man die Stelle nicht mit einem milden Oele bestreichen soll.

Branchen mittels einer anderen Pincette eine Hautfalte und schliesst erstere mittels des Schiebers.

Jetzt dreht man sie mit der gefassten Falte so um ihre Achse, dass das Lid nach Aussen umgekehrt erscheint, und schneidet darauf den *Tarsus* seiner Länge nach mit einem feinen Scalpell ein oder spaltet vorhandene Narben. Darauf dreht man das Lid wieder um und trägt wie vorhin die gefasste Hautfalte ab. Die dadurch auf dem Augenlide gemachte Wunde näht man, und hält durch die Fäden und durch Heftpflasterstreifen das Lid so auf der Stirn oder Wange befestigt, dass die in den Augenwinkeln gemachten Einschnitte klaffen. Diese sollen sich nämlich durch Granulation füllen und dadurch zugleich eine Verlängerung des Lides bewirken; oft sollen sie aber auch zwei entstellende Colobome hinterlassen.

Die Exstirpation des *Tarsus* wird allgemein als unzweckmässig angegeben; dagegen die Excision des degenerirten Tarsusstückes in Form eines ▽, wie Adams beim *Ectropium* operirt (cf. dieses), empfohlen.

B. Operation des Ectropium.

Diese Operation greift noch mehr als die vorige in das Gebiet der operativen Plastik. Für diese aber lassen sich nur im Allgemeinen die Methoden angeben (cf. plastische Operationen), es müssen dieselben bei der grossen Mannigfaltigkeit in der Form der Störungen fast in jedem speziellen Fall variirt werden. Die hier in Betracht kommenden rechnet Dieffenbach wegen der grossen Genauigkeit zu den schwierigsten in der ganzen Chirurgie. Wir führen sie zweckmässiger Weise auf die Bedingungen des Uebels zurück; diese bestehen:

1. In einer Aufwulstung der Conjunctiva (*Ectr. sarcomatosum*). Hier schnitt schon Antyllus ein Stück aus der aufgewulsteten Conjunctiva heraus und bewirkte so die Heilung.

Das Verfahren ist leicht und einfach. Ein Gehülfe zieht das gesunde Augenlid ab, der Operateur das kranke, und trägt mit der Daviel'schen Scheere das grössere oder kleinere Stück ab. Kann er dasselbe nicht unmittelbar mit den Branchen fassen, so lässt er es sich mittels einer Pincette, Balkenzange oder eines Häkchens hineinziehen. Nach gestillter Blutung wird das Augenlid in seine normale Lage gebracht und ein Läppchen, in Oel getaucht, zwischen gelegt.

2. In einer Erschlaffung des untern Augenlides, des *Tarsus* und des Lidsphincters, wie es besonders bei älteren Personen häufig vorkommt (*Ectr. senile*). In diesem Falle will Dieffenbach das Uebel durch eine Verkürzung der Bindehaut auf folgende Weise beseitigen: Er macht, das Lid nach beiden Seiten anspannend, einige Linien über dem unteren Orbitalrand einen halbmondförmigen Schnitt mit nach oben den Augenwinkeln sich auf einige Linien nähernden Schenkeln. „Dieser halbmondförmige Lappen wird bis zur Commissur der Conjunctiva lospräparirt, darauf der Ciliarrand mit der Pincette gefasst, weit abgezogen und hierauf das Zellgewebe und die Bindehaut von aussen her mit einem auf der Fläche gebogenen zweischneidigen Messer durchschnitten, so dass das Lid nur an den Winkeln im Zusammenhang bleibt. Durch den äusseren Wundspalt dringt man dann mit der Pincette ein, zieht den inneren Wundrand etwas vor, trägt einen leichten Saum ab und heftet ihn mit den äusseren Wundrändern durch Insectennadeln und Fäden so zusammen, dass die hervorgezogene Conjunctiva zwischen die äusseren Wundränder zu liegen kommt und der Tarsalrand gegen den *Bulbus* angezogen wird. Gewöhnlich müssen fünf Nähte und die mittelste zuerst angelegt werden. Die Nadeln werden nach einander am vierten und fünften Tage ausgezogen und die Stelle mit schmalen Pflasterstreifen bedeckt; später die Narbe durch Höllenstein geebnet."

Es entsteht die Frage, ob die Conjunctiva, ihrer Schleimhautbeschaffenheit wegen, auch verheilt und nicht eine zu grosse Verwundung und Narbenbildung gesetzt wird? —

Ferner haben wir hier das Verfahren von Adams. Nach ihm

Fig. 38.

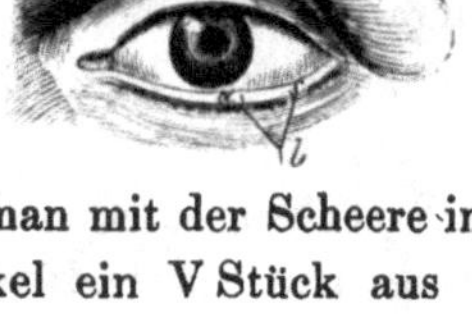

Fig. 39.

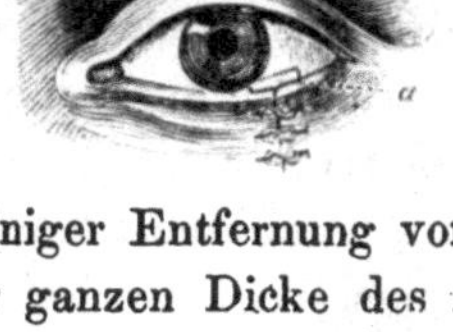

schneidet man mit der Scheere in einiger Entfernung vom äusseren Augenwinkel ein V Stück aus der ganzen Dicke des Augenlides heraus und vereinigt die Schnittränder durch die umwundene Naht (Fig. 38 u. 39). Die Grösse des Stückes bestimmt man durch Messung des gesunden Lides mittels eines starken gewichsten Fadens. Man darf nicht die Mitte des Lides wählen, weil sonst die entstehende Narbe fortwährend in nachtheilige Berührung mit der Hornhaut kommen würde; aber auch nicht so, dass der äussere Winkel den Ausgangspunkt der einen Incision bildet, wegen schlechter Heilung. Gräfe wandte dies Verfahren häufig und mit günstigem Erfolge an. Dieffenbach dagegen hebt zwei Nachtheile desselben hervor: einmal lasse es leicht eine Verkürzung des Lides zurück, zweitens stütze sich der Erfolg stets auf *prim. intentio;* gelinge diese nicht, was häufig der Fall, so werde durch Zurückziehen und Umkrämpen der Ränder das Uebel so vergrössert, dass nur eine Blepharoplastik noch helfen könne. Er empfiehlt desshalb statt der Adamschen V förmigen eine O förmige Excision zu machen (ein solcher Bogenschnitt, zur geradlinigen Naht ausgezogen, muss nothwendig verlängern) und gleichzeitig von den Wundrändern aus die Seiten des Lides durch flache Schnitte so weit zu lösen, bis jede Spannung gehoben und zugleich grössere Wundflächen für eine bessere Vereinigung gewonnen werden.

Trotz dieser augenscheinlichen Verbesserung will er dasselbe aber doch nur anwenden, wenn der umgekrämpte Tarsalrand theilweise entartet und desshalb seine Entfernung wünschenswerth ist. Bei gesundem Tarsalrande empfiehlt er dagegen das Herausschneiden eines ▽ Hautstückes am äusseren Winkel, dessen Basis am Tarsalrande liegt (für das obere Lid die Form △), löst darauf auch das Lid wie vorhin, trägt dann den Tarsalrand in der Breite der Wunde ab und zieht das Lid in den dreieckigen Raum hinein. Hier kann man das Lid noch durch Heftpflasterstreifen festhalten und so das Anheilen erreichen, selbst wenn die *prim. intentio* nicht gelingen sollte. — Setzen wir den Fall eines *Ectropium* des linken Augenlides. Man schneidet zuerst das Hautdreieck $\underset{c}{\overset{a\quad b}{\nabla}}$ so heraus, dass die Basis *ab*, deren Grösse nach dem gesunden Lide abgemessen wird, hart an den äusseren Winkel fällt und so dass der Schnitt über *a* verlängert die Commissur spaltet. Dann spaltet man die Commissur und löst das Lid an seiner innern Seite so weit, dass Punkt *a* nach *b* verzogen werden kann. Darauf trägt man den bei dieser Verziehung mit *ab* in Berührung kommenden Tarsalrand des Lides ab und vereinigt durch Suturen.

3. In einer Verkürzung der äusseren Lidplatte durch Narbenbildung (*Ectr. organicum*). Die Narbenbildung kann sich erstens bis zum Knochen erstrecken, oder ist zweitens mehr oder weniger ausgedehnt auf Haut und subcutanes Bindegewebe beschränkt.

Im ersten Fall geht man mit einem feinen Scalpell flach unter das Lid und trennt mit leichten Schnitten subcutan den adhärenten Theil los. (Auf gleiche Weise kann man auch andere dem Knochen adhärirende Hautstellen, wie sie nicht selten am Unterkiefer verunstaltend vorkommen, wieder vom Knochen lösen.) Darauf hält man durch Heftpflasterstreifen, die man beim oberen Lide auf der Wange, beim unteren auf der Stirn befestigt, die getrennten Stellen von einander entfernt und erzielt so eine Verlängerung. Dies Verfahren kann indess nur bei sehr beschränkten Narben Anwendung finden.

Man kann die Narbe auch durch zwei ( ) Schnitte exstirpiren (die natürlich nicht horizontal zum Lidrand fallen dürfen), dann löst man die Wundränder in entsprechendem Umfange, um sie nachgiebiger zu machen und die Wunde besser vereinigen zu können. Oder wenn die Haut dellenartig dem Knochen adhärirt, so kann man diese vertiefte Hautstelle wie vorhin umschneiden, die Wundränder hinlänglich lösen und über derselben vereinigen.

Anm. Diese und die gleichfolgenden Verfahren sind bei allen missstaltenden Narben wie sie besonders nach Verbrennungen vorkommen, in Anwendung zu ziehen.

Im zweiten Fall ist die narbige Hautpartie entweder a) noch zu benutzen, oder sie muss b) wegen bedeutender Entartung gänzlich entfernt werden.

Ad. a. Der Tarsalrand hat noch nicht gelitten. Hier macht man (Fig. 40; Blasius, Dieffenbach) einige Linien von den Winkeln beginnend zwei etwa 3″ lange Schnitte, welche unter spitzem Winkel auf der Wange zusammenfallen. Der so umschnittene Lappen wird an der Spitze dick, oben flach bis zum Ciliarrande hinauf lospräparirt, damit er (Fig. 41) so weit als nothwendig hinaufgeschoben und der Tarsalrand wieder normal gestellt werden kann. Jetzt heftet man (Fig. 42) erst an der Spitze und giebt dem Lappen (ist seine untere Spitze störend, so kann man sie abtragen) dadurch eine Stütze, und dann seitlich. Bei schwierigen Formen, durch Brandnarben, Lupus hervorgebracht, erwies sich das Verfahren günstig.

Fig. 40.

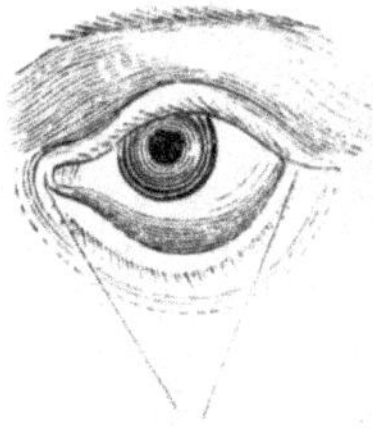

Fig. 41.

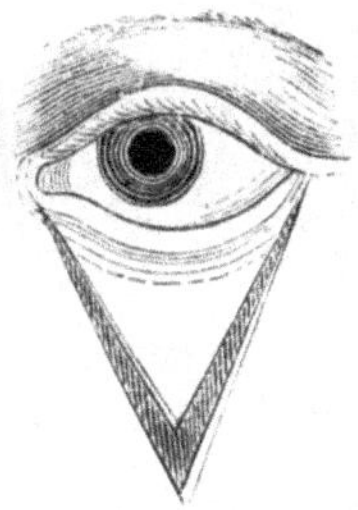

Fig. 42.

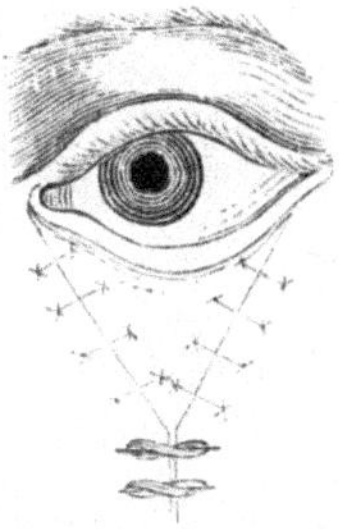

Ad. b. haben wir den Uebergang zur Blepharoplastik. Es muss nämlich die narbige Entartung excidirt und der Defect ersetzt werden. Wir können diesen Ersatz seitlich von der Nase oder tiefer unten aus der Wangenhaut, oder sehr zweckmässig nach Fig. 43

Fig. 43.

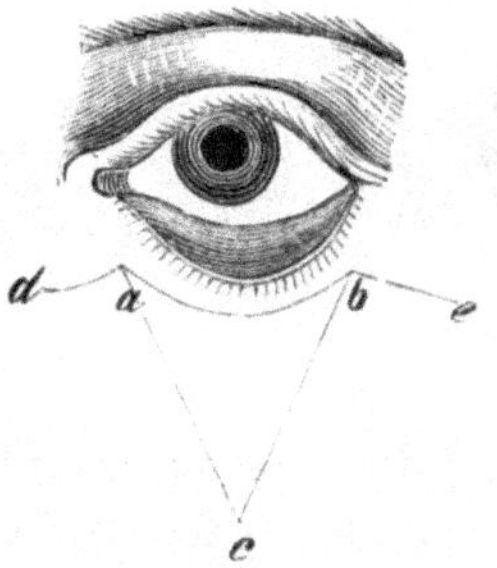

Fig. 44.

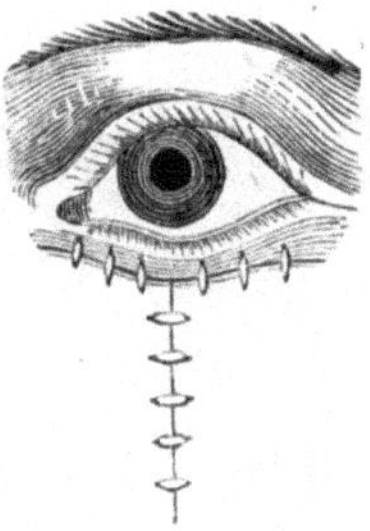

so machen, dass das ▽ *abc* ausgeschnitten, von *a* und *b* aus die Schnitte seitlich bis *d* und *e* geführt und die dadurch erhaltenen Lappen *adc* und *bce* hinlänglich lospräparirt werden. Jetzt zieht man die beiden Ränder *ac* und *bc* an einander und heftet (Fig. 44) so, dass *da* und *be* parallel dem Ciliarrande in einander übergehen.

Wird der Defect noch grösser, so ersetzt man aus der Schläfe am unteren Lide nach Fig. 45 so, dass das ▽ *abc* excidirt, dann von *b* aus nach *d* ein Schnitt geführt und von *d* nach *e* ein zweiter parallel *bc* oder so, dass nach unten sich Punkt *e* etwas Punkt *c* nähert. Dieser Lappen *bdc* wird von oben nach unten bis zur Linie *ce* lospräparirt und so auf ▽ *abc* geschoben, dass *b* auf *a* und *d* auf *b* und *bd* auf *ab* fällt. Der Lappen muss, wie bei allen plastischen Operationen, etwas grösser als der Defect ausfallen. Man heftet nun

Fig. 45.

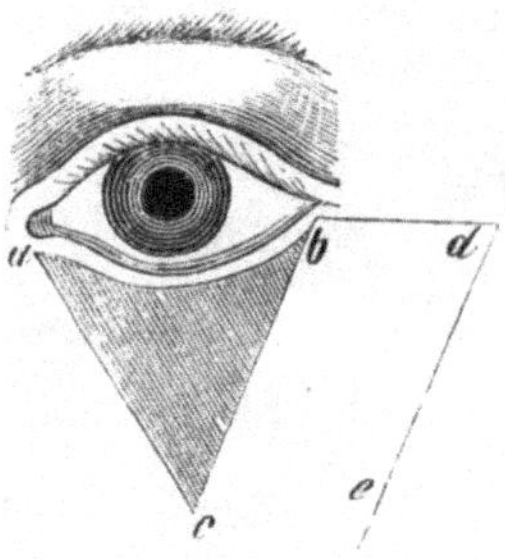

Fig. 46.

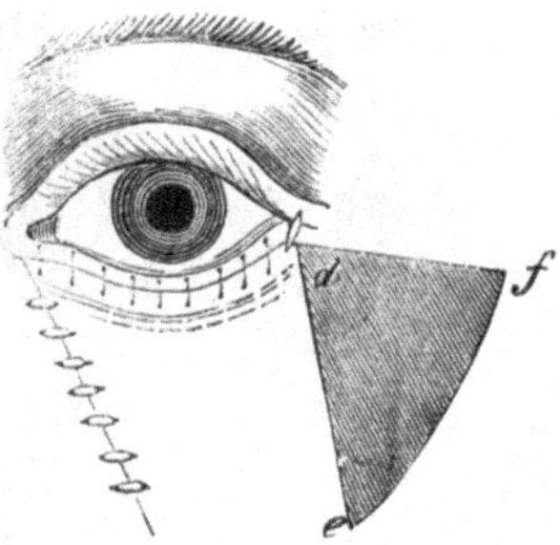

(Fig. 46), und die seitlich entstandene Wunde *dfe* muss sich durch Granulation schliessen.

Jäger hat nun den schon angedeuteten Fall berücksichtigt, wo der Tarsalrand neben der Verkürzung des Lides oder vielmehr durch dieselbe zu weit geworden ist. Er excidirt (Fig. 47) am unteren

Fig. 47.

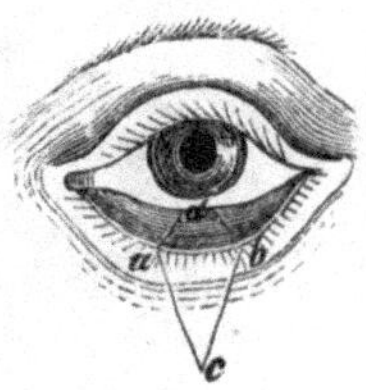

Fig. 48.

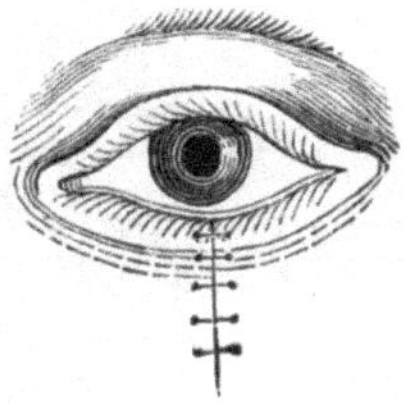

Lide ein erforderliches ▽ Stück, in der äusseren Haut durch *ac* und *bc*, in der Conjunctiva durch *ad* und *bd* bezeichnet, löst darauf von der Wunde aus seitlich die Haut soweit vom Knochen, dass sie aufwärts geschoben und das Lid in seine richtige Lage gebracht werden kann. Die beiden Wundränder werden in einer senkrechten Linie (Fig. 48) durch Hefte vereinigt.

Fig. 49.

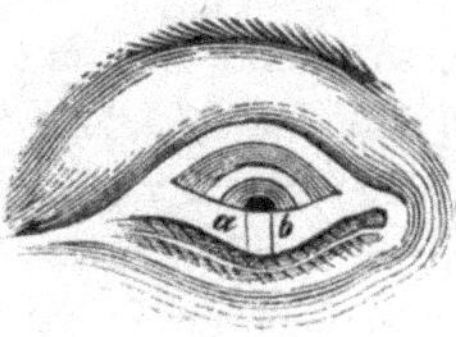

Fig. 50.

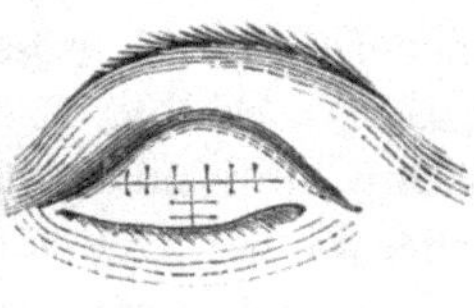

Beim oberen Lide führt er (Fig. 49) einen dem Orbitalrande

Taf. XVI.

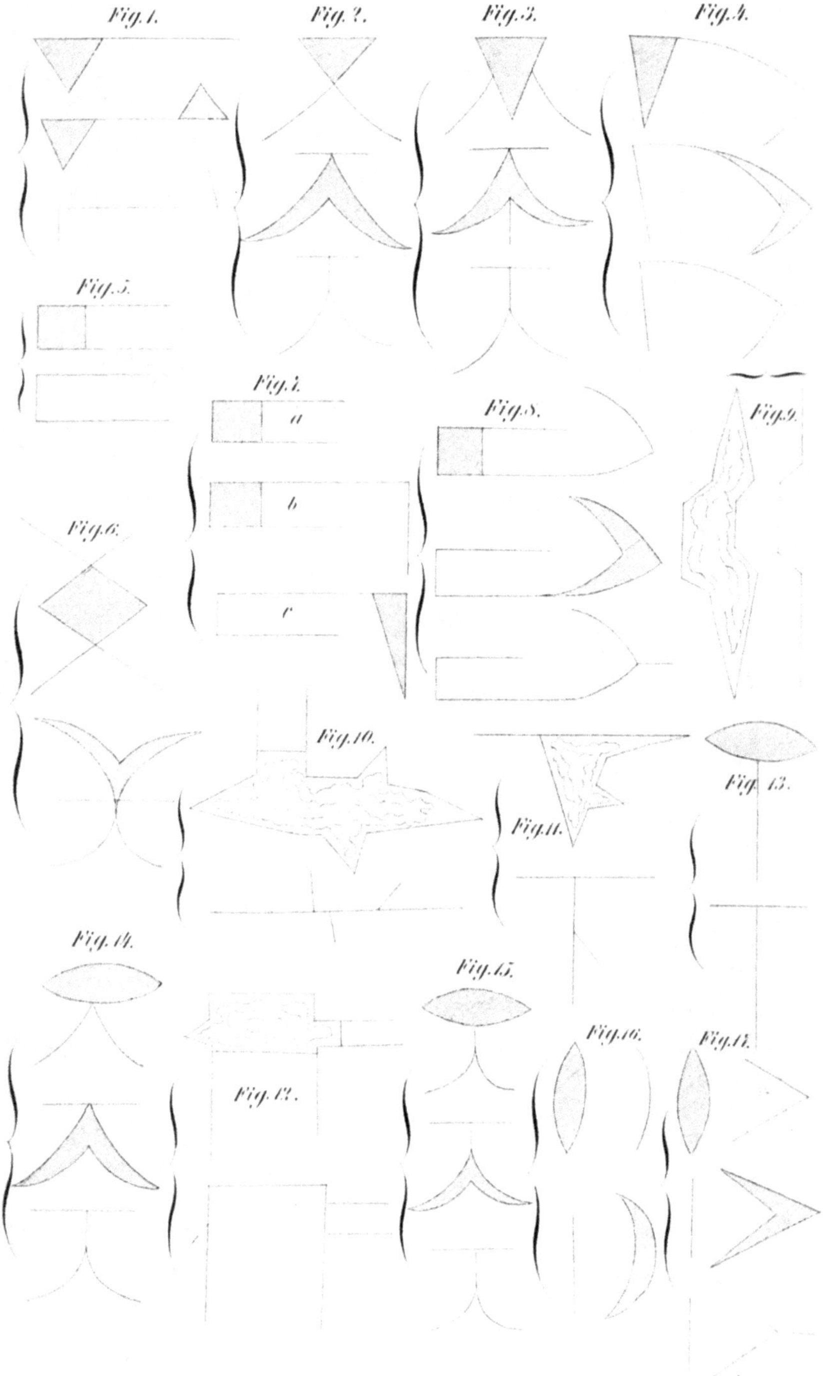

Fig. 1.
Fig. 2.
Fig. 3.
Fig. 4.
Fig. 5.
Fig. 6.
Fig. 7.
a
b
c
Fig. 8.
Fig. 9.
Fig. 10.
Fig. 11.
Fig. 12.
Fig. 13.
Fig. 14.
Fig. 15.
Fig. 16.
Fig. 17.

parallelen Schnitt durch die ganze Dicke des Lides (man sieht den *Bulbus* durch die Wunde), excidirt dann ein erforderliches Stück *ab*, löst von der Wunde aus nach oben entsprechend Haut von der Stirn zur Verlängerung und heftet darauf (Fig. 50) erst die Wunde *ab*, dann die andere horizontale, ohne die Conjunctiva mitzufassen.

Endlich heilte v. Walther ein *Ectropium*, welches durch Entartung des äusseren Augenwinkels enstanden war, sehr sinnvoll dadurch, dass er in Form eines ◁, dessen Spitze nach der Schläfe, das Entartete abtrug und so einen neuen Augenwinkel bildete (Tarsoraphie von ihm genannt). Diese Tarsoraphie ist neuerlichst von v. Gräfe bei zu weiter Lidspalte nach der Schieloperation etc. empfohlen worden.

C. Operationes Plasticae.

Chirurgia curtorum.

Der Wiederersatz von Defecten und die Verbesserung oder Wiederherstellung der Form verstümmelter Organen, ist ihre Aufgabe, sind ihre Indicationen. Ihr Gebiet ist besonders in neuerer Zeit erheblich erweitert worden. Während früher nur der Wiederersatzt mittels eines überpflanzten Hautlappens eine plastische Operation genannt wurde (Nasenbildung), so rechnen wir jetzt mit Recht jeden Hautersatz, wie er bei Verwundungen, Fisteln etc. nöthig werden kann, hierher. Ebenso sind viele Operationen (Lippen- und Gaumenspalt, Ectropium, Dammriss etc.) durch die Anwendung der organoplastischen Regeln und Gesetze wesentlich umgestaltet und verbessert worden.

Diese Regeln und Gesetze ergeben sich aus der genauen Kenntniss der Methoden, deren sich zunächst im Allgemeinen zwei unterscheiden lassen:

1. Der Ersatz von Defecten, aus deren unmittelbaren Umgebung durch Dehnung, Herbeiziehung der Haut und 2. aus mehr oder weniger Entfernung durch Hautüberpflanzung oder Lappenbildung. Beide Methoden werden dann näher durch Form, Grösse und Oertlichkeit des Defectes bestimmt. Zunächst kommt überall die Form in Betracht. Diese kann selbstverständlich unendlich verschieden sein; desshalb stellt sich die Aufgabe, diese unendliche Mannigfaltigkeit auf einzelne normirende Grund-

formen zurückzuführen. Wie die unendliche Mannigfaltigkeit der äusseren Naturformen sich in letzter Instanz und behufs ihrer näheren Erkenntniss auf die einfachen mathematischen Grundformen zurückführen lassen, so auch hier. Die einfachste der Flächenformen und mit diesen hat es die Plastik vorzugsweise zu thun) ist das Dreieck; dann folgt das Viereck, dann das Vieleck und endlich der Kreis.

Wenden wir dies auf die Defecte an, so haben dieselben oder lassen sich leicht durch Abtragen, Wundmachen zurückführen auf die Dreiecks-, Vierecks-, Vielecks- und Kreis- oder Ovalform von mehr oder weniger Regelmässigkeit.

Die 1. Methode nun, oder die Weise, durch Heranziehen der nächstliegenden Haut diese Defecte zu decken, beruht auf dem normalen physiologischen Gesetz der Dehnbarkeit der Haut. Dieselbe darf nicht bis zum Aufhören ihrer Function getrieben werden. Sie ist ausserdem abhängig von dem unterliegenden Zellgewebe und kann durch Trennung, Ablösung von demselben leicht und zweckmässig erweitert werden. Die Heranziehung geschieht nun 1. durch einfachen Zug. Die Kraft des Zuges wird um die Hälfte gemindert, wenn er statt von einer, von zwei entgegengesetzten Seiten her nach der Stelle des Defectes angebracht wird. Oder man kann auch sagen, dass durch diesen Doppelzug ein noch einmal so grosser Defect geschlossen werden kann als wenn derselbe nur von einer Seite her geschieht. Diese einfachste Dehnung wird gesteigert *a* durch Erschlaffung (Flexion); *b* durch Incisionen, welche entweder parallel oder transversal auf die Richtung des Zugs vorgenommen werden. Die ersteren sind Verlängerungen der Wundränder, die zweiten sind die Seitenincisionen, in geringeren oder gröseren Abständen von den Rändern. Durch dieselben wird die Continuität der Haut nach der Richtung des Zugs unterbrochen, es entseht eine mehr verschiebbare Hautbrücke, während die Incisionswunden durch den Zug in Klaffung gerathen.

2. geschieht die Heranziehung durch Ablösung der Haut. Hier werden die Adhärenzen des Zellgewebes getrennt. Die Ablösung kann in grosser Ausdehnung geschehen, man muss nur den grössten Theil des Zellgewebes, in welchem die ernährenden Gefässe der Haut verlaufen, an ihr erhalten.

3. Durch Excision. Dieselbe wird am Rande eines Substanzverlustes und zwar in Form eines Keils oder Dreiecks vorgenommen.

Die Ausführung dieser Methoden, mit denen das Studium der plastischen Operationen an der Leiche zu beginnen hat, ist nun aus beistehenden Bildern, (s. die folgend. Taf.) ohne Worte verständlich. Bemerken wir nur, dass man kleinere Defecte immer zuerst durch directe Vereinung zu schliessen sucht.

1. Trianguläre Defecte *a* durch directe Incision Fig. 1 nach einer Seite oder nach beiden Seiten .(s. Ectropium Fig. 43). Fig. 1 zeigt ausserdem die Excision eines dem Defecte ≌△ auf der entgegengesetzten Seite, wodurch die zwischen beiden Dreiecken liegenden Hauttheile nach ihrer Ablösung beweglicher werden, so dass man beide Defecte nun leicht zu decken kann. (Burow). *b* durch directe winkliche Incision Fig. 2 und Fig. 3, *c* durch directe Incision mit Seitenincision Fig. 4. (und s. Ectropium Fig. 45).

2. Quadranguläre Defecte *a* durch directe Incisionen, Fig. 5, nach einer Seite oder bei grösseren Defecten nach beiden Seiten, oder *b* durch Winkelincisionen Fig. 6, oder *c* durch Seitenincision Fig. 7, oder *d* durch seitliche Winkelincision Fig. 8.

3. Die multangulären Defecte. Sie werden entweder auf die vorigen Formen oder auf das Oval zurückgeführt, oder man verbessert ihre sehr unregelmässige Form vorher und schliesst sie dann auf die folgenden Weisen. Fig. 9; Fig. 10; Fig. 11; Fig. 12.

4. Die runden und eliptischen Defecte. Sie lassen sich in kleiner Form durch directe Vereinigung oder mit Hülfe der Ablösung der Wundränder vereinigen. Wenn sie grösser sind, so werden sie geschlossen: durch directe Incision mit Loslösung, Fig. 13, oder durch Wiukelincision, Fig. 14 und 15, oder durch Seitenincision, Fig. 16, oder durch seitliche Winkelincision Fig. 17.

Die zweite Methode besteht in der Ueberpflanzung eines Hautlappens.

Auch hier kommt zunächst die Form, Gröse und Oertlichkeit des Defectes in Betracht. Die Form: man macht dieselbe möglichst oval, oder eckenlos, wählt nur bei grösseren Defecten diese Methode und was die Oertlichkeit betrifft, so kommt in Betracht, ob wir den Lappen aus der nächsten Nähe oder nur aus weiterer Ferne entnehmen können oder wollen. Der Letztere Umstand ist sogar so wichtig, dass z. B. für die Nasenbildung danach zwei Methoden unterschieden werden: die ältere indische Methode, wenn die Stirnhaut benutzt wird und die italienische, wenn man die Nase aus der Armhaut bildet. Ausserdem hat die Erfahrung gelehrt, dass die Haut an den verschiedenen Körperstellen verschiedene Resultate liefert. Am besten eignet sich die Gesichtshaut (Stirn, Nase, Wange, Lippen) zum plalistischen Wiederersatz; die der Extremitäten mit Ansschluss des Oberarms hat störende Venennetze und schrumpft zu sehr zusammen, die des Bauches und Rückens ist sehr dehnbar, hat aber Neigung zu Entzündung. —

Was dann zweitens den Lappen betrifft, so gilt für ihn als oberstes Gesetz, dass getrennte Hauttheile auf frische Wundflächen übertragen mit diesen verwachsen, wenn sie durch eine ernährende Brücke, durch welche Nervenleitung und Blutzufuhr unterhalten wird, mit ihrem Mutterboden in Verbindung bleiben. Diese Brücke kann natürlich durchschnitten werden, wenn die Verwachsung erfolgt ist. Zwar soll auch der Lappen an sich noch einen gewissen Grad von Vitalität einige Zeit bewahren, so dass selbst vollständig getrennte Theile (Nasenspitzen, Ohren, Finger) wieder angewachsen sind, wenn man sie rechtzeitig wieder annähte; allein diese seltenen Ausnahmen stossen für die Plastik das oberste Gesetz nicht um.

Daraus folgt, dass der wichtigste Punkt für das Gelingen die Brücke oder der Stiel des Lappens ist. Dieser Stiel muss eine Breite von mindestens 4''' erhalten und darf bei der Transplantion nicht gezerrt, gedrückt, zu stark gedreht werden.

Die Form und Grösse des Lappens hängen, wie bemerkt, von dem Defect ab. Die Grösse muss, wegen des Contractionsbestrebens des Lappens, immer um $^1/_3$ mehr als die des Defectes betragen, wobei dann noch die Form der etwa vorhandenen Verstümmelung in Betracht kommt. Deshalb muss der Bildung des Lappens eine genaue Messung und etwaige Abformung voraufgehen und der Defect dann zuerst in eine wunde Fläche verwandelt, oder mindestens doch seine umgrenzenden Hautränder wund gemacht und auf 1—2''' losgelöst werden. Denn mit diesen Rändern müssen ja die Lappenränder sehr sorgfältig und genau mittels der umschlungenen oder Knopf-Naht vernäht werden. Die umschlungene Naht hat den Vortheil, dass man die Nadeln schon nach 6—8—10 Stunden entfernen und den Umschlingungsfaden mit *Collodium* durchtränkt, als hinlängliches Vereinigungsmittel 4—8 Tage liegen lassen kann.

Von besonderer Wichtigkeit sind endlich, die in Lappen auftretenden Veränderungen. Gleich nach der Ablösung von seinem

Mutterboden nämlich erblasst er (Spasmus), dann blutet er bis zum Austritt der Lymphe, beginnt sich zusammen zu ziehen und die eintretende Leichenfarbe deutet sein Absterben an. Er muss deshalb nach erfolgtem Blutaustritt überpflanzt, angenäht werden. Seine Verlöthung erfolgt gewöhnlich sehr schnell, dann schwillt er, seine Mitte erhebt sich kugelig. Oft nimmt er eine bläulich venöse Färbung an, die auf gestörten venösen Abfluss hinweist und durch Scarificationen oder mehr oder weniger continuirliche Blutentleerung mittels Blutegel bekämpft werden muss. Erst nach vollkommener Verlöthung nimmt er die natürliche Färbung seiner Umgebung an und nach 8—14 Tagen zeigt sich eine Abschuppung seiner Epidermis. Die Nervencummunication mit seiner Umgebung stellt sich erst nach Monaten her, während die Gefässverbindung schon früh zu Stande kommt.

Geschichte. Schon im grauesten Alterthum, ist die Operation in Indien als Rhinoplastik aus der Stirnhaut (indische Methode) geübt worden. Hier hat das Abschneiden der Nasen, womit man Verbrecher etc. bestraft und brandmarkt auf die Erfindung derselben geführt. Hippocrates und Celsus lehren Hautattraction mit Hülfe seitlicher Einschnitte. Bekannt indess wurde die Rhinoplastik durch Tagliacozzi zu Bologna, Mitte des 16. Jahrhunderts, der besonders die Armhaut zum Wiederersatz benutzte (italienische Methode). Sein Werk „*de chirurgia curtorum*" kam allmälig in Vergessenheit und mit ihm die Rhinoplastik, bis wieder von Indien her Nachricht über dieselbe nach England gelangte. Hier reconstruirte ums Jahr 1814 Corpue einen Nasendefect, worauf v. Graefe in Deutschland bald mit seiner modificirten italienischen Methode hervortrat, und den Wiederersatz des Augenlides mit Erfolg versuchte. Dann war es Dieffenbach, der sich bald zum Meister der Plastik aufschwang und eine Reihe wichtiger Verbesserungen erfand. Ihm folgten alle nahmhaften Chirurgen der neueren und neuesten Zeit, und ihren vereinten Bestrebungen verdanken wir die weitere Entwickelung dieser Operation an sich, sowie ihren Einfluss auf verschiedene Gebiete der operativen Chirurgie. Der letztere Umstand ist besonders hervorzuheben und hauptsächlich auch von den Gegnern zu beachten. Der junge Chirurg möge bedenken, dass je mehr er sich in den plastischen Operationen übt, um so grösser wird seine operative Befähigung überhaupt. Denn man muss den Werth der Plastik nicht nach der

Schönheit neugeblildeter Nasen beurtheilen, welche allerdings oft viel zu wünschen lässt!

D. Operation der Trichiasis und Distichiasis.

Bei normaler Beschaffenheit des Lidrandes, und wenn dass Uebel nur partiell ist, kann man als Palliativ-Operation die Wimperhaare mittels einer anatomischen oder Beer's Cilienpincette ausreissen. Genügt dies aber nicht und ist hauptsächlich der Lidrand verbildet, so ist folgendes operatives Verfahren, von Jäger angegeben, das zweckmässigste:

Man bringt die dazu angegebene Hornplatte unter das Augenlid, wodurch dasselbe gespannt wird, und lässt sie von einem Gehülfen halten. Der Operateur steht an der Seite des kranken Auges und spannt mit seinem linken Zeigefinger die Cilien an; mit der rechten Hand fasst er das Messer wie eine Schreibfeder und macht dicht hinter den Haaren den Hautschnitt bis auf den *Tarsus.*

In der Wunde werden darauf die Haarwurzeln als schwarze Punkte sichtbar, die, jedoch mit Schonung des *Tarsus* fortfallen sollen. Er fasst darauf mit Bloemer's Pincette vom inneren Augenlidwinkel aus den losgetrennten Lidrand und trägt denselben mit etwas schräg gehaltener Schneide ab.

Nach der Operation zeigen sich oft noch wiederhervorkommende Cilienwurzeln als schwarze Pünktchen in der Wunde, die sogleich mit einem Stückchen *Kali causticum* betupft werden müssen.

Jesche hat eine Art Transplantation der Cilien mit glücklichem Erfolg geübt. Man löst den Ciliarrand mit Schonung der Maibom'schen Drüsen von einem Lidwinkel zum andern so weit los, um ihn tiefer und somit die Cilien vom Auge abzustellen. Leider wird dies Verfahren nur selten Anwendung finden können, weil die Cilien in der Regel so hochgradig entartet und zugleich so sparsam sind, dass sie dem Auge keinerlei Nutzen mehr gewähren.

E. Operation der Thränenfistel.

Operatio fistulae lacrimalis.

Die alten Chirurgen behandelten unter diesem Namen diejenigen operativen Verfahren, welche Krankheitszustände des Thränensacks und des Nasenkanals (gewöhnlich Ausgänge einer acuten oder chronischen Schleimhautentzündung), weil dieselben sehr häufig gleichzeitig sind, beseitigen sollten. Die neueren haben dagegen hier mit Recht eine Scheidung gemacht, so dass deshalb auch der Name „Thränenfistel" fast obsolet geworden ist. Zumeist muss man den vorhandenen Zustand *Epiphora* nennen, sofern in Folge der gehinderten Ableitung der Thränen diese über die Wange fliessen. Eine Unterbrechung dieser Leitung kann gegeben sein: in den Thränenkanälchen, dem Thränensack und dem Nasenkanal. Catarrh, Wulstung und Entartung der Schleimhaut sind die häufigsten Bedingungen. Behufs ihrer Beseitigung hat besonders die Oertlichkeit zahlreiche Encheiresen ersinnen lassen. Diese sind: 1. Das Einführen von Anel's Sonden und anderer Dilatatorien; 2. die Injectionen mittels Anel's Spritze (cf. Taf. V) (beides von den Ein- und Ausgängen aus); 3. Die Bildung eines künstlichen Weges mittels Durchbohrung des Thränenbeins; 4. das Einlegen eines Röhrchens (Dupuytren); 5. Die Kautersation (Blasius); 6. die Zerstörung des Thränensacks.

Petit that den kühnen Griff, den Thränensack bei derartigen Krankheitszuständen von aussen anzustechen, und verdrängte damit jene Reihe künstlicher Encheiresen, welche von den Ein- und Ausgängen aus (Thränenpünktchen von der Nase her) wirken sollten. Nur Gensoul, Bowman (durch Sonden vom eröffneten Thränensack aus) u. A. haben wieder den Versuch gemacht, den Nasenkanal bei Verengung desselben durch Einführung eines Catheters von der Nase aus zu dilatiren und zugleich Einspritzungen durch denselben zu machen. Das Einführen des Catheters verlangt viel Uebung. Die Oeffnung des Nasenkanals in der Nase liegt etwas nach hinten. Deformität und Lage der unteren Muschel sind oft hinderlich und der Nutzen ist überhaupt zweifelhaft geworden. — Petit's Verfahren ist folgendes:

Der Operateur legt den Daumen seiner linken Hand dicht an den äusseren Augenwinkel, so dass die flache Hand beim linken

Auge neben den Mund des Kranken, beim rechten auf die Schläfe und den Hinterkopf desselben zu liegen kommt, und spannt nun beide Augenlider nach aussen an. Mit dem Zeigefinger der rechten Hand fühlt er im inneren Augenwinkel unter dem angespannten Bändchen (*Tendo m. orbic.*) nach dem unteren Orbitalrande. Hat er sich von dessen Lage und Richtung überzeugt, so fasst er ein schmales spitzes Messer wie eine Schreibfeder, stützt den kleinen Finger auf die Wange und setzt das Messer unter dem Bändchen vor dem Orbitalrande so auf, dass seine Spitze nach dem Kieferwinkel der gesunden, seine Schneide nach dem der kranken Seite gerichtet ist.

In dieser Richtung stösst er es einige Linien tief ein und macht beim Zurückziehen desselben einen kleinen, 4—5 Linien langen Bogenschnitt vor und parallel dem Orbitalrande.

Die assistirende Hand bleibt ruhen, während er das Messer fortlegt, eine geknöpfte Sonde ergreift, und diese zuerst in derselben Richtung, wie das Messer, einführt, dann nach der Nase hinneigt, neben den Augenbraunbogen legt, und sie in perpendiculärer Richtung in den Nasenkanal hinabschiebt. Oft ist der Sack so geweitet, dass man ihn ohne Weiteres anstechen kann. Unnöthig aber dürfte es sein, ihn vorher durch eine Injection anzufüllen und auszudehnen.

Man kann nun anwenden entweder blos dynamische Mittel, oder Dilatatorien (Bleinagel), oder Aetzmittel, oder ein Röhrchen einheilen. Bei weit vorgeschrittener Degeneration bleiben diese Mittel fruchtlos, und das Zweckmässigste ist dann die Zerstörung des Thränensacks mittelst eines kleinen Glüheisens; denn die Bildung eines künstlichen Thränenwegs durch das Thränenbein ist wohl ganz verlassen. Nur die Injectionen vom oberen Thränenpünktchen aus ist bei leichteren Graden (Catarrh) oft heilsam. —

F. Exstirpatio bulbi oculi.

Die Exstirpation ist indicirt: 1. bei Carcinom des Bulbus; 2. bei allgemeiner Hydropsie desselben; 3. ausgedehnten Staphylomen, deren einfache Abtragung nicht mehr ausführbar; 4. Geschwülsten der *Orbita*, welche den *Bulbus* umwachsen haben; 5. ausgedehnter

Caries der Knochen der Höhle; 6. eingedrungene fremde Körper (Glasscherben, Metallsplitter, Zündhütchen etc.), welche erst durch langwierige Eiterung ausgestossen werden würden; 7. bei sympathischer Erkrankung des zweiten Auges, wenn das eine der Sitz langwieriger Entzündung in innern Gebilden, *in specie* der Chorioidea und *Iris*. ist, hier rettet die Exstirpation des afficirten Auges oft noch das gesunde.

Contraindicirt ist die Operation bei zu ausgedehntem Krebs, besonders bei Fungus im jugendlichen Alter, der mit dem Hirn zusammenhängt.

Methoden. 1. Totalentfernung *a* mit Schonung, *b* ohne Schonung der Lider; 2. Enucleation oder Ausschälung des *Bulbus* aus der *Tunica vaginalis* (Tennon'sche Kapsel), so dass von dem, was ausserhalb der *Sclera* liegt, vorn nur ein schmaler Saum Binde- und Scheidenhaut, weiterhin die sehnigen Insertionen der sechs Augenmuskeln und ein bald mehr bald weniger langes Stück vom *Opticus* mit fortgenommen wird.

Geschichte. Bartisch hat in der Mitte des 17. Jahrhunderts die Exstirpation zuerst mit einem löffelförmigen Exstirpatorium ausgeführt. Die späteren Augenärzte erfanden zahlreiche Exstirpatorien, und Louis setzte die Technik fest. Schon um's Jahr 1841 gab O'Ferral die Enucleation an, die dann von Bonnet 1851 wieder erfunden wurde.

Werth. Die Operation ist trotz der Nähe des Hirns und der Durchschneidung des *Opticus* selten von Gefahr, und giebt nur bei Krebs eine ungünstige Prognose. Von den Methoden verdient die Enucleation überall den Vorzug, so lange durch sie alles Krankhafte entfernt werden kann; denn sie hinterlässt einen beweglichen Stumpf für die Aufnahme eines künstlichen Auges, während bei der Totalexstirpation die grosse Entstellung nur durch ein schwarzes Läppchen verdeckt werden kann.

Ausführung. *a*. Mit Schonung der Augenlider. Der Kranke liegt, ein Assistent fixirt die Lider.

Erster Akt: Trennung der äusseren Commissur. Der Operateur legt Zeigefinger und Daumen seiner linken Hand, nach der Nase des Kranken gerichtet, so auf den äusseren Orbitalrand, dass er im Anziehen beide Augenlider anspannt und zugleich vom *Bulbus* abzieht.

Darauf führt er das wie zum Dilatiren gefasste spitze Messer, mit dem Rücken gegen den *Bulbus* gekehrt unter die Augenlider stösst es $^1/_2$—1" vom äusseren Winkel entfernt und in gleicher Richtung mit demselben durch, und trennt so die äussere Commissur.

Zweiter Akt: Exstirpation. Die Augenlider werden mit dem stumpfen Haken auseinander gehalten. Der Operateur fasst mit Zeigefinger und Daumen der linken Hand Muzeux's Hakenzange, wendet die Spitzen der Finger, welche die Zange halten, sich zu (zu dieser Handstellung muss er mit Arm und Hand einen Bogen von links nach rechts beschreiben) und ergreift damit die *Cornea* des zu exstirpirenden Auges. Darauf fasst er ein gerades Scalpell wie eine Schreibfeder, stösst es mit nach sich gerichteter Schneide im inneren Augenwinkel oberhalb des unteren Orbitalrandes von aussen und unten etwas schräg nach innen und oben ein*), und führt es in derselben Richtung in sägenden Zügen nach dem äusseren Augenwinkel, wobei er den gefassten Augapfel an- und nach der entgegengesetzten Seite zieht. Hier angekommen, zieht er das Messer aus, geht am rechten Auge mit demselben unter der andern Hand durch, stösst es an der ersten Einstichstelle wieder in etwas schräger Richtung parallel zur Orbitalwand ein und führt es jetzt auf dieselbe Weise am oberen Orbitalrande herum nach aussen, so dass beide Bogenschnitte sich vereinen.

Jetzt legt er das Messer fort und ergreift mit Daumen und Ringfinger derselben Hand die Cooper'sche Scheere, den Zeigefinger auf das Schloss der gewölbten Seite stützend. Er geht nun mit den geöffneten Branchen der Scheere vom inneren Augenwinkel aus so unter den *Bulbus*, dass die Concavität der Scheere demselben zugekehrt ist (dazu muss er die Hand stark flectiren), schiebt sie bis zum äusseren Augenhöhlenrand, und während er den *Bulbus* der Scheere entgegenführt, durchschneidet er durch einen kräftigen Druck den Nerv**). Bleibt der *Bulbus* noch an etwas fest hängen, was bei guter Ausführung selten der Fall ist, so trennt man ihn noch durch einen zweiten Schnitt.

Nach der Entfernung des *Bulbus* vertauscht der Operateur die

*) Diese Richtung des Messers entspricht der Kegelgestalt der *Orbita*.

**) Andere wollen den oberen Messerschnitt gleich so tief führen, dass dadurch der *Opticus* mit getrennt wird.

Hakenzange mit der Pincette, fasst damit die Thränendrüse und alles sonst noch Entartete und schneidet es mit der Scheere ab. Ist die Thränendrüse gesund, so kann sie zurückgelassen werden.

b. Ohne Schonung der Augenlider.

Ein Gehülfe steht an der dem kranken Auge entgegengesetzten Seite und spannt von der Stirn und der Wange her beide Augenlider durch Auflegen der Däume oder Zeigefinger an. Der Operateur steht zur Seite des kranken Auges, fasst mit der Pincette zuerst das untere Augenlid in der Mitte und zieht es an. Darauf das bauchige Scalpell wie eine Schreibfeder gefasst, setzt er dessen gewölbten Theil genau am inneren Winkel auf und führt den Hautschnitt in einer dem Orbitalrande entsprechenden Richtung nach dem äusseren Augenwinkel. Hierauf fasst er das obere Augenlid wie vorhin, und schneidet wiederum am oberen Orbitalrande vom inneren nach dem äusseren Augenwinkel. Jetzt trennt er erst die äussere, dann die innere Commissur, legt die getrennten Augenlider auf den *Bulbus* und exstirpirt denselben wie oben, nur dass er hier etwas tiefer mit der Hakenzange eingreift, um den Augapfel mehr tragend zu halten.

Anmerkung 1. Immer macht man die Schnitte am unteren Augenlide zuerst, weil die so entstehende Blutung im Verlaufe der Operation am wenigstens hinderlich wird. Ferner führt man die Scheere zur Durchschneidung des *N. optic.* stets vom inneren Augenwinkel aus ein, weil die äussere Wand der *Orbita* weit fester und desshalb weniger leicht zu verletzen ist, als die innere.

Anmerkung 2. Die Blutung wird man wohl immer durch Kälte (Eisstücke), Tamponade stillen können, so dass die Unterbindung (Roux) oder Torsion der *Ophthalmica* oder deren Verschluss durch eine Schieberpincette, die liegen bleibt (Lisfranc), unnöthig ist. Man füllt darauf die *Orbita* mit Charpie, legt eine Compresse darauf und befestigt das Ganze mit einem *Monoculus*. Die Nachbehandlung besteht in Bekämpfung einer etwa auftretenden Entzündung und Leitung der Eiterung und Granulationsbildung.

Anmerkung 3. Enucleation nach Arlt: Der Kranke liegt, ein Assistent hält mittels Lidhalter die Augenspalte offen, der Operateur steht an der rechten Seite und beginnt die Operation am linken Auge am äusseren, am rechten am inneren Winkel. Wenn der *Bulbus* zu gross, so muss auch hier erst die Commissur geschlitzt werden. Ist der Inhalt des *Bulbus* solid, so kann man sich eines scharfen Hakens oder einer durchgezogenen Schlinge zur Fixation bedienen; bei flüssigem Inhalt kann man vom *M. rect.* in- oder *extern.* aus die Fixirung ausführen, weil der *Bulbus* während der Operation resistent bleiben soll. In letzterem Fall ergreift man z. B. am linken Auge eine Falte der Bindehaut vor der Insertionslinie des *M. rect. ext.* mittels einer Hakenpincette wie bei der Schieloperation, schneidet dieselbe ein, so dass eine verticale Wunde von 4—5‴ Länge etwa 2‴ weit vom Hornhautrande entsteht. In dieselbe mit der Pincette eingehend und diese leicht gegen den *Bulbus* drückend, erfasst man den Muskel quer, schiebt darauf den Arm einer geraden oder leicht gebogenen, vorn nicht scharfspitzigen Scheere zwischen den Muskel und die *Sclera* ein und durchschneidet den Muskel etwa 1—1$^1/_2$‴ hinter seiner Insertion. Ist die Scheere gebogen, so wendet man die Concavität dem *Bulbus* zu. Darauf wird der am Muskelstumpf erfasste *Bulbus* nach auf- und auswärts gerollt, ein Scheerenblatt von der erhaltenen Wunde aus an der Sclera etwa 2$^1/_2$‴ unterhalb der *Cornea* gegen den inneren Augenwinkel vorgeschoben und zuerst die Bindehaut durchschnitten, dann der *M. rect. infer.* wie bei der Schieloperation abgetrennt. Dasselbe vollführt man darauf am oberen Umfang des *Bulbus*, hier auch den *Rectus. sup.* ablösend. Jetzt soll der *Opticus* mit den an seiner Scheide haftenden Ciliarnerven auf einmal durchschnitten werden. Zu dem Zweck rollt man den *Bulbus* gerade einwärts, so dass die Pupille und der von der Pincette erfasste Muskelstumpf genau in einer Ebene liegen, welche man sich durch diese beiden Punkte und die Augenwinkel gelegt zu denken hat. In der Richtnng dieser Ebene liegen der Drehpunkt des *Bulbus* und die Insertion des *Opticus*. Man schiebt deshalb die Scheere geschlossen in der Richtung dieser Ebene rück- und einwärts, öffnet sie auf 3—4‴, schiebt sie dann auf 3—4‴ weiter und durchschneidet den jetzt sicher gefassten *Opticus*. Darauf kann der *Bulbus* aus der Lidspalte hervorgehoben und jetzt mit den Fingern der linken Hand fixirt werden. Man rollt ihn nun gegen den *Rectus int.*, um auch diesen sowie den *Obliquus sup.* und die *Tunica vaginal.* auf der Nasenseite knapp an der *Cornea* zu durchtrennen. Der *Obliq. infer.* wird am besten vor Durchschneidung des *Opticus* abgelöst, obgleich dies auch nacher geschehen kann. Die Insertionslinie dieses Muskels entspricht bei der oben angegebenen Haltung des *Bulbus*, ziemlich genau dem oberen Rande des *M. rect. ext.*, beginnt etwas hinter dem *Aequatar bulbi* und endet einige Linien vor dem *Opticus*.

Variant. Nach Bonnet, Mackenzie u. A., soll die Bindehaut rings um die *Cornea* durchschnitten und die Insertionen der 4 *Recti* mit einem stumpfen Haken einzeln umgangen und hervorvorgezogen werden.

Nach beendeter Operation stillt man die Blutung durch Injection kalten Wassers; selten ist eine Tamponade mittels Charpie dazu erforderlich. Steht die Blutung und sind grössere Blutcoagula beseitigt, so lässt man die Lider sich an einander legen, bedeckt sie mit einer Lage Charpie und einer comprimirenden Binde.

Die Heilung erfolgt in einigen Tagen. Der Boden der Grube, hauptsächlich von der *Tunica vagin.* mit den anhaftenden Muskeln, in der Mitte vom Sehnerven und frei zu Tage liegenden Orbitalfettgewebe gebildet, wird allmälig mit jenem Theil der Conjunctiva überzogen, welcher früher den *Bulbus* bekleidete. Die Muskeln zeigen unmittelbar nach Entfernung des *Bulbus* concomitirende Bewegungen und behalten diese auch nach beendeter Vernarbung. Die Lider sinken etwas rükwärts und da wo der Uebergangstheil zum entstandenen Stumpf sich befindet, entsteht eine Art Rinne. In dieser Rinne soll der Rand des künstlichen Auges ruhen, dem Bewegungen mitgetheilt werden, welche die des anderen Auges concomitiren und einen so hohen Grad erreichen können, dass für die Laien noch eine genügende Täuschung zu Stande kommt. Dies kann aber nur geschehen, wenn man so viel als möglich von der Conjunctiva, von den Muskeln und der *Tunis vaginalis* erhalten hat. Die englischen Augenärzte legen schon am 3. Tage das künstliche Auge ein; nach Arlt soll man einige Tage länger bis zur angegebenen Ueberziehung des Stumpfes mit der Bindehaut warten. Wartet man zu lange, so könnte sich die genannte Rinne, welche das künstliche Auge aufnehmen soll, zu sehr verkleinern.

G. Operatio cataractae.

Inhalt der Operation ist: Entfernung der getrübten Linse aus der Sehaxe. Die Linse bleibt dabei entweder innerhalb des Auges, oder wird sofort aus demselben entfernt.

Vorfragen: 1. Wann soll der Staar operirt werden? Die meisten Augenärzte antworten: Wenn er reif ist, d. h. wenn der die Linsentrübung bedingende Prozess (im Allgemeinen als entzündlicher angesprochen) abgelaufen und damit die Trübung mehr oder weniger vollständig geworden ist. Der Kranke hat dann keinerlei chronische Entzündungserscheinungen mehr (keine Licht- und Farbenerscheinungen, keine Schmerzempfindungen, keinen Druck im Auge, kein zeitweiliges Hervorstürzen heisser Thränen), wie sie während des Ablaufes des Prozesses vorhanden sind. Er kann noch hell und dunkel und bei vortheilhaftem Lichte die Umrisse grösserer Gegenstände erkennen.

2. Darf die Operation eines cataractösen Auges unternommen werden, wenn das andere noch gesund ist? Die meisten Autoritäten antworten: Nein, und statuiren höchstens bei jugendlichen Individuen der Enstellung wegen eine Ausnahme.

3. Darf die Operation an einem bereits vollständig cataractösen Auge unternommen werden, wenn die Cataractentwickelung auch am anderen Auge schon begonnen, oder soll man bis zur vollkommenen Reife beider Staare warten? Die Meinungen sind ziemlich gleich getheilt. Man richtet sich nach der Schnelligkeit des Ablaufes und nach den individuellen Umständen.

4. Darf man beide Augen zugleich operiren, oder ist es vorzuziehen, eins nach dem andern zu operiren? Auch hier sind die Ansichten getheilt. Die Meisten lassen sich von individuellen Verhältnissen bestimmen. Die Vorsicht gebietet offenbar den zweiten Grundsatz anzunehmen.

5. Verlangt das Alter des Kranken Berücksichtigung? Man soll die klimacterischen Jahre der Frauen berücksichtigen und Kinder mit angebornem Staar früh vor dem Zahnen oder gleich nach dem zwölften Monat operiren.

6. Soll die Jahres- und Tageszeit beachtet werden? Bei gichtischen, rheumatischen Individuen soll man den Frühling und Herbst meiden und die constantere Witterung des Frühsommers und Frühwinters wählen. In Bezug auf die Tageszeit wählt man den Vormittag, um im Verlauf des Tages die nachträglichen Ereignisse überwachen zu können.

7. Soll der Kranke einer speziellen Vorkur unterworfen werden? Nein — es sei denn, es wären locale oder allgemeine Erkran-

kungen vorhanden, die nothwendiger Weise erst berücksichtigt werden müssten. Man soll ihn ausserdem möglichst bei seiner gewohnten Lebensweise lassen; nur dass man kurz vor der Operation den Darmkanal frei macht, um gleich nach derselben durch ein Opiat für einige Tage die Stuhlentleerung verhindern zu können.

In diesen Sätzen sind zugleich die Indicat. und Contraind. enthalten. Zu letzteren sind selbstverständlich noch hinzu zu zählen alle Localerkrankungen des cataractösen resp. gesunden Auges, so wie Allgemeinaffectionen des Körpers.

Die Methoden zerfallen zunächst nach dem Instrument in Nadel- und Messeroperationen.

Die ersteren vollbringen die Depression, Reclination, Discision (Seitabwärtslagerung, Sublation) des Staares und werden entweder von der *Sclera* (*Scleroticonyxis*) oder von der *Cornea* (*Keratonyxis*) aus ausgeführt.

Die zweiten entfernen den Staar direkt aus dem Auge (*Extraction*) und zwar durch eine Hornhautwunde, welche entweder im oberen Segment (*Keratomia superior*, Hornhautschnitt nach oben) oder im unteren Segment (*Keratomia inferior*, Hornhautschnitt nach unten) oder am seitlichen Rande derselben (Linearextraction — Auslöffelung) und endlich auch in der Sclerotica angelegt worden ist. Letztere Methode ist historisch.

Die Geschichte der Operation schreibt dem Celsus die Depression zu, welche auch später von den herumziehenden Staarstechern geübt wurde. Erst im 17. Jahrhundert wurde durch Rolfink und Schellhammer Sitz und Beschaffenheit des Staars näher bekannt und von da datirt die weitere Entwickelung der Methoden. So wurde von Freitag (1694) und besonders von Daviel (1748) die Extraction, die schon von Antyllus geübt sei, zu einer besonderen Methode ausgebildet. Bald darauf wurde von Willburg (1785) die Reclination angegeben, die *Scarpa* als Seitabwärtslagerung veränderte, und Henkel und Pott übten die Discision. Dieselbe wurde dann von Langenbeck zuerst *per corneam* ausgeführt und damit die *Keratonyxis* geschaffen. Um die weitere Entwickelung der Extraction hat besonders Beer, Jaeger (Hornhautschnitt nach oben), Gibson und Travers (Linearextraction), Richter u. A. Verdienst, während B. Bell den wieder aufgegebenen Versuch machte, die Linse aus einer oberen Scleroticalwunde zu extrahiren. Selbstverständlich haben bei der Wichtigkeit und Häufigkeit dieser Operation alle namhaften Augenärzte bis in die neueste Zeit an der Verbesserung und Vervollkommnung derselben Theil.

Bei der **Würdigung** kommt hauptsächlich der Werth der Methoden und ihre Indicationen für den individuellen Fall in Betracht. Freilich ist der Eingriff an sich immer ein erheblicher für das Auge, so dass mindestens 10% verloren gehen; allein gerade die Neuzeit hat durch genauere statistische Arbeiten den Werth und die Bedeutung der Methoden und die Abhängigkeit des Erfolges von einzelnen individuellen und constitutionellen Verhältnissen fest zustellen gesucht. Wir werden bei den einzelnen Methoden darauf zurückkommen.

Anmerkung. Für die Uebungen am Phantom empfehlen wir die von Wien her empfohlenen Masken, die einen sehr geeigneten Augenträger enthalten. Freilich kann auch jede andere Maske benutzt werden. Ferner empfehlen sich die Schweinsaugen zu diesem Zweck am besten, die aber vor dem Brühen des Thieres herausgestochen werden müssen. Etwas störend ist an ihnen die ovale Hornhaut. Man muss aus diesem Grunde sie so einspannen, dass der Längsdurchmesser des Ovals perpendiculär steht.

Vorbereitung zur Operation im Allgemeinen.

1. **In Bezug auf den Kranken.** Ungefähr drei Stunden (nach Einigen schon Tags vorher) vor jeder Staaroperation muss die Pupille hinlänglich erweitert werden. Man wählt jetzt am besten das schwefelsaure *Atropin* (Gr. iv auf ℥j *Aq. dest.*), von dem ein Tropfen schon eine hinlängliche Erweiterung bewirkt. Oder man benutzt ein Infus von *Hyoscyamus* (ʒβ auf ℥β), oder das *Extr. Hyoscyami* ℈j auf ʒij *Aq*, *dest.*), oder die Belladonna in etwas schwächerer Dose. Letztere Mittel kann man, um ihre örtlich reizende Wirkung zu vermeiden, mittels Compressen auf das geschlossene Auge anwenden.

Ferner soll der Kranke auf einem passenden Stuhl sitzen, dessen Seitentheile er anfasst, und seine Füsse zwischen die des Operateurs ausstrecken. Bei der Wahl des Stuhles kommt es darauf an, ob man stehend oder sitzend operiren will; denn des Kranken Auge soll ungefähr mit unserem Kinn in gleicher Höhe sich befinden. Operirt man stehend, so muss man sich einen stellbaren Stuhl halten, der zugleich eine Vorrichtung für den hinter dem Kranken stehenden Assistenten hat. Dieser muss nämlich während der Operation über den Kopf des Kranken fort, das Auge bequem und vollständig übersehen können. — v. Gräfe giebt bei allen seinen Operationen dem Kranken eine bequeme Rückenlage auf einem passenden Sopha oder dem Bett des Kranken. Für das linke Auge sitzt er dann auf dem Rande desselben, für das rechte auf einem Stuhl am Kopfende des Kranken. Er kann so stets mit der rechten Hand operiren; der Kopf des Kranken ist weit vortheilhafter fixirt; Iris- und Glaskörpervorfall kommen bei der Extraction weit schwerer zu Stande; der Kranke bleibt gleich in seinem Bette. — Ausserdem muss hinlänglich Licht sein, nur darf nicht grelles Sonnenlicht in's Auge fallen oder durch Vorhänge etc. störenden Reflex machen. Bemerken wir für die Lagerung noch, dass das Licht stets vor der operirenden Hand in's Auge fallen, und dass das nicht zu operirende Auge jedesmal mit einer grösseren Compresse verhängt werden muss. Einige empfehlen endlich noch als Vorbereitung, ein reizbares Auge vorher durch Berührung an den Reiz des Instruments zu gewöhnen. Es ist aber wohl zweckmässiger, sich in solchen Fällen immer das Auge mittels eines Ophthalmostaten zu fixiren. Pamard wollte zu diesem Zweck einem Gehülfen seinen Spiess übergeben. Rumpel fixirte die Spitze dieses Spiesses auf einem Fingerhut, den der Operateur auf seinen Mittelfinger stecken, die Spitze in die Conjunctiva senken und so den *Bulbus* fixiren sollte. Dieffenbach sah sich zu diesem Zwecke ein scharfes Conjunctivahäkchen anlegen. Am zweckmässigsten fixirt man durch Erfassen einer Conjunctivafalte mittels einer feinen verschliessbaren Pincette, oder mittels v. Gräfe's Ophthalmostat. Jäger hat ebenfalls einen Ophthalmostaten in Form einer Doppelpincette angegeben. v. Gräfes Instrument ist in Form einer einfachen Pincette construirt, welche nicht, wie Jägers Instrument, eine Querfalte, sondern eine zum Querdurchmesser des Auges senkrecht stehende Falte fasst, und ausserdem auf jeder äusseren Pincettenbranche einen abschraubbaren Lidhalter besitzt. Jägers Instrument lässt sich schwerer handhaben und man kann gewöhnlich nur die eine Pincette brauchen. — Der Ophthalmostat wird am besten an der inneren Seite des *Bulbus* angelegt — und deshalb der nach innen liegende Lidhalter abgeschraubt — und vom Operateur fixirt, der zugleich das Lid mit demselben abzieht; es sei denn, dass man das rechte Auge in der Rückenlage des Kranken operirt, dann hat der Assistent das untere Lid und den Ophthalmostat.

2. Anstellung des Assistenten. Man bedarf im Allgemeinen nur eines Assistenten, welcher eins der Lider vom *Bulbus* abzieht. Das Darreichen der Instrumente von einem zweiten ist unnöthig, wenn man sich dieselben vorher geordnet zur Hand legt. Nur wenn man den Kranken chloroformiren will, was Einige anrathen, bedarf man eines dasselbe besorgenden Assistenten. Indess nach v. Gräfe ist die Narcose selten bis zu dem Grade zu führen, dass die Augenmuskeln vollkommen erschlafft werden, und das oft hartnäckige Erbrechen nach der Narcose ist gewiss immer sehr störend, ja sogar oft gefährlich, deshalb widerräth derselbe im Allgemeinen die Narcose für die Staaroperationen.

Der das Lid fixirende Assistent stellt sich hinter den Kranken, wenn derselbe sitzt, und nimmt mit seiner linken Hand das linke, mit der rechten das rechte obere Lid, nachdem er die jedesmal freie Hand unter das Kinn des Kranken gelegt und dessen Kopf gegen seine Brust fixirt hat (Beides fällt fort, wenn der Kranke liegt). Er nimmt das Lid am besten so, dass er von der Mitte der Braue aus abwechselnd mit Zeige- und Mittelfinger dasselbe nach oben zieht, bis er endlich die Cilien unter seine Fingerspitzen erhält und diese den Tarsalrand eben erreichen, um denselben dann sanft, aber sicher, gegen den Orbitalrand anzudrücken. Der Kranke wird dann durch diese Lidhaltung keinerlei Reizung des Auges erfahren. Sollte dem Assistenten im Verlauf das Lid entgleiten, so muss er es ruhig und besonnen besser fassen. Ist eine schweissige Hand im Sommer daran Schuld, so reibt er sich dieselbe vorher mit etwas Kreidepulver ab. Kneift der Kranke die Lider ausnahmsweise unüberwindlich fest zusammen, so muss ein Lidhalter auf der äusseren Lidhaut angesetzt, in den seltensten Fällen unter das Lid gebracht und so dasselbe fixirt werden.

1. Die Dislocationen oder Nadeloperationen.

Instrumente. Die jetzt gebräuchlichen Nadeln haben eine lancettförmige Spitze, welche entweder gerade oder gebogen ist. Von dieser abweichend hat auch die Sichelnadel des verstorbenen v. Gräfe noch Anhänger. Die Entwickelung des Instruments angehend, so bediente sich Celsus einer runden, wahrscheinlich dem Gebrauch des gewöhnlichen Lebens entnommenen Nadel, und viele berühmte Operateure sollen, vielleicht eingedenk dieser Entstehung, im Fall der Noth mit Stopf- und grösseren Nähnadeln Staare gestochen haben. Ebenso sind in letzterer Zeit von England aus, besonders für die *Keratonyxis*, die feinen englischen Nähnadeln empfohlen, unter denen man die wählen soll, welche neben ihrer Sprödigkeit doch einige Biegsamkeit besitzen, nur dass man dann noch statt der runden eine breite Spitze soll anschleifen lassen (*Stop-needle*). Mit Celsus's Nadel haben die späteren Staarstecher operirt, während längst die Lancettspitze als weit weniger verwundend und dem Operationszweck entsprechender erkannt ist. Auch die Trokartspitze, die noch weniger verwundet, ist versucht worden; indess die dreikantige Form ist im Auge störend. Ausserdem ist die Spitze gerade oder gekrümmt; gerade ist die Beer'sche Nadel, gekrümmt die Scarpa-Jüngken'sche. Die gekrümmte Nadel soll den Vorzug haben, dass man mit ihrer Concavität besser die Linse erfassen und mit der Convexität schonend an den gefährdeten Gebilden *(Iris)* vorbeigehen kann. Endlich ist die Sichelnadel für die Discision besonders empfohlen. — Diese Formen haben sicher weniger Wichtigkeit, als ihnen zum Theil beigelegt wird. Es kommt wohl nur darauf an, mit welcher man sich eingeübt hat. Ausserdem ist noch zu merken, dass das Heft vielkantig, nicht mit breiten Flächen gearbeitet sein muss, weil man ersteres leichter fixiren und rotirend bewegen kann, als letzteres. Das Heft hat ein Pünktchen am Nadelende, an dem man sich über die Stellung der Flächen im Auge orientirt.

a. *Scleroticonyxis.*

Allgemeine Regeln: 1. Man hält sich beim Einstich bis $1^1/_2$ Lin. vom Hornhautrande entfernt. Man vermeidet dann das *Lig. ciliare s. M. tensor choroideae* (Fig 51.), welches, 1,3 Lin. breit und höchst verwundbar, eine gefährliche Entzündung setzt. 2. Man vermeidet den Querdurchmesser des Auges als Einstichstelle, weil hauptsächlich die *Art. cil. post. long.* im Querdurchmesser verläuft (was zwar einige Anatomen nicht anerkennen). 3. Man sticht die Nadel senkrecht zur Convexität des *Bulbus* durch die Häute (der senkrechte Weg ist der kürzeste, also mit der geringsten Verletzung verbunden). 4. Man sticht die

Fig. 51.

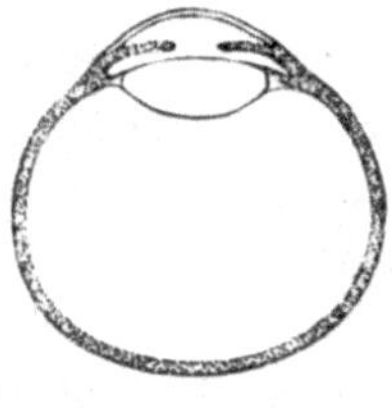

Nadel mit ihren Flächen parallel dem Durchmesser oder nach oben und unten gerichtet ein. So dringt sie mit ihren Flächen parallel den eintretenden Gefässen und den Fasern des *Rectus extern.* ein und wird offenbar am wenigsten von beiden verletzen. In Bezug auf die angegebene Stellung der Spitze und Richtung der Flächen ist nun die Handstellung richtig zu wählen. Die einfach gerade Nadel setzt man mehr senkrecht auf. Bei der convex-concaven kommt es darauf an, ob man die convexe Fläche beim Einstich nach ab- oder aufwärts richten will; im ersten Fall ist die einstechende Hand etwas nach oben gewendet, im zweiten mehr nach abwärts; die erstere Einstichsweise möchte vortheilhafter bei der Reclination, die letztere hingegen bei der Depression sein. Im Allgemeinen indess ist es mehr Sache der Gewohnheit. Beim Gebrauch der Sichelnadel ist Heft und Hand mehr nach der Schläfe gerichtet und die convexe Schneide der Sichel sieht nach vorn. 5. Für die convex-concave Nadel gilt noch die Regel, dass die Convexität im Auge den gefährdeten Gebilden zugekehrt werden muss. 6. Ein- und Ausgehen mit der Nadel ist jedesmal ein besonderer Akt, der so ausgeführt wird, dass Stellung und Richtung der Nadel dabei gleich sind. Endlich ist 7. in Bezug auf die Haltung und Führung der Nadel zu merken, dass man sie einen starken halben Zoll vom Heft mit den drei ersten Fingern erfasst, den Goldfinger einschlägt, den kleinen Finger aber auf des Kranken Wangengegend stützt. Beim Einstich hält man dann die Nadel wie eine Schreibfeder; später bei den Bewegungen im Auge aber ruht sie auf den beiden ersten Fingern, während sich der Daumen auf das Heft stützt. In dieser Haltung bewegt man sie entschieden leichter und schonender, als wenn man die Schreibfederhaltung beibehält, in der man leicht radirende und somit verletzende Bewegungen macht. Es kommt nämlich Alles darauf an, das Instrument so leicht als möglich zu halten und zu führen; es soll dem Operateur aus der Hand „gepust werden" können. Zu dem Zweck ruht die Nadel nach dem Einstich gleich einem doppelarmigen Hebel auf dem Stichpunkt wie auf dem Hypomochlion, und zwar nur mit ihrer eigenen Schwere (man darf nie auf den Stichpunkt drücken), während der vordere Arm dieses Hebels lediglich durch Bewegungen des hinteren längeren alle drückende Bewegungen ausführt. Aber auch bei den schneidenden Bewegungen muss die Nadel mit derselben leichten Hand geführt werden. Diese Leichtigkeit in der Hand hat man sich anzueignen. Wem sie abgeht, oder wer das unangenehme Zittern seiner Hand überwinden will, der thut gut, ein so feines Instrument bei unfixirter Handstellung viel nach einer Richtung hin zu bewegen. Dabei sind entweder blos die Finger thätig, oder es wirkt die Hand mittels der möglichen Bewegungen in ihrem Gelenk gleichzeitig mit, oder auch allein; oder endlich es kommen die Pro- und Supinationsbewegungen mit hinzu, oder wirken allein. Ausserdem sind diese Uebungen, sowie die Augenoperations-Uebungen am Phantom, sehr gute Uebungen für die leichte und geschickte Ausführung anderer Operationen.

1. *Depression.* Lagerung der Linse auf dem Boden der hinteren Kammer, so dass ihr oberer Rand nach vorn und oben, ihr unterer etwas nach hinten und unten sieht. — Diese Methode kommt wegen des leichten Wiederaufsteigens der Linse nur selten zur Ausführung. Jüngken beschränkt sie auf die Fälle, wo die vordere Kapselwand getrübt ist und Adhäsionen zwischen ihr und der *Iris* vorhanden sind, weil man die Kapsel mit deprimiren und die Adhäsionen leicht trennen könne.

Vorbereitung zur Operation. Die entsprechenden Rücksichten auf den Kranken sind genommen. Er wird in der angegebenen Weise gelagert. Der Assistent nimmt seine Stellung und das obere Lid. Der Operateur ergreift die Nadel, die er kurz vorher noch einmal auf ihre Schärfe prüft, so nämlich, dass sie, ohne einen Widerstand oder ein leichtes Knacken zu verrathen, durch ein Goldschlägerhäutchen dringen muss. Er operirt das linke Auge mit der rechten, das rechte mit der linken Hand. Dann nimmt er seine Stellung und mit der freien assistirenden Hand das untere Lid so, dass er z. B. am linken Auge mit dem linken, am rechten mit dem rechten Zeigefinger das Lid in der Mitte so ergreift, wie für den Assistenten angegeben wurde, und es schonend aber sicher gegen den unteren Orbitalrand drückt; den Mittelfinger legt er zur Hülfe parallel neben den ersten oder benutzt ihn, um beim Einstich das Abweichen des *Bulbus* nach innen durch einen leichten Gegendruck zu verhindern; den Goldfinger schlägt er ein; den kleinen Finger stemmt er jenseits der Nase auf die Wange; den Daumen legt er neben oder unter das Kinn. — So giebt er seiner Hand, ja gewissermaassen dem ganzen Körper, einen Stützpunkt.

Erster Akt: Einführung der convex-concaven Nadel.

Man hat sich bereits den Einstichpunkt ($1^1/_4$ Lin. vom Hornhautrande und $^1/_4$ Lin. oberhalb des Querdurchmessers) gemerkt, giebt dem Kranken auf, etwas schräg, also nach seiner Nase, zu sehen, und sticht die Nadel schnell so tief ein, dass die Lanze verschwindet, und zwar mit einer leichten Bewegung des Heftes nach aufwärts, wenn man die convexe Fläche nach oben (Fig. 52. *a*), oder nach abwärts, wenn man dieselbe nach abwärts gerichtet hat. Nach dem Einstich wendet man die convexe Fläche der Nadel nach vorn, das Heft horizontal nach der Schläfe und führt die Nadel langsam und mit Vorsicht durch das *Corpus ciliare* zwischen *Iris* und Linse in die hintere Kammer so tief ein, dass die Spitze derselben den inneren Pupillarrand erreicht (Fig. 52. *b*). Zugleich ist bei dieser Wendung das Instrument zwischen den Fingern aus der schreibfederartigen Stellung und Haltung in die oben beschriebene übergegangen.

Fig. 52.

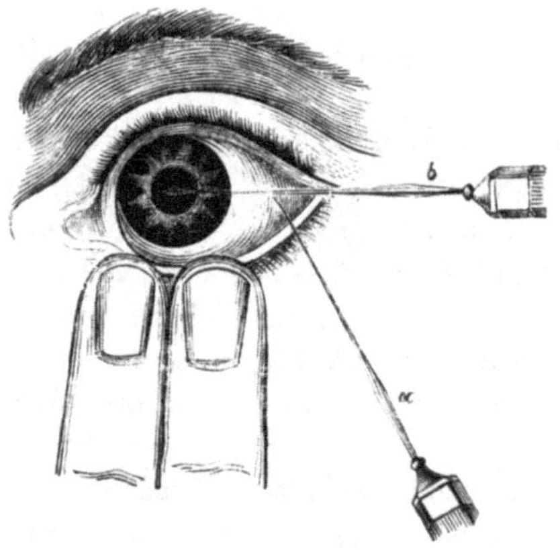

Zweiter Akt: Man wendet die Nadel durch Senkung des Heftes mit ihrer concaven Fläche auf den oberen Linsenrand und macht einige leichte deprimirende Bewegungen, um die Linse möglichst sammt der Kapsel aus der Verbindung zu lösen, und folgt dieselbe den Bewegungen, so drückt man sie langsam und in senkrechter Richtung nach abwärts in den Glaskörper so tief, bis die Nadel am unteren Pupillarrande verschwinden will. Hier angekommen, hält man das Instrument einige Augenblicke ruhig, dann verändert man schnell durch Rotation der Nadel um ihre Axe die Flächen, so dass die convexe Fläche auf die Linse zu liegen kommt und deprimirt mit dieser die Linse bis zum unteren Ciliarrande der *Iris*. Hier angekommen, hält man wieder die Nadel einige Augenblicke ruhig, damit der Glaskörper Zeit hat, sich gehörig über die Linse zu legen, zieht sie dann in derselben Stellung und etwas rotirend zurück und von der Linse ab, während man gleichzeitig wieder die convexe Seite der *Iris* zukehrt, und schiebt sie endlich zur Ueberwachung des Erfolgs wieder in die hintere Kammer. Man darf nämlich die Nadel nicht direct wieder von der Linse ab und in die hintere Augenkammer erheben, weil dies das Wiederaufsteigen der Linse befördern würde.

Bleibt die Linse deprimirt, so führt man die Nadel im dritten Akt wieder auf demselben Wege aus dem Auge, wie man sie eingeführt, d. h. man zieht sie zuerst, mit der convexen Seite der *Iris* zugekehrt, an dieser vorbei, giebt dann der Hand und gleichzeitig der Nadel die Stellung wie beim Einstich und zieht sie schnell aus dem Auge, welches man sofort mit einem Klebepflaster verschliesst, oder vorläufig während der Operation des andern Auges mit einem Tuche verhängt.

Anmerkung 1. Man soll zur Ueberwachung des Erfolges die Nadel noch einmal wieder in die hintere Kammer bringen (präsentiren), um beim Wiederaufsteigen der Linse die Depression sofort wiederholen zu können.

Anmerkung 2. Die geschilderte Operationsweise erleidet keine Veränderung, ob man mit der linken oder rechten Hand operirt.

Anmerkung 3. Operirt man mit der geraden (Beer'schen) oder mit der Sichelnadel, so fällt die bei der Beendigung der Depression angegebene Veränderung der Flächen fort; wohl aber führt man auch diese Instrumente stets mit ihren breiten Flächen an der *Iris* vorbei.

Anmerkung 4. Die verschiedenen sehr zahlreichen Varianten verfolgen speziell folgende Zwecke: Sie beabsichtigen entweder eine leichtere oder zuverlässigere Depression der Linse, um deren Wiederaufsteigen zu verhindern, und wollen zu diesem Zweck theils die Nadel erst hinter die Linse führen, um dieselbe möglichst aus ihrer Verbindung mit dem Glaskörper erst zu lösen und dann zu deprimiren (man sticht 2 Zoll vom Hornhautrande ein, wendet nach dem Einstich die Flächen der Nadeln nach vorn und hinten, schiebt sie hinter die Linse, und wendet sie dann über den oberen Rand derselben in die hintere Kammer und deprimirt); oder sie sind besonders darauf bedacht, die Kapsel zu entfernen, und wollen dieselbe deshalb erst discidiren, damit sie nachträglich, wenn sie nicht mit deprimirt wird, keinen Nachstaar bilden kann. Zu letzterem Zweck gehen sie entweder gleich mit der Nadel statt in die hintere

Kammer in die Linse ein, oder sie führen die Discision von der hinteren Kammer aus. Diese Praxis ist wohl die rationellste. Denn erwägen wir den Einstichspunkt und den dadurch bedingten Weg, welchen die Nadel bis in die hintere Kammer zu machen, so wie endlich die Räumlichkeit derselben überhaupt (s. Fig. 51), so erscheint es unmöglich, ohne Verletzung der Kapsel die Nadel in die hintere Kammer zu führen. Ausserdem kommt noch in Betracht, dass, wenn die Kapsel durch einfachen Druck auf die Linse zersprengt wird, leicht dabei eine Netzhautablösung stattfinden kann. — Als gänzlich verworfen ist wohl das Verfahren von Desmarres anzusehen, mit einer Art Lanze die *Sclerotica* zu eröffnen und die Depression mittels einer löffelförmigen Lanze auszuführen, weil das Auge dabei zu stark leidet.

2. *Reclination.* Die Linse soll so von vorn nach hinten und abwärts zwischen dem äusseren und unteren schiefen Muskel in den Glaskörper gelagert werden, dass ihre vordere Fläche nach oben und ihr oberer Rand nach hinten sieht.

Vorbereitung wie bei der Depression.

Erster Akt: Einführung der concav-convexen Nadel im Allgemeinen wie bei der Depression. Den Einstichspunkt wählt man wieder $1\frac{1}{4}$ Lin. vom Hornhautrande, aber $\frac{1}{2}$—1 Lin. unterhalb des Querdurchmessers und beim Einstich kann man die convexe Fläche der Nadel nach abwärts richten (aber auch wieder nach aufwärts), also Handstellung von oben her.

Zweiter Akt: Reclination. Man führt die Nadel in der Stellung, welche sie in der hinteren Kammer einnimmt, schräg zur oberen Hälfte der Linse nach aufwärts, ergreift dieselbe mit der concaven Fläche der Nadel und drückt sie durch Bewegungen des Heftes vom äusseren Augenwinkel nach der Nasenwurzel zu von vorn nach hinten in den Glaskörper. Die ersten zwei bis drei Bewegungen haben die Lösung der Linse aus ihren Verbindungen zum Zweck und müssen deshalb anfänglich schwach, dann immer stärker ausgeführt werden. Bemerkt man dabei Adhärenzen zwischen *Iris* und Linse, so trennt man sie durch die scharfen Nadelränder. Hat die Linse nach ihrem Austritt durch die hintere Kapselwand und theilweisen Eintritt in den Glaskörper ihre Lage in der oben genannten Weise erhalten, so pausirt man wenige Augenblicke; wechselt schnell die Flächen der Nadel und lagert die Linse tiefer im unteren Theil des Glaskörpers zwischen dem unteren und äusseren geraden Augenmuskel. Hier mit der Linse angekommen, pausirt man wieder, damit der Glaskörper sich vollständig um die Linse herumlegen kann, zieht dann die Nadel rotirend in derselben Richtung, die sie zuletzt hat, von der Linse ab, und ihre convexe Fläche der *Iris* zukehrend, präsentirt man sie wie bei der Depression.

Bleibt die Linse reclinirt, so führt man im dritten Akt die Nadel wieder aus wie bei der Depression.

Die oben bei der Depression gegebenen Anmerkungen gelten auch hier. Nur kommt zu Anmerk. 4 noch die *Depressio-Reclinatio* von Jüngken hinzu, der zur sicheren Mitenfernung der vorderen getrübten Kapselwand ,die Linse erst bis zum unteren Pupillarrand deprimiren will, und statt nun die Depression zu vollenden, zur Reclination derselben in der beschriebenen Weise übergeht. Andere, Malgaigne, Roser, Desmarres endlich sind der Meinung, dass man den beabsichtigten Erfolg dieser Manöver der Depression und Reclination niemals sicher erwarten könne, dass sich z. B. bei bezweckter Depression die Linse wie bei der Reclination lagere und umgekehrt, und dass es endlich fast nie gelinge, die Kapsel durch diese Manöver mit zu entfernen. Es ist deshalb wohl gerathener, vorher die Discision der Kapsel durch einen Querschnitt auszuführen (vergl oben Anmerk. 4). — Erwähnen wir endlich noch der Sublations-Methode Pauli's. Dieser Operateur ging von der Idee aus, dass die Linse wegen ihres so häufigen Wiederaufsteigens specifisch leichter sein müsse, als der Glaskörper; man müsse dieselbe deshalb nach aufwärts, statt nach abwärts lagern, und zu diesem Zweck oberhalb der Linse den Glaskörper erst quer einschneiden und dann die Linse aufheben und hineinlegen. Dieses Verfahren hat indess keine Aufnahme gefunden. Was schliesslich die Indicationen und den Werth der Dislocationen betrifft, so eignen sich besonders solche Staare für diese Methode, die ziemlich compact sind, bei denen keine Kapselalienationen und Kapselpräcipitate bestehen und der Glaskörper von normaler Beschaffenheit ist. Ihre Hauptgefahr besteht im Zurückbleiben der Linse im Auge, die nur langsam oft gar nicht resorbirt wird.

3. *Discisio.* Die Linse soll *per Scleroticonyxin* zerstückelt und dann durch den *Humor aqueus* resorbirt werden. Für die beiden vorigen Methoden ist Hauptbedingung, dass der Staar nicht zu weich ist. hier kann, ja soll er dies sein, damit er sich zerstückeln lässt.

Vorbereitung wie oben.

Erster Akt: Einführung der Nadel wie bei der vorigen Methode.

Zweiter Akt: Zerstückelung. Die meisten Operateure sind der Ansicht, dass es hauptsächlich auf Discision der Kapsel ankomme; ja in neuester Zeit hat man gemeint, dass dies der eigentliche Zweck der Operation sein müsse, dass man dabei auf die Linse gar nicht Rücksicht zu nehmen brauche. Die älteren Operateure indess wollen behufs der schnelleren Resorption eine sorgfältige Zerstückelung der Linse. Dieser Ansicht folgend, muss man sich folgende vier Schnittrichtungen einüben, von denen man in verschiedenen Fällen wohl nicht erheblich abweichen braucht: 1) einen geraden Schnitt durch die Mitte der Linse von oben nach unten; 2) einen Diagonalschnitt von innen und unten nach aussen und oben; 3) einen zweiten desgleichen von innen und oben nach aussen und unten; 4) einen Transversalschnitt von innen nach aussen. Ferner führt man diese Schnitte zweckmässiger Weise zuerst durch die Kapsel und dann noch einmal tiefer durch die Substanz der Linse. Demnach wird die bereits eingeführte Nadel aus der hinteren Kammer nach oben zur Mitte der Linse geschoben, die Spitze und der untere Schnittrand der Nadel der Linse zugewendet und zunächst die Kapsel in dieser Richtung durch Erhebung des Heftes und dass man die Nadel zugleich ein wenig aus dem Auge zieht, durchschnitten. Darauf führt man die Nadel (die convexe Seite der *Iris* zugekehrt) nach innen und unten, wendet ihren oberen Rand der Linse zu und durchschneidet die Kapsel nach ausen und oben, indem man das Heft der Nadel nach abwärts bewegt und wiederum die Nadel ein wenig aus dem Auge zieht. Jetzt führt man die Nadel (convexe Seite der *Iris* zugekehrt) nach innen und oben, kehrt den unteren Schnittrand der Linse zu und führt den zweiten Diagonalschnitt nach aussen und abwärts, wobei man wieder die Nadel ein wenig aus dem Auge zieht und das Heft etwas nach auf- und einwärts bewegt. Endlich führt man die Nadel (convexe Seite der *Iris* zu) nach der Mitte und nach innen, kehrt den oberen Schnittrand der Linse zu und vollführt den Transversalschnitt, wobei das Heft horizontal und nach innen bewegt wird.

Ist auf diese Weise die Kapsel zerschnitten, so wiederholt man die vier Schnitte noch einmal durch die Substanz der Linse, lässt also die Nadel etwas tiefer wirken.

Bleibt nach dieser Zerstückelung ein grösseres Stück (Kern der Linse), welches den Schnitten ausweicht, so soll man dasselbe nach Jüngken u. A. recliniren. Liegen ferner die einzelnen Stücke zu gehäuft in der hinteren Kammer, so soll man einige mit der concaven Seite der Nadel fassen und durch leichte zuckende Bewegungen in die vordere Kammer zu werfen suchen, weil dieselben hier schneller resorbirt werden, als in der hinteren Kammer. Dies wird indess von Einigen, die davon Insultirung der *Iris* fürchten, widerrathen.

Endlich führt man im dritten Akt die Nadel wie oben aus dem Auge.

Varianten:

1. Statt der convex-concaven bedienen sich Einige der geraden Nadel.

2. Desmarres empfiehlt eine nur an einer Seite schneidende Nadel, damit bei den Schnitten die *Iris* noch mehr gegen Verletzung geschützt ist.

3. Statt der Discision wird von Desmarres die Dilaceration der Kapsel empfohlen, die mittels Beer's Häkchen so ausgeführt wird, dass, wie oben bei der Depression angegeben wurde, mit einer Lanze das Auge eröffnet, dann das Häkchen eingeführt und die Kapsel in verschiedenen Richtungen zerrissen wird. Es soll dies Verfahren bei mehrfachen Adhärenzen zwischen Kapsel und *Iris*, sowie bei wiederholt vorhanden gewesenen Entzündungen im Innern des Auges als schonender (?) ausgeführt werden. Ausserdem soll man durch die Oeffnung in der *Sclerotica* bei nachfolgender heftiger Entzündung *Humor aqueus* auslassen und so schnell die drohenden Erscheinungen besänftigen können.

4. v. Gräfe hält die Discision überhaupt für gefährlich, weil durch die nachfolgende Aufblähung der Linsenstücke vor ihrer Resorption die bedenklichsten Reizungen entstehen. Bei sehr vulnerablen Augen empfiehlt er nur die von den Engländern geübte Discision *per Corneam* (siehe unten), und schickt derselben sehr häufig 3 Wochen vorher die Iridectiomie (grosses Stück aus dem oberen Segment) voran, wodurch die entzündliche Reizung der *Iris* vermindert und ihre Entzündungen eine weniger gefährliche Höhe erreichen. Absolut contraindicirt ist sie bei Verdunkelungen der Kapsel, sowie durch ein zu hohes Alter.

b. *Keratonyxis.*

Von der Hornhaut oder vorderen Kammer aus verrichten die meisten Augenärzte nur die Reclination und Discision. Die Depression wird wohl mit Recht theils für schwer ausführbar gehalten, hauptsächlich aber ist sie nur zu leicht mit bedeutenden Insultationen der *Iris* verbunden.

Im Uebrigen sind die Urtheile über die grössere oder geringere Verletzung, über die leichtere oder erschwertere Ausführung der *Keratonyxis* und *Scleroticonyxis* verschieden.

Auch hier ist die convex-concave Nadel beliebt, obgleich man auch die gerade Beer'sche oder die Sichelnadel, letztere besonders zur Discision, und Bowman's Stop-needle gebrauchen kann.

1. *Reclinatio per Keratonyxin.*

Vorbereituug und Assistenz wie bei der *Scleroticonyxis.*

Erster Akt: Einführung der convex-concaven Nadel. Der Operateur operirt auf beiden Augen mit der rechten Hand, mit der er die Nadel $^1/_2$ Zoll vom Hefte so ergreift, dass sie auf der Spitze des Daumen ruht und von den beiden ersten Fingern gestützt wird; den Goldfinger schlägt er ein, der kleine Finger wird beim linken Auge auf die Wange gestützt, beim rechten ruht er linkerseits neben der Nase; Hand und Vorderarm werden horizontal nach aussen oder rechts gehalten. Die angegebene Haltung der Nadel ist auch hier der schreibfederförmigen vorzuziehen, weil bei dieser Haltung die Bewegungen freier und den Stichpunkt weniger insultirend ausgeführt werden können. Die assistirende Hand nimmt das Lid mit dem Mittelfinger, der Zeigefinger wird zur Stütze der Nadel frei und beweglich gehalten, der Gold- und kleine Finger ruhen beim linken Auge rechterseits neben der Nase, beim rechten Auge in der Schläfe, der Daumen unter dem Kinn. — Die Nadel wird nun in der angegebenen Haltung, mit ihrer convexen Fläche nach abwärts, auf die Spitze des linken Zeigefingers gelegt — man wartet ab, bis das Auge ruhig steht — und sticht sie bei erhobenem Heft, so dass die Spitze senkrecht auf der gewölbten Augenfläche steht, $^1/_2$ Linie unter dem Querdurchmesser des Auges (damit die Stichstelle nicht gerade in die Mitte der Pupille fällt) ein. Ist die Spitze der Nadel bis über ihre Mitte eingedrungen, so schlägt man den linken (stützenden) Zeigefinger nach abwärts und senkt das Heft, damit man die Linse nicht anspiesst.

Zweiter Akt: Reclination. Man schiebt die Nadel sofort durch die vordere in die hintere Kammer und mit ihrer Spitze und convexen Seite auf die Mitte des oberen Linsenrandes, und übt durch Erhebung des Heftes einen Druck nach hinten und abwärts auf die Linse, um dieselbe wie bei der *Scleroticonyxis* zu lagern. Auch hier muss dieser Druck anfänglich milde zur Lösung der Linse geübt und dann allmälig nach einigen Reclinationsbestrebungen gesteigert werden, bis man endlich langsam mit der Linse in die Tiefe des Glaskörpers geht. Zu letzterem Zweck muss man das Heft erheben und kann die Nadel mit dem aufgerichteten linken Zeigefinger wieder stützen, damit die Hornhautwunde bei diesem letzten Manöver nicht insultirt werde. Darauf hält man die Nadel in dieser Stellung einige Augenblicke ruhig, zieht sie dann in derselben Stellung zuerst von der Linse ab und führt sie endlich wieder in die Position zurück, die sie gleich nach dem Einstich einnahm, wobei der linke Zeigefinger wieder eingeschlagen wird.

Jetzt erwartet man den Erfolg, um entweder die Operation noch einmal zu wiederholen oder man führt die Nadel im dritten Akt wieder in derselben Stellung und Haltung aus, wie man sie einstach, wobei der linke Zeigefinger sie wieder stützt.

Varianten:

1. Einige wählen den Einstichspunkt höher, was wegen der centralen Narbe nicht räthlich.

2. Ruete empfiehlt die kreuzweise Incision der Kapsel vor der Reclination, damit kein Nachstaar entsteht, was bei Trübung der vorderen Kapselwand empfehlenswerth. Dabei ist noch zu bemerken, dass beim Zersprengen der hinteren Kapselwand leicht eine Ablösung der *Retina* erfolgen kann.

2. *Discisio per Keratonyxin.*

Vorbereitung und erster Akt wie vorhin.

Zweiter Akt: Discision. Man gleitet mit der convexen Seite der Nadel nach der Mitte des oberen Linsenrandes, wendet dann einen Schnittrand der Nadel der Linse zu und durchschneidet die Kapsel von oben nach unten, wobei man des Heft hebt und die Nadel hier wie bei den folgenden Schnitten jedesmal etwas aus dem Auge zieht. Darauf führt man die Nadel (die convexe Seite der Linse zu, um das Anspiessen zu verhüten) nach innen und oben, um den Diagonalschnitt nach aussen und abwärts auszuführen, wobei das Heft der Nadel etwas der Nasenwurzel zu erhoben wird. Dann schiebt man die Nadel wie vorhin nach aussen und oben, um den zweiten Diagonalschnitt nach innen und unten auszuführen. Jetzt führt man die Nadel nach innen oder aussen zur Mitte der Linse und vollführt den Transversalschnitt. Diese vier Schnitte kann man dann noch einmal tiefer durch die Substanz der Linse wiederholen, und bleibt dann noch ein grösseres Stück (Kern der Linse), so reclinirt man dasselbe. Die Vertheilung der Stücke aus der hinteren in die vordere Kammer ist hier schwieriger, als bei der *Scleroticonyxis*. Will es nach einigen zuckenden Bewegungen nicht gelingen, so spiesst man das eine oder andere Stück auf und streift es beim Ausführen der Nadel in die vordere Kammer ab.

Im dritten Akt führt man die Nadel wieder wie oben aus.

Varianten:

1. Einige (Rosas etc.) bedienen sich zur Discision einer feinen Sichelnadel.

2. Auch hier ist die Dilaceration der Kapsel nach Jäger entweder in Form der einfachen Discision mit der Nadel, oder nach vorhergegangener hinlänglicher Eröffnung der Hornhaut mittels Beer's Häkchen ausgeführt worden.

3. Wenn gleichzeitig eine ausgedehnte oder totale *Synechia posterior* besteht, so soll man eine sogenannte centrale Perforation vornehmen, d. h. man soll die Linse im Centrum durchstechen und dann durch anfänglich kleine, nach und nach immer grösser werdende Kreisbewegungen der Nadel ein Loch von einem der Pupille entsprechenden Umfange hineinbohren. Es tritt dann ein Theil Linsensubstanz aus, welcher ohne erhebliche Reizung seiner Umgebung (*Iris*) resorbirt wird; ist dies geschehen, so wiederholt man dasselbe Verfahren. Die Engländer wollen in dieser Weise überhaupt jeden, wenn auch noch so harten Staar operiren. Freilich muss man zugeben, dass dies das schonendste Verfahren von allen ist, weil es kaum irgend welche Nachbehandlung verlangt. Indess man bedarf zu langer Zeit, bevor man zum Ziele kommt, wozu offenbar eine englische Geduld von Seiten des Arztes und des Kranken gehört.

Ueble Ereignisse bei den Nadeloperationen.

1. Verfehlen des richtigen Einstichspunktes, am häufigsten durch zufällige Bewegungen von Seiten des Kranken herbeigeführt. Wir sollen hierauf gefasst sein und deshalb die Spitze der Nadel dem

gewählten Einstichspunkt so nahe als möglich bringen, um sie dann im Momente völliger Ruhe des *Bulbus* schnell einzustechen. Ist der Fehler dennoch geschehen, so zieht man die Nàdel nur zurück, wenn die Ausführung der Operation unmöglich ist, und verschiebt dieselbe dann bis nach Ablauf der folgenden Entzündung.

2. Die Nadel gleitet gleich nach dem Einstich wieder aus dem Auge. Eine zuckende Bewegung des Kranken, dessen Kopf nicht gehörig vom Assistenten fixirt ist, oder eine unpassende Handbewegung von Seiten des Operateurs ist die Ursache. Wir müssen mit Sorgfalt durch denselben Stichpunkt die Nadel wieder einstechen, oder wenn sonstige Ereignisse hinzukommen, die Operation verschieben.

3. Innere Blutungen sind störend und sollen uns zur Beschleu nigung der Operation veranlassen; äussere zwischen Bindehaut und *Sclera* bilden gewöhnlich später eine Geschwulst, die bei bedeutender Ausdehnung eine Eröffnung und Entleerung verlangen kann.

4. Anspiessen der Linse. Man versucht durch vorsichtiges Zurückziehen, wobei man die Nadel um ihre Axe rotirt, dieselbe wieder frei zu machen.

5. Man hat die *Iris* verletzt oder wohl gar die Nadel in sie eingestochen. Frsteres erkennt man an einigen sich ergiessenden Blutstropfen, letzteres an den Bewegungen der *Iris* oder am durchgetretenen Instrument, so wie an der gewöhnlich eintretenden Pupillenverengerung. Im letzteren Fall muss man die Nadel wieder zurückziehen und die in beiden Fällen folgende *Iritis* später entsprechend bekämpfen. Auch bei der Dislocation der Linse kann die *Iris* insultirt werden, besonders durch Zerrung von Adhärenzen zwischen ihr und der Kapsel, die man deshalb vorher trennen muss. Man erkennt diese Adhärenzen im Beginn der Dislocationen, die, wie angegeben, immer schonend und milde begonnen werden muss, daran dass die *Iris* den Bewegungen der Linse folgt.

6. Vorfall der Linse in die vordere Kammer. Man muss sie vorsichtig anzuspiessen und wieder zurückzuführen suchen. Schlägt dies fehl, so wird sie auch hier resorbirt; dies ist indess gewöhnlich mit gefährlichen Entzündungen verbunden, weshalb man besser sie sofort mittels Hornhautschnitt erxtrahirt, zumal wenn sie umfänglich ist und somit zur Resorption längere Zeit erforderlich wäre.

7. Der Staar steigt bei den Dislocationen immer wieder auf.

Es ist eine feine Adhärenz die Ursache, die man trennt, oder man discidirt ihn, oder man extrahirt ihn später.

8. Die Nadel bricht ab. Ein feines Stückchen der Spitze soll durch Oxydation verschwinden, ein grösseres verlangt sofortige Extraction durch den Hornhautschnitt.

Schliesslich sei bemerkt, dass die Nadeloperationen unter den neueren Operateuren weit weniger Anhänger zählen. Die Statistik nach Jäger (Ueber Staar und Staaroperationen, Wien 1854) und v. Gräfe zeigt ein entschieden günstigeres Verhältniss für die Extraction. Wohl ist bei dieser die augenblickliche Verletzung eine entschieden grössere und der Operateur hat dem Kranken gegenüber das Risico auszuhalten, dass ihm das Auge unmittelbar durch die Operation vernichtet wird, was bei Nadeloperationen nicht der Fall. Im Allgemeinen aber erträgt das Auge eine einmalige Verletzung weit leichter und besser, als wenn die Linse als fremder Körper im Auge bleibt, sich aufbläht und durch fortgehende Reizung eine Entzündung der *Iris*, Aderhaut etc. unterhält, welche so häufig die bereits gewonnene Sehfähigkeit, selbst oft noch nach $^1/_4$ bis $^1/_2$ Jahre, wieder vollständig vernichtet. Dies sind dann die Entzündungen, welche als chronisch-rheumatische oder gichtische angeklagt werden (conf. Linear-Extraction).

Die Nachbehandlung besteht darin, dass der Kranke in einem verdunkelten Zimmer sich aufhält, am besten in horizontaler Rückenlage, dass man bei den Dislocationen die Entzündungen nicht blos in der ersten Zeit, sondern auch noch später überwacht und in ihrem ersten Entstehen antiphlogistisch bekämpft und dass man nach der Discision die Resorption überwacht und die Operation wiederholt, wenn ein Stillstand in der Resorption eintritt.

2. Die Extraction des Staars.

Sie geschieht durch eine obere, untere und seitliche Hornhautwunde.

Die Extraction durch den Lappenschnitt ist vorzugsweis indicirt: 1. bei harten Staaren, 2. wenn das ganze Linsensystem getrübt ist; 3. wenn kein fester Zusammenhang mit der Innenwand der Kapsel besteht. Ausserdem darf das Individuum nicht zu jung, nicht ungeduldig, unfolgsam sein; seine Respirations-, Circulations- und Verdauungsorgane müssen eine längere Rückenlage zu lassen.

Die Vorbereitungen sind wie bei den Nadeloperationen. Bemerken wir nur, dass die liegende Stellung des Kranken hier wesentliche Vorzüge hat (cf. oben), und dass man sich bei Durchführung des Messers durch die vordere Kammer den *Bulbus* stets fixirt.

Zum Operations-Bedarf gehört: Beer's Staarmesser, dessen Schärfe man vorher ähnlich wie die der Nadel prüft; ein gerades spitzes Lanzenmesser; Daviels Löffel, an dessen Stielseite sich eine Nadel, oder besser das von v. Gräfe zur Eröffnung der Kapsel angegebene, wie eine kleine Aderlassfliete construirte Cystotom befindet; ein kleines geknöpftes Messer von Desmarres; englisches Pflaster. (cf. Taf. VI).

1. Oberer Bogenschnitt (Fig. 53) (*Kerotomia superior*). Es soll von der kreisrunden Hornhaut ein Segment abgetrennt werden, dessen Sehne im Querdurchmesser derselben liegt. Fällt dieselbe unterhalb des Querdurchmessers, so tritt leicht eins der übelsten Ereignisse ein, nämlich das Umklappen des Lappens.

Fig. 53.

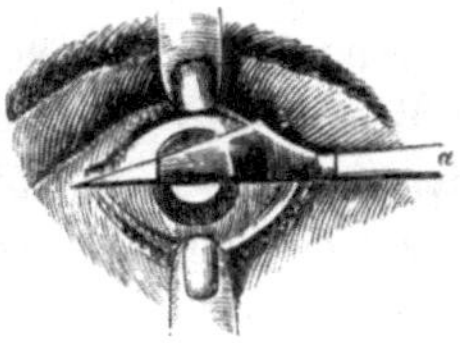

Erster Akt: Führung des Messers. Bildung des Lappens nach v. Gräfe. Man ergreift das Messer $^1/_2$ Zoll vom Heft so zwischen Daumen und den zwei ersten Fingern, dass es mit seinem Stiel im zweiten Phalangengelenk auf der ersten Phalanx des Zeigefingers ruht. Sein Vor- und Zurückschieben geschieht lediglich durch Flexions- und Extensionsbewegung der Finger, wobei der stützende Daumen sich nur in seiner Verbindung mit dem Mittelhandknochen bewegen darf. Will man während des Operirens etwas weiter vom Hefte rücken, so zieht man zuerst den Zeigefinger zurück, darauf den Daumen so weit, dass er dem Zeigefinger gegenüber steht, und jetzt zieht man den Mittelfinger nach. Umgekehrt, will man dem Hefte näher rücken, so schiebt man erst den Mittelfinger vor, dann den Daumen diesem gegenüber und zieht nun den Zeigefinger nach.

Bildung des Lappens. Der Kranke liegt mit etwas erhobenem Kopf. Der Operateur sitzt für's linke Auge auf dem Rande des Bettes oder Sopha's, für's rechte am Kopfende des Kranken; ihm gegenüber der Assistent. Das nicht zu operirende Auge wird verhängt. Man lässt den Kranken gradeaus sehen, fixirt in dieser Stellung den *Bulbus*, das obere Lid wird genommen. Der Operateur ergreift das Hornhautmesser wie angegeben, stützt den kleinen Finger auf die Wange in solcher Entfernung vom Auge, dass man beim Vorschieben des Messers den Lappen abtrennen kann. Diese Stellung misst man sich erst dadurch ab, dass man das Messer mit seiner Schneide nach oben, mit seinem Rücken genau im Querdurchmesser des Auges, mit seinen Flächen parallel der *Iris* vor der Hornhaut hin und her schiebt. Genau in dieser Stellung und Haltung senkt man dann die Spitze desselben hart am Rande der *Sclerotica* durch die Hornhaut in die vordere Kammer und schiebt das Messer darauf mit seiner Spitze bis in die Mitte der Pupille. Hier angekommen verlässt das Auge die Messerspitze und fixirt dagegen den Ausstichspunkt, der mit dem Einstich in gleicher Höhe und Entfernung vom Scleroticalrande genommen wird. Gleichzeitig führt man dann das Messer durch die vordere Kammer dem Ausstichspunkt zu und vollendet schnell die Contrapunction. — Statt in dieser Weise das Messer einzustechen und durch die vordere Kammer zu führen, empfehlen Einige, es erst senkrecht auf die Hornhaut zu setzen und dann nach gemachtem Einstich ihm die Stellung, horizontal mit dem Rücken und mit den Flächen parallel zur *Iris*, zu geben. Diese Technik soll zwei Vorzüge haben: einmal bleibe man nicht mit der Messerspitze zu lange zwischen den Lamellen der Hornhaut, was bei der angegebenen Technik leicht geschehe, ja sogar zwingen könne, von der Operation abzustehen. Indess es gehört wohl eine grosse Unaufmerksamkeit dazu, um diesen Fehler zu begehen, und man wird ihn wohl immer dadurch vermeiden, dass man den angegebenen Parallelismus beachtet. Andererseits zeigt das Hervordringen eines Tropfen *Humor aqueus*, sowie das glänzende Erscheinen der Messerspitze immer das Eingedrungensein in die vordere Kammer an. Zweitens gebe der oben genannte Einstich immer eine schräge Wunde und dadurch falle dann die innere Cornealwunde kleiner aus als die äussere. Allein bei der weiteren Abtrennung des Lappens kann diese geringe Schrägheit der Wunde nicht vermieden werden, und es ist deshalb gleichgültig, sie am Einstich nicht zu haben. Der Hauptvorzug der obigen Technik besteht aber darin, dass man nicht so leicht die *Iris* ansticht und keine Veränderung der Messerstellung nöthig hat, wobei man sehr leicht das Messer wieder aus der Wunde zieht oder Irisverletzungen macht.

Nach gemachtem Ausstich hat man das Auge auf dem Messer, es kann nicht mehr nach innen entfliehen, obgleich beim weiteren Vorschieben des Messers diese Neigung sich fortgehend bemerkbar macht. Man kann deshalb den Ophthalmostaten (in den späteren Akten darf er überhaupt nicht mehr benutzt werden) entfernen und so den Reiz zu krampfhafter Muskelcontraction mildern. Darauf schiebt man das Messer, und zwar nie auf seine Schneide, sondern immer auf seinen Rücken wirkend, behufs endlicher Abtrennung des Lappens langsam weiter vor, bis nur noch eine kleine, etwa liniengrosse Brücke zu durchschneiden ist, welche man dann beim Zurückziehen des Messers abtrennt und in demselben Moment dem Assistenten aufgiebt, das obere Lid über das Auge herabsenkend auf den Lappen zu legen, während der Operateur das untere Lid ebenfalls mild auf den Lappen legt. Bemerken wir, dass man diese Brücke auch durch Vorschieben des Messers abtrennen kann, wenn anders die vorspringende Nase dies gestattet, und dass man bei der Abtrennung des Lappens sich ja nicht übereile, besonders wenn der Erethismus des Auges gross ist, weil sonst leicht Glaskörpervorfall eintritt. Nach der Pause von einigen Augenblicken werden die Lider mit Vorsicht wieder genommen und man schreitet zum

Zweiten Akt: der Eröffnung der Kapsel und Ausleitung der Linse. Behufs der Eröffnung der Kapsel geht man mit der Nadel oder dem flietenartigen Cystotom so vom innern Winkel in die Hornhautwunde ein, dass man den hinteren Theil dieser Instrumente zuerst unter den Lappen streift und denselben dabei möglichst wenig insultirt oder abhebt; dann führt man sie in die hintere Kammer zur Linse, um deren Kapsel entweder quer oder der Länge nach zu spalten, oder dieselbe auch wohl, wie bei der Discision, kreuzweis einzuschneiden. Hierauf wird das Instrument wieder mit Vorsicht aus dem Auge geführt, damit es keine Verletzung der *Iris* oder des Lappens macht. v. Gräfe's Cystotom führt man mit der Schneide nach aufwärts ein, wendet es dann quer gegen die Mitte der Linse, zieht es bei horizontaler Haltung etwas ruckweise quer über die Mitte der Kapsel und führt es darauf mit der Schneide nach abwärts wieder vorsichtig aus dem Auge. Dann wird die Linse, wenn sie nicht von selbst austritt, durch einen milden Druck mittels Daviel's Löffel auf den unteren Sclerotico-Cornealrand herausgeleitet. Gewöhnlich erhebt sich nämlich die Linse mit ihrem oberen Rande zuerst in die Pupille, seltener tritt der untere Rand zuerst ein. Man fördert dies Stellen derselben durch gelinden Druck horizontal gegen den *Bulbus*. Hat sie sich eingestellt, so übt man den Druck nach hinten und oben, und tritt sie bis unter den Lappen, so fasst man sie mit Daviel's Löffel am unteren Rande und hebt sie heraus.

Nach dem Austritt der Linse hat man noch drei Momente zu beachten:

1. Die Kapselreste, besonders wenn dieselben getrübt sind, oder auch die ganze Kapsel. Die Reste rollen sich entweder auf und lagern sich zur Seite, oder bleiben als Trübung in der Pupille. Im letzteren Fall soll man sie mittels einer feinen Pincette oder des Instruments von Lüer, oder mit Beer's Häkchen extrahiren, indem man diese Instrumente ähnlich wie vorhin die Nadel einführt, die Kapselreste erfasst und durch seitliche Bewegungen vorsichtig extrahirt.

2. Abgestreifte Linsentheilchen. Man entfernt sie entweder dadurch, dass man mit der Convexität des Daviel'schen Löffels mild von oben her über den Lappen streicht, oder den Löffel wie vorhin die Pincette einführt und dieselben so herausleitet, oder man macht einige milde Reibungen des Auges mittels des Lides, worauf sich die Reste sammeln und dann mittels Daviel's Löffel herausgeleitet werden. v. Gräfe entfernt diese Linsenreste jedesmal sorgfältig, weil sie sich blähen und so unangenehme Reizung unterhalten.

3. Luftbläschen, welche ebenfalls durch Herüberstreichen mit dem genannten Löffel entfernt werden.

Hierauf verschliesst man das Auge wie bei den Nadeloperationen.

2. Unterer Bogenschnitt (Fig. 54) (*Keratomia inferior*). Es soll ein Segment nach unten abgetrennt werden, dessen Sehne etwas oberhalb des Querdurchmessers, oder besser in demselben liegt. — Die Operation ist in ihren wesentlichen Momenten der vorigen gleich. Das Messer wird mit nach unten gerichteter Schneide ganz wie oben eingestochen und bei der Durchführung durch die vordere Kammer wie dort gehalten (Rücken horizontal, Flächen parallel der *Iris*). Im Momente der endlichen Abtrennung des Lappens, was auch hier

Fig. 54.

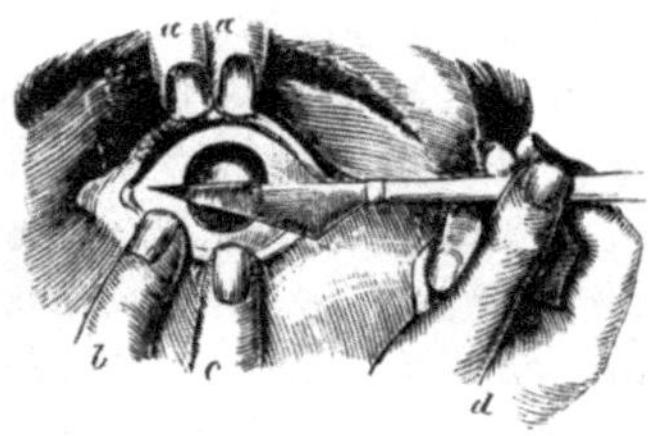

durch Zurückziehung des Messers geschehen kann, lässt der Assistent das obere Lid über den Lappen herab, das untere wird so auf den Lappen gelegt, dass es denselben nicht verschiebt oder wohl gar unter denselben geräth. Alles Uebrige ähnlich wie bei der vorigen Methode. Wir bemerken nur, dass Daviel's Löffel auf den oberen Sclerotico-Cornealrand angewendet wird.

3. Bildung eines Seitenlappens (*Keratomia obliqua*). Hier soll das Segment so abgetrennt werden, dass seine Sehne schräg von aussen und oben nach innen und unten verläuft. Die Methode wird ebenfalls nach den für die *Keratomia inferior* angegebenen Regeln und Cautelen ausgeführt.

4. Linear-Extraction. Auslöffelung nach v. Gräfe (Fig. 55). Man ergreift das gerade Lanzenmesser wie das Staarmesser, senkt es hart am Rande der erweiterten Pupille oder 1''' am innern, nach A. am unteren Hornhautrande, im Durchmesser des Auges so ein, dass es mit seiner Spitze nach dem Centrum der Linse gerichtet ist, und lässt es mit derselben sogleich in die Linse eindringen, um die Kapsel zu eröffnen. Darauf zieht man es zurück und erweitert dabei die innere Hornhautwunde nach oben. Diese lineäre Wunde soll aussen $2^1/_2$, innen 2 Linien gross werden. Dann ergreift man Daviel's Löffel, setzt ihn mit der Convexität nach aussen in die Mitte der Wunde und eröffnet dieselbe durch einen milden Druck auf den äusseren Wundrand, worauf die Linse sofort austritt. Bleiben Reste zurück, so wartet man einige Augenblicke, bis sich der *Humor aqueus* wieder angesammelt, macht einige milde Reibungen mit dem oberen Lide und wiederholt nun zu ihrer Herausbeförderung das Manöver mit Daviel's Löffel. Ist die Linse nicht gebläht, sondern durch Aufsaugung von vorn nach hinten abgeflacht, so muss man mit dem Lanzenmesser nicht in die Linse eingehen, um die Kapsel zu eröffnen, weil man dann leicht die tellerförmige Grube verletzen könnte, sondern die Dilaceration der Kapsel machen, so nämlich, dass man Beer's Häkchen in die Wunde einführt und in horizontaler Haltung, mit seiner Spitze der Kapsel zugekehrt es anzieht. — Für die Uebung muss man am Schweinsauge erst die Discision durch die *Sclerotica* machen.

Fig. 55.

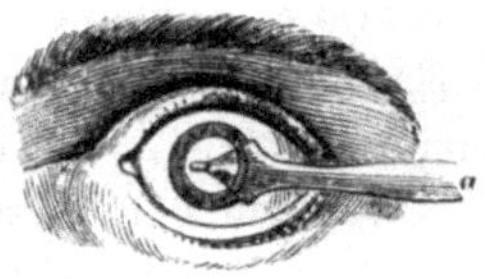

Anmerkung. Durch eine ähnliche Wunde extrahirt v. Gräfe

auch die Kapselstaare mittels Lüer's *Pince capsulaire*, nur dass dieselbe etwas kleiner ($1^1/_2$ Linie äussere, 1 Linie innere Grösse) und an der Stelle angelegt wird, wo man die stärksten Verwachsungen vermuthet. Letzterer Umstand ist deshalb wichtig, weil man bei der angegebenen Lage des Schnittes den gegenüber liegenden freien Rand dann mit der Pincette ergreifen und extrahiren kann, wobei gewöhnlich die nahe der Wunde befindlichen Adhärenzen zerreissen. Geschieht dies indess nicht, so schneidet man mit einer Cooper'schen Scheere den protrahirten Theil hinweg und hat immer eine genügende Pupille gewonnen, während, wenn man den Schnitt den Adhärenzen gegenüber anlegt, man bei der versuchten Abreissung derselben leicht eine Dialyse der *Iris* machen kann. — Die genannte Pincette ist deshalb der gewöhnlichen Coremorphosen-Pincette vorzuziehen, weil man 1) für sie eine kleinere Hornhautwunde braucht, 2) nicht die *Iris* mitfasst, 3) sie bei starker Contraction der Pupille, welche recht oft vorkommt, dennoch ohne Irisverletzung einführen kann.

Was nun den Werth dieser einzelnen Methoden betrifft, so ist der untere Hornhautschnitt am leichtesten auszuführen; indess es erfolgt der Prolapsus des Glaskörpers und der *Iris* leichter, als bei der ersten und dritten Methode, und ausserdem stört die Thränenfeuchtigkeit eher die Anheilung des Lappens, was endlich auch leicht durch das untere Lid geschieht, welches sich in die Wunde drängen kann. Diese Nachtheile werden bei dem Schnitt nach oben vermieden, bei dem das obere Lid den Lappen fixirt, und aus diesen Gründen wird von mehreren neueren Augenärzten, besonders von v. Gräfe, dieser Schnitt vorzugsweise geübt. Wenig Anhänger hat dagegen die dritte Methode, hauptsächlieh wegen ihrer schwierigeren und mit grösserer Gefahr für das Auge verbundenen Ausführung. Die Hauptsache bleibt bei der Lappenoperation, dass der Lappen *prima intentione* verwächst. Zu dem Zweck legt Arlt gleich nach der Operation einen Charpieverband an. Zunächst werden einige Fäden auf die geschlossene Lidspalte gelegt, darüber ein Bausch auf das ganze Auge, das Ganze wird mit breiten Leinwandstreifen, die an ihren Enden mit Pflaster bestrichen sind, befestigt. Die Charpie soll die Thränenfeuchtigkeit und den abgesonderten Schleim aufsaugen und muss so oft erneuert werden, als sie von beiden durchnässt erscheint. Ausserdem wieder 4—6 Tage ruhige Rückenlage und Bekämpfung der Entzündung, allmälige Gewöhnung an den Lichtreiz. Der Gebrauch der sogenannten Staarbrille (stark convexe Linsengläser Nro 2—5) ist erst nach Monaten wie hier so nach der Operation überhaupt zu gestatten. Sehr zu empfehlen sind Böhm's iso-achromatische blaue Staarbrillen.

Die Auslöffelung endlich ist eine der elegantesten Operationen und muss als eine Augenoperation ersten Ranges angesehen werden, und es gehört mit zu den grossen Verdiensten unseres v. Gräfe, diese Methode besonders gewürdigt und wesentlich vervollkommt zu haben. Sie hat durchaus keine Gefahr im Gefolge. Leider verlangt sie als Bedingung, dass der Staar weich ist, bei harten oder mittelharten Staaren darf sie nicht unternommen werden. Bei weichem Staar dagegen wird man wohl niemals eine Nadeloperation wählen. Bemerken wir noch, dass hier unter weicher Cataract nicht jene seltene Form totaler Verflüssigung, sondern die gewöhnliche breiige, corticale Erweichung, wie sie bei jüngeren Individuen häufig vorkommt, zu verstehen ist. Ist dagegen der Kern verhärtet oder cohärent, wie es bei Altersstaaren gewöhnlich ist, so ist, sollen diese Staare ohne Quetschung austreten, eine klaffende Wunde, also der Bogenschnitt erforderlich.

Schliesslich ist noch zu bemerken, dass man durch Erfindung der Nadelmesser die Extraction leichter und weniger gefährlich hat machen wollen. An diesen Messern nämlich, welche von Richter, Blasius, Cunier und Andern construirt sind, ist Nadel und Messer in der Weise vereinigt, dass zuerst die Nadel an den genannten Punkten der Hornhaut ein- und ausgestochen wird und dann dem Messer als sichere Leitung dient, welches nun rasch und ohne Gefahr einer Nebenverletzung durchgeführt werden kann, weil es in einer an der Nadel befindlichen Rinne entlang gleitet. — Diese Combination indess ist der geübten und geschickten Hand wohl kein Bedürfniss, sonst würde dieselbe sicher eine grössere Verbreitung gefunden haben.

Bemerken wir schliesslich noch eine Reihe übler Ereignisse, welche bei keiner anderen Methode so zahlreich und andererseits auch bei keiner von so gefährlichen Folgen begleitet sind.

1. Fehler des Einstichs. Ein unruhiges Auge kann denselben nicht blos erschweren, sondern auch fehlerhaft ausfallen lassen. Man muss sich deshalb lieber den *Bulbus* fixiren, und ist der Einstich

zu hoch oder zu niedrig zum Querdurchmesser ausgefallen, so corrigirt man diesen Fehler beim Ausstich, so dass man diesen niedriger oder höher nimmt, damit der Lappen trotzdem die nöthige Grösse erhält. — Unangenehm ist auch der dem Scleroticalrande zu nahe oder zu ferne Einstich. Im ersteren Fall wird leicht die *Iris* verletzt und der Lappen zu gross; im letzteren wird derselbe leicht zu klein. Ist man durch einen zu schiefen Stich nicht bis in die vordere Kammer gedrungen, was man an der matt weissen Messerspitze, an dem Nichthervordringen eines Tropfens *Humor aq.*, sowie später beim Vorschieben des Messers an dem dauernden Widerstande erkennt, weil dasselbe zwischen den Lamellen der Hornhaut fortgeführt wird; so kann man durch Zurückziehen und bessern Einstich den Fehler noch verbessern, wenn die Verwundung der Hornhaut nicht schon zu gross ist, in welchem Fall man die Operation lieber verschiebt. — Ist man zu tief gedrungen und hat man dabei die *Iris* angestochen, so zieht man das Messer wieder vorsichtigt zurück, bis die Spitze wieder glänzend in der vorderen Kammer erscheint. Gleitet endlich das Messer wieder aus dem schon vollführten Einstich heraus, so kommt es auf die Grösse der bereits gemachten Wunde an, weil, je grösser dieselbe ist, um so mehr *Humor aq.* ausfliesst, und dadurch wiederum eine Vorlagerung der *Iris* herbeigeführt wird. Ist dies der Fall und muss man eine zu ausgedehnte Verletzung der *Iris* fürchten, so verschiebt man die Operation. Ist die Oeffnung dagegen nur klein, so kann man das Auge einige Augenblicke verschliessen und dann die Operation durch denselben Einstich zu Ende führen.

2. Fehlerhafte Durchführung des Messers. Sie ist bedingt dadurch, dass man die Flächen nicht genau parallel zur *Iris* gestellt hat. Indess bei einiger Aufmerksamkeit kann dieser Fehler nur gering sein, und seine Verbesserung würde mit grösserer Gefahr verbunden sein, als die Vollendung der Operation in der angenommenen Stellung. Oder man führt das Messer zu langsam durch die vordere Kammer, es entleert sich, hauptsächlich wenn man eine rückgängige Bewegung macht, zu viel *Humor aq.* und die sich in den Schnitt legende *Iris* kommt in Gefahr. Durch ein Zurückziehen des Messers, um dann beim Wiedervorschieben desselben der *Iris* auszuweichen, wird dieser Fehler nicht nur nicht wieder gut gemacht, sondern sogar vergrössert. Man verfährt nach v. Gräfe so, dass man abwechselnd an Stelle des Irisvorfalls einen milden Druck mit der

Mittelfingerspitze auf die Hornhaut übt und gleichzeitig das Messer unter dem Fingerdruck ein wenig weiter schiebt. Wiederholt man dies Manöver einige Mal, so kommt man leicht wieder von der *Iris* ab.

3. Fehlerhafter Ausstich. Am besten schützt dagegen der Ophthalmostat. Derselbe kann aber dennoch erschwert werden a) durch das Abweichen des *Bulbus* nach innen. In diesem Falle warte man erst einige Augenblicke bei ruhiger Haltung des Messers, und stellt sich der *Bulbus* nicht wieder besser, so müssen wir das Messer genau parallel der *Iris* vorschieben und den Ausstich im Dunkeln des innern Augenwinkels vollenden, weil wir dann, wenn wir den *Bulbus* vollständig auf dem Messer haben, demselben leicht wieder eine richtige Stellung geben können. Die Verletzung der Carunkel etc. ist gewöhnlich unerheblich. Scheint uns dies aber zu gefährlich, so wird der Rath gegeben, das Messer zurückzuziehen und den Schnitt mittels der Daviel'schen Scheere zu vollenden. Es ist indess jedenfalls besser, die Operation unter Bekämpfung der Zufälle zu verschieben, wenn man nicht die Linear-Extraction versuchen will. b) Die Messerspitze ist fehlerhaft oder die Hornhaut sehr resistent. Hier soll man mittels eines anderen Messers eine Gegenöffnung machen, aus der man dann das Messer herausführen könne. Allein man setzt auch hier lieber die Operation aus oder macht die Linear-Extraction. Wäre wohl gar die Spitze abgebrochen, so kann man dieselbe, wenn sie sich nicht leicht extrahiren lässt, zurücklassen; sie soll durch Oxydation verschwinden. Endlich c) der Ausstich fällt zu hoch oder zu tief, zu nah oder zu fern vom Scleroticalrande, wodurch der Lappen nicht die bestimmte Grösse erhalten würde, und ausserdem leicht die *Sclerotica* verletzt werden könnte, was indess nicht von erheblichem Nachtheil. Die Veranlassung kann wieder sein das Abweichen des *Bulbus*, dem man nicht mit dem Messer gefolgt ist, oder (wie es anfänglich bei der Uebung gewöhnlich geschieht) die Veränderung der Messer-Richtung und Stellung, weil man beim Durchführen desselben nicht den richtigen Ausstichpunkt zu treffen glaubte. Hier giebt v. Gräfe folgendes vorzügliches Verfahren an: Der Operateur muss zuerst die Grösse des Lappens nach der Grösse des Staars bestimmen und dann fortgehend Form und Grösse desselben überwachen. Will der Lappen zu gross ausfallen, so wendet man die Schneide des Messers aus der horizontalen Stellung mehr nach vorn, um den Schnitt früher, als man beabsichtigte, zu vollenden, weil, wenn derselbe einmal zu gross

geworden, dieser Uebelstand nicht wieder zu beseitigen ist. Droht derselbe indess, zu klein zu werden, so vollendet man den Lappen nicht, sondern lässt beim oberen Schnitt seine obere, beim unteren seine untere Brücke stehen, zieht das Messer aus, ergreift ein schmales geknöpftes Messer von Desmarres, (Taf. VI.) führt es in die Hornhautwunde und erweitert den einen oder anderen Wundwinkel beim oberen Schnitt nach abwärts, beim unteren nach aufwärts. Ist dies geschehen, so führt man das geknöpfte Messer aus, dann aber wieder ein und mit Vorsicht an der *Iris* vorbei, um nun die stehen gebliebene Brücke abzutrennen. Andere empfehlen nachträgliche Vergrösserung mittels Daviel's Scheere, welches gewiss eine schwer ausführbare und vor Allem für die Lappenwunde gefährliche Praxis ist. —

4. Vollendung des Lappens. Nach vollführtem Ausstich hat man sich mit der weiteren Vollendung nicht zu übereilen. Man gestattet demnach dem Auge erst einige Augenblicke Ruhe, damit sich die irritirten Augenmuskeln beruhigen, stellt es sich nöthigenfalls erst etwas gerade und schiebt das Messer darauf langsam weiter, so dass der Schnitt überall gleich weit vom Scleroticalrande fällt. Vollendet man den Schnitt zu rasch, so kann leicht die Linse plötzlich hervorstürzen, und mit ihr ein mehr oder weniger grosser Theil vom Glaskörper. Geht so die Hälfte desselben verloren, so atrophirt in der Regel der *Bulbus* und die Sehfähigkeit wird eingebüsst. Bei diesem Ereigniss muss der Assistent schnell das obere Lid herablassen; der Kranke wird vorsichtig auf sein Lager gebracht und muss die Lider mässig fest geschlossen halten. Die meisten Autoren rathen, den Vorfall sich selbst zu überlassen, weil jeder Repositionsversuch, sowie auch das Abschneiden denselben nur vergrössert. Ferner kann beim Abschneiden des Lappens ein Stück der *Sclerotica* oder auch gleichzeitig ein Stück Bindehaut mit abgetrennt werden. Ersteres ist nicht von Bedeutung; letzteres vermeidet man, dass man nach der Durchschneidung des Scleroticaltheils des Lappens die Bindehautbrücke lieber mit der Scheere trennt.

5. Eröffnung der Kapsel und Austritt des Staars. a) Man verletzt bei Eröffnung der Kapsel die *Iris*: dann muss die nachfolgende *Iritis* sorgfältig behandelt werden. b) Man findet *Iris* und Kapsel durch fadenförmige Adhäsionen verbunden: dann muss man dieselben vor Eröffnung der Kapsel vorsichtigt mittels der Nadel

trennen. c) Die Linse tritt nach Eröffnung der Kapsel und trotz des milden Druckes nicht hervor: dann hat man entweder die Kapsel nicht hinreichend eröffnet, und wird dies vorsichtig wiederholen, oder die Linse ist der hinteren Kapselwand adhärent, und man müsste mittels eines Häkchens oder Daviel'schen Löffels sie heraus befördern; oder die Pupille verengt sich plötzlich, dann wartet man unter Beschattung des Auges, mildem Reiben auf dem oberen Lide des anderen Auges die Erweiterung ab.

6. Ereignisse nach dem Austritt der Linse. a) Eintritt von Luftbläschen unter den Lappen, oder Erguss von Blut in die vordere Augenkammer werden mittels Daviel's Löffel schonend entfernt. b) Die Anheilung des Lappens wird gehindert durch Vorfall der *Iris*, des Glaskörpers oder durch Zwischendrängen des unteren Lides, oder die Wundränder werden dick, wulstig. Anfänglich muss hier durch Antiphlogose, sowie bei Irisvorfall durch Erweiterung der Pupille gewirkt werden; das untere Lid muss man in passender Lage erhalten, die wulstigen Ränder mit Opium-Tinktur ätzen. Auch den Irisvorfall ätzt man nach v. Gräfe mit einem feinen Höllensteinstift, wobei man die Hornhautränder vermeidet und hinterher durch Salzwasser neutralisirt. c) Man findet nach dem Austritt der Linse die hintere Kapselwand verdunkelt; man muss dieselbe zu extrahiren suchen mittels der *Pince capsulaire;* oder man schneidet dieselbe kreuzweis ein, oder bildet später eine künstliche Pupille.

H. Die Pupillenbildung.

Coremorphosis.

Diese Operation hat in der neuesten Zeit durch unseren v. Gräfe eine vollkommene Umgestaltung erfahren. Während nämlich früher ihre Aufgabe nur war, den Lichtstrahlen einen neuen Weg durch die *Iris* zu schaffen, wenn der normale entweder verschlossen oder durch Hornhaut-Trübungen verdeckt war, oder wenn centraler Staar, oder Trübungen der tellerförmigen Grube das Sehen hinderten, hat v. Gräfe die Operation jetzt als Heilmittel dargethan gegen *Gloucom*; ferner bei traumatischen Uvealreizen oder später auftretenden inneren Entzündungen (besonders *Chorioiditis*); bei sympathischen Entzündungen; bei allen Zuständen, durch welche Quetschungen der *Iris* veranlasst werden, wie Aufblähung der Linse nach eröffneter Kapsel, Druck derselben, wenn sie dislocirt etc.; endlich bei fremden Körpern, die eingedrungen und gleichzeitig mit herausgeschnitten werden können. Ja sogar bei vollständig erblindetem Auge und bei vollkommener Sehfähigkeit des gesunden bringt die Operation, entgegen den älteren Anschauungen keinen Nachtheil, selbst wenn in letzterem Falle die künstliche Pupille mit der natürlichen nicht correspondirt.

Mit dieser Vermehrung der Indicationen sind — und dies ist eine nachahmungswerthe Ausnahme in der gesammten Akiurgie — die Methoden der Zahl nach verringert und die Technicismen wesentlich vereinfacht worden. Wir besitzen gegenwärtig eigentlich nur noch eine Methode, die Iridectomie; alle übrigen sind historisch geworden. Ueberblicken wir zunächst die Zahl dieser Methoden historisch und besprechen wir dann ihre vermeintlichen Indicationen.

Die Operation gehört der neueren Zeit an Cheselden (1728), oder sein Lehrer Woolhouse schnitten die *Iris* von der *Sclerotica* aus ein (Iridotomie). Die *Iridectomie* übte Wenzel d. ält. zuerst, Ad. Schmidt und Scorpa lehrten die *Dialysis* (1802). Diese einfache Loslösung vom Ciliarbande zeigte sich erfolglos, weshalb Donegana das Losgelöste einschnitt (*Iridotomedialysis*), Langenbeck dasselbe in die Cornealwunde einklemmte (*Iridenkleisis*) und Assalini es herausschnitt (*Iridectomedialysis*), Adams erfand die Verziehung der Pupille (*Iridoparhelkysis*).

Alle diese Methoden wurden bald von der hinteren, bald von der vorderen Kammer her ausgeführt und haben ausserdem zu wunderbar künstlichen Instrumenten (*Coreoncien*) Veranlassung gegeben. Die späteren Versuche verlieren sich dann in das Reich der Fabeln. So hat man ein Fenster in der *Sclerotica* anlegen, die Hornhaut eines Thiers an Stelle der Degenerirten überpflanzen oder eine von Glas einsetzen wollen. Den letzteren Bestrebungen trat unser v. Gräfe gegegenüber mit seinen schönen Entdeckungen und Bereicherungen, und in neuester Zeit sind von Critchet und Bowman Pupillenverziehungen (*Iriddesis*) versucht, deren praktischer Werth indess noch der näheren Begründung bedarf.

Versuchen wir nun zur näheren Würdigung der Methoden dieselben auf ihre ihnen zu Grunde gelegten Indicationen zurückzuführen.

1. Verschluss oder starke Verengung der Pupille. Der Verschluss resultirt entweder aus dem Fötalzustand (*Membrana pupillaris* — *Atresia iridis*), oder ist in Folge von Entzündung entstanden (*Synicesis*). Dieser Indication soll die Iridotomie entsprechen, welche in der queren oder kreuzweisen Incision des Verschlusses oder der *Iris* besteht und mittels der Staarnadel von der *Cornea* aus, analog der *Discisio per Keratonyxin* ausgeführt werden soll. Diese Methode hat indess selten Erfolg, ist hauptsächlich für die unmittelbar dahinter liegende Linse zu gefährlich, weil man dieselbe gewiss in 10 Fällen 9 Mal cataractös macht; man wählt deshalb statt ihrer lieber die Iridectomie.

2. Trübungen der Hornhaut, welche die Pupille verdecken, oder der tellerförmigen Grube nach Staaroperationen, oder in Form des Central-Staares. Bei den Trübungen kommen drei Momente in Betracht: ihr Sitz, ihre Ausdehnung, sowie ob gleichzeitig Adhärenzen der *Iris* (Synechien) vorhanden sind. Diese drei Momente nämlich sollen im gegebenen Fall die Methode bestimmen.

a. Der Sitz. Bei centralen Trübungen bildet man die neue Pupille durch Ausschneidung eines Stückes aus dem Pupillarrande der *Iris* (Iridectomie). Sie giebt die günstigsten Resultate und wird von v. Gräfe als die alleinige und zugleich allen Indicationen am besten und vollständigsten entsprechende Methode angesehen. Soll blos eine künstliche Pupille angelegt werden, so wird nur ein 1''' grosses Stück excidirt; bei den übrigen Indicationen soll immer ein grösserer Theil der *Iris* entfernt werden. Nach den schönen Resultaten, die ich v. Gräfe mittels der von ihm angegebenen Modificationen habe erzielen sehen, muss ich ihm vollständig beistimmen, und glaube nicht, dass man je in die Nothwendigkeit kommen kann, eine der anderen Methoden zu wählen. v. Gräfe's Verfahren ist folgendes:

Der Kranke wird wie bei der Extraction gelagert — Operateur und Assistent sitzen wie dort — der *Bulbus* wird fixirt. Der Operateur ergreift ein Lanzenmesser (Taf. VI er musssichderen drei halten: ein gerades, eins im Winkel von 120 Grad, eines im Winkel von 145 Grad auf der Fläche gekrümmt), wie das Staarmesser und setzt es mit der Spitze zum Centrum der Linse gerichtet, mit den Flächen genau parallel zur *Iris* $^1/_4$—$^1/_2$ Linie vom Cornealrande entfernt in der *Sclerotica* an — sticht es ein — schiebt es in die vordere Kammer bis etwas über den betheiligten Pupillarrand hinaus — zieht es langsam und die Wunde auf 2—3 Linien erweiternd zurück, wobei die Spitze immer mehr der Hornhaut zugewendet werden muss. Bei dieser Weise des Einstichs durch die *Sclerotica* verletzt man die *Iris* nicht, wenn man genau die Messerflächen derselben parallel hält; denn die *Iris* inserirt sich ja $^1/_2$ Linie über den Cornealrand hinaus. Diesen Parallelismus der Flächen muss man vorher genau festgestellt haben und zu dem Zweck entweder ein gerades (gewöhnlich für den seitlichen) oder ein gekrümmtes (für den oberen und unteren Einstich) Messer wählen. Nach gemachtem Einstich ergreift man eine feine gekrümmte Pincette — führt sie geschlossen und mit der Concavität der Hornhaut zugekehrt ein und bis zum Pupillarrand, öffnet die Pincette, so weit es die Wunde gestattet, und schliesst sie darauf wieder, und zwar beides in unverrückter Haltung, denn es legt sich die *Iris* von selbst hinein. Darauf führt man die Pincette mit der sicher erfassten *Iris* wieder aus der Wunde, vor welcher ein zuverlässiger Assistent den Iristheil mittels einer Scheere abschneidet. — Bei dieser Weise der Ausführung fällt jede Nebenverletzung, hauptsächlich die des Linsensystems aus, die nur zu leicht stattfindet, wenn man statt der Pincette, Beer's Häkchen einführt, mit demselben um den Pupillarrand herumgeht und ihn dann angehakt herauszieht, obgleich das Häkchen von Vielen noch jetzt wegen seines feineren Fassens des freien Pupillarrandes bevorzugt wird. Ferner entsteht nie eine Hornhautnarbe, was leicht geschieht, wenn man nach älterer Weise deren Eröffnung am Rande der *Sclerotica* macht. Endlich kann man die *Iris* bis zum Ciliarbande fortschneiden. und so ihre gefährliche Dialyse vermeiden (s. unten). Bemerken wir noch, dass v. Gräfe seine Schüler diese Methode auf ganz vorzügliche Weise an Kaninchen einüben lässt. Dieselben können so die ganze Technik, so wie den Erfolg der Operation so gut, wie am lebenden Menschenauge studiren und sich die zuverlässigste Sicherheit aneignen.

Bei der Iridectomie kommt noch die Frage in Betracht, welche Stelle sich für die Pupille am vortheilhaftesten erweist. Die vortheilhafteste Stelle ist nach innen oder nach innen und unten. Je mehr man genöthigt ist, nach oben oder nach aussen, oder nach aussen und unten, aussen und oben die Pupille anzulegen, um so geringer wird das Sehvermögen ausfallen.

b. Die Ausdehnung. Erstreckt sich die Trübung bis über $^2/_3$ der Hornhaut, so dass nur noch der *Scleroticalrand* frei ist, so soll man nach den älteren Autoren die *Iris* vom Ciliarbande ablösen (*Iridodialysis s. Coredialysis*). Diese Methode ist vielfach variirt worden. Man hat sie anfänglich von der *Sclerotica*, also von der hinteren Kammer aus, später von der *Cornea* oder von der vorderen Kammer aus mittels Staarnadelpincetten, Häkchen und anderer künstlicher Werkzeuge (*Coreoncien*) ausgeführt. Indess die auf diese Weise vom Ciliarbande gelöste *Iris* zog sich wieder zurück, oder die so erhaltene Pupille verengte oder verschloss sich wieder vollständig. Deshalb versuchte man den abgelösten Iristheil quer zu durchschneiden (*Iridotomedialysis*), erwartend, die so erhaltenen Wundränder der *Iris* würden sich nach unten und oben zurückziehen. Allein auch diese Erwartung wurde nicht erfüllt, weshalb man eine entsprechende Hornhautwunde anlegte und den losgelösten Theil der *Iris* in dieselbe hineinzog, um ihn hier entweder einzuklemmen (*Iridenkleisis*) oder abzuschneiden — aus der ganzen Breite der *Iris* ein Stück herauszuschneiden (*Iridectomedialysis*). Die Ausführung der letzten beiden Methoden, die noch allgemeine Empfehlung haben, soll so geschehen, dass man die Hornhaut in der Mitte auf 2 Linien Grösse eröffnet (Fig. 56), in die erhaltene Wunde Beer's Häkchen einführt, mit denselben den Ciliarrand der *Iris* erfasst und denselben losgelöst aus der Hornhautwunde herauszieht, um ihn hier einzuklemmen oder abzuschneiden (Fig. 57). Diese Manöver sind ersichtlich mit grossen Gefahren für das Linsensystem verknüpft, und andererseits muss dem Abreissen eine so bedenkliche Entzündung folgen, dass unter 6 Augen wenigstens eins zu Grunde geht. Bei der *Enkleisis* muss ausserdem noch der eingeklemmte Iristheil fortgehend wie ein fremder Körper wirken! — Vergleicht man hiermit das durchaus gefahrlose Verfahren v. Gräfe's, dem kaum irgend welche reactive Entzündung folgt (die Kranken werden nach 2—6 Tagen entlassen) und

Fig. 56.

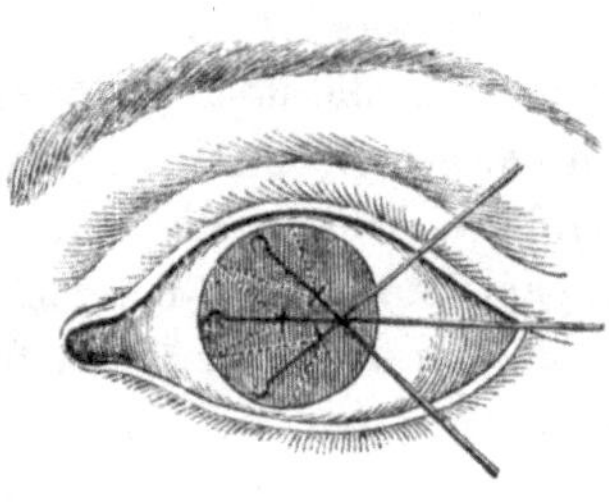

durch das vollständig derselbe Erfolg erzielt wird (auch der scheinbare Vortheil, dass man durch *Dialysis* eine grössere peripherische Pupille erhalte, fällt fort, da man diese durchaus ungefährliche Ope-

Fig. 57.

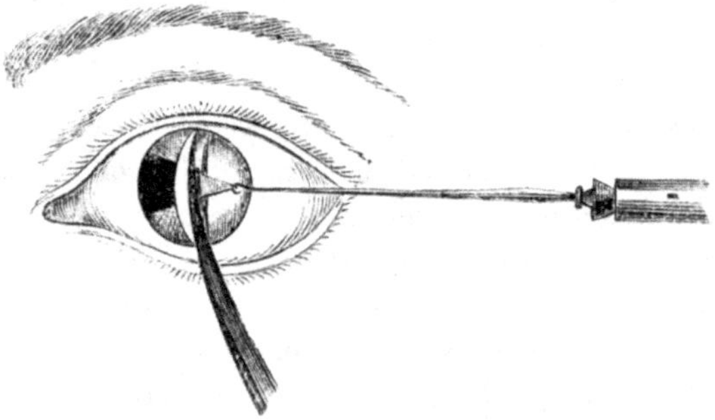

ration wiederholen kann, wenn man beim ersten Mal keine hinlänglich grosse Pupille erhalten hat), so kann man keinen Augenblick anstehen, die genannten Methoden für historisch zu erklären.

c. Es ist *Synechia anterior* vorhanden. Man hat versucht, den Pupillarrand der *Iris* in eine Hornhautwunde hineinzuziehen, um so den Verzug der Pupille (das fenstergardinenartige Vorgespanntsein derselben), durch ihre Adhärenz bedingt, wieder aufzuheben (*Iridoparhelkysis*). Dies Verfahren nutzt nichts und ausserdem gilt darüber die über die *Enkleisis* gemachte Bemerkung. — Oder man hat bei gleichzeitigar Extraction der verdunkelten Linse eine modificirte Iridectomie ausgeführt, so nämlich, dass man bei der Lappenbildung gleich mit dem Messer durch die *Iris* geht, es dann in der hinteren Kammer weiter führt und darauf es erst durch die *Iris* und dann durch die Hornhaut wieder aussticht. Auf diese Weise bildet man gleichzeitig einen Irislappen, den man nach der Extraction der Linse vorziehen und abschneiden soll. Jüngken will so günstige Resultate erzielt haben. Endlich hat Desmarres die *Iridorhexis*, das Losreissen von der verwachsenen Stelle empfohlen.

Die Nachbehandlung hat bei ruhiger Rückenlage in einem mässig dunkeln Zimmer durch Antiphlogose die Entzündung, vorübergehende Congestionen und Netzhautecchymosen zu bekämpfen. Die angelegte Wunde heilt bald, besonders wenn man keine Irisfetzen zurückgelassen hat.

H. Operation des schielenden Auges.
Operatio strabismi.

Die Myo-Tenotomie hatte bereits glänzende Siege über die verschiedensten Contracturen gefeiert, als Dieffenbach 1839 mittels ihrer auch die contrahirten Augenmuskel angriff, und so einem schon von Stromeyer ausgesprochenen Gedanken Wirklichkeit gab. Nicht leicht hat eine chirurgische Operation grössere Sensation erregt. Die grosse Verbreitung des Uebels und seine ausserordentliche Entstellung des menschlichen Antlitzes lieferten sofort jedem operationslustigen Chirurgen Fälle in Menge. Die Eitelkeit führte Alt und Jung herbei und hielt selbst die Zaghaftesten nicht zurück, um so weniger, da die Gefahrlosigkeit der Operation hinlänglich ermuthigte. Leider sollte bald eine Täuschung eintreten. Die nach innen Schielenden, und ihre Zahl ist bekanntlich die grössere, schielten nach der Operation oft entstellender nach aussen, und nur Wenige von ihnen hatten den Muth, sich noch einmal operiren zu lassen, zumal da die hiergegen unternommene Durchschneidung des *Rectus externus* so wohl in kosmetischer Beziehung als auch in Bezug auf die freie Beweglichkeit des Auges einen geringen, ja nicht selten noch ungünstigeren Erfolg hatte. So sank allmälig die Begeisterung für diese neue Operation. Sie verlor nach und nach an Credit bei den Kranken und an Anhängern unter den Chirurgen. Letztere sahen zum Theil von ihrem kosmetischen Nutzen ab, und wollten sie nur als therapeutisches Mittel gegen verschiedene, namentlich accommodative Krankheitszustände angewendet wissen. Und doch ist es eine der schönsten plastischen Operationen, weil sie, mit Erfolg ausgeführt, auf so leichte gefahrlose Weise eine Enstellung hebt, die mit zu den widerwärtigsten gehört. Andererseits ist ihr therapeutischer Nutzen bei vielen wichtigen Gesichtstörungen durch kein anderes Mittel zu ersetzen. Mancherlei Verbesserungen wurden durch Velpeau, Böhm, Arlt, v. Ammon u. A. ersonnen; immer aber bleibt es ein unsterbliches Verdienst unseres v. Gräfe, die Operation zu ihrer gegenwärtigen Präcision und Vollendung erhoben zu haben. — v. Gräfe nahm die Resultate der Tenotomie, die an anderen Muskeln gewonnen waren, verglich sie mit denjenigen, welche die in Rede stehende Operation geliefert hatte, prüfte die anatomischen und physiologischen Bedingungen dieser Resultate, und kam so zu den nothwendigen Veränderungen, die für den Erfolg von der grössten Bedeutung sind. Man hatte nämlich im Anfange erwartet, dass der durchschnittene Augenmuskel sich wie jeder andere theils dynamisch, theils durch eine intermediäre Substanz verlängern würde, und dass so die normale Stellung des *Bulbus* erzielt werden könnte. Allein der hintere Muskelstumpf verliert sich gewöhnlich in das lockere Bindegewebe, in welchem er im hinteren Theil der *Orbita* eingebettet liegt (Fig. 58), und gewinnt entweder

Fig. 58.

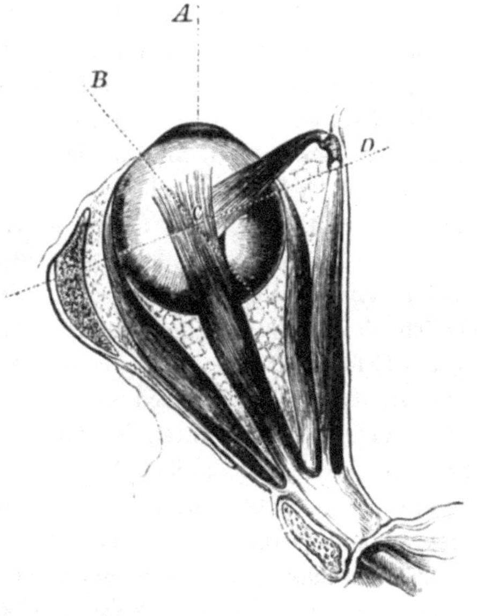

gar keinen Ansatz wieder an die *Sclerotica*, oder doch einen viel zu weit nach hinten liegenden. Er kommt so mit dem vorderen sclerotícalen Stumpfe ganz auser Beziehung und muss seine Wirkung fast total einbüssen. Das entstellende Schielen nach aussen (*Strabismus arteficialis*) war die Folge, dessen Wiederbeseitigung verschiedene Operationsweisen hervorgerufen hat. Von diesen ist Jules Guerin's Methode die werthvollste, welcher den weit nach hinten gerathenen oder hier an die *Sclerotica* wieder inserirten *Rectus internus* aufsuchte, wieder nach vorne brachte, und hier seine Verlöthung mit der *Sclerotica* dadurch zu bewirken suchte, dass er am äusseren Augenmuskel einen Faden durch die *Sclerotica* zog und mittels desselben das Auge stark nach innen stellte. Diese Verletzung der *Sclerotica* hat sicher Bedenken, weshalb das Verfahren v. Gräfe's vorzuziehen ist, der unter solchen Umständen den *Rectus extern.* eine Linie vom Ansatz durchschneidet und durch dessen Sehne den Faden zieht, welcher natürlich nicht mit der Hornhaut in Berührung kommen darf.

Wie ist nun diese Abweichung des Mukels nach hinten zu verhindern? Nach v. Gräfe's Angaben hat es der Operateur in seiner Gewalt, den fehlerhaften Stand des *Bulbus* durch Hebung des Schielwinkels vollkommen zu corrigiren. Er durchforschte das anatomische Verhalten der Augenmuskelinsertionen und fand, dass die Muskeln nach vorn jenes feste Bindegewebe durchbohren, welches den Namen der Tenon'schen Kapsel führt und durch dasselbe zugleich mit der *Sclerotica* und zum Theil an ihrer äusseren Fläche mit der *Conjunctiva* zusammenhängen. Dadurch erhält jeder Muskel gewissermaassen eine „Einscheidung" durch die Tenon'sche Kapsel, welche besonders stark seitlich an der Insertionsstelle der Muskeln entwickelt ist; ja diese seitlichen Verbindungen gehen bis an den Rand des Muskels, haften hier an den Elementen desselben selbst und schicken dann schwache fasrige Ausläufer zu den lockeren Bindegewebsmassen, welche an der innern und hauptsächlich an der äusseren Fläche des Muskels zwischen dieser und der *Conjunctiva* liegen. „Hierdurch erklärt es sich, dass, wenn wir die Insertion der Muskelsehne hart von der *Sclerotica* abtrennen, ohne irgend einen andern Stumpf zu lassen, dann die beinahe volle Beweglichkeit nach Seite des durchschnittenen Muskels zurückbleibt, weil die Muskelsehne zum Theil durch die oben erwähnten Bindegewebsschichten mit der *Conjunctiva* und mit der *Sclerotica*, besonders durch die seitlichen Verbindungen der Tenon'schen Kapsel in Verbindung bleibt. Ferner folgt, dass ein Hinüberweichen des *Bulbus* nach der entgegengesetzten Seite nie eintreten kann, wenn man die seitlichen Einschneidungen sowohl mit der Scheere, als mit dem Schielhaken (dessen Grösse dabei besonders in Betracht kommt) möglichst schont." Demnach ist in Bezug auf die Operation die Verbindung der *Conjunctiva* mit der äusseren Fläche des Muskels von untergeordneter Bedeutung; wichtiger schon ist die Verbindung der innern Fläche des Mukels mit der *Sclerotica*, deren Durchtrennung immer einen nachweisbaren Einfluss auf die Beweglichkeit hat; am wichtigsten dagegen sind, wie bemerkt, die seitlichen Verbindungen mit der Tenon'schen Kapsel, die „seitlichen Einschneidungen." Denn wenn bei Trennung der übrigen Verbindungen, die man mehr oder weniger ausgedehnt, je nach der Grösse des beabsichtigten Erfolgs, vornehmen kann, diese erhalten werden, so wird allemal die Beweglichkeit höchstens um $1^1/_2$—2 Linien verringert.

Die Ausführung der Operation angehend, so braucht man im Allgemeinen 3 Schielhaken von verschiedener Grösse, eine kleine Cooper'sche Scheere, eine Hakenpincette und eine desgleichen mit Verschluss zum Fixiren des *Bulbus*, 2 solide Augenlidhalter, eine verschliessbare Pincette mit einem Stückchen Wachsschwamm eingeklemmt zum Auftupfen.

Der Kranke wird horizontal gelagert und chloroformirt, der Operateur sitzt zur Seite des abzulösenden Muskels oder am Kopfende des Kranken. Es handelt sich um Abtrennung des *Rectus internus*.

Erster Akt: Anlegung der Lidhaken. Fixirung des *Bulbus*. Der Operateur zieht die Lider vom *Bulbus* ab und bringt die Lidhaken unter dieselben, welche darauf von Assistenten schonend fixirt werden. Dann ergreift er mit der verschliessbaren Hakenpincette eine Falte der *Conjunctiva* auf der dem abzutrennenden Muskel entgegengesetzten Seite am Rande der Hornhaut, schliesst die Pincette und übergiebt dieselbe einem Assistenten, der mittels derselben den *Bulbus* nach aussen abgewendet fixirt.

Zweiter Akt: Blosslegung und Abtrennung des Muskels. Der Operateur ergreift mit der nicht verschliessbaren Hakenpincette eine $1^1/_2$—2 Linien grosse Falte der *Conjunctiva* hart am Rande der Hornhaut, in der Mitte derselben und quer zum horizontalen Durchmesser des Auges, und trennt sie mit kleinen Scheerenschnitten bis etwas über den Muskelansatz hinaus ab, so dass also eine zum Muskel quere Wunde entsteht. Darauf ergreift er den bestimmten Schielhaken, führt ihn in die Wunde ein, so, dass er mit seiner Spitze quer zur Muskelsehne entweder deren oberen oder unteren Rand etwas überragt, dreht ihn nun so mit der Spitze dem *Bulbus* zugewendet an diesem herum, dass der Haken unter den Muskel gelangt, wobei dieser sicher auf den Haken gefasst wird. Jetzt entfernt die linke Hand die Pincette und ergreift fixirend den Muskelhaken, und der Operateur trennt mit der Scheere den Ansatz des Muskels ab, wobei natürlich die *Sclerotica* nicht verletzt und andererseits doch auch kein Sehnenstumpf stehen bleiben darf. Ist dies geschehen, so legt er die Scheere fort, ergreift einen andern kleinen Muskelhaken, führt ihn erst an dem oberen, dann an dem unteren Rande des abgetrennten und noch mit dem ersten Haken fixirten Muskels ein, um sich zu überzeugen, ob noch einzelne Sehnenfilamente desselben stehen geblieben sind. Sind noch solche vorhanden, so sieht man sie sich vom Haken angezogen zur *Sclerotica* hinüberspannen und kann sie so nicht mit Conjunctivafalten verwechseln, die sich bis an den Rand der Hornhaut hinüberspannen. Auch diese Filamente, werden darauf mit der Scheere abgetrennt. Während der Operation muss ein Assistent wiederholt mit dem in die Pincette geklemmten Schwamm den geringen Bluterguss auftupfen, besonders wenn die letztgenannten Filamente aufgesucht und durchschnitten werden. Darauf werden Lidhaken und Hakenpincette entfernt und mittels Schwamm und Wasser die Blutung gestillt.

Dritter Akt: Nachbehandlung. Man wendet innerhalb der ersten 12—24 Stunden kalten Umschlag bei ruhiger Rückenlage an und lagert ausserdem den Kranken so, dass er mit dem operirten Auge permanent nach einer Richtung sehen muss. Höchst selten sind ausser geeigneter Diät noch andere Mittel nöthig. Bei allen anderen Muskeln verfährt man auf dieselbe Weise.

Es kommt nun hauptsächlich darauf an, die Grösse des Erfolgs zu bestimmen. Diese hängt ab von der Grösse der Rücklagerung des Muskels, welcher sich mit seinen seitlichen Einschneidungen zurückzieht *in maximo* bis auf $2^1/_2$ Linien, *in minimo* auf 0, d. h. er kann seinen Ansatzpunkt behalten trotz der Operation. Für geringe Grade kann man dieselbe auf $^1/_2$—1 Linie beschränken und ausserdem sie Vorsicht üben, die Operation nach einiger Zeit zu wiederholen, im Fall der Erfolg kein ausreichender ist. Denn die mechanische Verbesserung der Stellung reicht nicht immer für alle Richtungen und Entfernungen beim Sehen aus. Ausserdem verhalten sich die afficirten Muskeln verschieden in Bezug auf ihre spätere Functionsfähigkeit. Im Allgemeinen kann man sagen, dass der *Bulbus* sich genau um so viel in entgegengetzte Richtung bewegt, als der Muskel rückgelagert wird. Dem entsprechend ist es von besonderer Wichtigkeit, den Grad der Rücklagerung auf beide Augen zu vertheilen, wobei auf das eigentlich schielende der grössere Theil der Correction kommen muss, und zwar aus dem Grunde, weil in demselben die Beweglichkeit im Sinne des verkürzten Muskels mehr über die Norm erhöht ist, als die durch den gleichnamigen Muskel der anderen Seite vermittelte. In den meisten Fällen ist deshalb die doppelte Tenotomie angezeigt. Ueber diese Verhältnisse sind v. Gräfe's ausführliche Angaben (Archiv Bd. 3 Abthl. I) zu vergleichen. Um nun das Quantum des Zurückweichens zu bestimmen, hat man auf folgende Punkte zu achten.

Will man einen kleinen Grad von Rücklagerung, so macht man 1) einen sehr kleinen Schnitt in die *Conjunctiva*; 2) man entblösst mit der Cooper'schen Scheere die äussere Fläche der Muskelsehne möglichst wenig; 3) man wählt einen kleinen Muskelhaken und führt ihn recht vorsichtig in die seitliche Einschneidung hart an seiner Insertion ein; denn durch ihn wird wenigstens die eine Seite der seitlichen Eischeidungen gewaltsam durchbohrt und die Verbindung zwischen Muskel und *Sclerotica* gelockert, und dies wird um so ausgiebiger geschehen, je grösser der Haken ist, mit dem man überhaupt niemals zu ungestüm die seitlichen Einscheidungen durchbohren darf; 4) muss man nach der Ablösung die Muskelsehne gar nicht von der *Sclerotica* abheben, noch weniger die Zellgewebsbündel an der inneren Fläche mit der Scheere lösen; 5) nach der Operation kann man eine Sutur durch die *Conjunctiva-Wunde* legen, was den Erfolg ausserordentlich beschränkt und deshalb nur bei etwas grosser Conjunctivawunde angewendet werden darf; 6) nach der Operation wendet man das Auge nach Seite des abgelösten Muskels.

Offenbar wird man durch das Gegentheil der einen oder anderen dieser 6 Regeln ein grösseres Quantum von Rücklagerung erzielen, und es ergiebt sich oft erst im Verlaufe der Operation, von welcher dieser Regeln man das Gegentheil ausführt; ja man hat es sogar in der Gewalt, die eine oder die andere Abweichung durch strictere Befolgung einer anderen wieder zu compensiren, also einen etwa begangenen Fehler wieder gut zu machen. Hierbei verdient noch Beachtung, dass zuweilen unter der fibrösen Muskelsehne verdichtete Bindegewebsmassen sich befinden, welche das Zurückweichen des Muskels verhindern, so dass man dann gut thut, den Muskel auf einige Linien von der *Sclerotica* abzuheben, respective mit der

Scheere abzulösen. Noch ist zu bemerken, dass nach einer etwas grossen Rücklagerung mitunter eine unangenehme Vertiefung an der Carunkel zurückbleibt. Dies kann man durch einen mit dem Muskel parallelen Schnitt in der *Conjunctiva* verhindern, dessen Wundränder sich später nähern, und wenn damit zugleich eine zu grosse Lidspalte und ein dadurch bedingtes zu starkes Prominiren des *Bulbus* verbunden ist so hat v. Gräfe diesen Fehler durch die Tarsoraphie kosmetisch zu verbessern gesucht.

I. Die Nasenbildung.

Rhinoplastice.

Sie ist indicirt bei theilweisem oder gänzlichem Defect, sowie bei enstellender Zerstörung (Eingesunkensein) ihrer Form in Folge von Knochen- oder Knorpelaffection.

Contraindicirt ist dieser plastische Wiederersatz durch florirende Dyscrasien und Krankheiten der Umgebung. (Bei Syphilis muss eine durchgreifende Kur voraufgehen, ebenso beim zerstörenden Lupus).

Die Methoden angehend, so kommt auch hier, wie wir bereits S. 121 erörtert haben, alles auf Form und Ausdehnung des Defectes an. Rücksichtlich derselben lassen sich im Allgemeinen 5 Operations-Objecte unterscheiden: 1. der totale Defect oder der Mangel der ganzen Nase; 2. der halbseitige Defect mit oder ohne Erhaltung des *Septum*; 3. partielle Defecte, z. B. der Spitze, des einen oder anderen Flügels oder in Form von Oeffnungen; 4. Defect des *Septum*; 5. das Eingesunkensein oder die Schrumpfungen.

Für die erste und zweite Form der Defecte wird vorzugsweise die Stirnhaut oder nach Burow's Methode auch die Haut beider Wangen, benutzt, denn die Haut des Oberarms nach der v. Gräfe modificirten italienischen Methode zu verwenden, führt zu grosse Plagen für den Kranken mit sich. Für die partiellen Defecte kann die Wangen- und Lippenhaut selbst die der gesunden Seite der Nase besonders deren Flügel verwendet werden und das *Septum* entnimmt man am liebsten der Oberlippe. Für das Eingesunkensein hat besonders Dieffenbach eine Reihe von Hülfsmitteln angegeben.

Geschichte und Würdigung (cf. S. 125).

Ausführung. 1. Totale *Rhinoplastik.* (Fig 59).

Fig. 59.

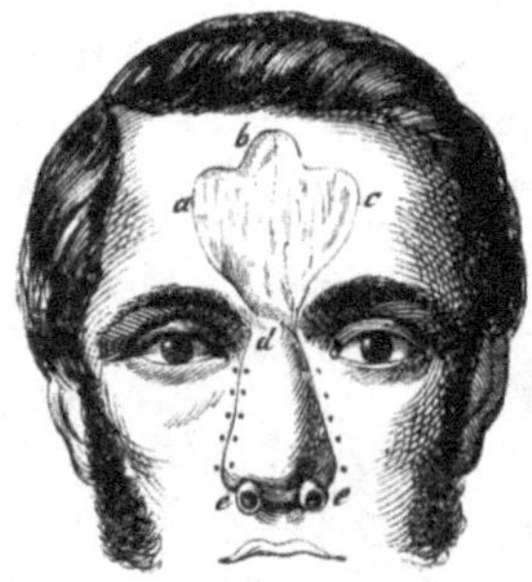

Die Operation besteht 1. in der Bildung des Modells, 2. in der Wundmachung des Nasenstumpfes, 3. in der Abtrennung des Lappens, 4. in dem Annähen desselben.

Die Bildung des Modells angehend, so erklärt Dieffenbach, dass „der nach der schönsten Nasenform zugeschnittene Lappen eine schlechtere Nase gebe, als ein Dreieck, weil jener sich überall zu sehr abrunde." Indess es ist einleuchtend, dass nicht ein und dasselbe Modell bei jeder Operation zu gebrauchen ist. Man wird im Gegentheil die verschiedenen Gesichtsverhältnisse mit in Rechnung ziehen und das Mass der normalen Erhebung der Nase kennen und beachten müssen. Vor Allem muss der Stirnlappen für die Erhebung des Nasenrückens, sowie für die Grösse der Spitze die entsprechende Breite in seiner Mitte und an seiner Spitze haben und durchweg um etwas grösser genommen werden, als die beabsichtigte Nase, weil er sich später immer etwas verkleinert. Seine Form ist dabei die eines Dreiecks, an dessen Basis ein viereckiges Stück für die Bildung des *Septum* und zwei abgerundete Seitenstücke für die Nasenflügel sich befinden; während die Seiten nicht gerade, sondern mehr oder weniger Bogenlinien bilden, je nach Erhebung des Nasenrückens, und die obere Spitze in die 3—4''' breite Brücke ausläuft. Ein solches Modell wird am besten aus Heftpflaster geschnitten und mehr schräg so auf die Stirn geklebt, dass die Brücke in den innern Augenwinkel fällt, so dass die *Art. angularis* in derselben erhalten bleibt.

Die Operation beginnt dann 2. mit der Wundmachung der Ränder des Nasenstumpfes. Der Kranke sitzt in entsprechender Höhe, sein Kopf wird von einem Assistenten fixirt. Der Operateür sitzt oder steht. Die zu gewinnenden wunden Ränder müssen in die Grenzlinien zwischen Nase und Wange fallen und auf einige Linien abgelöst werden. Diese Ablösung muss weiter ausgedehnt werden, wenn der Defect über diese Grenzlinien hinausgeht. Endlich muss die Oberlippe oben im Philtrum quer durchgeschnitten werden für die Aufnahme des *Septum*.

Darauf folgt 3. die Ablösung des Lappens. Man führt die Schnitte zunächst an den Grenzlinien des Modells und zwar von unten nach oben, um nicht durch das herabfliessende Blut behindert zu werden. Nach dieser Umschneidung wird das Modell entfernt und der Lappen vom *Pericranium* abgelöst. B. Langenbeck hat in neuester Zeit das *Pericranium* am Lappen erhalten wollen, um dadurch der Nase mehr Halt zu geben, weil sich vielleicht Knochen an dem *Pericranium* wieder erzeuge.

Nach der Ablösung wird die entstandene Stirnwunde so weit als möglich mittels Nähte vereinigt. Gewöhnlich ist dies bis auf eine Oeffnung in der Mitte möglich, die dann mit geschabter Charpie und Heftpflaster überdeckt wird. Inzwischen ist für die Ueberpflanzung des Lappens der geeignete Zeitpunkt gekommen (cf. S. 125).

Derselbe wird dann 4. erst in der Weise geformt, dass man die freien Verlängerungen der Nasenflügel nach innen umschlägt und mittels baumwollener Fäden oder Drahtnähte annäht. Dieser möglichst breite Umschlag soll das Verwachsen der Nasenlöcher verhindern, was oft trotz Einlegen von Röhren schwer zu erreichen ist. Ebenso wird das *Septum* so zusammen gefaltet und mit Drathnähten zusammengenäht, dass die wunden Flächen zusammenwachsen. Zugleich beginnt man dann das Annähen mit dem Einnähen des *Septum* in den angegebenen Spalt des *Philtrum*, und lässt darauf die Seitenränder folgen. Man wählt abwechselnd die Knopf- und umschlungene Naht und achtet darauf, dass namentlich oben in der Nähe der Brücke die Hefte auf beiden Seiten sich nicht unmittelbar gegenüber liegen, weil dadurch leicht eine nachtheilige Zerrung entsteht.

Zum Schluss werden dann die Nasenhöhlen mit Charpiewieken ausgefüllt und die Nase selbst entweder frei gelassen oder, man giebt ihr eine durch Heftpflaster befestigte Wattenumhüllung.

. Die Nachbehandlung hat die Entzündung und Blutstockung zu überwachen (cf. S. 125). Vom 3. bis 4. Tag werden die Hefte entfernt und noch längere Zeit durch Charpiewieken, umwickelte Federposen die Nasenöffnungen offen zu erhalten gesucht. Nach vollständiger Verwachsung kann dann die Brücke durchtrennt und mit den Nachoperationen zur Verschönerung der Form begonnen werden. Diese bestehen in Excisionen von schlechten Narben oder

Längstreifen etc. und je beharrlicher der Chirurg und der Kranke, um so mehr kann durch diese Ziselirungen die Form verschönt werden. „Durch einen einfachen Schnitt ist oft schon ausgeholfen. Es kommt nur darauf an, dass man ihn am richtigen Ort zu führen weiss und in der späteren Narbencontraction sich nicht verrechnet. So kann man durch eine theilweise Schonung der Nasenbrücke eine griechische Nase formen, durch die Bildung eines kurzen *Septum* eine Habichtsnase, durch Formung eines langen *Septum* und passender Anlegung seitlicher Ausschnitte an der oberen Grenze der Nasenflügel eine Adlernase" etc. (Szymanowski, Prag. Vierteljahrschr. Bd. IV. 1858).

2. Bildung einer Nasenhälfte. Sie geschieht nach einem vorher zugeschnittenen Modell, entweder aus der Stirn in ähnlicher Weise wie vorhin, oder aus der entsprechenden Wange, so dass man den Lappen nicht aus unmittelbarer Nähe, sondern so wählt, dass eine entpsrechende Brücke zwischen Wangendefect und dem zugehörigen Nasenrand bleibt und zugleich die Spitze oben in den Augenwinkel fällt; oder endlich man wählt die Haut der gesunden Nasenseite mit Erhaltung eines Streifens auf dem Rücken und am gesunden Flügel, damit letzterer seine scharfen Contouren nicht einbüsst. In ganz ähnlicher Weise verfährt man

3. bei partiellen Defecten. So kann man einen Flügel von der gesunden Seite, die mit oder ohne *Septum* fehlende Spitze aus der Stirn mit tieferer Verlegung der Brücke und andere Defecte von der Wange etc. her ersetzen. Fehlt dagegen

4. das *Septum* allein; so entnimmt man es entweder der Oberlippe oder auch der Stirn. Im ersten Fall excidirt man aus der ganzen Dicke der Lippe einen 1/2" breiten Streifen (das Philtrum), macht sein unteres Ende wund und wendet dasselbe zu seiner Vereinigung so nach oben, dass die Epidermisfläche nach aussen sieht (Dieffenbach, — nach Blasius soll umgekehrt diese Seite der Nasenhöhle zugekehrt werden). Nach der Verheilung hat man es gewöhnlich noch gerade zu stellen, was durch Excisionen etc. geschieht. Seiner Neigung zur Verkürzung wirkt man durch Ausfüllung der Nasenlöcher entgegen. Tritt sie dennoch ein, so muss man analog der Fig. 40 S. 119 angegebenen Lappenbildung dasselbe hinaufschiebend verlängern. Die enstandene Lippenwunde wird natürlich sofort durch Suturen vereinigt..

5. Die partiell oder total eingefallene Nase kann sehr verschieden wieder aufgerichtet werden. Es kommt dabei auf die Ursachen und die Grösse der Zerstörung des knöchernen Gerüstes an. Spaltung des ganzen Rückens mit Trennung von Narben- darauf seitliche Lederschienen, welche mittels quer durch die Nase gestochener Insectennadel befestigt und so durch Aufrollung der Nadeln aneinandergedrängt werden, dass sie die Nase aufrichten — die Nadeln bleiben längere Zeit liegen und veranlassen Narbenstränge, welche die Nase halten sollen (?); oder Spaltung des ganzen Nasenrückens und Zwischenheilung eines breiten Stirnlappens. Aus diesem werden später seichte Excisionen vorgenommen und dadurch die Form verbessert. Oder man zieht von den Seiten Hautlappen auf den wund gemachten Nasenrücken sie in der Mittellinie vereinigend etc.

Anmerkung. 1. Die Nase aus der Kopfschwarte zu bilden ist wegen des Haarwuchses, der sich oft nicht zerstören lässt, wohl nur ausnahmsweise zu empfehlen.

Anmerkung. 2. Nicht minder selten ist die Armhaut (italienische Methode) noch von den Plastikern benutzt. v. Gräfe hat eine besondere Binde und einen Wamms angegeben, wodurch der Arm (linke) mit der Nase bis zur Verwachsung des transplantirten Lappens in unmittelbarer Verbindung erhalten werden muss. Der Kranke muss 8 Nächte vorher in der Vereinigungsbinde schlafen und hat gewiss recht erhebliche Plagen auszustehen.

K. Operation des Lippenspaltes. (Hasenscharte.)

Operatio labii fissi s. leporini.

Der Lippenspalt ist entweder angeboren, oder Residuum einer Lippenwunde. Erstere Form ist am häufigsten Operationsobject. Derselbe kommt als einfacher Spalt zumeist an der linken, selten an der rechten Seite dicht neben dem *Philtrum*, vor, gleichsam nach dem allgemeinen Gesetz, dass alle angeborenen Fehler linkseitig sind. Selten sieht man Spaltungen im *Philtrum*, häufiger dagegen auf beiden Seiten desselben (doppelte Hasenscharte). Die *Fissura angularis* oder Spaltung durch die Mundwinkel ist die seltenste. In Bezug auf die

Grösse des Spaltes beobachtet man alle Grade von einer leichten Einkerbung des rothen Lippentheils bis zur Trennung in die Nase hinein; ja es geht die Spaltung dann gewöhnlich tiefer durch den Kiefer selbst, sowie durch den harten und weichen Gaumen hindurch (Wolfsrachen). Diese Spaltungen werden als Hemmungsbildungen angesehen, so nämlich, dass auf einer Stufe der fötalen Entwickelung keine Verschmelzung der ursprünglich getrennten Gebilde zu Stande kommt. In letzterer Beziehung ist hier die Entwickelung der Weichgebilde an die der Knochen geknüpft: die Oberkieferbildung ist bereits beendet, wenn die Lippe noch getrennt erscheint. In seiner Mitte aber wird der Oberkiefer noch vor Bildung des *Vomer* und des harten Gaumen durch das *Os intermaxillare* geschlossen, welches ungefähr bis zur neunten Woche von oben her hineinwächst. Eine Verzögerung in der Knochenverschmelzung oder eine dauernde Trennung derselben reflectirt sich nun auf die Weichtheile und kommt in den genannten Spaltungen zur Erscheinung.

Die Operationsmethoden angehend, so sind dieselben, da die Operation als plastische aufgefasst werden muss, abhängig von Form und Grösse des Defectes. Es begreift sich leicht, dass die an dieser Deformität betheiligten Gebilde die verschiedensten Veränderungen einzugehen gleichsam Spielraum haben, und dass dadurch der Defect die mannigfachsten Formen darbieten kann. Während desshalb ein einfacher Spalt sich leicht schliessen lässt, macht ein anderer complicirter oft die höchsten Ansprüche an die operative Plastik, wenn sie ihn ohne irgend welche zurückbleibende Entstellung beseitigen will. Im Allgemeinen lassen sich drei Grundformen unterscheiden, welche die Methoden bestimmen: 1. einfacher Spalt mit normaler Beschaffenheit der Lippentheile. Hier ist Wundmachen der Ränder und einfache Vereinigung ausreichend. 2. einfacher Spalt mit Defect des einen oder beider Lippentheile — indicirt das Verfahren nach Mirault-Langenbeck, Malgaigne u. A. 3. Doppelspalt mit Rüssel- und Bürzelbildung.

Die Verfahren sind zahlreich.

Geschichte. Diese Operation ist besonders durch Paré in die Chirurgie eingeführt und Louis, Richter, Desault, Eckold u. A. haben zu ihrer Verbreitung und Verbesserung beigetragen. Einen besonderen Aufschwung hat sie erst in der neuesten Zeit genommen, seit man sie den plastischen Operationen zugezählt hat. — Die genannten älteren Chirurgen haben die verschiedensten Nadeln sowohl der Form als dem Material (cf.T af. VII) nach angegeben, weil zu ihrer Zeit der Erfolg der Operationen zu übertrieben den Instrumenten zugeschrieben wurde. Auch die verschiedenen Scheeren, Messer, Klemmen zur Fixirung der Lippe gestatten einen Schluss auf diese Anschauungen und Bestrebungen.

Würdigung. Da die Operation am häufigsten bei Neugebornen nothwendig wird, so hat man, die Bedeutsamkeit derselben für den kindlichen Organismus in's Auge fassend, viel über die passendste Zeit gestritten. Derartiger Streit in unserer Wissenschaft läuft gewöhnlich auf einseitige und deshalb beschränkte Auffassung hinaus. Der rationelle Arzt hat den Blick stets auf's Ganze gerichtet. Er diagnosticirt und prognosticirt aus der Gesammtheit der Erscheinungen und danach curirt er auch. Er weiss, dass der Werth der einzelnen Symptome variirt und dass derselbe in jedem speziellen Fall besonders festgestellt werden muss. Grosse Aerzte haben dies das Individualisiren genannt, und wir sehen, dass diese Fähigkeit bei ihnen das Resultat einer grossen wissenschaftlichen Arbeit einer allseitigen Charaktergestaltung und reichen Erfahrung in ihrer Wissenschaft und im Leben überhaupt ist. Wohlan! so müssen wir auch diese Operation aus der Gesammtheit ihrer einzelnen Momente beurtheilen. Obenan steht 1. die Grösse und Ausdehnung des Defectes; denn beide bestimmen die Grösse der Verwundung und damit die Grösse des Schmerzes und des Blutverlustes. 2. Kommt in Betracht die Kräftigkeit der Organisation: kräftige Kinder, die durch Muttermilch genährt werden, haben mehr Widerstandsfähigkeit als schwächliche Päppelkinder, sind aber oft durch ihre Lebhaftigkeit zu Krämpfen geneigt. 3. Hat man nicht zu übersehen die Zahnperiode, etwaige gastrische Störungen (Diarrhöen), Mundaffectionen (Aphthen), welche alle den Eingriff verbieten.

Wenn diese einzelnen Momente entsprechend berücksichtigt werden, so ist die Prognose im Allgemeinen günstig und Todesfälle gehören zu den Seltenheiten. Ja man hat in neuerer Zeit die Bedeutsamkeit des Eingriffes so gering angeschlagen, dass man Kinder gleich nach der Geburt operirt hat. Ich selbst habe kürzlich einem Kinde gleich nach dem ersten Bade, also unmittelbar nach der Geburt, einen nicht grossen Doppelspalt operirt und mich überzeugt, dass der Eindruck der Operation ein äusserst geringer ist. Das

Kindchen schlief beim Anlegen der Hefte. Ausserdem ist es sehr vortheilhaft, dass die Kinder innerhalb der ersten 2—3mal 24 Stunden nur ein geringes Nahrungsbedürfniss haben, so dass die Heilung nicht durch das Saugen gestört wird. Endlich empfiehlt Dieffenbach bei Complication mit Wolfsrachen möglichst früh zu operiren, weil die Kinder dadurch am Saugen gehindert sind und durch das Einströmen der kalten Luft Lungenaffectionen leichter ausgesetzt sein sollen. Die neueren Chirurgen haben ausserdem vorzugsweise die Frage discutirt: ob die nach der Operation zurückbleibende Narbe mit der Entwickelung der Lippe Schritt hält? Diejenigen, welche dies bezweifeln (ihre Zahl ist jetzt sehr gering), wollen warten, bis in der Entwickelung der Lippe mit dem vollen Erschienensein der Milchzähne, in der Regel nach dem zweiten Lebensjahre, ein Stillstand eingetreten ist, weil sonst später ein Aufgezogensein der Lippe zurückbleibe. — Andere haben diesen Streit durch die Behauptung beizulegen gesucht, dass die Oberlippe in allen Fällen nach der Operation durch die eintretende Verkürzung der Narbe einen einspringenden Winkel bilde und so verkürzt werde, wenn man nämlich durch zwei einfache gerade /\ Schnitte, wie es gewöhnlich geschieht, die überhäuteten Spaltränder abtrage; dies werde hingegen nicht geschehen, wenn man statt der geraden stets zwei Bogenschnitte () mache (s. S. 118) und die geraden Schnitte höchstens nur auf die Form beschränke, wo die Lippenränder parallel neben einander und dick und lang in das eine Nasenloch aufsteigen. Diese Bogenschnittform ist allerdings nicht zu entbehren bei theilweisem Defect der einen Lippe (s. Fig. 64).

Ausführung. 1. einfacher Spalt. Man macht den geraden Schnitt mit einer kräftigen, guten Incisions-Scheere, den Bogenschnitt mit einer auf der Fläche gekrümmten, oder mit dem Messer. Bei knorpelartiger Lippe soll ein Lippenhalter (von Mile der beste) nothwendig werden können (?) (cf. Taf. VII).

Einige wollen das Kind längere Zeit vor der Operation wach erhalten, dann es recht satt machen lassen, damit es nach derselben mehre Stunden schlafe. Ausserdem empfehlen Viele das Einwickeln vom Kopf bis zu den Füssen. Dann wird es auf den Schooss genommen und hinlänglich fixirt, ein Anderer fixirt von hinten den Kopf, und fasst zugleich mit Daumen und Zeigefinger die Lippentheile, während er den kleinen Finger auf jeder Seite zur Compression auf die Maxillar-Arterie legt. Vorher kann man auch selbst die kleinsten Kinder leicht chloroformiren, wenngleich man bei Operationen am und im Munde sehr vorsichtig sein muss wegen des leicht in die Luftwege dringenden Blutes.

Der Operateur erfasst mit einer starken und gut fassenden Pincette (den Daumen der Hand dabei nach oben) den unteren Winkel des linken Lippenrandes, zieht ihn etwas an, schiebt die eine Scheerenbranche in der Richtung des auszuführenden Schnittes unter, und wenn möglich, etwas weiter hinauf, als er zu schneiden gedenkt, schliesst darauf die Scheere kräftig, wobei er sie zugleich nach oben zu schieben sucht, weil sie beim Einschneiden immer etwas zurückweicht.

Jetzt bildet er mit der die Pincette haltenden Hand von oben nach unten einen Bogen, so dass der Daumen wieder nach oben kommt, und erfasst den Winkel des rechten Spaltrandes, der darauf auf dieselbe Weise abgetragen wird.

Statt mit der Pincette kann man die Lippenränder auch mit dem linken Daumen und Zeigefinger fixiren.

Sind die Schnitte gut geführt, so müssen die abgetragenen Ränder herausfallen; sitzen sie jedoch im oberen Winkel noch etwas fest, so müssen sie ohne Zacken getrennt werden. Oft muss man die Lippe erst mit einem convexen Bistouri vom Zahnfleisch trennen, um die Scheere hoch genug anlegen zu können.

Operirt man mit dem Bistouri und einem Lippenhalter, so fasst man mit der Pincette auf dieselbe Weise, schiebt den breiteren Arm des Lippenhalters unter die Lippe und schliesst mit dem schmäleren so, dass sein innerer Rand der Schnittlinie entspricht. Darauf lässt man den Spaltwinkel los, sticht das wie eine Schreibfeder gefasste Bistouri einige Linien über den Spalt, dicht am inneren Rande des Lippenhalters durch die Lippe und führt es an demselben in einem Zuge herab.

Ebenso verfährt man auf der anderen Seite. Man kann übrigens auch ohne Lippenhalter mit dem Messer operiren. Die Bogenschnitte macht man ähnlich und sieht besonders darauf, dass das Ende (*d* und *b* Fig. 64) senkrecht auf den Rand fällt. Man braucht sie indessen nicht so kreisbogenförmig abzirkeln zu wollen, sondern hat nur Zacken zu vermeiden, sonst kann man immer etwas eckig schneiden.

Die Vereinigung der Wundränder geschieht darauf entweder mittels Metalldrähte oder durch die umwundene Naht.

Zu Letzterer bedient man sich jetzt allgemein der Carlsbader Insektennadeln. (Siehe Wundennaht S. 26.)

Behufs der genauen Vereinigung legt man die untere Nadel zuerst an, oder man wählt die mittlere zuerst zur Blutstillung aus der *Art. cor.* Man führt sie am linken Lappen (und zwar die untere Nadel an der Grenze zwischen rothem und weissem Lippentheil) 3—4''' vom Wundrande entfernt ein, und dicht oberhalb der Schleimhaut, diese nicht durchstechend, im Wundrande wieder heraus. Darauf fasst man den rechten Lippentheil, misst genau ab, damit keine Abstufung an dem Spalt entsteht, und führt oberhalb der Schleimhaut die Nadel wieder ein und in gleicher Entfernung vom Rande wieder heraus. Man kann auch die Wundränder genau an einander legen und beide zugleich durchstechen. Wenn man der genauen Berührung gewiss ist, schlägt man einen der baumwollenen Fäden zuerst von unten nach oben unter die Nadel und dann wieder über sie zurück, nnd übergiebt denselben einem Gehülfen. Darauf legt man die zweite und dritte Nadel in gleicher Entfernung von einander und nöthigenfalls im oberen Winkel noch ein Knopfheft an*).

Man kann nun jede Nadel mit einem besonderen Faden umschlingen, und dies ist jetzt als das zweckmässigste allgemein geübt, oder von einer Nadel mittels einer stehenden 8 zur anderen gehen. Darauf schneidet man Spitzen und Knöpfe mit einer Pflasterscheere oder Nadelzange ab, und bedarf in der Regel der Heftpflasterstreifen oder eines anderen Verbandes nicht.

Vom dritten bis fünften Tage entfernt man die Nadeln, und zwar die oberen zuerst, indem man je eine mit der Kornzange fasst, um ihre Axe dreht und auszieht, wobei man mit Daumen und Zeigefinger der linken Hand die vereinigten Ränder sanft zusammendrängt; oder man entfernt alle schon am folgenden Tage und tränkt die auf der Wunde liegenbleibenden Fadenschlingen gut mit Collodium. Unter-

---

*) Die Nadel schwach zu biegen, so dass die Fleischbrücke auf derselben wie auf einem Kreisbogen ruht, ist für die genaue Vereinigung anzurathen.

lässt man letzteres, so legt man Heftpflassterstreifen von einem Ohr zum anderen so an, dass sie beide Wangen der Wunde zudrängen.

2. Einfacher Spalt mit Defect des einen oder beider Lippentheile. Den Defect der rechten Lippe (Fig. 60) kann man nach B. Langenbeck und Mirault mit vorzüglichem Erfolg durch einen Theil der linken in folgender Weise ergänzen: Man macht zuerst den rechten Rand, wie angegeben, wund, misst darauf die Grösse des Defects ab und überträgt dieselbe auf den linken Rand. Jetzt macht man diesen Theil von *e* bis *b* durch einen Schnitt übertragbar und dann von *e* bis *d* auf gewöhnliche Weise wund. Darauf wird der entstandene Lappen so auf den rechten Lippenrand hinübergelegt, das *e* auf *c* fällt und Punkt *a* die Lippenspitze bildet (Fig. 61), und nachdem die mittlere Nadel zuerst angelegt ist, wird er sorgfältig durch Knopf- und umschlungene Naht oder noch zuverlässiger durch Metalldrähte angenäht.

Fig. 60.

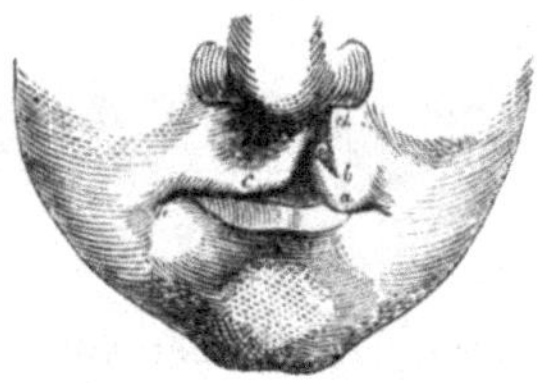

Fig. 61.

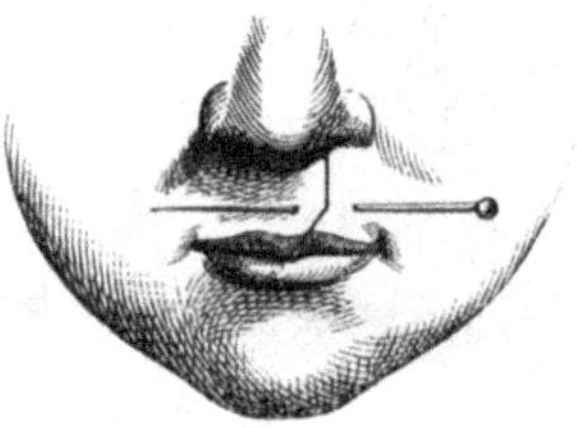

Auf diese Weise kann man ebenfalls sehr schön das Aufgezogensein der Lippe auch in allen gewöhnlichen Fällen verhindern, oder kann in derartigen Fällen auf der einen Seite einen geraden auf der anderen defecten einen Bogenschnitt, oder endlich auf beiden Seiten Bogenschnitte machen.

Fig. 62.

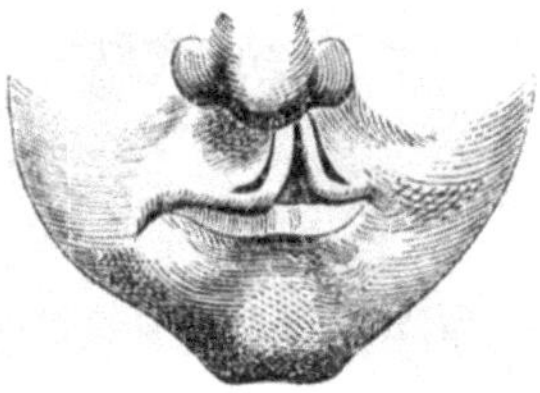

Oder man operirt bei Defecten beider Lippentheile nach Malgaigne so, dass man von jedem Spaltrand (Fig. 62) einen Streifen von oben her so abtrennt, dass derselbe unten breiter ausläuft, aber hier nicht abgeschnitten wird. Die oberen zwei Dritttheile jedes Streifens werden darauf fortgeschnitten, das untere Dritttheil jederseits herabgezogen (Fig. 63) und dann die wunden Flächen vereinigt, so dass eine Lippenspitze gebildet wird.

Endlich wollen wir hier aus Bierkowski's chirurgischen Erfahrungen den folgenden Fall von bedeutendem Defect mittheilen, den derselbe durch zwei Bogenschnitte sehr sinnvoll vereinigte.

Fig. 63.

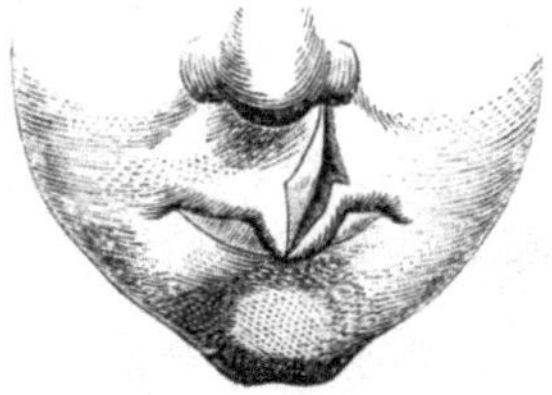

In Fig. 64 laufen die Spaltränder schief von der Nase zu den Mundwinkeln, und *ab* und *cd* deuten die anfänglich parallel den Rändern verlaufenden, dann unter stumpfen Winkeln einbiegenden und endlich senkrecht auf den Rand auslaufenden Schnitte an, das Weitere versteht sich von selbst. Diese hochgradigen Defecte verlangen daneben oft Seitenschnitte, welche an den Nasenflügeln herumgeführt werden müssen und können endlich die Cheiloplastik nothwendig machen. (cf. S. 188.)

Fig. 64.

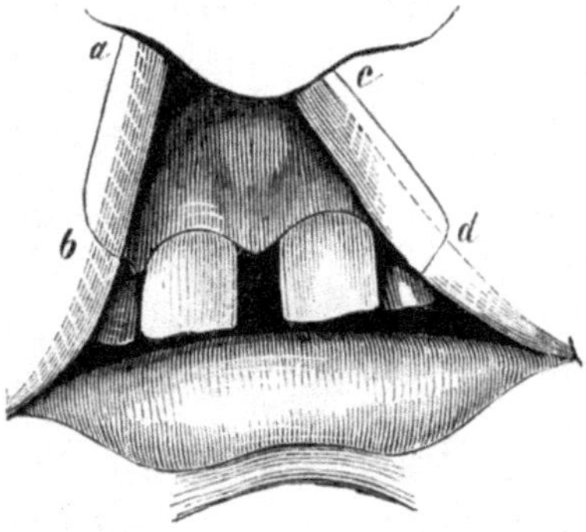

3. Doppelspalt mit Rüssel- und Bürzelbildung. (Fig. 65.) Der Rüssel ist gewöhnlich als unförmlicher Fleischklumpen nicht zu erhalten. Man muss ihn deshalb wenigstens zum grössten Theil abtragen. Nur sucht man stets einen Rest desselben in Form eines Vierecks oder besser des Dreiecks *abc* zur Verlängerung des *Septum* zu erhalten. Man kann die Lippe ausserdem durch weiteres Loslösen vom Oberkiefer, selbst auch durch seitliche Schnitte nach den Nasenflügeln hin, nachgiebiger machen, also wenn der Defect zu gross ist, wie bei der Cheiloplastik verfahren. — Das Mittelstück zu erhalten, ist dagegen dann räthlich, wenn es tief herabreicht und nicht degenerirt ist. Man

Fig. 65.

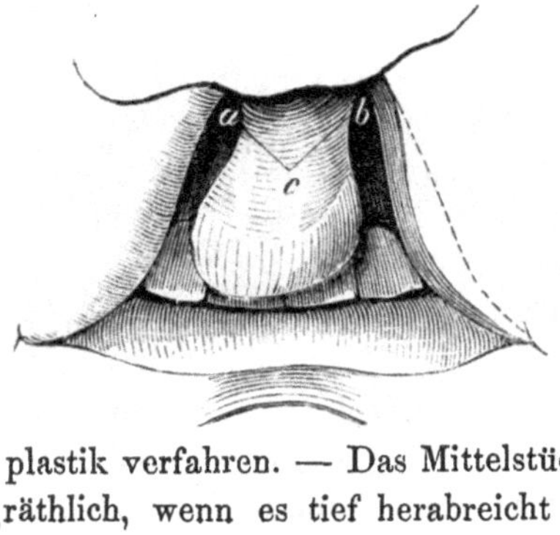

kánn es dann durch Mirault'sche Lappen, die unten in seiner Mitte zusammenstossen verlängern.

Bei Doppelspalt besteht nicht selten eine Trennung zwischen dem fötalen *Os intermax.* und dem Oberkiefer, entweder auf einer oder auf beiden Seiten. Im letzteren Fall steht das Knochenstück (Bürzel) gewöhnlich in den Lippenspalt hinein und hindert die Vereinigung desselben. Dies Hinderniss kann durch bereits vorhandene Zähne noch vergrössert werden. Den Bürzel vorher mit der Knochenscheere abzutragen oder die Zähne auszuziehen, ist unstatthaft, weil dadurch ein Defect entsteht, der später dem Gesicht einen thierischen Ausdruck giebt. Gensoul drückt den Bürzel vorher gewaltsam nieder. Er richtet sich leicht wieder auf, oder es entsteht Schiefstellung desselben oder Zersplitterung des *Vomer*. Blandin empfiehlt die Excision eines V Stückes aus den *Vomer* und dann den Bürzel niederzudrücken. B. Langenbeck durchschneidet seine Verbindung mit dem *Vomer*, drückt ihn nieder, und tritt er wieder zurück, so bohrt er ein Loch durch den Bürzel und den *Proc. aveol.* des Oberkiefers und vereinigt beide.

Bemerken wir noch, dass nach der Heilung des Lippenspaltes sich der Gaumenspalt oft nach und nach von selbst schliesst.

Die Nachbehandlung bekämpft Schmerz und Entzündung anfänglich durch einen kalten Umschlag, überwacht und entfernt die Nähte (an der Lippenspitze nie zu früh — besonders können hier die Metaldrähte länger liegen bleiben) nach allgemeinen Regeln, sorgt dafür dass die Ernährung in den ersten Tagen nicht störend wird; überwacht Nachblutung (aus den *Coronar.* durch Saugen an der Lippe möglich), und bekämpft endlich etwaige Complicationen (Krämpfe, Diarrhoe etc.). Noch ist zu beachten, dass, da die Kinder durch die Nase zu athmen pflegen, und diese durch die Operation vollkommen comprimirt werden kann, in Folge dieser Compression Erstickungsanfälle gleich nach der Operation beobachtet sind, die durch Oeffnen des Mundes beseitigt wurden. — Bleibt die *prima intent.* aus, so werden Nachoperationen nöthig, wenn nicht die Heilung durch Eiterung noch erfolgt, zu welchem Zweck man die Wundränder durch langel, vom Ohr her geführte Heftpflasterstreifen aneinander halten kann. — Unförmliche Nasenflügel verlangen oft plastische Verbesserungen.

L. Die Lippenbildung.

Cheiloplastice.

Wie durch die eben erörterten Operationsweisen grössere Defecte der Oberlippe plastisch geschlossen werden, so kommen nun vorzugsweise an der Unterlippe Defecte in Folge von Operation des Krebses, *Lupus*, der Telangiectasien, *Varicen* und anderer Geschwülste, sowie nach Schusswunden, *Syphilis* etc. vor, welche entweder in ähnlicher Weise restituirt werden müssen, oder die eigentliche *Cheiloplastice* nothwendig machen.

Auch rücksichtlich dieser Defecte gelten die allgemeinen S. 122 erörterten Regeln, die nur durch die Oertlichkeit und den freien Lippenrand variirt werden. Schon Tagliacozzi soll den Wiederersatz aus der Armhaut gemacht haben. Dupuytren benutzte die Haut des Halses, aus der er einen Lappen bildete. Roux gab darauf (Fig. 66) ein Verfahren an, welches den gegebenen Regeln für viereckige Defecte entspricht.

Fig. 66.

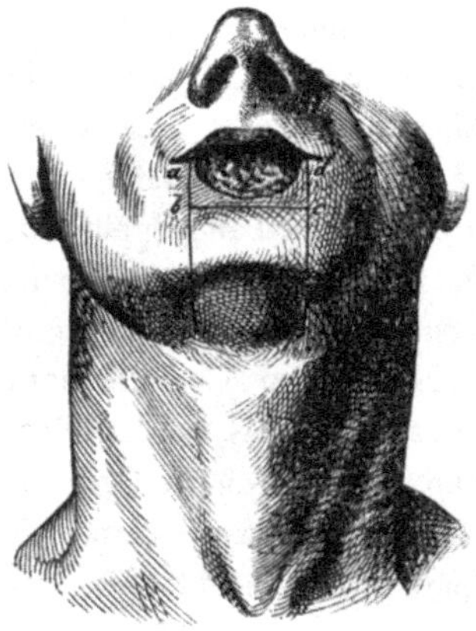

Die Linie *bc* muss nach Loslösung des ganzen Lappens *bcfe* den Lippenrand bilden.) Dieffenbach verlängerte die Mundspalte auf jeder Seite um etwas mehr als die halbe Lippenlänge — führt von beiden äusseren Endpunkten einen Schnitt schräg ab — und einwärts zum Kieferrande und bildet so 2 viereckige Lappen, die in der Mitte vereinigt und an ihren äusseren Endpunkten mit der Oberlippe zusammengenäht die Lippe geben. Der so entstandene Lippenrand soll mit Mundschleimhaut umsäumt werden, wozu B. Langenbeck die Schleimhaut der Oberlippe empfohlen hat. Es entstehen auf diese Weise zwei offene Wangendreiecke, die mit enstellender Narbe heilen. Im Uebrigen entspricht dieses Verfahren dem der Fig. 45 S. 120 oder auch Fig. 7 der Taf. zu den plastischen Operationen. Sehr sinnvoll hat Adelmann und Szymanowski diese klaffenden

Dreiecke dadurch vermieden, dass sie die seitlichen an den Mundwinkeln anfangenden horizontalen Schnitte zuerst perforirend bis an den vorderen Rand des *Musseter*, dann aber oberflächlich, diesen Muskel schonend, fast bis zum oberen Rand des *Tragus* führen. Die Porotiden mit ihren Ausführungsgängen, die *Art. temporalis*, die *N. auriculares ant.* werden geschont. Von diesen oberen Endpunkten werden dann schräg nach ab- und einwärts Schnitte geführt, so dass wieder ein Lappen ähnlich dem Fig. 7 z. d. plast. Operationen auf jeder Seite entsteht. Die Lappen werden abgetrennt und in der Mitte zur Lippe vereinigt. Darauf entstehen nach aussen auf der Wange zwei stumpfwinklige Dreiecke, die sich beim Verschliessen der ganzen Wunde sofort wieder mit vereinigen lassen. Bei der Umsäumung mit Schleimhaut kann man wieder aus der Oberlippe einen Streifen mittels Scheere oder zweischneidigen Messers abtrennen.

Bei näherer Prüfung geben diese beiden Weisen hier die Grundtypen ab, die sich nach den S. 125 gegebenen Regeln mannigfach variiren lassen, je nach Form und Grösse des Defects.

M. Das Zahnausziehen.

Extractio s. Evulsio dentium.

Indicirt ist die Extraction: 1. bei schmerzenden cariösen Zähnen, die sich durch Plombiren nicht mehr erhalten lassen; 2. bei Entzündung der Zahnwurzel, welche den Ausgang in Eiterung, Fistel- und Epulisbildung gemacht, oder chronisch geworden und grosse Schmerzen unterhält; 3. bei Milchzähnen, welche das Heranwachsen der bleibenden hindern; 4. bei Zahnstiften, die einen Reizzustand am Kiefer oder an der Zunge und Wange unterhalten; 5. wenn der Weisheitszahn wegen Raumbeengung grosse Schmerzen macht; 6, bei Schiefstand der Zähne, der sich nicht beseitigen lässt oder von Doppelsein derselben abhängig ist; 7. bei Kieferoperationen.

Contraind. 1. bei scorbutischem Zustand des Zahnfleisches; 2. bei Blutern; 3. bei congestivem Zahnschmerz; 4. bei Neuralgien der Gesichtsnerven, die nicht von kranken Zahnstiften abhängig sind.

Die Methoden sind durch die verschiedenen Instrumente bestimmt.

Die Geschichte verliert sich bis *Aesculap.* Zumeist ist die Operation in den Händen der Bader gewesen und ist noch jetzt dem niederen Heilpersonal überlassen. Ausserdem existiren ja bestimmte Zahnärzte, die sich früher als Techniker durch Angabe und Variation der überaus zahlreich gewordenen Instrumente ausgezeichnet haben. Dagegen haben sich besonders die Engländer und Amerikaner in der neueren Zeit bemüht, die Zahnheilkunde als specielle Disciplin wissenschaftlich zu cultiviren.

Würdigung. Die Operation wird mit Unrecht von vielen Aerzten gering geschätzt. Rohe Hände können recht erhebliche Verletzungen und Folgezustände herbeiführen. Ausserdem ist darauf zu sehen, dass der Pflege und Erhaltung der Zähne eine grössere Sorgfalt, wie bisher, zugewendet werde. Rücksichtlich des recht empfindlichen Operations-Schmerzes verdienen die Experimente mit verschiedenen localen Anästhetica Erwähnung, abgesehen davon, dass man empfindliche Personen chloroformiren kann. Mir hat sich das Chloroform örtlich in einem damit durchtränkten Bausch Watte, welchen ich 1—2 Minuten einhüllend auf den Zahn lege, am nützlichsten erwiesen.

Ausführung. (Instr. Taf. VII.) Der Kranke sitzt, am besten etwas niedrig, besonders bei den unteren Zähnen, ein Assistent fixirt den Kopf, ein anderer, wenn nöthig, die Hände. Man untersucht den Zahn noch einmal, und bestimmt, wenn er hohl ist, die Seite oder den Rest, wo man ihn zu fassen beabsichtigt. Oft ist es zweckmässig, das Zahnfleisch etwas vom Zahnhalse zu lösen.

Ausserdem ist für alle Instrumente die gemeinschaftliche Regel zu geben, dass jeder Zahn in der Richtung ausgezogen werden muss, in der er steht, weil seine Wurzeln die entgegengesetzte zu haben pflegen und man ihn desshalb weniger leicht abbricht.

Für die einfachen und englischen Zangen ist dann zu merken, dass man mit ihnen den Zahn möglichst tief an seinem Halse zu erfassen hat. Freilich darf das Zahnfleisch nicht mitgefasst werden, weshalb es besonders dann vorher losgelöst werden muss, wenn die Zahnkrone etwas tief zerstört ist. Man schliesst darauf die Zange so, dass man den Zahn sicher erfasst behält, jedoch nicht zu fest, weil man ihn leicht durchkneipen kann. Die operirende Hand (man muss beide einüben) muss die Zange möglichst weit nach vorn fassen, weil dadurch die Kraftwirkung gesteigert wird. Für die einzelnen

Zähne ist zu merken, dass der Chirurg bei den Oberzähnen vor, bei den Unterzähnen hinter dem Kranken steht. Ausserdem theilt man den Vorderzähnen zuerst leicht rotirende Bewegungen mit. Bei den Backzähnen muss man mit der Zange hebelnde Bewegungen machen und darauf achten, dass man beim Ausziehen nicht gegen Gaumen etc. stösst.

Für die Handhabung der Schlüsselzange ist zu merken, dass man die Fletsche derselben sanft an das Zahnfleisch legt, oder auch einen Bausch Watte als Unterlage nimmt, mit der hakenförmigen Branche greift man dann über die Krone des Zahnes fort bis hart an den Hals und macht nun eine mehr ziehende als umbrechende Bewegung. Die Anhänger dieses Instrumentes wollen mit ihm das Zahnfleisch weniger quetschen als mit dem Schlüssel. Immerhin muss diese Quetschung vermieden werden, und dies geschieht entschieden nicht leichter mit der genannten Zange, als mit dem Schlüssel, nur muss letzterer richtig gehandhabt werden. Unstreitig kann man mit ihm die grösste Kraft entfalten, und deshalb eignet er sich vorzugsweis für die Extraction der Backzähne.

Man hält sich am besten zwei Schlüssel: einen stärkeren grösseren und einen kleineren schwächeren. Zu jedem gehört eine Zahl Haken von verschiedener Grösse, je nach der Grösse des Zahns, unter denen Gräfe's Wurzelhaken nicht fehlen darf. Der Stiel muss entsprechend kräftig und so gebogen sein, dass der Bart oder die Fletsche (Hypomochlion) etwas niedriger steht und zugleich weder zu stark noch zu breit ist.

Bei der Anwendung schützt man das Zahnfleisch am besten durch ein Watte-Polster, welches man unter die Fletsche legt. Andere rathen die Bewickelung mit einem Tuch, was gewöhnlich unappetitlich ist. Man ergreift den Schlüssel dann mit der linken oder rechten Hand, je nachdem man auf der linken oder rechten Seite operirt, so dass man mit der Spitze des ausgestreckten Zeigefingers das Häkchen fixirt, welches man vorher nach der Grösse des Zahns bestimmt hat. Das Hypomochlion auf die Compresse legend, lässt man das Häkchen über die Zahnkrone greifen und drückt es mit dem Zeigefinger der freien Hand möglichst scharf zwischen Zahnfleisch und Zahnhals ein; zugleich fixirt man dann mit dem genannten Finger das Häkchen, damit es beim Ziehen nicht abspringt und einen gesunden Nebenzahn ergreift, und legt den zugehörigen Daumen unter den Kiefer, während die operirende Hand den Schlüssel langsam und mit einer hebenden Bewegung auf den Zahn um seine Achse dreht. Man überwacht sorgfältig das anzuwendende Mass von Kraft, sowie die Veränderungen, welche der Zahn zeigt. Derselbe kann so fest sitzen, dass eine gefährliche Zerbrechung zu fürchten; dann versucht man ihn von der entgegengesetzten Seite zu fassen, oder wenn auch hier der Kraftaufwand zu gross würde, so lässt man ihn lieber stecken. Ferner kann er sich lössen, aber in so inniger Verbindung mit dem Zahnfleisch bleiben, dass eine bedeutende Zerreissung desselben stattfinden würde, wenn man unvorsichtig weiter drehte. Man löst das Zahnfleisch dann am besten mit dem Messer. Ebenso kann es sich ereignen, dass eine grosse Wurzel, oder ein verwachsenes Kieferstück nicht aus der Oeffnung im Zahnfleisch, in welcher der dünne Zahnhals gesteckt hat, heraus kann und man deshalb vorher diese Oeffnung erweitern muss. Ausserdem schützt man sich so am besten gegen Brüche und Verrenkung des Kiefers.

Man kann auf diese Weise jeden Zahn ziehn; für Stifte nimmt man den Wurzelhaken, welchen man mit seiner Spitze vorher möglichst tief eindrückt.

Für die Stifte und die losen Zähne empfehlen einige auch den Geisfuss. Er wird so gehandhabt, dass man bei Zähnen des Unterkiefers vor, bei denen des Oberkiefers hinter dem Kranken steht. Das Instrument in der vollen Hand setzt man es mit der vorderen Klaue möglichst tief an. Gleichzeitig geht man mit dem umwickelten Zeigefinger in den Mund, um theils durch Gegendruck die zur Heraushebung der Wurzel mit dem Instrument auszuführenden hebelförmigen Bewegungen zu fördern, theils wenn ein Abgleiten des Instruments stattfinden sollte, den Stoss aufzufangen und so Verletzungen zu verhindern. Endlich hat man die Wurzeln auch mittels der einzuschraubenden Schraube zu extrahiren gerathen, was wegen der Schmerzhaftigkeit zumeist unausführbar.

Als antiquirt anzusehen ist der Pelikan und der Ueberwurf.

Der Pelikan besteht aus der vorderen Krone und dem Haken. Erstere soll den Stützpunkt gegen den 2. bis 3. nebenstehenden Zahn erhalten, während der Haken den zu extrahirenden Zahn ergreift. Der Kranke sitzt niedrig. Man führt das Instrument für rechtseitige Zähne mit der rechten, für linkseitige mit der linken Hand und bewegt es mit dem Griff wagrecht von hinten nach vorn und etwas seitwärts und drückt dabei nicht zu stark auf den Stützpunkt. Trotzdem wird gewiss eben so leicht der gesunde als der kranke Zahn ausgebrochen. Einige empfehlen dies Instrument noch für den Weissheitszahn, dem man oft mit keinem anderen beikommen könne.

Der Ueberwurf endlich sollte diesen letzteren Uebelstand vermeiden, sofern man den Stützpunkt gegen den kranken Zahn nimmt, während der Haken übergreift. Indess dass Instrument gleitet ab und so haben beide zum Schlüssel geführt.

Ereignisse und Nachbehandlung. Die übelen Zufälle, welche eintreten können sind 1. Abspringen des Hakens, wenn man mit dem Schlüssel operirt, oder Abgleiten der übrigen Instrumente. Man muss das Insrument sicherer und besser wieder anlegen. 2. Abbrechen der Krone. Man sucht die Wurzel sofort zu entfernen, oder wenn sie klein ist, kann man sie auch stecken lassen, weil das Zahnfleisch nachträglich darüber zuwächst. 3. Zersplitterung der Zahnhöhle. Man entferne die losen Splitter, die festeren grösseren drückt man an ihre Stelle und räth dem Kranken Sorgfalt und Schonung für längere Zeit. 4. Quetschung, Zerreissung des Zahnfleisches. Man drückt die Höhle im Zahnfleisch mild zusammen und richtet dabei die gequetschten Partien auf, bringt die zerrissenen wieder aneinander, lose hängende Stücke schneidet man fort und lässt längere Zeit kaltes Mundwasser brauchen, später etwas Essig und Wasser. 5. Lösung oder gleichzeitiges Ausziehen eines gesunden Zahnes. Man drückt denselben wieder fest, befestigt ihn an seinen Nachbar durch Seidenfäden und räth dem Kranken Schonung. Er wächst häufig wieder fest. 6. Heftige Blutung verlangt die Styptica, Tamponade der Zahnhöhle oder Anwendung des Glüheisens. 7. Taubheit, welche nach der Extraction entstanden, ist in einigen Wochen wieder spontan geschwunden. 8. Entzündungen, Caries, Necrose der Alveole müssen nach allgemeinen Regeln behandelt werden. Sie sind häufig Folge einer nachträglichen Erkältung, weshalb man dem Kranken den Rath geben muss, bei Verletzung der Alveole, besonders im Winter, einige Zeit nachher durch die Nase zu athmen. 9. Das zufällige Verschlucken eines Zahns ist ohne Bedeutung dagegen ist 10. der Fall vorgekommen, dass einem 8jährigen Kinde ein extrahirter Zahn sofort in die Luftröhre gerieth und den Tod herbeiführte.

M. Die Lösung der Zunge.

Incisio frenuli linguae.

Die Incision des Zungenbändchens ist eine häufig vorkommende Operation und muss bei zu kurzem oder zu weit nach vorn reichendem Bändchen ausgeführt werden.

Am einfachsten führt man die Operation so aus, dass man, während das Kind von einem Assistenten auf dem Schoss gehalten wird, mit dem linken Zeigefinger die Unterlippe zwischen die Gaumen schiebt und so den Mund öffnet. Gewöhnlich schreit jetzt das Kind und man kann nun mit der Spitze des Fingers die Zunge vorn in die Höhe heben, dadurch das Bändchen spannen und es mit einer stumpfspitzigen Scheere durchschneiden. Die Vorsicht gebietet, dabei der Zunge nicht zu nahe zu kommen, weil die oberflächlich liegende *Ranina* verletzt werden kann. Ferner darf man nicht zu weit nach hinten schneiden, weil die zu beweglich gewordene Zunge vom Kinde nachträglich verschluckt werden und so Erstickung entstehen kann.

Hat man das sich scharf spannende Bändchen gut getrennt, so folgt wenig oder keine Blutung. Ist man zu weit nach hinten gerathen, so kann die Blutung, besonders durch Saugen des Kindes erheblich werden und die Anwendung der Styptica selbst des Glüheisens nothwendig machen. Deshalb muss nach der Operation das Kind häufiger Nahrung erhalten, damit es sich nicht an der Zunge sauge. Sollte ein Verschlucken der Zunge eintreten, worauf die Umgebung aufmerksam zu machen ist, so soll man eine Compresse auf die Zunge legen und die Kiefer zusammen binden. — Eine weitere Nachbehandlung ist nicht erforderlich.

N. Theilweise Exstirpation der Zunge.

Sie ist indicirt 1. bei Makroglossie, welche zumeist angeboren und dann hauptsächlich die Spitze betrifft; 2. bei Krebs; 3. bei telangiectatischen Zuständen; 4. bei Cystenbildungen.

Die Operation ist contraindicirt wenn bereits die ganze Zunge krebsig degenerirt, die Speicheldrüsen, Mandeln etc. schon afficirt sind.

Methoden 1. Schnitt, 2. Unterbindung, 3. Ecrasement, 4. galvanocaustische Schlinge.

Geschichte. Dieser Eingriff ist zuerst von Louis mittels Schnitt ausgeführt. In neuester Zeit ist dagegen häufig das Ecrasement angewendet worden.

Würdigung. Die Hauptgefahr ist durch die Blutung bedingt. Gegen diese muss man sich beim Schnitt zu schützen suchen, das Glüheisen zur Hand haben und dem Ecrasement nicht absolut vertrauen. Ausserdem ist der theilweise Verlust der Zunge nur von geringem Nachtheil für ihre Function. Von den Methoden ist das Ecrasement am beliebtesten; die einfache Ligatur dagegen als verlassen anzusehen.

Ausführung. 1. Mittels Schnitt. Es kommt zunächst auf Sitz und Ausdehnung der Entartung an. In den meisten Fällen ist die Exstirpation aus der ganzen Dicke der Zunge angezeigt, es sei denn man hat fibroide Knoten oder Cysten zu exstirpiren. Man wählt dann möglichst den keilförmigen Schnitt, und zwar an der Spitze so, dass man ein Dreieck entfernt, dessen Base an der Spitze der Zunge liegt; für Seitendegenerationen liegt die Spitze der Mitte zu. Ist der mittlere Theil entartet, so exstirpirt man denselben in Form eines Ovals, um nachträglich den vorderen und hinteren Theil zusammen nähen zu können. Bei diesen Schnittformen darf natürlich nicht der ganze vordere Theil der Zunge degenerirt sein. Ist dies der Fall, so ist die Amputation nothwendig, welche am zweckmässigsten mit dem Ecraseur oder der galvanocaustischen Schlinge ausgeführt wird. — Der Kranke sitzt. Man ergreift die Zunge mit Muzeux's Zange oder mit der *Pince à crémaillère* (Taf. XI. Fig. 8), und legt nach Hennemann zuerst ein starkes Heft im Gesunden so an, dass man die Zunge von unten durchsticht, so dass beide Fäden des Hefts auf deren Rücken sich befinden. An diesen hinlänglich langen Fäden hat man die beste Handhabe zur Fixirung der Zunge, und ausserdem stillt man nachher dadurch die Blutung, so dass die schwere Unterbindung der Arterien umgangen werden kann. Man schneidet nun den Keil mit dem Bistouri heraus und näht hinterher die Wunde theils mit dem schon angelegten Heft, theils mit noch nöthigen anderen.

Bei der Exstirpation eines Ovals verfährt man ähnlich. Die Amputation dagegen muss man, wenn man sie mit dem Messer verrichtet, entweder successive ausführen, so dass man die Gefässe sofort nach ihrer Durchschneidung unterbindet, oder man unterbindet schnell nach der Operation, im Nothfall mit Umstechung, oder wendet das Glüheisen an. Besser ist es, wie bemerkt, in solchen Fällen das Ecrasement anzuwenden, also die Kette des Instruments um den Theil im Gesunden zu legen und die Durchquetschung allmälig zu vollbringen. Will man die keilförmige Excision ebenfalls mit dem Ecraseur ausführen, so wird die Kette des Instruments mittels einer hinlänglich starken breiten Nadel an der Spitze des genannten Dreiecks so durchgeführt, dass man in die Nadel einen starken Seidenfaden nimmt, welcher an das freie Ende der Kette des Ecraseurs befestigt ist. Alsdann wird die eine Seite bis zur Basis allmälig (von 12 zu 12 Secunden wird die Kette um einen Zahn weiter angezogen) durchgequetscht. Darauf bringt man die Kette wieder von der Spitze her so an, dass man nun die zweite Dreieckseite durchquetscht.

Die Nachbehandlung hat zunächst die mögliche Nachblutung zu überwachen, fleissiges Ausspülen des Mundes, Eisstücke, Schwamm mit einem Stypticum durchtränkt, Umstechung, Glüheisen. Von diesen Mitteln empfiehlt sich anfänglich das Eis; reicht es nicht aus, so ist die Umstechung in Form eines neuen Heftes zu machen. Will man das Glüheisen anwenden, so muss man den Mund durch nasse Compressen oder Holzspatel schützen. Ausserdem werden die Hefte rechtzeitig (4 – 5 Tag) entfernt und etwa folgende Eiterung nach allgemeinen Regeln behandelt.

O. Die Abkürzung der Tonsillen.

Abscisio tonsillarum.

Indicirt ist die Operation bei Hypertrophie der Tonsillen, welche eine chronische Entzündung unterhält oder bei leichten Anlässen hervorruft, oder welche das Schlingen, Sprechen, Athmen, ja selbst mitunter das Hören stört.

Methoden. Ausser dem Schnitt ist hier nur noch die galvanocaustische Schlinge bei schwammiger, blutreicher Geschwulst zu vertheidigen. Ligatur, Kauterisation, Ecraseur müssen verworfen werden.

Ausführung. Dieffenbach pflegte die Exstirpation der Tonsillen mit dem Schiessen einer Schwalbe im Fluge zu vergleichen: „man dürfe den rechten Zeitmoment nicht verfehlen.“ Er verwarf alle künstlichen Instrumente „Schiesswerkzeuge“ von den besonderen Messern, die von mehreren Chirurgen nach der Angabe Rudtorfer's noch modificirt sind, bis zu den Tonsillenscheeren und dem Fahnenstock-Guersent'schen Instrument (cf. Taf. VIII Fig. 1—3). Ihm genügte ein Doppelhaken zum Fixiren und ein in der Schaale feststehendes geknöpftes Pott'sches Messer. Seine Tonsillenexstirpation gehörte mit zu seinen elegantesten Operationen. Der Kranke sitzt, sein Kopf und seine Hände werden von Assistenten fixirt, bei tiefer Inspiration mit weitgeöffnetem Munde wird für die linke Tonsille mit der linken Hand der Doppelhaken zur Tonsille geführt, dieselbe angehakt und in demselben Moment mit dem Messer nachgehend mit kurzen schnellgeführten Sägezügen von oben nach unten abgeschnitten. Für die rechte Tonsille führt man den Haken mit der rechten Hand, übernimmt ihn aber nach dem Anhaken schnell mit der linken, um mit der rechten unter dem Bogen der linken Hand die Exstirpation zu vollführen. Der Kranke muss, so zu sagen, nicht zur Besinnung kommen. In dem Augenblick wo er widerstrebende Bewegungen machen will, muss die Operation schon geschehen sein. Natürlich hat man sich genau über Form und Oertlichkeit des zu führenden Schnittes vorher zu orientiren. Denn der Gaumenbogen darf nicht verletzt werden und die *Carotis* liegt der Base der Tonsille nicht zu fern. Nach Hyrtl kann die *A. palat. adscend* als Ersatz der fehlenden *Max. intern.* eine tödtliche Blutung geben. Diese Varietät ist indess sehr selten. Am leichtesten lassen sich deshalb die Formen entfernen, welche gewissermaassen mit einem Stiel unter dem Gaumenbogen sitzen. Sind sie breitbasiger, so muss man einen Theil der Base zurücklassen. Unzweckmässig ist es, Mundspiegel etc. anzuwenden, oder erst von oben, dann von unten zu schnei-

Fig. 67.

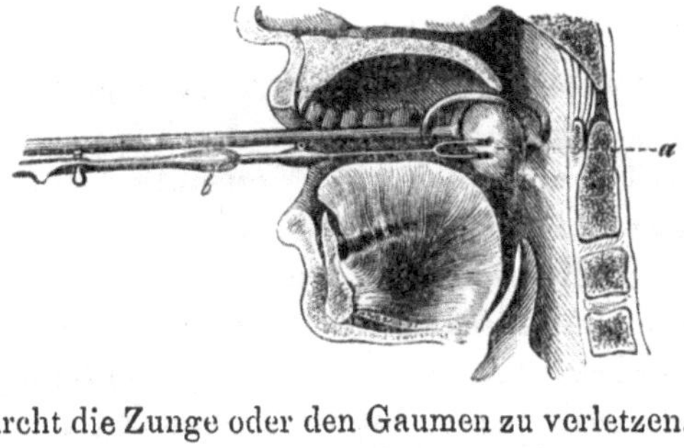

den aus Furcht die Zunge oder den Gaumen zu verletzen. Einige Chirurgen empfehlen Fahnenstock-Guersent's Instrument (Fig. 67).

Mit zurückgezogener Gabel und vorgeschobenem Messer geht man mit demselben ein, nimmt die Tonsille in die Oeffnung (wenn diese passend ist!?) schiebt darauf zuerst die Gabel vor, und zieht dann zur Abtragung das Messer an. Bemerken wir noch, dass man beide Tonsillen auf einmal und schnell hinter einander exstirpiren kann; die Entzündung etc. ist nicht zu fürchten.

Die Nachbehandlung hat anfänglich die Blutung zu stillen durch Eiswasser etc. Sie ist gewöhnlich unbedeutend. Ist sie ausnahmsweise erheblich, so kann man einen Bausch Charpie mit einem Stypticum (*Liq. ferr. sesquichl.*) durchtränkt mittels einer Polypenzange andrücken, oder im Nothfall das Glüheisen anwenden.

Anmerkung. Aehnlich kann man auch die *Uvula*, wenn sie abnorm verlängert, entartet ist, partiell abtragen. Man fixirt sie mittels einer Zange an der Spitze und trägt das Ueberflüssige mit einer Scheere ab.

P. Die Gaumennaht.

Staphylorrhaphe.

Die Anfrischung eines Gaumenspaltes und Vereinigung durch die blutige Naht ist bei jedem Spalt indicirt.

Contraindicat. sind gegeben 1. im zu frühen Alter (nicht gut unter 6—8 Jahren — die Form der Operation und die Oertlichkeit verlangen rücksichtlich des Gelingens eine gewisse Verständigkeit und Folgsamkeit); 2. in catarrhalischen Affectionen (Husten, Niesen würden den Erfolg absolut verhindern); 3. in zu starker Klaffung des Spaltes.

Geschichte. Die Operation ist zuerst von v. Graefe 1816; dann von Roux (oder gleichzeitig von demselben) ausgeführt. Zu ihrer Vervollkommnung hat Dieffenbach wesentlich beigetragen, während die neueren Chirurgen den schwierigsten Act (die Einführung der Hefte) durch sogenannte Nadelführer, Nadelhalter zu erleichtern sich bestrebt, oder die verschiedensten Nadeln zu diesem Zweck angegeben haben. Aus diesen Bestrebungen sind überaus zahlreiche und oft recht complicirte Instrumente hervorgegangen (cf. Taf. VIII.)

Den Werth angehend, so hat die Ausführung, besonders das Anlegen der Hefte, oft erhebliche Schwierigkeiten, zumal wenn die

Klaffung beträchtlich ist. Ausserdem muss die Naht mit grosser Präcision gemacht werden, wenn man auf einen glücklichen Erfolg rechnen will. Dieser ist trotz aller Genauigkeit oft dennoch nicht zu bestimmen, weil die verschiedensten Zufälligkeiten störend werden können. Die Hauptschwierigkeit liegt in der Schmalheit der Wundränder, die der organischen Verwachsung nicht Berührungspunkte genug bieten. Ausserdem kommt die Grösse des Spaltes in Betracht, welche oft eine Ablösung der Wundränder und Seitenschnitte nothwendig macht. Endlich ist zu beachten, dass nach gelungener Vereinigung die Sprache oft geringe Verbesserung zeigt, welche dann erst ganz allmählig sich bemerkbar macht. Letzterer Umstand beweist, dass die Oeffnung an und für sich die eigenthümlich näselnde Sprache nicht allein bedingt, wenigstens nicht bei angeborenem Spalt, sondern dass bei diesem die Atrophie der Gaumenmuskel mit in Rechnung zu stellen ist. Letzterer Umstand muss uns bestimmen, die Operation bei solchen Individuen nicht zu lange hinaus zu schieben.

Trotz dieser Schwierigkeiten und dieser Mängel ist die Aufgabe der Operation und häufig auch ihr Erfolg überaus wichtig und segensreich, denn die Articulation, ja selbst das Schlucken ist bei einiger Ausdehnung des Uebels immer sehr erschwert. Was die Ausdehnung betrifft, so findet sich der Spalt entweder auf die *Uvula*, oder den vorderen Theil des weichen Gaumens beschränkt, oder erstreckt sich von vorn nach hinten. Selten sind ovale Oeffnungen in der Mitte angeboren, sondern kommen zumeist nur erworben in Folge ulceröser Zerstörung vor. Ausserdem ist das *Palatum durum* entweder total, oder vorn, oder hinten (Gaumenbeine) gleichzeitig defect.

Die günstigste Prognose geben nach Dieffenbach die auf den weichen Gaumen beschränkten schmalen Spalten mit dicken Rändern. Ungünstig sind die kleineren runden Oeffnungen, die in Folge von Ulceration entstanden sind. Die Nachtheile der Letzteren können in der Regel nur durch Obturatoren (von Zahnkünstlern aus Kautschuk, Gold, Silber gearbeitet) beseitigt werden, weil ihr plastischer Verschluss durch Transplantation (*Staphyloplastik*) vergeblich versucht ist. Den knöchernen Verschluss wieder zu gewinnen ist Bühring durch Osteoplastik in der Weise gelungen, dass er nach Wundmachung der Ränder zu beiden Seiten durch den Knochen drang, in die Oeffnungen Holzkeile trieb, bis sich die Fragmente in der Mittellinie berührten. Einen solchen Verschluss vor der Operation bei gleichzeitigem Spalte des harten Gaumen anzustreben räth auch Dieffenbach.

Die Ausführung (Fig. 68) angehend, so rathen Einige als Vorbereitung wiederholte Berührung des Gaumensegels mittels Finger, Charpiepinsel, um dessen Empfindlichkeit abzustumpfen. Dann beginnt man mit der Abtragung der Spaltränder. Der Kranke sitzt mit weit geöffnetem Munde dem Lichte zu, der Kopf wird von einem Assistenten fixirt. Man fasst den Uvulartheil mit einer langen Hakenpincette (Dieffenbach hakte einen feinen Haken ein) den Rand anspannend, dann sticht man ein schmales spitzes Messer am vorderen Theil ein und führt es in sägenden Zügen nach hinten, so einen linienbreiten Streifen gleichmässig abtragend. Ist so erst der eine, dann der andere Spaltrand angefrischt, so gönnt man dem Kranken einige Augenblicke Ruhe und lässt den Mund mit kaltem Wasser ausspülen. Dann schreitet man zur Anlegung der Hefte. Dieffenbach empfahl den Bleidraht, statt der gewöhnlichen Seidenfäden, und schraubte denselben in gerade etwas über $^1/_2$'' lange Nadel, jetzt verdienen die Metalldrähte jedem anderen Material vorgezogen zu werden. Man hat für jedes Heft zwei Nadeln nöthig, die klein und nicht zu stark gebogen sein dürfen, wenn man mit einem einfachen Roux'schen Nadelhalter näht. Die zahlreich angegebenen künstlichen Nadelhalter haben ihre besonderen Nadeln. So das Instrumeut von Despierres (Taf. III Fig. 4 u. 5) an welchem der vorzuschiebende Schieber die Nadel hält und das Heft durchzieht. Ferner in dem Instrument von Matthieu (Taf. VIII Fig. 7). Endlich in dem Instrument von Lutter, (Fig. 8—10) wo der Schieber die Nadel nach der Durchstechung aufnimmt und auszieht.

Fig. 68.

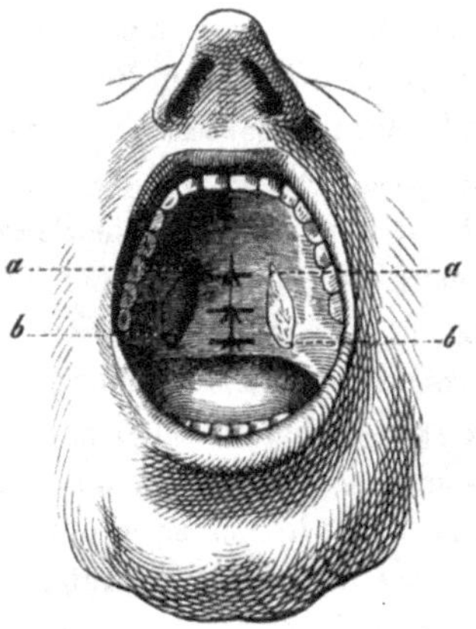

Mit Roux's Instrument verfährt man so, dass man dasselbe in den Spalt einführt, um den Rand 3 Linien vom Wundrand entfernt zu durchstechen. So wie die Nadel hinlänglich weit durchgedrungen, ergreift man sie mit der, mit der linken Hand geführten Kornzange, um sie herauszuziehen, nachdem man sie durch Oeffnen des Nadelhalters aus diesem frei gemacht hat. Darauf legt man das Ende des Heftes aus dem Munde heraus, entfernt die Nadel um die zweite Nadel in derselben Weise durchzuführen. Sind so alle (3—4) Hefte und zwar am besten von vorn nach hinten angelegt, so schliesst man dieselben in derselben Reihefolge, wie jede Knotennaht. Nur muss man mit einem in eine Pincette genommenen Schwammstückchen sorgfältig vorher das Blut austupfen. Ist die Spannung sehr gross, so führt man zwei Seitenschnitte mehrere Linien entfernt von den Wundrändern (Fig. 68 *a. b.*) durch die ganze Dicke des weichen Gaumens, jedoch mit Schonung der Ränder. Auch kann man bei geringerer Klaffung durch eine Ablösung derselben mitunter auskommen. Diese Seitenschnitte heilen sehr leicht wieder durch Granulationen zu.

Nachbehandlung. Ein zuverlässiger Assistent muss den Kranken überwachen, der sich absolut ruhig verhalten soll, nicht sprechen, niesen, husten darf. Von Zeit zu Zeit wird ihm der Mund ausgespritzt, anfänglich mit kaltem Wasser, später zur Entfernung des Schleimes mit dünnem Flieder-, Chamillenthee. Er darf nur flüssige, schleimige Nahrung geniessen. Die folgende Entzündung ist oft äusserst gering, so dass sich Einige zur Steigerung genöthigt gesehen haben. Nur selten hat man sie im Gegentheil durch Blutegel am Halse zu bekämpfen. Die Hefte werden entfernt, wenn sie eitern oder durchzuschneiden drohen, (was bei den Metalldrähten erst sehr spät eintritt) und wenn man sich durch vorsichtiges Sondiren von der gelungenen Vereinigung überzeugt hat.

Gelingt die Vereinigung nur partiell, so wächst der unvereinigt gebliebene Theil oft noch durch Granulation zu, indem man durch wiederholte Touchirung mit dem Lapisstift, oder nach Dieffenbach mit *Tctr. Cantharid.* zu Hülfe kommt. Bleibt dieselbe ganz aus, so muss man die Operation, jedoch erst nach einigen Monaten wiederholen. Sie gelingt oft erst nach dem 2. bis 3. Male.

Q. Exstirpation der Speicheldrüsen.

Die Exstirpation dieser Drüsen ist total oder partiell auszuführen, wenn sie entweder stark hypertrophisch geworden, oder von Krebs, Enchondrom befallen sind.

Die Operation muss mit grosser Vorsicht ausgeführt werden, weil wichtige Gefässe und Nerven in der unmittelbaren Nähe liegen. Speciell zu berücksichtigen ist 1. für die *Parotis*, dass sie unter der oberflächlichen Fascie mit ihrem vorderen Theil auf dem *masseter* mit ihrem hinteren nach abwärts zwischen Winkel des Unterkiefers und *Proc. mastoid.* liegt. Unter dem hinteren Theil trifft man auf die *Carot. int.*, *V. jugul. int.*, *A. maxill. int.;* in ihrer Substanz liegt der *Plex. anserinus*, *Carot. ext.* mit ihren Aesten: *A. transvers. faciei* und *tempor. superfic.* welche letzteren Theile bei Tolalexstirpation nicht geschont werden können. Kommt noch bei *Carcinom* eine Verwachsung mit den hinter ihr liegenden Gefässen hinzu, so gehört die Operation mit zu den lebensgefährlichen.

2. Bei der Submaxillardrüse hat man die hinter derselben liegende *Carot. ext.* und den *N. Hypoglossus*, sowie an ihrer äusseren Seite die *V. fascialis ant.*, in der Substanz der Drüse endlich die *Maxill. extern.* und das *Ganglion maxill.* zu beachten.

Weniger gefährlich liegt die *Sublingualis*, welche auch vom Munde aus entfernt werden kann.

Die Exstirpation wird nun so ausgeführt, dass der Patient sitzt oder liegt. Man beginnt mit zwei ein Oval bildenden Hautschnitten, das Oval lässt man auf die grösste Ausdehnung der Geschwulst fallen, also gewöhnlich bei der *Parotis* von oben nach abwärts, bei der *Submaxillaris* vom Unterkieferwinkel nach abwärts zum Zungenbeine. Beim Herausschälen der Drüsen aus ihrer gefährlichen Umgebung bedient man sich vorzugsweis einer gekrümmten Scheere, mit der man, ihre Concavität der Drüse zugekehrt, die adhärirenden Bindegewebsstränge unter starkem Anziehen der Drüse durchtrennt. Durchschnittene Gefässe müssen sofort unterbunden werden oder man beeilt die Operation.

Nach Beendigung der Operation und der Blutstillung zieht man die Wunde, die, wenn sie tief geworden mit Charpie ausgefüllt werden muss, zusammen, überwacht die Nachblutung und bekämpft die Entzündung.

R. Die Anbohrung der Highmorshöhle.

Perforatio antri Highmori.

Die Anbohrung der Kieferhöhle hat im Allgemeinen folgende Zwecke:

1. Entleerung von Eiter und Anwendung entsprechender Heilmittel (Abcess oder Hydrops *Antri*).

2. Entfernung eines fremden Körpers, der von aussen eingedrungen ist. Bei Neoplasmen in der Höhle ist fast immer die Resection erforderlich.

Man verrichtet die Operation je nach der zu durchbohrenden Stelle und dem beabsichtigten Zwecke entweder mittelst eines Trokarts oder der Trephine.

Ebenso entscheiden Zweck und locale Beschaffenheit über die zu wählende Methode, deren es hier folgende giebt:

1. Vom Alveolarrande und von einer Zahnzelle aus (Cowper). Die leichteste und zweckmässigste Methode zur Entleerung von Eiter. Man wählt die Alveole des ersten Backzahnes, weil dieser gerade in der Mitte unter der Höhle steht, oder auch den Nebenzahn, wenn ersterer gesund ist.

Der Kopf des Kranken wird von einem Gehülfen fixirt, der Mund an der gesunden Seite durch einen Korkpfropf offen erhalten und, wenn es nöthig, der kranke Zahn vorher ausgezogen.

Der Operateur dringt nun von der angegebenen Stelle aus mit dem Trokart langsam rotirend in das Antrum, zieht darauf das Stilet aus, und kann nun nach erfülltem Zweck die entsprechenden Heilmittel anwenden und dabei zugleich auf den Zustand des Alveolarrandes Rücksicht nehmen, welcher in der Regel mitleidet.

2. Vom Gaumen aus (Gooch, Bertrandi). Weil jedoch dies die dickste Stelle ist, so wählt man sie nur in dem Falle, wenn der Gaumen von der Kieferhöhle her aufgetrieben ist.

3. Unter der *Eminentia malaris* (Lamorier). Man lässt die Oberlippe abziehen, trennt an der entsprechenden Stelle die Wange vom Zahnfleisch, schiebt Muskel und Gefäss in die Höhe, und geht von hier aus ein.

An dieser Stelle kann man auch durch den Perforativtrepan eine grössere Oeffnung zur Herausnahme eines fremden Körpers machen.

4. Von der *Fossa maxillaris* aus (Desault). Das Verfahren ist im Ganzen das eben angegebene; man macht in diesem Falle die *Fossa maxillaris* frei.

In beiden Fällen kann man auch bei kranker Wangenhaut von aussen her eingehen, indem man durch einen Längs- oder Kreuzschnitt die Stellen blosslegt.

5. Von der Wange aus, um von hier aus nach der Mundhöhle ein *Setaceum* durchzuführen (Hedenus, Weinhold). Dies Verfahren, welches bei Polypen der Kieferhöhle vorgeschlagen, ist zu verwerfen, weil es das Uebel nur verschlimmert.

6. Von der Nase aus (Jourdain, Richter). Dies ist ebenfalls unzweckmässig, weil sich Eiter oder anderes Fluidum von hier aus nicht entleeren kann.

Die Nachbehandlung hat den Krankheitsprocess zurück zu bilden durch örtliche und allgemeine Mittel und die natürliche Oeffnung durch Einspritzungen, Einlegen von Bleidraht wieder herzustellen. Gelingt Letzteres nicht so muss man durch Reizmittel eine Obliteration der Höhle anstreben.

S. *Trepanatio cranii.*

Die Aussägung eines Stückes aus dem Schädelknochen hat im Allgemeinen zum Zweck: 1. die Entfernung dieses Stückes, weil dasselbe Reizung oder Druck unterhält; oder 2. man beabsichtigt eine Oeffnung für Entleerung anzulegen.

Speciell indicirt ist die Operation bei zwei Gruppen von Affectionen: A. bei denjenigen Kopfverletzungen welche den Knochen, oder direct das Hirn und seine Häute (eingedrungene fremde Körper) getroffen haben. Diese sind: 1. Wunden des Knochens durch Hieb, Stich, Schuss herbeigeführt; 2. Depression eines Knochenstückes; 3. Fissuren und Contrafissuren; 4. Fracturen; 5. Splitterungen der inneren Lamelle. 6. Trennung der Nähte; 7. Ansammlung von Blut, Eiter, welche nach Schädelverletzungen Druck oder Reiz des Gehirns unterhalten. B. Bei chronischen Affectionen der Knochen in Form von: 1. Exostosen an der innern Lamelle, welche Hirnzufälle (Epilepsie) unterhalten; 2. Caries, Necrose des Knochens, besonders der innern Lamelle; 3. fungöse Bildungen besonders wenn sie vom Knochen ausgehen.

Contraindicat. sind: 1. *Commotio cerebri;* 2. Depression und Fracturen bei Kindern, besonders wenn erstere bei der Geburt entstanden sind, und keine erhebliche Hirnzufälle machen; 3. Unsicherheit der Diagnose der Extravasate etc.; 4. mangelnde Hirnzufälle bei den genannten acuten Verletzungen.

Geschichte. Der für immer geltende Ausspruch des *Hippocrates „nullum vulnus capitis contemnendum"* beweist uns sein volles Verständniss der Kopfverletzungen. Ihm ist auch die Operation vollkommen bekannt, welche offenbar zu den ältesten zu zählen ist. Während dieselbe dann von Celsus, Galen etc. noch häufig ausgeführt wurde, gerieht sie bald darauf in Verfall und wurde erst wieder von Hildan, Paré, Sharp, Chesselden und Bichat empfohlen, und im Instrumentenapparat vervollkommnet. Epochemachend ist darauf Pott's Lehrsatz: die Operation bei den genannten Schädel-Verletzungen als *Prophylacticum* gegen die möglichen Hirnzufälle anzuwenden (frühe Trepanation).

Mit diesem Lehrsatz rief Pott einen Streit unter den Chirurgen hervor, der noch jetzt nicht als ausgekämpft angesehen werden kann. Rücksichtlich desselben bildeten sich bald 3 Parteien, von denen jede hervorragende Namen zählt:

1. Unbedingte Anhänger Pott's (die Prophylactiker); 2. absolute Gegner, welche die Operation gänzlich verwerfen; 3. eine Mittelspartei, (welche operiren will, aber nicht früher als bis Hirnzufälle aufgetreten sind (späte Trepanatoren).

Würdigung. Pott und seine Anhänger glauben, die Operation an sich sei ohne Gefahr; höchst gefährlich dagegen seien die Hirnzufälle (Druck und Reizung), sobald sie einmal eingetreten. Man müsse ihnen deshalb zuvorkommen, um so mehr als mit den genannten acuten Kopfverletzungen die Anlässe zu denselben in Blutextravasat, Splitterung, Druck jedesmal gegeben seien. Lasse man diese Anlässe ihre nachtheiligen Einwirkungen auf das Gehirn erst entfalten, so komme die Operation zu spät; ja es steigeren dieselbe dann sogar die Gefahr. — Die absoluten Gegner erklären die Operation für absolut lebensgefährlich; die Anlässe zu Hirnzufällen seien nicht immer vorhanden, oder doch oft sehr schwer in ihrer Oertlichkeit zu diagnosticiren, und wenn sie selbst vorhanden, so würden sie von der Natur ohne Operation am leichtesten überwunden. — Die Mittelspartei erkennt die Gefahr des Eingriffes an, welcher eine penetrirende Höhlenwunde setze, die wie jede andere derartige Verletzung (Brust-, Bauchwunde) zu den lebensgefährlichen gehöre. Sie schlägt aber nicht minder hoch die Gefahr der Hirnläsion an, welche in den Anlässen besonders in Splitterung des Knochens, eingedrungenen fremden Körpern, weniger dagegen im Blutextravasat, zumal wenn es nicht sicher diagnosticirt werden kann, gegeben ist und will dieselben, sobald sie sich bemerkbar machen, aber nicht früher, beseitigen. Aehnlich beurtheilt sie die zweite Reihe der Indicationen, nämlich die chronischen Uebel. Die rationellen Anschauungen die den Argumenten dieser Partei zu Grunde liegen, werden uns im speciellen Fall leiten müssen. Wir werden uns dann keineswegs zu unbedingten Anhängern aber auch nicht zu den absoluten Gegnern zählen.

Ausführung. (cf. Taf. IV.) Was zunächst den Ort für die Operation betrifft, so kann man im Ganzen überall trepaniren; jedoch soll man, wenn möglich, 1. die Nähte, 2. die *Eminentia cruciata* des Hinterhauptbeins, 3. den vorderen unteren Winkel des Scheitelbeins, 4. die *Pars squamosa* des Schläfenbein, 5. den mittleren Theil des Stirnbeins und 6. die Stirnhöhlen vermeiden. Mit Rücksicht hierauf soll bei Stichen und fremden Körpern die Trepankrone diese umfassen; bei Fissuren, Brüchen setzt man die Pyramide auf einen Rand; bei Depressionen soll die Krone am Rande derselben eindringen, um sie bequem aufheben zu können; cariöse Knochen bohrt man auf einmal oder mit mehreren Kronen aus.

Erster Akt: Blosslegung des Knochens. Hierzu sind verschiedene Schnitte angegeben, von denen man den einen oder anderen in einem speciellen Falle anwendbar finden wird.

Nachdem nämlich die Haare an der entsprechenden Stelle rein abrasirt sind, soll man entweder 1. einen Längenschnitt machen, oder 2. ein rundes oder ovales Stück aus der Kopfhaut herausschneiden, oder 3. einen ∨ oder ∧ förmigen, 4. einen T, 5. einen + Schnitt machen.

Hat man z. B. nach einem Schlag oder Fall eine Beule, nach deren Spaltung man erst den Ort für die anzusetzende Krone bestimmen kann, so kann man diese zunächst durch einen Längenschnitt ausführen, und nun wird die Ortlichkeit des zu entfernenden

Knochenstücks darüber entscheiden, ob derselbe für das Ansetzen einer Krone genügt, oder ob man denselben am zweckmässigsten in einen V oder Λ oder T oder + Schnitt verwandeln müsse.

Hingegen ein rundes oder ovales Stück wird man herauszuschneiden genöthigt sein, wenn an der betreffenden Stelle in der Haut schon eine Wunde, hauptsächlich aber eine gequetschte mit Substanzverlust vorhanden ist.

Ueber den Kreuzschnitt ist noch zu bemerken, dass man die Spitzen der Lappen, wegen ihrer spontanen Schrumpfung, erst am dritten, vierten Tage bevor die Eiterung eintritt, abträgt. An der bestimmten Knochenstelle löst man darauf das *Pericranium* ab, indem man eine Krone aufsetzt, dieselbe mit einem Scalpell umschneidet, und nun das umschnittene Stück von der Peripherie nach dem Centrum hin mittelst der Rougine abschabt. Diesen Schnitt aus freier Hand führen zu wollen, nachdem man ihn vorher durch das Aufdrücken einer Krone markirt hat, ist unsicher und unzweckmässig, da die Markirung durch die, wenn auch unbedeutende, Blutung wieder verwischt wird.

Zweiter Akt: Durchbohrung des Knochens. Sie geschieht entweder mittels des Bogentrepans, oder der Trephine. Letztere wird von einigen Chirurgen bevorzugt, besonders wenn der Knochen dünn ist, weil man sie mehr in seiner Gewalt hat, als den Bogentrepan.

Der Bogentrepan wird darauf mit der bestimmten Krone versehen und die Pyramide in derselben so weit vorgeschoben, dass sie deren Peripherie einige Linien überragt. Der Operateur erhält ihn in die rechte Hand, und zwar soll der Bogen gegen den Daumen zu liegen kommen, der Zeigefinger gegen die Krone hin ausgestreckt werden. Er setzt ihn darauf unter rechtem Winkel auf die vom *Pericranium* entblösste Stelle, legt seine andere Hand auf die Scheibe, umfasst mit drei Fingern der rechten Hand den Bogen und dreht nun von der Rechten zur Linken, bis sich die Pyramide eingesenkt und die Krone selbst eine kleine Furche gebildet hat.

Die Pyramide soll das sichere Einschneiden der Krone bewirken, und vor Allem deren Abgleiten verhindern.

Ist deshalb die von der Krone gebildete Furche tief genug, so nimmt man den Trepan in derselben Weise wieder ab, wie man ihn aufgesetzt, und schiebt die Pyramide in die Krone zurück. In die von der Pyramide gebildete Oeffnung schraubt man den Tirefond ein, um jetzt schon die Schraubengänge zu bilden, was später bei der Herausnahme des Knochenstücks mit Nachtheil, ja selbst mit Gefahr verbunden sein würde. Ist dies geschehen, so entfernt man den Tirefond wieder, lässt die Krone vermittels der kleinen Bürste von den Sägespänen reinigen und trepanirt, wie angegeben, weiter. Zugleich lässt man anfänglich von Zeit zu Zeit etwas Wasser in die Furche träufeln, wodurch das Einschneiden der Krone erleichtert wird.

Werden die Sägespäne blutig, so ist man bis in die Diploe gedrungen, und man muss jetzt mit häufiger Unterbrechung und unter sorgfältiger Sondirung der Furche mittels des Federkiels oder einer Sonde trepaniren.

Mit der Sonde überzeugt man sich von der gleichmässigen Tiefe der Furche, und findet man Ungleichheiten in derselben so lässt man den Trepan bei den folgenden Windungen hauptsächlich auf diese wirken. Dasselbe Verfahren beobachtet man, wenn später der Knochen schon an einzelnen Stellen durchbohrt, jedoch das Knochenstück zur Entfernung noch nicht beweglich genug ist. Hier muss man die schon durchschnittene Stelle durch schwächeres Aufdrücken bei den folgenden Windungen zu übergehen suchen, damit keine Verletzung der *dura mater* stattfinde.

Je tiefer man eindringt, mit um so mehr Vorsicht und um so langsamer muss man trepaniren, und nach ein bis zwei Windungen immer wieder die Untersuchung vornehmen.

Dritter Akt: Entfernung des Knochenstücks. Man schraubt nach entferntem Trepan den Tirefond wieder ein und sucht mittels desselben das hinlänglich bewegliche Knochenstück herauszuheben, wozu man einige seitliche Bewegungen macht, ohne jedoch dabei die Hirnhaut zu verletzen.

Ist dasselbe entfernt, so soll der rauhe Rand der innern Knochenlamelle mit dem Linsenmesser umschnitten werden.

Dasselbe fasst man zu diesem Zwecke in die volle Hand, setzt den Daumen zur Stütze auf, führt die Linse zwischen Knochen und *dura mater* ein und das Messer in einem kräftigen Zuge am Rande herum, indem man es zugleich stark nach oben zieht.

Vierter Akt: Zweckerfüllung. Wenn ein Extravasat sich unter der *dura mater* befindet, so kommt hierbei noch die Eröffnung derselben in Betracht.

Man findet sie in diesem Falle missfarbig (bräunlich, bläulich) und hervorgetrieben, und sticht sie mit einem geraden Scalpell in derselben Weise an, wie die *Pleura* bei der Paracentese der Brust; macht auch wohl einen Kreuzschnitt.

Blutungen aus der etwa verletzten *Art. meningea* stillt man durch Aufdrücken eines Wachskügelchens.

Unter Umständen, besonders bei weitverbreitetem Extravasat, wird man noch eine zweite und dritte Stelle trepaniren müssen, wobei man die zwischen je zwei befindliche Knochenbrücke durch die *Sera versatilis* entfernen soll. (?)

Ein deprimirtes Knochenstück muss man mit einem Hebel aufzurichten suchen, ohne den gesunden Knochen mit dem Hebel zu insultiren. Bricht es ganz los, oder ist es nur klein oder gesplittert, so wird es entfernt.

Einen fremden Körper muss man mit Schonung extrahiren, im Nothfall die Hirnhäute incidiren. Kranke Knochenstücke werden ausgesägt, besonders wenn sie fungöse Excrescenzen enthalten.

Verband und Nachbehandlung. Man füllt die Oeffnung mit weicher Charpie, oder bedeckt sie blos mit einem Plümasseau und befestigt dasselbe mit einem Pflassterstreifen. Bei unruhigen Kranken kann ein Köhler'sches Netz nothwendig werden. Die Lagerung des Kopfes muss hoch sein, wenn der Abfluss der Exsudate nicht zu berücksichtigen ist. Ausserdem strengste antiphlogistische Diät und ausgedehnte Antiphlogose, wenn nöthig, in der ersten Zeit. Die Oeffnung soll sich dann durch Granulationen füllen, welche endlich vernarben. Die Narbe bleibt gewöhnlich fibrös, und muss deshalb durch eine Deckplatte geschützt werden. Die Oeffnung mittels einer Osteoplastik zu schliessen, ist vergeblich versucht. —

III. CAPITEL.

Operationen am Halse.

Die Eröffnung der Luftwege.

Bronchotomia.

Bei Eröffnung der vorderen Wand des Luftweges am Halse hat man einen doppelten Zweck. Man will nämlich entweder

1. einen fremden Körper aus demselben entfernen; oder
2. bei Erstickungsgefahr einen künstlichen Luftweg bilden.

Rücksichtlich des beabsichtigten Zweckes eröffnet man deshalb

entweder den Kehlkopf (*Laryngotomia*);
oder die Luftröhre (*Tracheotomia*);
oder beide zugleich (*Laryngo-Tracheotomia*).

Specielle Indicat. geben der Oertlichkeit nach drei Gruppen von Affectionen: 1. Die Erstickungsgefahr ist bedingt durch Affectionen des Mundes und der Rachenhöhle (Schwellungen der Zunge, der Mandel, Neoplasmen (Polypen, Retropharyngealabcesse); 2. durch Affectionen des Kehlkopfes und der Luftröhre (*Oedema glottidis*, Laryngostenose, *Croup*, Geschwülste, fremde Körper und Geschwüre im Kehlkopf, Krampf der Glottis (bei *Trismus*, *Tetanus*, Erhänkten), Bruch des Schildknorpels; 3. bei Affectionen der Umgebung (fremde Körper in der Speiseröhre, Geschwülste, Abcesse, Wunden am Halse mit starker Geschwulst).

Contraind. giebt es im Wesentlichen deshalb nicht, weil die Operation unter diesen Umständen als *ultima ratio* die Erstickungsgefahr beseitigen muss d. h. eine *Indicatio vitalis* erfüllt.

Die Methoden sind zu unterscheiden 1. nach der Oertlichkeit,

2. nach der Weise der Eröffnung ob nämlich mittels Messer, oder *Bronchotom*.

Geschichte. Schon Antyllus soll die *Trachea* eröffnet haben. Besonders in Aufnahme kam letztere Methode durch Casserius (17. Jahrhundert) und Bauchot, welcher zuerst die Bronchotome empfahl. Man fürchtete wohl aus anatomischer Unkenntniss die Verletzung des Kehlkopfes, bis Vicq d'Azyr und Dessault die Eröffnung desselben riethen und Boyer die Laryngotracheotomie empfahl. In der neueren Zeit haben sich die Indicationen gemehrt und die Operation ist eigentlich in der Jetztzeit besonders durch Trousseau rücksichtlich ihrer Indication bei *Croup* wieder auf die Tagesordnung gestellt, und wird von allen namhaften Chirurgen in ihren Einzelheiten sorgfältig discutirt.

Würdigung. Die Verwundung an sich ist nicht hoch anzuschlagen; wohl aber sind mögliche Nebenverletzungen nicht ausser Acht zu lassen (abnormer Gefässverlauf — *Carotis* kann sich mit der Luftröhre kreuzen — *Truncus* kann bei Kindern hoch hinaufreichen — *A. Thyreoidea inferior* und stark geschwollene *V. med. colli* und *Venae Thyreoid.* können verletzt werden). Ferner hat man durch das Einfliessen von Blut in die äussere Oeffnung, sowie durch das directe Einströmen der Luft in die Lungen den Erfolg vereitelt werden sehen.

Die Indicationen angehend, so geben fremde Körper, wenn man früh operirt, die günstigste und diphtheritische Processe, besonders wenn sie vom Munde her entstanden sind, die ungünstigste Prognose; ja bei letzteren soll man nach Trosseau gar nicht operiren. Selbstverständlich muss man bei fremden Körpern ihres Sitzes einigermaassen sicher sein, was gegenwärtig durch die Laryngoscopie wesentlich erleichtert ist. (cf. S. 39.) Bei den übrigen Indicationen hängt die Prognose ab, einmal von denselben an sich und dann von dem Zustand des Gesammtorganismus. In Bezug auf letzteren kommt es durch die Dauer der Dyspnoe leicht zu consecutiven, die Prognose sehr zweifelhaft machenden Hirn- und Lungenaffectionen (*Pneumonie*) und dann hat durch die voraufgehende Behandlung der Kräftezustand gewöhnlich hochgradig gelitten. Dies gilt besonders vom *Croup*, bei dem in der Regel zu spät operirt wird. Freilich ist andererseits der rechte Zeitpunkt wieder überaus schwer zu bestimmen und man macht den französischen Chirurgen, die sich günstigerer Resultate rühmen als die deutschen und englischen, im Allgemeinen den Vorwurf, dass sie zu früh operiren. Bemerkenswerth ist, dass *Croup*-Kinder unter 2—3 Jahren gewöhnlich bald nach der Operation starben; dagegen hat man um so grössere Hoffnung, je älter das Kind ist.

Von den Methoden ist zuerst rücksichtlich der Oertlichkeit zu sagen, dass man bei fremden Körpern am Sitz derselben eröffnet; nur muss man am Kehlkopf den Schildknorpel und vor Allem die Stimmbänder schonen. In Bezug auf die übrigen Indicationen, besonders beim *Croup*, bevorzugt man jetzt die Eröffnung der Trachea und wählt wegen der Lage der *Gland. thyr.* lieber die Stelle dicht unter dieser Drüse (*Tracheotomia inferior*) als die oberhalb derselben (*Trach. super*). Oberhalb der Drüse ist der Raum zwischen ihr und dem Ringknorpel sehr beengt und in der Mitte muss man zumeist die Drüse spalten. — Der Kehlkopf ist empfindlicher und bei Weibern und Kindern sehr klein. Ausserdem ist er beim *Croup* der *Locus affectus* und die *Croup-membran* erstreckt sich oft tiefer in die Trachea.

Rücksichtlich der Eröffnungsweise, so bevorzugen viele Chirurgen das Messer, während Andere wieder die *Bronchotome*, deren Zahl recht gross geworden ist (cf. Taf. VIII) empfehlen. Freilich ist mit letzteren die Eröffnung schnell auszuführen; allein die Verletzung fällt leicht quetschend aus und man kann mit ihnen die Schleimhaut ablösen und vordrängen, so dass die Höhle gar nicht eröffnet wird (worauf besonders zu achten).

Ausführung. 1. *Laryngotomia.*

Das *Lig. cricothyreoideum medium s. conoideum* ist zum Einschnitt bestimmt, was man vorher auf folgende Weise blosslegt:

Der Kranke liegt, wenn möglich mit rückwärtsgeneigtem Kopf, wobei auf die Respirationsstörung Rücksicht zu nehmen. Der Operateur steht auf der rechten Seite, der Assistent auf der linken. Der Operateur legt den Daumen seiner linken Hand auf den Ringknorpel, den Zeigefinger derselben auf die Mitte des Schildknorpels; ebenso der Gehülfe, so dass beide Fingerspitzen sich gegenseitig berühren und die Mittellinie des Kehlkopfes zwischen denselben verläuft. Während nun der Gehülfe den Kopf des Kranken nach vorn beugt, heben beide an der bezeichneten Stelle die Hautfalte auf, welche vom Operateur durchschnitten wird*). Darauf lässt der Gehülfe den Kopf des Kranken wieder zurücksinken, während der Operateur das Messer wie eine Schreibfeder fasst und die *Fascia superficialis*, welche die *Mm. sternohy- et thyreoidei* überzieht, in der Weise trennt wie S. 57 bei der Gefässligatur angegeben ist. Im Nothfall muss man ohne Hautfalte aus freier Hand incidiren und bei drohender Erstickung ohne Weiteres einstechen. Diese Muskeln werden hierauf mit flach angelegten stumpfen Haken auseinander gezogen; der Operateur fasst das auf dem deutlich zu fühlenden *Lig. conoideum* gelegene Zellgewebe sammt den etwa verlaufenden Venen und präparirt es von der einen zur anderen Seite hinweg, bis das *Lig.* frei vorliegt. Dies muss vor Eröffnung des *Lig.* geschehen, um die Blutung und zwar am besten durch Umstechung vorher stillen zu können. Das Einfliessen von Blut in die Höhle ist möglichst zu verhindern und mit Kälte, Styptica etc. nicht die Zeit zu verlieren.

Ist dies geschehen, so entscheidet der beabsichtigte Zweck über die Weise, das Band einzuschneiden.

a. Zur Herausnahme eines fremden Körpers.

Der Operateur legt den Zeigefinger quer über den Ringknorpel, fasst das spitze Bistouri wie eine Schreibfeder, sticht es, mit dem Rücken gegen den Finger gelehnt, in das Band ein, und spaltet dasselbe nach oben.

Ist die so erhaltene Oeffnung gross genug, so wird nun der fremde Körper entweder durch Husten ausgestossen, oder man fasst ihn mit einer Pincette oder Kornzange und zieht ihn aus oder endlich man stösst ihn mit einer elastischen Röhre in den Mund. Reicht

---

*) Ueber das Bilden einer Hautfalte, wenn es vom Operateur allein geschieht, sowie über deren Durchschneiden sei Folgendes bemerkt: Der Operateur bestimmt durch Auflegen beider Zeigefinger und Daumen, so dass deren Spitzen sich gegenseitig fast berühren, die Grösse und Richtung des zu bildenden Hautschnittes, und fasst durch gleichmässige Annäherung der Finger, so dass die von ihnen fixirten Punkte nicht verrückt werden, die zu durchschneidende Haut zu einer Falte zusammen. Jetzt hebt er die rechte Hand etwas in die Höhe, damit der Assistent mit Daumen und Zeigefinger seiner Hand untergreifen und die Fixirung der Falte auf dieser Seite übernehmen kann. Der Operateur fasst darauf mit der frei gewordenen rechten Hand das Messer zum Incidiren, setzt es mit der Spitze auf, schiebt es einschneidend bis zum hintern Theil vor und durchschneidet im Zurückziehen den Rest der Falte, aber weder tiefer, noch über die fixirten Punkte hinaus.

sie aber zu diesem Zwecke nicht aus, so kann man den Hautschnitt etwas nach unten verlängern, und noch den Ringknorpel von unten nach oben durchschneiden; genügt auch dies noch nicht, so nimmt man einige Ringe der Trachea hinzu. *)

Im letzteren Falle hat man dann:

2. Die *Laryngo-tracheotomia* nach Boyer.

Desault wollte in den letzteren Fällen den Schildknorpel nach oben spalten, was aber deshalb fehlerhaft und unzweckmässig ist, weil man dabei die Stimmbänder verletzt, die Epiglottis einschneidet und endlich der Knorpel nicht wieder zusammenheilt. Es wäre dies nur bei der Exstirpation von Geschwülsten gestattet, wenn man durch weitere Eröffnung nach abwärts nicht Zugang gewinnen könnte. Ebenso ist der Vorschlag Malgaigne's die *Membr. thyreohyoid.* in der Mitte zu eröffnen, sowie die seitliche Eröffnung derselben nach Vidal, zu verwerfen.

b. Zur Bildung eines künstlichen Luftweges.

Zu diesem Zweck schneidet man nach Vicq d'Azyr das genannte Band quer ein, indem man den assistirenden Finger seitlich anlegt und wie vorhin blos einen Einstich macht.

Bell gab einen Kreuzschnitt mit Abtragung der Ecken an, weil er eine runde Oeffnung haben wollte; allein diese wird durch das vorige Verfahren schon erzielt, weil das Band elastisch ist und sich deshalb zusammenzieht.

---

*) Die Oeffnung muss immer so gross sein, dass man bei schonender Auseinanderziehung derselben (wozu sich mir die stumpfen Häkchen, zur Schieloperation benutzt, sowie eine stark federnde Pincette vortheilhaft erwiesen) das Innere der vorliegenden Höhlen ziemlich vollständig übersehen kann; zumal wenn man von der Beschaffenheit und Grösse des fremden Körpers keine Kenntniss hat und die Diagnose seines Sitzes nicht sicher ist, wie dies besonders bei Kindern gewöhnlich der Fall ist. Denn ihn mittels der Sonde suchen zu wollen, ist aus zwei Gründen fast unmöglich: einmal kann man nur einen Körper mit rauher resistenter Oberfläche mit der Sonde fühlen, und andererseits erregt dies Manöver so heftige Hustenanfälle, dass man davon abstehen muss. Man könnte sich des kleinen Fingers als Sonde bedienen. Das ist ebenfalls unpraktisch; denn wenn man denselben einbringen kann, ohne dadurch Erstickungsgefahr herbeizuführen, so genügt die Wunde auch für die genannte Inspection. Ich habe an der Leiche Versuche mit dem bekannten Ohrspiegel angestellt, in der Erwartung, von einer kleineren Oeffnung aus die innere Höhle zu überblicken, habe mich aber in meinen Erwartungen getäuscht gesehen. Von Nutzen möchte eine künstliche Beleuchtung sein.

Bedient man sich des Bronchotoms zur Eröffnung, so muss man es mit Vorsicht einsenken, um nicht die gegenüberliegende Wand zu verletzen, und sich besonders gegen Ablösung und Vordrängen der Schleimhaut schützen.

Zum Offenhalten der Wunde ist nun eine ovale Silberplatte angegeben, welche in der Mitte eine Oeffnung und um diese eine kleine etwas vorspringende Oese hat. Letztere wird in die gemachte Oeffnung gebracht, nachdem die Platte zuvor mit Flor überzogen worden, damit kein Staub eindringe, und das Ganze wird durch Heftpflasterstreifen oder Bänder befestigt. Gebräuchlicher sind die Doppelröhren, weil bei fetthalsigen Kindern emphysematische Schwellung entsteht, und weil das einfache Röhrchen leicht mit Schleim verstopft wird. Einige wollen gar kein Röhrchen einlegen.

3. Die *Tracheotomia.*

a. *Tracheotomia infer.*

Nach Casserius macht man einen Hautschnitt von der Mitte des Ringknorpels bis zur Mitte der Kehlgrube, und zwar, wie bei den Unterbindungen, aus freier Hand. Darauf trennt man die *Fascia superficialis* (cf. oben) und lässt die Muskeln auseinanderziehen. Ein Gehülfe am Kopfende des Kranken stehend, fasst jetzt mit beiden stumpfen Haken von unten her in die Wunde und zieht die *Gland. thyreoidea* nach oben zurück, wobei man durch Zerreissung des adhärirenden Bindegewebes zu Hülfe kommt. Ist die Thymusdrüse im Wege, so wird sie nach unten gedrängt. Der Operateur nimmt darauf Hohlsonde und Pincette und schiebt in streichenden Bewegungen das vorliegende Zellgewebe, sowie die bedeutenden Venenplexus auseinander, bis die Trachea frei vorliegt. Man verfährt, wie man eine Gefässscheide auf diese Weise eröffnet, indem man ein Stück mit der Pincette fasst, neben dieser die Sonde einsticht, und entfernt nun beide von einander, besonders aber die Sonde von der Pincette.

Nach gestillter Blutung öffnet man die, durch die seitlich angelegten Finger eines Assistenten fixirte Luftröhre, indem man den Zeigefinger der linken Hand quer auf das *Manubr. stern.* legt, das spitze Bistourie mit gegen den Finger gelehntem Rücken in den Zwischenraum zweier Ringe einsticht, und nun, je nach dem beabsichtigten Zwecke, 2—4 Trachealringe von unten nach oben spaltet.

Man führt den Schnitt deshalb von unten nach oben, weil man

beim umgekehrten Verfahren den oft höher hinaufreichenden *Truncus anon.* verletzen könnte.

Bemerkenswerth ist, dass die Athembewegungen oft so stürmisch sind, dass sie die Eröffnung sehr erschweren. Deshalb haben Bretonneau, Chassaignac, B. Langenbeck Haken zur Fixation der Trachea angegeben. (Taf. VIII).

b. *Tracheotomia super.* Man beginnt den Schnitt etwas höher wie vorhin und lässt ihn weniger tief nach abwärts reichen. Sobald man den oberen Rand der Drüse erreicht hat, sucht man sie durch Zerreissung des Bindegewebes zu lösen und drängt sie darauf nach abwärts. Eröffnung der Trachea wie vorhin.

c. *Tracheotomia mediana.* Der Schnitt ist wie bei a. Ist die Drüse erreicht und freigelegt, so soll man den *Isthmus* derselben schnell durchschneiden und die Blutung stillen. Zum Offenhalten der darauf wie oben angelegten Luftröhrenwunde möchte sich der Dilitator (Taf. VIII Fig. 19) besser eignen, als die Röhre.

Die Nachbehandlung angehend, so richtet sich dieselbe nach den Indicationen. Ist ein fremder Körper entfernt, so kann man die Wunde sofort wieder durch die Naht (ohne Mitfassung der Luftwege!) schliessen, wenn die locale Entzündung nicht schon zu hochgradig geworden, so dass sie Erstickungsgefahr droht. Legt man ein Röhrchen ein, so muss der Kranke durch einen sachkundigen Assistenten sorgfältig überwacht werden. Von Zeit zu Zeit muss aus der Canüle das innere Röhrchen herausgenommen und gereinigt werden und sollte, wie es vorgekommen, durch eine tiefere Verstopfung Asphyxie entstehen, so muss man die Canüle gänzlich entfernen und mit einem elastischen Katheter die Schleimpfröpfe herauszubefördern suchen. — Bei der Laryngostenose, selbst wenn sie durch geschwürige Contraction bedingt war, hat man eine Erweiterung durch Abnahme der Hyperämie und des Catarrhs beobachtet. — Beim *Croup*, besonders mit Membranbildung ist wiederholt eine örtliche Behandlung mittels Einträufelung von Höllensteinsolution u. A. empfohlen. In der letzten Zeit hat man indess bei der Nichteröffnung des Kehlkopfes sich auf die Erfüllung allgemeiner Indicationen beschränkt. Unter diesen nimmt die Beachtung des Kräftezustandes den ersten Platz ein. Es giebt immer noch Fälle genug, wo die Praktiker die Antiphlogose, besonders die Blutentziehungen in so stürmischer Weise angewendet haben, dass die schwächlichen, scrophulösen Kinder nicht am *Croup*, besonders wenn es kein genuiner war, zu Grunde gehn; sondern in Folge der übermässig schwächenden Behandlung. Deshalb passt zumeist eine roborirende Diät, rücksichtlich welcher Trousseau die flüssige Nahrung beschränkt wissen will, weil leicht etwas in die Luftwege geräth. Wichtig ist auch, dass das Kind von einer gleichmässig warmen, feuchten Athmosphäre umgeben ist. Ist die Rückbildung erfolgt, so lässt man das Röhrchen fort und versucht den Verschluss der künstlichen Oeffnung durch einfache Annäherung der Ränder zu erreichen. Sollte eine Fistel entstehen, so müsste dieselbe autoplastisch geschlossen werden.

IV. CAPITEL.

Operationen, welche an der Brust vorkommen.

A. Paracentesis s. punctio thoracis.

Die Indicationen zur Eröffnung des *Cavum pleurae* sind:

1. Das Empyem; 2. der Hydrothorax; 3. der Hämatothorax; 4. der Pneumothorax oder Hydropneumothorax. Mit Unrecht werden auch wohl fremde Körper und fracturirte Rippen hierhergezählt.

Contraindicationen sind: florirende Entzündung, Dyscrasien als Ursachen der Indicationen, Fortdauer der Blutung bei Hämatothorax.

Methoden sind: Schnitt- und Trokart-Eröffnung (Glüheisen und Aetzmittel sind auch benutzt). Dann kann man nach der Oertlichkeit unterscheiden den Ort der Nothwendigkeit (abgesacktes Exsudat) und der Wahl (nicht abgesacktes Exsudat). In Bezug auf letzteren hat man die verschiedensten Rippen-Zwischenräume gewählt, ja selbst Brustbein und Rippen durchbohrt. Jetzt ist nur noch der 5., 6., 7. Intercostalraum auf der rechten und 6., 7., 8. auf der linken Seite und zwar in gleicher Entfernung vom Brustbein und der Wirbelsäule gebräuchlich.

Geschichte. Hippocrates hat schon die Succussion als diagnostisches Mittel für die Exsudate angegeben und dieselben entleert. Später ist die Operation immer gefürchtet, wohl deshalb, weil man sie wegen Unmöglichkeit der Diagnose nur bei hochgradigen Ergüssen ausführen konnte. Es wurden in dieser Beziehung die wunderbarsten diagnostischen Versuche angestellt. Paré machte dann die Perforation der Rippe, und Heister benutzte zuerst den

Trokart. Erst nach Laennec's folgenreichen Entdeckungen wurde die Operation wieder häufiger ausgeführt und die Neuzeit hat die Technicismen verbessert.

Würdigung. Die Verletzung an sich ist in ihrer Bedeutsamkeit von der Methode abhängig: das Messer giebt jedesmal eine bedenkliche penetrirende Wunde, der Trokart nicht. Dabei kommt dann zweitens die Indication und das Verhalten des Gesammtorganismus in Betracht; denn die Gefahr der penetrirenden Wunde fällt fort beim abgesackten Exsudat. In dieser Form kommt am häufigsten das Empyem vor, selten die anderen Ergüsse. Deshalb giebt nach dem fast einstimmigen Urtheil das Empyem die günstigste Prognose und verlangt wegen der gewöhnlich flockigen Beschaffenheit des Ergusses die Entleerung durch das Messer. Ausserdem ist dasselbe gewöhnlich mehr das Product eines abgelaufenenen Processes, wobei der Organismus weniger afficirt ist. Sehr beachtenswerth spricht sich Shuh (Oesterr. Jahrb. der Med. Bd. XVII S. 538) über die Indicationen aus: „wenn die Natur weder allein, noch durch dynamische Mittel unterstützt, hinreicht, das Ergossene durch Aufsaugung zu beseitigen, oder die Heftigkeit des Uebels so schnell zu brechen, als es die Lebensgefahr erfordert. Bei Beurtheilung dieser Zustände ist Rücksicht zu nehmen auf die Periode der Krankheit, auf die Menge und Beschaffenheit des Ergusses, auf die Heftigkeit der Erscheinungen, auf den Kraftvorrath des Individuums und den Erfolg der bisher angewendeten Mittel. Während der entzündlichen Periode darf nie operirt werden, den einzigen Fall ausgenommen, wo der Erguss unaufhaltsam zunimmt, die Symptome auf eine heftige Entzündung und mithin auch auf ein lymphatisch-eiterähnliches Exsudat hindeuten und wo wegen schnell fortschreitender Beengung der Respirationsorgane heftige Unruhe, Dyspnoe und dringende Lebensgefahr eintritt." Endlich kommt bei diesen Ergüssen besonders noch der Zustand der afficirten Lunge in Betracht. Denn die stark comprimirte Lunge vermag ja das leer gewordene *Cavum pleurae* nicht wieder auszufüllen. Geschieht dies nun aber nicht, so muss sich offenbar so lange wieder Exsudat ansammeln, bis entweder die Thoraxhälfte hinlänglich zusammengefallen ist, oder durch Dislocation der Nachbarorgane: durch die emphysematisch werdende andere Lunge, das Herz, das Zwerchfell, sowie durch Pseudomembranen, Granulationen eine Art Ausfüllung stattgefunden hat. — Diese etwas grosse Anforderung an den gewöhnlich sehr geschwächten Organismus weist uns darauf hin, möglichst den Zeitpunkt nicht zu verfehlen, wo die Lunge noch expansionsfähig ist — freilich mit der schwierigste Punkt der ganzen Beurtheilung. —

Die Methoden angehend, so hat der Schnitt nur zwei Indicationen: flockiges Exsudat, welches durch die Trokartröhre nicht abfliessen kann und so geringes Exsudat, dass man beim Stich die Verletzung der Lunge fürchten muss (unsichere Diagnose). In allen anderen Fällen wählt man den Trokart. An diesem sind verschiedene Vorrichtungen angebracht, welche das Einströmen der Luft beim Aufhören des Abflusses hindern sollen. Am einfachsten ist dies durch Reybard's Trokart (Taf. IX Fig. 15) erreicht, an dessen Canüle ein 8" langes Stück Katzendarm mittels einer Röhre befestigt wird. Dies Darmstück wird vorher in Wasser erweicht, dann fliesst dass Exsudat durch dasselbe ab und wenn es zu fliessen aufhört, so wird durch den Druck der äusseren Luft die Wand des Darms vor die Mündung der Canüle gedrückt. Das Goldschlägerhäutchen dürfte dieselben Dienste leisten. Diese Vorrichtung lässt sich an jedem gewöhnlichen Trokart anbringen. Shuh's Trogapparat ist complicirter. Im Wesentlichen vermittelt er den Abfluss unter Wasser; denn nachdem der Trokart (Taf. IX Fig. 13) eingestochen, das Stilet entfernt und der Hahn geschlossen worden ist, wird der Trog (Fig. 14) an die Canüle gesetzt. Derselbe hat eine Eingangsöffnung, ein Abzugsrohr und ist mit Wasser gefüllt, welches gegen die Eingangsöffnung ein Lederventil drückt und so dieselbe geschlossen hält. Das einströmende Exsudat drängt das Ventil zurück; hört es wieder auf zu fliessen, so tritt dasselbe durch den Druck des Trog-Wassers wieder in Wirksamkeit. Aehnlich hat man durch Anlegen eines Katheters an die Canüle und Hineinlegen desselben in einen Teller mit Wasser das Eindringen der Luft zu verhindern gesucht (Czermak).

Operation durch den Schnitt.

Der Operateur steht vor dem auf der gesunden Seite ruhenden Kranken und macht an der genannten Stelle, entsprechend dem Verlaufe der Rippen, den Hautschnitt mittels Aufhebung einer Falte. Die erhaltene Wunde wird mit den stumpfen Haken auseinandergezogen, und auf dem oberen Rand der nächst unteren Rippe trennt der Operateur den äusseren Intercostalmuskel, wobei er das Durchschnittene jedesmal sorgfältig mit dem Messer auseinander schiebt. Ist er bis auf den *M. intercost. int.* gelangt, der sich durch die Richtung seiner Fasern vom *ext.* unterscheidet, so schneidet er immer vorsichtiger, bis endlich die *Pleura* als bläulicheHaut hervorschimmert.

Jeder Schnitt muss stets von hinten nach vorn geführt werden, weil man so das Abgleiten des Messers vom Rippenrande, wobei es leicht in die Brusthöhle dringen kann, am besten vermeidet. Bei Eröffnung der *Pleura* muss man sehr vorsichtig sein. Das Verfahren ist im Ganzen das bei Eröffnung der Kegelbandes beschriebene; nur dass man hier das Messer noch flacher, eben nur mit der Spitze eindringen lässt, auf diese die *Pleura* gleichsam aufhakt und den Einstich zur Grösse von 2—4''' erweitert. Bei Lebenden braucht man bei der gegenwärtigen Sicherheit der Diagnose weniger ängstlich zu verfahren, sowie man wegen des Zustandes des Patienten die Operation in möglichst kurzer Zeit beenden soll.

Der Verband nach der Operation sei einfach und verhindere das Eindringen der Luft. Etwas Charpie, eine leichte Compresse werden durch eine quer um den Thorax geführte Binde oder ein Handtuch befestigt. Der Verband muss wegen des fortbestehenden Ausflusses täglich ein- auch zweimal erneuert werden. Man entleere nicht Alles auf einmal, sondern jeden Tag, oder nach Umständen jeden zweiten Tag, lüfte man die Wunde und lasse wieder eine Portion herausfliessen. Die Entleerung soll allmälig vor sich gehen; am wenigsten aber soll sie der Kranke durch Drängen etc. beschleunigen. (Shuh.)

Zur Stillung der Blutung aus der etwa verletzten *Art. intercostalis* sind zahlreiche Verfahren angegeben.

Lottrie u. A. (cf. Instr.) haben besondere Compressorien angegeben; Gräfe bediente sich seines Compressoriums für die *Art. mening.;* Lassu eines Leinwandsäckchens, das mit Charpie gefüllt und an einem Faden befestigt, zwischen die Rippen gebracht und gegen den Rand derselben angezogen werden sollte.

Gerard wollte von der Wunde aus eine krumme Nadel einführen nach dem nächst oberen Zwischenrippenraum, daselbst auf der Spitze derselben einen Einschnitt machen und diese hervorziehen; Goulard bediente sich dazu einer scharfen Nadel. Auf der

Mitte des Fadens war ein Bourdonnet befestigt, das, auf die Arterie gebracht, dieselbe durch Zusammenziehung des Fadens comprimiren sollte.

Diese Compressorien sind mit Recht als eingebrachte fremde Körper zu fürchten, weshalb Bell die Unterbindung der Arterie anrieth.

Nach ihm schneidet man auf dem unteren Rande der entsprechenden Rippe ein, trennt den äusseren Zwischenrippenmuskel, geht mit einem Haken vor dem innern Zwischenrippenmuskel unter den Rand der Rippe und zieht die daselbst gelegene Arterie hervor.

Auf diese Weise kann man auch in nothwendigen Fällen die *Art. mammaria interna* unterbinden, die man $^1/_4$" vom Rande des Brustbeins aufzusuchen hat.

Ausserdem verdient Theden's Verfahren hier noch der Erwähnung, der die gänzliche Durchschneidung der Arterie anrieth, was gewiss sehr zweckmässig ist (siehe Anmerk. zu den Unterbindungen). Man lässt dabei den Patienten sich nach der kranken Seite hin krümmen. Dies thun auch instinktartig die Thiere, wenn man, wie es Schlemm an Hunden that, ihnen die *Art. intercost.* durchschneidet. Das dabei in die Brusthöhle dringende Blut bringt weiter keine Gefahr, wenn das Quantum nicht bedeutend ist; es wird bald aufgesogen.

Die Nachbehandlung nach der Operation richtet sich nach der gewählten Methode und dem Zweck. Hat man behufs palliativer Entleerung des Ergusses den Trokart gewählt, so ist örtlich nichts Erhebliches zu thun. Man heilt den Trokartstich und wiederholt denselben im Nothfall. Hat man den Schnitt angewendet, so entwickelt sich gewöhnlich eine Brustfistel, die bis zur vollkommenen Ausfüllung fortbestehen wird und man kann nur für Abfluss und Reinlichkeit sorgen und im Uebrigen allgemeine Indicationen erfüllen, wobei hauptsächlich auf wieder auftauchende Entzündungen sowie auf den Kräftezustand zu achten ist. Man hat auch von einer Art radicalen Heilung gesprochen, die darin besteht, dass man eine Verwachsung der beiden Pleurablätter zu erreichen sucht. Zu dem Zweck sind Einspritzungen von Lapislösungen etc. empfohlen, die jedenfalls mit Vorsicht anzuwenden sind. —

B. Die Ablösung der Brustdrüse.

Amputatio s. exstirpatio mammae.

Sie wird ausgeführt:

1. als Amputation, die Hinwegnahme der Brustdrüse nebst der sie bedeckenden äusseren Haut;
2. als totale Exstirpation der Drüse mit Schonung ihrer äusseren Haut;
3. als partielle Exstirpation.

Indicationen sind: 1. Neoplasmen jeder Art vom einfachen sogenannten Milchknoten bis zum Carcinom; 2. Cysten und chronische Abscesse der Drüse; 3. ausgedehnte Ulcerationen und Neuralgien. (?)

Contraindicationen. Zu grosse Ausdehnung des Carcinoms (Affection der Achseldrüsen der gesunden Seite und innerer Organe), hohes Alter, Affection der Brustorgane. Ferner contraindiciren momentan diese wie jede andere Operation die Menstruation und die Schwangerschaft, letztere wenigstens in den ersten Monaten.

Geschichte.

Zur Hinwegnahme der Brustdrüse nebst der sie bedeckenden äusseren Haut (Amputation) waren rohe, längst obsolete Methoden angegeben. Nach Forest und Franc d'Arce sollte die Brust mit der Hand oder Bidlow's Gabel gefasst, in die Höhe gehoben und mit einem Zuge des Amputations-Messers weggeschnitten werden. Auch Glüheisen und Aetzmittel (letztere wieder einmal in der Neuzeit) sind angewendet worden.

Es begreift sich leicht, dass man bei der Amputation entweder ein Stück der Drüse stehen lässt, so dass eine Nachoperation nöthig wird, oder man wird nur zu leicht ein Stück des *M. pectoralis maj.* mit hinwegnehmen und ausserdem zugleich eine schwer zu vereinigende Wunde erhalten. Diesen Uebelständen zu begegnen, kam besonders durch Sharp die Exstirpation auf, die Hinwegnahme der Brust mit Schonung der Haut.

Würdigung. Die Prognose an sich ist günstig. Die Operation wird im Allgemeinen leicht und gut überstanden, wenn nicht Entzündung der Brustorgane, traumatisches Erysipel und zu ausgedehnte Eiterung störend hinzukommen. Rücksichtlich ihrer Indicationen ist zu sagen, dass bei allen gutartigen Degenerationen die Prognose günstig ist.

Krebs dagegen recidivirt entweder an Ort und Stelle oder in innern Organen. Das Recidiv tritt oft schnell, oft erst nach einem höchstens zwei Jahren ein. Nichts desto weniger ist man im Stande durch die Operation den unglücklichen Kranken einige heitere Lebenstage zu verschaffen und von diesem humanen Standpunkt ist sie trotz ihrer eigentlichen Erfolglosigkeit zu rechtfertigen. Von den Methoden ist die Amputation zu verwerfen, allein nur in ihrer alten Ausführung; denn bei der Exstirpation muss die deckende Haut ebenfalls so weit mit fortgenommen werden, als sie verdächtig ist. Ueberhaupt muss man beim Krebs nichts irgend Verdächtiges zurücklassen; denn nur so kann man das Recidiv möglichst fern hinausschieben.

a. Totale Exstirpation.

Die Kranke liegt am Bettrande oder auf einem Tische. 2 Assistenten sind erforderlich: einer, welcher chloroformirt, einer, der die Operation überwachen hilft.

Ausführung. Es werden zwei in sich übergehende Hautschnitte gemacht, deren Entfernung von der Warze sich nach dem Umfange der Drüse oder der mit zu entfernenden äusseren Haut richtet. Die Richtung dieser Schnitte fällt entweder parallel der Körperaxe oder von *Proc. xiphoid.* nach der Achselhöhle. Die assistirende Hand, sei es die des Assistenten oder die des Operateurs, welche behufs der Anspannung der Haut die Brustdrüse umfasst, soll stets die Warze frei lassen, damit die bestimmte Entfernung des Schnittes von derselben ungestört berücksichtigt werden kann.

Der Assistent legt demnach seine Hand entweder vor der Warze auf oder lässt bei ausgebreiteten Fingern dieselbe zwischen je zwei durchsehen, und spannt so die Haut von oben her an; während der Operateur, die Finger seiner linken Hand auflegend, die Haut unterhalb des Schnittes anspannt.

Mit dem bauchigen Scalpell führt er nun den unteren Hautschnitt von vorn und innen nach aussen und oben aus. Der Assistent geht darauf mit seiner Hand etwas höher und spannt oberhalb des zweiten Schnittes die Haut; der Operateur verrichtet dies von der Brustdrüse aus, und führt darauf den oberen Schnitt aus, indem er wieder im Anfangspunkt des ersteren beginnt.

Beim umgekehrten Verfahren, nämlich den oberen Schnitt zuerst auszuführen, würde die entstehende Blutung sehr störend sein.

Nach Durchschneidung der Haut trennt er am unteren Schnittrande zuerst mit etwas schräg nach unten und hinten gerichtetem Messer das Zellgewebe, fasst dann mit Zeigefinger und Daumen die Haut und präparirt sie von der Drüse ab. Ebenso verfährt er am oberen Schnittrande.

Hat man so die Drüse von beiden Seiten umschnitten, so umfasst man sie mit der vollen linken Hand, zieht sie etwas ab und trennt sie von der unter liegenden Fascie, und zwar am besten von dem vorderen und unteren Wundwinkel aus nach dem oberen. (Rust.)

Sharp und Richter wollten diese Trennung gerade von unten nach oben ausführen; allein das angegebene Verfahren nach Rust ist vorzuziehen, weil man bei diesem 1. nicht unter die Fasern des *M. pectoralis* kommt, wie es bei jenem leicht geschehen kann; 2. die Eintrittstelle der Gefässe zuletzt trifft, und diese sogleich nach ihrer Durchschneidung und der Exstirpation unterbinden kann. Uebrigens spritzen gewöhnlich nur Aeste, welche aus dem *Pectoralis* in die Drüse treten.

Was ferner die Richtung dieses Schnittes betrifft, so herrschen darüber verschiedene Meinungen.

Nach Bell sollte das Oval perpendiculär von oben nach unten fallen; nach Sharp und Richter, wie beschrieben, die Richtung vom *Proc. xiphoideus* nach der Achselhöhle erhalten.

Letztere Methode verdient vor der ersteren deshalb den Vorzug, weil

1. diese Schnittrichtung der Form und Lage der Drüse entspricht;
2. während der Heilung durch Bewegung des Arms der leidenden Seite die Wundränder nicht auseinander gezogen, wie es bei jener der Fall sein würde, sondern im Gegentheil einander genähert werden;
3. weil man entartete Achseldrüsen gleich durch denselben Schnitt entfernen kann, während beim Bell'schen hierzu stets ein neuer Einschnitt gemacht werden müsste.

Wenn man aber auf den besseren Abfluss des Wundsecrets beim Bell'schen Schnitt Gewicht gelegt hat, so ist dabei übersehen, dass die Kranke nach der Operation bei möglichst nach vorn geneigtem

Körper stets den Arm der kranken Seite flectirt und nach der entgegengesetzten Seite hält, wodurch auch bei dieser Sharp-Richterschen Methode der Schnitt eine mehr senkrechte Richtung erhält, und so der Abfluss des Wundsecrets ebenfalls nach dem unteren Wundwinkel stattfinden kann.

Ist man genöthigt, Achseldrüsen mit fortzunehmen, so erweitert man den oberen Wundwinkel bis über die Drüsen hinaus, ergreift dieselben mit den Fingern oder einem Doppelhaken und schält sie durch Zerreissung des umgebenden Bindegewebes heraus, oder man trennt dasselbe unter Anziehung der Drüse mit der Scheere. Die Messerschnitte sind hier gefährlich.

b. Die partielle Exstirpation.

Man kann sie bei Knoten vornehmen, deren Uebergang in Krebs (?) zu fürchten steht. Hat aber derselbe bereits stattgefunden, so ist die Operation fruchtlos, weil dann scirrhöse Stränge, die sich immer nach der Warze und auch nach anderen Theilen hin erstrecken, zurückbleiben würden.

Man spaltet nun entweder durch einen Einschnitt die über dem Knoten liegende Decke, fasst diesen darauf mit einer Pincette oder Muzeux's Zange und schneidet ihn heraus; oder man will die ihn bedeckende Haut zugleich mit fortnehmen: dann fasst man ihn sammt derselben und trennt ihn durch einen Ovalschnitt.

Nach der Operation stillt man die Blutung mittels Ligatur (die anderen Blutstillungsweisen sind unzweckmässig), vereinigt die Wunde behufs *prim. intent.* mittels Hefte, soweit es irgend angeht, und bedeckt sie mit einer nassen Compresse, die durch ein *Suspensor mammae* festgehalten wird. Die Kälte darf man nicht zu lange anwenden, und die oft schleichend auftretenden Brustentzündungen müssen sorgfältigt überwacht werden. Hat man keine Ligaturen nöthig, so macht man mittels des Suspensoriums eine kräftigere Compression und nimmt in den ersten 24 Stunden die Eisblase zu Hülfe. Alles Uebrige nach allgemeinen Regeln.

V. CAPITEL.

Operationen am Unterleibe.

A. Der Bauchstich.

Punctio s. paracentesis abdominis.

Die kunstgemässe Eröffnung der Bauchhöhle ist indicirt bei Ansammlung von Flüssigkeit in derselben, welche in Form der freien Bauchwassersucht (*Hydrops ascites*), oder als abgesacktes Exsudat (*Hydr. saccatus*), oder in Form eines hydropisch gewordenen Organs (*Cystovarium*) vorkommt. Als zweifelhafte Indicationen sind noch anzuführen: Anhäufung nicht exsudativer Flüssigkeiten und übermässige Gasentwickelung im Darm (*Tympanites intestinalis*).

Contraindicirt wird die Operation 1. durch Entzündung des Peritonäum, 2. durch Degeneration (Krebs) des hydropisch gewordenen Organs, 3. wenn ein abgesackes Exsudat noch frisch und nicht ohne Gefahr von Nebenverletzungen erreichbar.

Methoden. Der Trokart-Stich ist jetzt allein gebräuchlich, früher hat man auch das Messer und sogar Aetzmittel benutzt. Ausserdem kann man die verschiedenen Punctions-Stellen zu den Methoden zählen.

Die Geschichte ist eine Geschichte der Stellen, des Instruments (Trokart) und enlich der zahlreich gewordenen Verfahren, die behufs Radicalheilung der Ovariencysten in der letzten Zeit unternommen sind.

Erstens die Stellen angehend so sind folgende benutzt worden:

1. Durch den Nabel, von Celsus (schon von Hippocrates), welche Methode wieder von Brünninghausen bei blasenartig hervorgetretenem Nabel und stark erweitertem Nabelringe empfohlen ist, jedoch deshalb nie gewählt werden darf,

weil in den erweiterten Nabelring sich leicht eine Darmschlinge legen und bei der Operation verletzt werden kann.

2. In der *Linea alba*, zwischen Nabel und *Symph. oss. pubis* in der Mitte, von Paul v. Aegina. (sehr beliebt.)
3. Zwischen Nabel und *Spin. ant. sup. crist. oss. ilium* in der Mitte nach Palfyn und Monro (Anfang d. 18. Jahrh.) auch deutsche Methode genannt, weil von den deutschen Chirurgen viel benutzt. Man wählt vorzugsweis die linke Seite, wegen häufiger Vergrösserung der Leber, doch ist die rechte nicht ausgeschlossen, wenn etwa auf der linken degenerirte Organe (Milz) vermieden werden müssen.

   Wegen häufiger Wiederholung der Operation ist noch zu merken, dass man von der Genauigkeit des Halbirungspunktes der genannten Linie abstehen, d. h. auch etwas tiefer, etwas mehr aussen einstechen kann. So ist auch angegeben, die Kreuzungsstelle zweier Linien zu nehmen, von denen die eine vom Nabel horizontal nach der Wirbelsäule, die andere von der letzten falschen Rippe zur *Spin. ant.* gezogen werden soll.
4. Bei Schwangeren auf der linken Seite, und bei leerem Magen eine Hand breit von der Mittellinie unter den falschen Rippen, von Scarpa. (Bei Schwangeren soll wegen leicht eintretenden Abortus nur im dringendsten Fall punktirt werden.)
5. Am Scrotum, wenn ein Bruchsack vorhanden, von Ledran.
6. Durch die *Vagina* von Henkel.
7. Durch das *Rectum*, von Malacarne.

Die letzten Stellen sind offenbar nur gewählt, weil man von ihnen aus ein abgesacktes Exsudat (*Ovarium*) am besten erreichen konnte.

Was zweitens das Instrument betrifft, so haben die ältesten Chirurgen das Messer benutzt und zum Abfluss ein Röhrchen eingelegt. Sehr nahe lag der Nadelstich, den Rhazes gemacht hat und aus diesem folgte der einfachere Technicismus, Nadel und Canüle auf einmal einzustechen (cf. Taf. IX). Drittens die Radicalheilung der Cysten gehört der Würdigung an.

Würdigung. Die Verletzung an sich ist, mit dem Trokart ausgeführt, von keiner Bedeutung, weil die Verwundung mit diesem Instrument äusserst gering ausfällt. Minder ungefährlich ist der

Schnitt, selbst in Form eines kleinen Messerstiches. Deshalb ist das Messer höchstens nur zum Vorakt noch in Gebrauch, d. h. bei dicken Bauchwandungen, sowie bei Unsicherheit über den Inhalt, ob nämlich nicht ein degenerirtes Organ hinter der Bauchwand liegt. In letzteren Fällen trennt man bis zum *Sacc. Peritonaei*, sticht diesen dann aber doch mit dem Trokart an. — Die Gefahr, Nebenverletzungen zu machen, ist gering; denn bei freier Bauchwassersucht werden die oberen Organe gewöhnlich noch mehr nach oben verdrängt, und die dünnen Därme schwimmen wegen ihres Gasinhalts oben oder können doch durch Percussion leicht ermittelt werden. Auch die *A. epigast.* hat man nicht zu fürchten weil man bei der seitlichen Punction hinlänglich fern von ihr ist. Degenerationen von Leber, Milz etc. sind zumeist aus dem Krankheitsverlauf zu erkennen.

Was den Nutzen der Operation betrifft, so ist dieser bei der freien Bauchwassersucht nur ein palliativer, denn dieselbe ist zumeist das Symptom eines anderen Leidens. Immerhin schafft sie dem Kranken eine ausserordentliche Erleichterung und entfernt eine Quantität Exsudat, das auf anderen Wegen nicht ausgeführt werden kann. — Die abgesackten Exsudate sind, als Residuen von Entzündungen des Peritonäum, selten so ausgedehnt und gegen die gewöhnliche resorptionsfördernde Behandlung so widerspenstig, dass sie der Operation bedürfen. Anders verhält sich das Cystovarium. Dasselbe ist anfänglich eine mehr oder weniger für sich bestehende Degeneration, welche indess im Verlauf unfehlbar und oft schnell den Tod herbeiführt. Es sind deshalb die zahlreichen Bestrebungen zur möglichst frühen Radicalheilung gerechtfertigt. Leider haben die meisten im Stich gelassen und einige haben sich gefährlicher, als das Uebel selbst, bewiesen.

Am gefährlichsten ist dasselbe, wenn Krebsbildung zu Grunde liegt. Dies ist oft schwer, namentlich im Anfang zu diagnosticiren. Ein begründeter Verdacht muss uns von jedem Eingriff abhalten. Ja selbst die einfache Punction (und dies hat man stets als Argument für die Radicalverfahren angeführt) beschleunigt gewöhnlich den Ablauf. Nicht minder gefährlich ist zweitens die so häufige Colloiderkrankung, die oft mehrere Hohlräume in der Cyste und zahlreiche Adhärenzen mit der Umgebung gebildet hat. Der Ablauf ist etwas weniger rapid. Radicalheilungs-Versuche haben selten Erfolg gehabt.

Am günstigsten ist die Ausweitung zu einer serösen Cyste

(der seltenere Fall), besonders bei mehr jugendlichen, sonst kräftigen und gesunden Individuen und wenn man sicher ist, dass keine Adhärenzen bestehen. Nur diese Form gestattet als das schonendste Verfahren von allen die Punction mit Jodtinctur-Injection, ähnlich wie bei der Hydrocele. Dagegen können wir als der Geschichte angehörend bezeichnen: 1. die Acupunctur oder Galvanopunctur; 2. die Einführung eines Setaceums (ähnlich Onsenort's Ligatur bei Hydrocele); 3. das Einlegen einer Bougie, einer Röhre oder eines starken Katethers. Es ist zu dem Zweck die Punction von der Scheide aus ausgeführt und nach der Entleerung die Röhre behufs permanenten Abflusses und so herbeizuführender Schrumpfung eingelegt (scheinbar gefahrlos — doch sind die meisten gestorben); 4. die Compression; 5. die Eröffnung mittels Aetzmittel, um so eine Verwachsung zwischen Cysten- und Bauchwand zu erreichen (gefährlich!); 6. die Incision (gefährlich); 7. die Exstirpation mit kleiner oder grösserer Eröffnung der Bauchhöhle — der gefährlichste Eingriff von allen; denn bei Anwendung des grossen Schnittes (4—5 Zoll) sind über die Hälfte, bei der des kleinen (2—3 Zoll) über ein Viertel tödtlich abgelaufen. Trotz dieser unglücklichen Prognose liesse sich der Schnitt noch rechtfertigen, wenn dadurch Krebs oder Colloidcysten geheilt werden könnten. Leider ist das nicht der Fall; denn diese dürften unter den Heilungen gar nicht vertreten sein. —

Der Tod wird bei allen diesen Verfahren entweder durch die folgende Peritonitis oder durch ausgedehnte Verjauchung herbeigeführt. Man muss sich wundern, dass ähnliche Radicalverfahren auch zur Radicalheilung des *Ascites* in Anwendung gezogen sind. Besonders haben Einige die Jodinjection auch hier gerühmt. Indess wenn man die symptomatische Bedeutung des Hydrops, die Gefahr der Peritonitis und die Adhärenzen, die durch dies Verfahren zwischen Bauchwundung und Därmen leicht herbeigeführt werden, in Erwägung zieht, so wird man dies Mittel nur bei einem *Ascites* anwenden dürfen, welcher lediglich auf abnormen Diffussions-Verhältnissen des Peritonaeums beruht.

Ausführung. Der Trokart wird beölt, eine elastische Bougie ist wegen Verstopfung der Canüle erforderlich und Erfrischungsmittel sind wegen leicht eintretender Ohnmacht zur Hand zu stellen.

Der Kranke liegt am Rande des Bettes, des Sophas, oder sitzt im Lehnstuhl. Es werden ihm zwei hinlänglich lange Handtücher, eins von oben, eins von unten her um den Leib gelegt, so dass sie auf dem Rücken gekreuzt und von zwei seitlich stehenden Assisten angezogen werden. Die statt ihrer von Siebold, Monro angegebene Leibbinde ist überflüssig. Der gleichmässige Druck der Handtücher soll theils den Ausfluss der Flüssigkeit befördern, theils auch den Druck, welchen diese auf die Eingeweide ausübte, einstweilen ersetzen, weil sonst durch *Plethora abdominalis* leicht Ohnmacht, selbst Bluterguss entstehen kann, ähnlich wie bei der Punction der Hydrocele und deren schneller Entleerung leicht eine Hämatocele entsteht. Die Gefässe kommen plötzlich unter veränderten Druck, es entsteht die *Haemorrh. ex vacuo.*

Hierauf fasst der Operateur den beölten Trokart mit der vollen rechten Hand, streckt deren Zeigefinger längs der Canüle aus, so dass $1^1/_2$" von der Spitze frei bleiben.

Darauf legt er den Zeigefinger der linken Hand unter die Einstichstelle, setzt den Trokart, gegen den Finger gelehnt, senkrecht auf, nachdem er vorher die Hand so rotirt hat, dass deren Basis nach oben sieht, und dringt nun, die Hand wieder nach aussen rotirend, durch die Bauchwand. Dabei verändere man den Ort des an der Canüle ruhenden Zeigefingers nicht! Einige stossen den Trokart ohne gleichzeitig rotirende Bewegung ein, während Andere durch diese eine bessere Auseinanderdrängung der organischen Faser bewirken wollen. Die Canüle mit Daumen und Zeigefinger der linken Hand fixirend, zieht er das Stilet so aus, dass er den Griff desselben mittels der Finger fixirt, während er den Daumen gleichzeitig gegen den Rand der Canüle stemmt, wodurch das Wiederausziehen derselben verhindert wird, und lässt das Wasser in kurzen Pausen abfliessen, während die angelegte Binde zugleich fester angezogen wird.

Eine etwa stattfindende Verstopfung der Canüle hebt man durch das Einführen einer elastischen Bougie, oder man schiebt rechtzeitig die cachirende Röhre ein (Taf. IX Fig. 20).

Tritt Congestion gegen die Lunge ein, was sich durch Respirationsbeschwerde, Husten anzeigt, so muss der Abfluss unterbrochen werden. Ebenso bei eintretender Ohnmacht. Ueberhaupt muss man bei altem und ausgedehntem Ascites nicht den ganzen Inhalt entleeren, weil bei der Erschlaffung der Bauchwand der Erguss sich sehr rapid wieder erzeugt. Es soll ja dem Kranken nur Erleichterung verschafft werden.

Nach beendigter Entleerung zieht man die Canüle rotirend aus, indem man dieselbe zwischen die beiden ersten Finger schiebt, so dass mit dem Daumen die Oeffnung verdeckt werden kann, damit Luftzutritt verhütet werde. Daumen und Zeigefinger der linken Hand ruhen dabei, die Canüle zwischen sich fassend, auf der Bauchwand, um sogleich die Stichwnnde zusammenzudrücken.

Die Wunde wird darauf sorgfältig mit einem Pflaster (Malteserkreuz) bedeckt, die Handtücher werden wie eine Rollbinde um den Leib gelegt, der Kranke muss 2—3mal 24 Stunden das Bett hüten, man überwacht eine etwa auftretende Entzündung und erfüllt die den zu Grunde liegenden Krankheitszuständen entsprechenden Indicationen. In Bezug auf den Hydrops an sich ist bemerkenswerth, dass die sogenannten Hydragoga nach der Operation häufig wieder eine kräftigere Wirkung entfalten. —

Als das übelste Ereigniss könnte nach Entfernung der Canüle ein hervortretender Blutstrahl auf eine verletzte Arterie hinweisen. Man stillt die Blutung am besten durch eine der Grösse entsprechende Wachsbougie oder macht die Umstechung. Oft schliesst sich die Oeffnung nicht sofort wieder, sondern es beginnt aus der Stichöffnung auf mehr oder weniger lange Zeit ein permanenter Abfluss sich herzustellen. In diesem Fall muss man mittels eines grossen Waschschwammes, welcher auf der Oeffnung unter den Handtüchern befestigt wird, die Flüssigkeit auffangen. Die Oeffnung schliesst sich dann gewöhnlich allmälig und ohne dass dem Kranken Gefahr daraus erwächst.

B. Der Bruchschnitt.

Herniotomia s. Kelotomia.

Wenn an irgend einer Stelle der Bauchwand der zwischen dem parietalen *Peritonaeum* und der äusseren cutanen und subcutanen Umgebung liegende fibröse oder muskulöse Gürtel defect wird, oder wenn die im Fötalleben natürlichen Oeffnungen nicht zum Verschluss kommen — oder sich später wieder bei Erschlaffung der Bauchwand öffnen: so kann durch eine solche Oeffnung ein Eingeweide hindurchdrängen, und diese Ortsveränderung nennen wir Bruch (*Hernia*). (Aehnliche Vorgänge sind auch an den andern beiden grossen Höhden des Körpers beobachtet.) Wir unterscheiden am Bruch: 1. die Vorlagerung selbst (Darm, Netz etc.); 2) die seröse Umhüllung desselben (Bruchsack: ein entweder von dem die innere Wand der Höhle umkleidenden *Peritonaeum*, oder bereits von ihm im Fötalleben gebildeter Recessus), die indess auch fehlen kann; 3. den Ort seines Entstehens (Leisten-, Schenkel- etc. Bruch) und ob die Oeffnung als Bruchpforte entweder aus dem Fötalleben zurückgeblieben (*Hern. congenita*), oder eine später entstandene oder wiederentstandene ist (*Hern. acquisita*). Ferner haben wir zu bestimmen, ob das Eingeweide ganz (*H. completa*) oder nur erst zum Theil (*H. incompleta*) hervorgetreten ist; es kann mitunter sogar nur eine Darmwand (*H. lateralis s. Littrica* — weil Littre sie zuerst beschrieben) vorliegen. Endlich kommt in Betracht, ob sich die Vorlagerung wieder in die Höhle zurückbringen lässt (*H. mobilis*), oder ob dies nicht möglich; im letzteren Fall wird sie daran durch Verwachsung gehindert (*H. accreta*), oder sie befindet sich im Zustande der Einklemmung (*H. incarcerata*). Statt der weiteren Definition der Einklemmung betrachtet man zweckmässiger diesen Zustand in seinen nächsten Ursachen und endlichen Ausgängen.

1. Wenn die in den fibrösen und muskulösen Gebilden befindliche Oeffnung ein plötzlich und mit einiger Gewalt durchgezwängtes Eingeweide, besonders den gefässreichen Darm umschnürt, so werden in demselben sofort Störungen in der Circulation, möglicherweise auch eine vollständige Unterbrechung derselben auftreten. Daraus folgt Exsudativprocess, hauptsächlich aber Vergrösserung der Vorlagerung, welche so offenbar von Minute zu Minute unfähiger wird, den gemachten Weg zurückzupassiren. Der anfänglich hyperämische Darm wird bald dunkler bis zum Kirschbraunen gefärbt und es tritt früh Paralyse und Brand in ihm ein (*Incarceratio acuta, acutissima s. strangulatoria*). — Die Erweiterung der Pforte ist die einzige Indication; je früher sie geschieht, um so günstiger ist die Prognose.

2. Die Pforte ist bei einem alten Bruch so weit, dass dieser anfänglich bequem zurückgebracht werden kann; allein sein Inhalt — Gas, Darmschleim, Koth — vermehrt sich und damit sein Volumen; die Pforte fängt an, ihn zu umschnüren, und der weitere Verlauf ist, wenn auch langsamer, derselbe wie vorhin (*Incarc. stercoracea, antonica, chronica*). Diese Form ist, weil sie die häufigere, am meisten discutirt. Sie bietet dem Chirurgen die verschiedensten Variationen,

eben weil durch die Dauer, durch das häufige Vor- und Zurücktreten die mannigfachsten anatomischen Veränderungen entstanden sein können, und deshalb schon, abgesehen von der verschiedenen Beschaffenheit der Bruchpforten, „kein Bruch dem andern gleich ist." Eine genaue Auffassung und sorgfältige Erwägung aller Verhältnisse und des ganzen Herganges ist bei der Behandlung besonders wichtig. Zu rechter Zeit kann durch Taxe (am besten in der Chloroformnarcose), kalte Ueberschläge, Klystire (den grössten Ruf haben immer noch die Tabaksclystiere), warme Bäder, reichliche örtliche Blutentziehung (nicht auf der Geschwulst) eine, wenn auch nur theilweise, Beseitigung der Ursachen und damit eine Reduction ermöglicht werden. Bis wie lange dazu Hoffnung, wann dagegen die Operation nothwendig eintreten muss, lässt sich indess nicht nach Stunden, sondern nur aus der Würdigung aller in Betracht kommenden Verhältnisse bestimmen.

3. Dass durch *Spasmus* die Pforte zu klein werden und hierin der erste Grund der Einklemmung gegeben sein könnte, ist für die muskulöse Partie des Leistenkanals wohl nicht unmöglich, wenn auch unwahrscheinlich; in den fibrösen Pforten kann dagegen von Krampf nicht mehr die Rede sein. Die heftigen Krampferscheinungen indess, welche in Form von Koliken bei Brüchen häufig, besonders aber die Einklemmung begleiten und wohl ursprünglich zur Annahme der spastischen Einklemmung Veranlassung gegeben, sind theils durch die Zerrung und Dislocation der Organe, besonders aber während der Einklemmung durch die Entzündung und deren Reflex auf die *Muscularis* bedingt. Wir sehen dasselbe bei Blasenentzündung, beim Croup, am heftigsten bei der Dysenterie. Nicht zu übersehen ist aber, dass sich bei gestreckten und mit den Knieen aneinander liegenden Schenkeln die äussere Oeffnung des Leistenkanals verengert, das jede Spannung der Bauchmuskeln sie verkleinert, dass dagegen Auswärtsrollen des gebeugten Schenkels sie erweitert. Ebenso fühlt man wenn man von der Bauchhöhle einen Finger in den Schenkelring führt, denselben bei der Extension und Abduction des Fusses am meisten, bei gebeugter Stellung mit Einwärtsdrehung am wenigsten gedrückt. (Hyrtl.)

4. Es kann die Einschnürung auch in dem Theil des Bruchsacks, der unmittelbar in der Pforte liegt (Bruchsackhals), durch die hier an demselben bedingte Faltung und Runzelung und deren Ver-

wachsung bedingt sein, wie eine solche Strictur mitunter in der Bauchhöhle nach der Reposition (*Reposition en masse*) Einklemmung mit tödtlichem Ausgange macht.

5. Endlich kann der vorliegende Darm durch Netzspalten getreten, oder geknickt, verschlungen etc. sein, und so den ersten Grund zu dem Process der Einklemmung geben. In beiden Fällen kann nur die Operation helfen. —

Im Uebrigen gehen die Heilbestrebungen bei den Brüchen dahin, 1. den Austritt des Organs zu hindern a) durch ein Bruchband (beim Nabelbruch durch eine mehrfach in Leinewand gewickelte Münze oder schichtweis übereinander gelegte Heftpflasterstücke, welche durch kreuzweis übergelegte Heftpflaster oder eine Kleisterbinde befestigt werden), welches oft durch Verwachsung des Bruchsacks an der Pforte das Uebel für die spätere Lebenszeit wieder beseitigt; b) durch einen organischen Verschluss (Radicaloperation). Diese Radicalverfahren beziehen sich grösstentheils auf den Leistenbruch. Hier hat man den Bruchsack mehr oder weniger ausgedehnt zur Verwachsung bringen wollen durch Reizung mittels Einstechen von Nadeln, Injection, Cauterisation, Umschnürung, oder man reizte, scarificirte die Pforte. Diese Verfahren wurden durch Gerdy's Invagination der Scrotalhaut verdrängt, wodurch der Kanal verstopft wird. Es soll eine Falte der Scrotalhaut mit dem Finger in den freien Bruchkanal geschoben und mittels einer eigenen Nadel (Taf. X, Fig. 11) festgenäht werden. Dieser Hautcylinder soll ein- und seine Epidermisflächen unter sich verwachsen. Behufs letzteren Zweck sollen sie vorher mit *Liq. am. caust.* bepinselt werden. Dann hat man versucht, den Kanal durch langsamen Druck oder durch Cautere aufzubrechen und darauf durch kräftige Granulation zur Vernarbung zu bringen, ähnlich wie man den Thränensack zerstört, um den Eintritt der Thränen für immer zu verhindern. (cf. Taf. X.) — 2. Es muss eine eingetretene Einklemmung gehoben werden. Die dies bezweckende Operation hat durch die äusseren Decken bis zu der einschnürenden Stelle vorzudringen und diese entweder blutig oder unblutig zu erweitern.

Am gewöhnlichsten machen Inguinal- und Schenkelbruch einen operativen Eingriff behufs ihrer Reposition nothwendig, und zwar schon deshalb, weil sie von allen am häufigsten vorkommen.

Wir wollen deshalb versuchen, eine kurze Uebersicht dieser

beiden Brucharten vorauszuschicken, und zwar rücksichtlich der anatomischen Verhältnisse, von denen ihr Entstehen abhängig ist, sowie der sie von einander unterscheidenden Merkmale.

Nach dem Orte ihres Hervortretens unterscheiden sich beide Brucharten zunächst so, dass das *Lig. Poupart.* die Grenze zwischen ihnen bildet, oder man bedient sich sehr zweckmässig zur Orientirung des *Tuberc. pubis.* Verfolgen wir von diesem das genannte Band, so bleibt der Schenkelbruch unterhalb, der Inguinalbruch oberhalb des Bandes und des *Tuberc.* Fernere Unterschiede bieten Ort und Form ihres äusseren Erscheinens.

1. Inguinalbruch. Fig. 69 *)

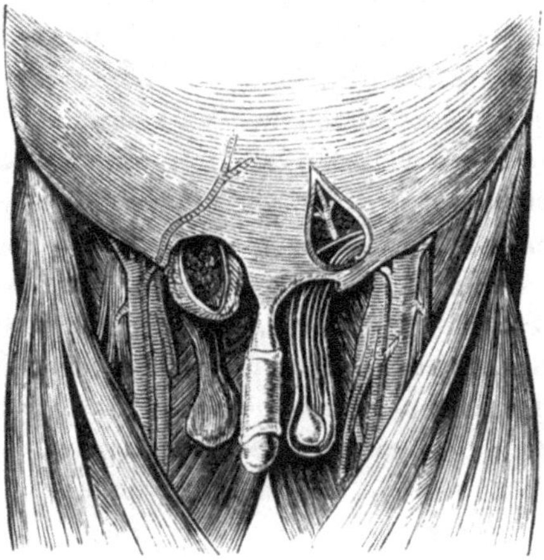

a. Aeusserer Leistenbruch.

Hier tritt das Eingeweide aus seiner normalen Lage und aus der Bauchhöhle durch den 1—1 $^1/_2$ Zoll langen Leistenkanal, welcher

---

*) Auf der linken Seite sieht man den Hoden und Nebenhoden, von letzterem geht das *Vas deferens* ab; diesem liegt, nach vorn gerechnet, zunächst die *Vena*, dann folgt die *Arteria spermatica* und endlich ein fadenartiges Rudiment des obliterirten *Proc. vaginalis.* Diese Theile, den Samenstrang bildend, sind von der *Tun. vagin. comm.* umschlossen. Ferner sieht man in der Mitte des Leistenkanals die Bauchwand aufgebrochen, so dass man den Samenstrang zwischen *Obliq. intern.* und *transvers.* und tiefer die sich mit dem Samenstrange kreuzende *Art. epigastrica* auf dem *Peritonaeum* erkennt. (Der äussere Leistenbruch wird bei seinem Durchtreten immer den Samenstrang und die *Epigast.* nach innen und hinten drängen müssen.) In der Schenkelbeuge sieht man die

in schräger Richtung von aussen, oben und hinten nach innen unten und vorn zwischen den Bauchmuskeln verläuft. Er hat deshalb eine *Apertura interna s. abdominalis*, welche ungefähr $^1/_2$ Zoll oberhalb des *Lig. Poup.* zwischen *Spina ant. s.* und *Tub. oss. pub.* liegt, und eine *Apert. externa s. pubis*, wird von der *Fascia transversa* ausgekleidet, und lässt beim Manne den Samenstrang, beim Weibe das runde Mutterband durchtreten. — Er bildet also eine Oeffnung in der Bauchwand, und in dieser, sowie in dem Durchtreten der genannten Theile ist zugleich die Möglichkeit für das Entweichen eines Eingeweides aus der Bauchhöhle gegeben.

Dieser Bruch ist angeboren — dann tritt die Vorlagerung in den offen gebliebenen *Proc. vaginalis* (dieser ist dann sein Bruchsack) und entweder in unmittelbare Berührung mit dem Hoden (*Hern. testicularis*), oder derselbe ist partiell obliterirt, so dass die Vorlagerung nicht den Hoden erreicht (*Hern. funicularis*); oder er ist später nach Obliteration des *Proc.* enstanden — dann schiebt die Vorlagerung einen neuen Recessus der Bauchhaut in die *Tun. vagin. comm.* vor sich her. Man hat indess auch in dem offenen *Proc.* einen neuen Bruchsack gefunden.

Eine zweite Möglichkeit liegt in der Bildung seiner äusseren Apertur. Diese wird von oben und unten durch die beiden Schenkel des *Lig. Poup.*, nach hinten aber von einer schwachen Stelle begrenzt, welche sehr dünn ist und einem andrängenden Eingeweide nur einen geringen Widerstand entgegensetzen kann; denn sie wird nur von der *Fasc. transversa* und einigen Sehnenfasern des *M. transversus* gebildet. Hesselbach hat sie Schenkelfläche des vorderen Leistenringes genannt. Aus dieser Stelle tritt

b. Der innere Leistenbruch.

Die Benennungen innerer und äusserer Leistenbruch sind wohl gewählt worden, je nachdem die Lage des Ortes, an welchem der Bruch zunächst aus der Bauchhöhle heraustritt, der Mittellinie des Körpers eine nähere (innere) oder eine entferntere (äussere) ist.

Cruralgefässe und Nerven, nach innen die Vene mit der in sie einmündenden *Vena saphena*, dann folgt die *Art.* und der *Nerv. crural.* Sie liegen nach innen auf den Adductoren und dem *Pectinaeus*, nach aussen auf dem *Psoas* und *Iliacus*, und kreuzen sich mit dem *Sartorius*. — Rechterseits ist das Heraustreten des inneren Leistenbruchs und seine Lage zur *Epigastr.* und dem Samenstrang gezeigt.

Ihre diagnostischen Unterschiede sind folgende:

Hernia ing. ext.	*Hernia ing. int.*
tritt durch den Inguinalkanal, also schräg von aussen, oben und hinten nach innen, unten und vorn aus der Bauchhöhle;	tritt durch die angegebene schwache Stelle, also gerade von hinten nach vorn, heraus;
erscheint deshalb in länglicher Gestalt, welche die angegebene Richtung des Kanals hat, und hat einen langen Bruchhals;	erscheint in einer mehr runden, kugelförmigen am *Tub. pub.* und hat einen kurzen Bruchhals;
hat den Samenstrang nach innen und hinten, die *Art. epigastr.* nach innen;	hat den Samenstrang und *Art. epigastr.* nach aussen;
man hört bei der Reposition ein eigenthümliches Gurren;	ist hier nicht so deutlich hörbar;
wird in Folge ihres Entstehens leicht zum Scrotalbruche.	wird dies höchst selten.

Nun kann es aber, besonders bei alten und grossen Scrotalbrüchen, geschehen, dass das in den Inguinalkanal eingedrungene Eingeweide die Bauchöffnung desselben so sehr herabzieht, dass diese der *Apertura pubis* fast wieder gegenüber steht, wie es im Fötusleben normal ist, wodurch die Unterscheidung beider Brucharten erschwert und ein nöthiger operativer Eingriff modificirt wird. Allein die Lage des Samenstranges, der vorhandene Scrotalbruch werden hier die Diagnose sichern, und für die Operation in solchen zweifelhaften Fällen sollen weiter unten die nöthigen Regeln angegeben werden.

Schenkelbruch. Fig. 70*)

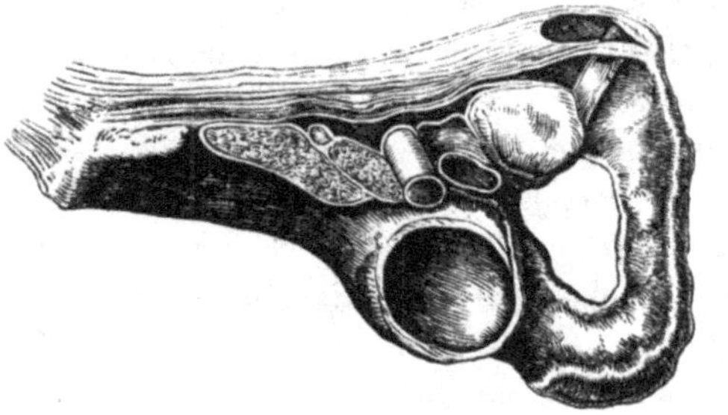

Er erscheint einen Zoll vom *Tuberc. pubis* nach aussen in der

*) Man sieht den Schenkelbruch in seiner Lage zur *Apert. pubis can. inguinal.* und dem *Lig. Gimbernati*, nach aussen von ihm im Durchschnitt die Schenkelgefässe, den Cruralnerv, den *Psoas* und *Iliacus*.

von der *Fascia lata* gebildeten *Fossa ovalis* unter dem Poupartischen Bande als runde kugelförmige Geschwulst. Bei einiger Ausdehnung wendet er sich nach oben und kann so scheinbar über dem genannten Bande liegen, was besonders bei seiner Reposition berücksichtigt werden muss. Diese ausführend, muss man ihn bei flectirtem Schenkel deshalb zuerst etwas nach vorn und abwärts und so vom Poupartischen Bande abziehen, und dann erst von vorn nach hinten in die Bauchhöhle zurückschieben.

In der Form hat dieser Bruch Aehnlichkeit mit dem inneren Leistenbruche; jedoch seine Lage unter dem Poupartischen Bande, besonders seine Entfernung vom *Tub. pubis* bestimmen den Unterschied. Die Möglichkeit zu seiner Entstehung ist in dem Durchtritt der Schenkelgefässe durch den Schenkelring gegeben. Dieser wird begrenzt nach oben durch das *Lig. Poup.*, nach innen durch das *Lig. Gimbernati;* nach unten geht die *Fascia lata* über den *M. pectinaeus* in die *Fascia iliaca* über, nach aussen von den Schenkelgefässen. Der Bruch tritt nun gewöhnlich durch den Schenkelring, indem er das Bauchfell vor sich herschiebt und die *Fasc. transv.* (hier *Lamina cribrosa*) gewöhnlich perforirt. Brüche durch das *Lig. Gimbern.* oder in die *Vagin. vas. crural.* oder nach aussen von den Gefässen gehören zu den sehr seltenen Varietäten.

Das *Lig. Gimbernati* bildet ein Dreieck, dessen Basis dem Bruche zugekehrt ist und dessen Spitze am *Tuberc. pubis* liegt. Es erscheint zwischen dem *Lig. Poup.* und dem Schambeinkamm ausgespannt, ist aber als Fortsetzung des *Lig. Poup.* anzusehen, während die *Fascia lata* sich nach aussen ungefähr in seiner Mitte anheftet, dasselbe verstärkt und besonders bei gestrecktem Schenkel anspannt. Der zweite Anheftungspunkt der *Fascia lata* ist das *Tuber ilio-pectinaeum*, nachdem sie sich vorherin zwei Blätter gespalten, im äusseren die Oeffnung für die Cruralvene gebildet und mit beiden die Gefässe umfasst hat.

Scarpa hat diese Scheide, welche die *Fascia lata* hier um die Gefässe bildet, *Lig. vasorum cruralium* genannt. —

Was nun die Operation betrifft, so handeln wir hier zunächst von der Bestimmung und Richtung der zu machenden Schnitte, um sowohl zum Orte der Einklemmung zu gelangen, als auch diese zu heben, weil es bei einer incompleten und zugleich eingeklemmten Hernie oft sehr wichtig ist, anatomisch richtig zum Orte der Einklemmung zu gelangen, und man in dieser Weise die Operation zuerst an der Leiche üben muss.

Operation des eingeklemmten Inguinalbruches.

Der Operateur soll den Hautschnitt so führen, dass er $^1/_2$ Zoll über dem Schambeinhöcker beginnt, und etwas schräg von aussen und oben nach innen und unten zwischen Peniswurzel und Schenkelbeuge herabläuft.

Dazu bildet er sich eine Hautfalte, indem er den Daumen der einen Hand zwischen der Peniswurzel und der Schenkelbeuge in der Mitte auflegt, mit dem Zeigefinger sich noch einmal von der Lage des *Tub. pubis* überzeugt und dann $^1/_2$ Zoll über dasselbe hinausgreift. Neben die so aufgelegten Finger legt er die entsprechenden der anderen Hand, hebt die Falte auf, lässt sie sich zur Rechten von einem Gehülfen abnehmen, und durchschneidet sie in der bekannten Weise.

In der auseinander gezogenen Wunde überzeugt er sich noch einmal von der Lage des *Tub. pubis*, legt dasselbe darauf von allem deckendem Zellstoff frei, worauf sogleich der Samenstrang und der innere Schenkel des Leistenringes sichtbar werden.

Jetzt mit der Spitze des Zeigefingers vom *Tub. pubis* nach oben und aussen abgleitend, als wolle man senkrecht in die Bauchhöhle dringen, gelangt man sogleich von dem oberen Schenkel abgeleitet in den Inguinalkanal, und hebt eine in demselben befindliche Striktur auf folgende Weise:

Man sucht die Spitze des eingeführten linken Zeigefingers unter die Striktur zu bringen, während der Rücken der Hand und der übrigen Finger die Eingeweide zurückhalten, und schiebt an ihm Seiler's Bruchmesser flach ein, bis das an demselben befindliche Knöpfchen über die Strictur hinausgelangt ist. Jetzt richtet man dessen Schneide gegen die Strictur und drückt sie mit dem unter liegenden Finger in dieselbe ein, und zwar ohne irgend eine ziehende oder sägende Bewegung mit dem Messer zu machen.

Die Richtung dieses Einschnittes soll dem Verlaufe der *Art. epigastr.* abgewendet sein; weshalb man beim äusseren Leistenbruche nach aussen und oben, beim inneren nach innen und oben, und in einem oben angegebenen zweifelhaften Falle gerade nach oben schneidet.

Operation des eingeklemmten Schenkelbruches.

Entsprechend der vorhin angegebenen Lage dieses Bruches bildet man die Falte 1 Zoll vom *Tub. pubis.* nach aussen, dicht unter dem *Lig. Poup.* So trifft der Schnitt gerade die Grenze der schiefen Fläche, welche seitlich am *Mons. ven.* vom *M. pectin.* gebildet wird. Gegen diese schiefe Fläche hin trägt man nun alles im Grunde der Wunde befindliche Zellgewebe, sowie etwa hinderliche Drüsen dilatirend ab, bis man auf die Fascie gelangt ist, welche den *M. pectin.* überzieht.

Auf dieser Fascie schiebt man den Zeigefinger gerade nach oben, wobei man unmittelbar in den Schenkelring gelangt, an dessen innerer Seite man sogleich das scharf gespannte *Lig. Gimbernati* fühlt. Zuerst fühlt man dann nach der möglicher Weise an seinem Rande pulsirenden Arterie und wäre ihre Verletzung unvermeidlich, so müsste man sie, wie es geschehen, vorher an zwei Stellen unterbinden. Da das Band nun in der Regel den Grund der Einklemmung abgiebt, so führt man wieder den Zeigefinger wie vorhin und auf ihm Seiler's Bruchmesser ein, und drückt dessen Schneide mit dem unterliegenden Finger horizontal nach innen in das Band ein. Ein knarrendes Geräusch ist während des Einschneidens hörbar. Je nach dem Grade der Einklemmung wird man den Einschnitt 1—2 Linien tief machen, wobei man noch die Vorsicht beobachten kann, nöthigenfalls nicht an einer, sondern an mehreren Stellen einzuschneiden (*Débridement multiple* der Franzosen); auch kann man die *Fascia lata*, die, wie angegeben, eine Spannung dieses Bandes bewirkt, unter Umständen etwas einschneiden. Statt des leitenden Fingers wegen Raumbeschränkung eine Hohlsonde einzuführen, ist immer wegen der leicht möglichen Verletzung des Darms sehr gefährlich, obgleich freilich die Oeffnung so klein sein kann, dass man nicht mit der Spitze des Zeigefingers einzudringen vermag.

Beim Einschneiden des genannten Bandes supponirt man stets den Fall, dass die *Arteria obturatoria* aus der *Epigastrica* kommt, und dass entweder diese Arterie oder der gemeinschaftliche Stamm, aus welchem dann beide entspringen, gerade am einzuschneidenden Rande des Bandes verläuft. Welche andere Richtung man dem Schnitte auch geben wollte, die Möglichkeit der Verletzung dieser Arterie bleibt immer dieselbe.

Früher nun, wo man sich Pott's Knopfmesser zum Einschnitte

bediente, musste man in einem solchen Falle unfehlbar die Arterie verletzen; denn weil man dasselbe einschob und im Zurückziehen das Band einschnitt, musste man durch diese ziehende Weise des Schnittes die Arterie mit in die Schnittlinie ziehen.

Beiden Uebelständen weicht man aber durch das angegebene Verfahren aus. Denn selbst wenn die Arterie am Rande des Bandes liegen sollte, so würde sie vor dem Druck des Messers in ihrem lockern Zellstoff zurückweichen.

Gehen wir nun näher auf die Operation des eingeklemmten Bruches ein, so ist dieselb eindicirt, wenn die übrigen Repositionsmittel erschöpft sind. Contraindicationen giebt es deshalb nicht, weil die Operation gewissermassen eine *Indicatio vitalis* erfüllt.

Die Geschichte der Operation geht über Celsus hinaus, der wenigstens schon Leisten- und Nabelbrüche kannte. Er beschreibt mehrere Radicalverfahren der Alexandriner. Später gerieth auch diese, wie andere wichtige Operationen, in die Hände der Laien, die Bruch-schneidend durch's Land zogen. Ihrem Unwesen (sie übten bei Leistenbrüchen zumeist die Castration) traten Franco und Paré entgegen und Hildan empfahl die von ihm verbesserten Bruchbänder für alle beweglichen Brüche. Epochemachend ist des Engländers Wiseman (Ende des 17. Jahrh.) Lehre der acuten Einklemmung, welche fortan als die Hauptindication zur Operation angesehen wurde. Um diese Zeit ist auch der Schenkelbruch bekannt geworden. Bald darauf wurde von allen namhaften Chirurgen die Anatomie (Camper, Scarpa, Cooper, Langenbeck u. A.) die Pathologie (Petit, Richter, Desault, Boyer, Rust u. A.), sowie die Operation in ihren einzelnen wichtigen Momenten erörtert. In Bezug auf letztere ist zu sagen, dass das Object so reich an individuellen Momenten ist, dass dieselben noch fast täglich in den Journalen Stoff zu Discussionen geben. Bei denselben ist in der Neuzeit die Statistik vielfach in Anwendung gekommen. —

Während so der eingeklemmte Bruch ein Lieblingsobject der operativen Chirurgie durch Jahrhunderte gewesen ist, hat der mobile dagegen nur dann und wann zu radicalheilenden Bestrebungen herausgefordert. Die erfolgreicheren gehören seit Gerdy der neueren Zeit an, werden aber alle hauptsächlich nur von ihren Erfindern gerühmt.

Würdigung. Was die Bedeutsamkeit der Operation des eingeklemmten Bruches betrifft, so begegnen wir auch hier, wie bei ähnlichen anderen (Trepanation) drei Parteien: die eine ältere Partei hält dieselbe für einen absolut lebensgefährlichen Eingriff, der nur im äussersten Nothfall unternommen werden dürfe (Eröffnung der Bauchhöhle, Insultation der Vorlagerung, leicht mögliche höchst gefährliche Arterienverletzung — sind die diese Anschauung stützenden Hauptgründe). Die zweite Partei sieht in der Verletzung als solcher keinerlei Gefahr; diese ist lediglich von dem Zustand der Vorlagerung und dem individuellen Verhalten des Kranken abhängig. Je mehr die Vorlagerung durch die Einschnürung an sich, durch eine rigorös und immer wieder unternommene Taxis gelitten (man hat in Folge forcirter Taxis Zerreissung des Darmes, Reduction *en masse*, Zerreissung des Peritonaealüberzuges beobachtet); je mehr der Kranke durch die Dauer der Einklemmung und die mit derselben verbundene Digestionsstörung, sowie endlich durch alle möglichen inneren und äusseren *Antiphlogistica* heruntergebracht sei, um so ungünstiger sei die Prognose. — Die Mittelspartei endlich erkannte sowohl die Bedeutsamkeit der Operation an sich an, als auch die eben genannten Gefahren der Einklemmung und ihrer Behandlung. Sie will deshalb einerseits weder zu früh, aber auch andererseits wieder lieber zu früh als zu spät operiren. Sie dringt deshalb mit Recht auf genaue Würdigung des individuellen Falls (Individualisiren!), sowie auf Wahl des richtigen Zeitpunktes zur Operation. Letzteren haben Einige unzweckmässiger Weise nach Stunden bestimmen wollen, vergessend, dass dergleichen Prozesse sich unserer gewöhnlichen Zeitbestimmung entziehen. — Die hier angedeuteten Momente, zu denen noch einige der Operation als solcher angehörende hinzukommen, müssen nun den Inhalt des weiteren Studiums bilden. Im Wesentlichen sind die erfahrensten Chirurgen über folgende Momente einig: 1. Alle sofort nach ihrem Entstehen sich einklemmenden Brüche sind nur höchst selten ohne Operation zu reponiren. 2. Alle kleinen Brüche gehen schwerer ohne Operation zurück, als die grossen, zumal wenn diese schon wiederholt vorgetreten oder eingeklemmt gewesen sind. 3. Je acuter die Erscheinungen auftreten, desto mehr drängen sie zur Operation. 4. Wegen der Beckenverhältnisse verlangt der Schenkelbruch (der im Allgemeinen eine günstigere Prognose giebt als der Leistenbruch) beim Mann häufiger die Operation als beim Weibe, das Umgekehrte gilt vom Leistenbruch. Dagegen giebt die Operation des Nabelbruches fast durchweg eine ungünstige

Prognose, weshalb dieselbe zu fürchten ist. 5. Zu Anfang und gegen Ende des Lebens ist die Prognose entschieden ungünstiger als in der Mitte. Von jungen Kindern — die Operation ist recht häufig in den ersten Lebenswochen nöthig geworden — sind die Hälfte gestorben; wobei allerdings die voraufgegangene gewöhnlich sehr stürmische Behandlung und das zu lange Hinausschieben der Operation viele Vorwürfe zulassen. 6. Die oben von der zweiten Partei hervorgehobenen Momente verlangen die grösste Berücksichtigung von Seiten der messerscheuen Aerzte. 7. Es müssen deshalb im gegebenen Fall die übrigen Repositions-Mittel schnell (in höchstens 12 Stunden kann und muss man wissen woran man ist) erschöpft und das Entweder — Oder zum baldigen Austrag gebracht werden.

Zu diesen wichtigsten Momenten giebt folgende Uebersicht von 126 Todesfällen einige erleuternde Ergänzungen.

in 5 Fällen trat der Tod ohne Operation ein;
„ 14 „ (8 Leisten-, 6 Schenkelbr.) nach Application der Taxis;
„ 27 „ erholten sich die Operirten nicht wieder;
„ 12 „ trat nach der Operation Erschöpfung durch Diarrhoe oder Collapsus nach einer copiösen Stuhlentleerung ein (in 6 Fällen nach der ersten);
„ 16 „ gingen die Kranken durch *Anus praeternaturalis* (häufiger bei Schenkelbr.) zu Grunde.
„ 4 „ durch innere Einklemmung;
„ 2 „ Einklemmung nach der Reduction *en masse*;
„ 12 „ Kothergufs;
„ 26 „ allgemeine Peri- und Enteritis;
„ 1 „ innere Hämorrhagie und zwar aus dem Netz, nachdem eine Spalte desselben als Einklemmungsort blutig erweitert worden war;
„ 2 „ plötzlicher Collapsus am 10. Tage nach der Operation;
„ 5 „ Bronchitis, Pneumonie, Erysipelas nach der Operation.

Ausführung der Operation. Assistenten nimmt man, so viel man haben kann. Der Chirurg auf dem Lande wird oft kaum eine Hebamme zur Hülfe haben, während in der grossen Stadt es nicht an sachverständigen Collegen fehlt. Der Operationsbedarf ist ausser dem Bruchmesser, derselbe, wie bei der Ligatur oder einer grösseren Exstirpation. — Der Kranke wird auf einem Tische gelagert oder bleibt auf fester Unterlage in seinem Bette, welches man zur Erhöhung auf zwei Stühle stellt. Wir unterscheiden folgende Akte:

Erster Akt. Hautschnitt, am besten mittels Aufhebung einer Hautfalte, über das Ganze oder $^2/_3$ der Geschwulst.

Zweiter Akt. Blosslegung des Bruchsackes — geschieht dilatirend wie bei der Blosslegung eines Gefässes behufs seiner Ligatur. Bei der Durchtrennung der einzelnen Gewebsschichten muss man sich möglichst genau anatomisch orientiren und zugleich darauf gefasst sein, dass die normale Structur durch Infiltration, Exsudatzwischenlagerung vollständig verändert sein kann. Uebrigens dringt man am besten zuerst dort auf den Bruchsack ein, wo er am deutlichsten fluctuirt.

Dritter Akt. Eröffnung des Bruchsackes. Obenan muss berücksichtigt werden, dass der Bruchsack fehlen, oder zerrissen, oder bereits zufällig eröffnet sein kann, so dass also das Vorliegende schon Darm ist, der ausserdem mit dem Bruchsack verwachsen sein kann. Die Schwierigkeit der Beurtheilung fällt fort, wenn hinlänglich Bruchwasser (Exsudat im Bruchksack) vorhanden ist; sie ist oft recht gross, wenn dasselbe mangelt, eine sogenannte *Hernia sicca* vorliegt. Es kommt demnach Alles auf die Unterscheidung von Darm und Bruchsack an. Folgende Punkte kommen dabei in Betracht:

1. Der Darm liegt als Schlinge und zumeist ohne Adhärenzen mit seiner Umgebung vor — dem Bruchsack fehlen beide Eigenschaften.
2. Der Darm lässt sich deshalb umgehen, man kann mit einer geknöpften Sonde bis zum Bauchringe gelangen — beim Bruchsack ist dies nicht der Fall.
3. Der Darm hat ein reiches Gefässnetz, man erkennt seine Muskelfasern — beides fehlt dem Bruchsack.
4. Der Bruchsack lässt sich über dem Darm falten und etwas verschieben.
5. Ein Nadelstich lässt beim Darm einen Blutstropfen, beim Bruchsack einen Serumtropfen austreten.

Den Bruchsack eröffnet man wie eine Gefässscheide. Bei Mangel von Bruchwasser radirt man ein Loch hinein. (Dass man in seine

Höhle und nicht etwa in den Darm gedrungen, bleibt wohl nicht zweifelhaft.) Darauf spaltet man den Sack auf Hohlsonde oder Finger und zwar nach abwärts weiter als aufwärts.

In der letzten Zeit hat Petit's Vorschlag, den Bruchsack uneröffnet zu lassen, wieder zahlreiche Anhänger gewonnen. Offenbar fällt bei dieser Praxis die Verletzung ungleich geringer aus. Die ganze Operation reducirt sich auf eine durch eine Hautwunde complicirte Taxis. Wann ist sie anzuwenden? Wenn wir sicher sind, dass nicht in der Vorlagerung selbst die Einklemmung enthalten und diese in einem Zustande befindlich angesehen werden kann, welcher ihre sofortige Reposition in keiner Weise beanstandet. Beides ist am häufigsten der Fall bei einem kleinen Bruch, dessen Einklemmung noch nicht lange bestanden und in der Bruchpforte erkannt wird. Ausserdem ist sie anwendbar 1. bei einem grossen Bruch, der nach Eröffnung seines Sackes mit Massenvorfall droht; 2. bei ausgedehnten Adhärenzen zwischen Darm und Bruchsack, die nicht getrennt werden dürfen; 3. bei vorliegendem *Coecum*; 4. bei der Herniotomie der Kinder. Ich operirte einem 14 monatlichen Knaben einen etwas grossen Leistenbruch ohne Eröffnung des Bruchsackes. Während die Wunde später durch Eiterung heilte, drängte der Knabe durch Schreien den Bruch täglich einige Mal heraus. Welche offenbar gefährliche Insultationen würde der Darm durch die wiederholten Repositionen, durch die Eiterung etc. erfahren haben, wenn er nicht durch den uneröffnet gebliebenen Bruchsack geschützt worden wäre?

Lässt man nun den Bruchsack uneröffnet, so dringt man ausserhalb seiner zum Ort der Einschnürung und hebt diese blutig oder unblutig. Man kann indess auch in der Nähe des einschnürenden Bruchringes den Sack theilweise eröffnen und von dieser Oeffnung aus die Dilatation vornehmen.

Vierter Akt. Hebung der Einklemmung. Zunächst kommt es darauf an, Ort und Form derselben zu erkennen. Der Ort kann sein a. der Bruchweg (beim Leistenbruch die vordere, hintere Apertur und der Kanal, beim Schenkelbruch das *Lig. Gimbernat.* und die Apertur in der *Lamina cribros. int.* etc.); b. der Bruchsack (Strikturen desselben); c. in der Vorlagerung selbst (Verschlingungen, Verwachsungen, Volumsvergrösserung durch Darminhalt, fremde Körper, Netzspalten, durch welche der Darm getreten). Die

Form angehend, so geben, mit Ausschluss der eben sub c. aufgezählten Bedingungen, die mehr eine Absperrung ohne eigentliche Einklemmung machen, die fibrös-tendinösen Ringe eine Umschnürung, die Roser die klappenartige Absperrung genannt hat. Füllt man nämlich eine Darmschlinge halb mit Wasser und schiebt einen kleinen fingersweiten Ring über dieselbe, so bildet sich beim Vordrängen des Darms eine Klappe. (Roser.) Diese Bedingungen als Repositionshindernisse müssen nun unblutig oder blutig beseitigt werden. Dem entsprechend lässt man einen Assistenten die Schnittränder des Bruchsacks oben mit zwei Hakenpincetten erfassen und nach vorn und oben ziehen, wodurch die Striktur zugängiger wird, und sucht nun die Striktur zunächst mittels des Fingers, mit stumpfen Haken zu erweitern, ohne indess die Vorlagerung dabei irgend zu insultiren. Gelingt dies nicht, so incidirt man in der bereits oben erörterten Weise. Beim Leistenbruch ist noch zu beachten, dass man, um zur hinteren Apertur zu gelangen, oft den ganzen Kanal spalten muss. Volumensvergrösserungen sucht man durch sanftes Streichen und Drücken des Darms in die Bauchhöhle hinein zu verringern, wobei man den Darm mit Vorsicht noch etwas mehr vorziehen kann. Fremde Körper müssen im Nothfall durch Eröffnung des Darms entfernt und die Darmwunde sofort durch die Naht wieder geschlossen werden, im Fall nicht die sonstige Beschaffenheit des Darms die Bildung eines künstlichen Afters nothwendig macht. Verschlingungen müssen entwirrt, Netzspalten erweitert, Adhärenzen getrennt werden, im Fall ihre zu grosse Ausdehnung dies nicht verbietet. Bemerken wir nämlich, dass bei alten accreten Brüchen, an deren Vorlagerung der Kranke gewöhnt, die Einklemmung gewöhnlich durch einen neuen Vorfall herbeigeführt worden ist. Ihre Verwachsung ist dann oft eine so ausgedehnte und innige, dass eine Lösung nicht möglich ist, so dass man den alten Bruch aussen und die äussere Wunde darüber zuheilen lassen muss.

Fünfter Akt: Reposition. Bevor man zu dieser schreitet, muss man genaue Kenntniss von dem Zustande der Vorlagerung genommen haben. Zunächst kommt etwa vorliegendes Netz in Betracht. Ist dasselbe irgend degenerirt oder mit dem Bruchsack verwachsen, so muss das Entartete abgeschnitten, und die irgend Blutung drohenden Gefässe mit langen Seidenfäden, die später aus der Wunde heraushängen, unterbunden werden. Die Ligatur *en masse* (nach Richter) und Liegenlassen, bis sich der abgebundene Theil abgestossen hat, ist wegen der folgenden Entzündung und Ulceration gefährlich. Weniger gefährlich und deshalb viel geübt ist die Ligatur *en masse* mit Resection unterhalb derselben und Reposition (Garengeot). Mit dem Netz, wie mit einem organischen Pfropf die Pforte zur Verhütung des Wiederentstehens des Bruches zu verstopfen, ist mindestens nachtheilig und erfolglos. Ist es endlich bereits brandig geworden, so soll man, im Brandigen schneidend (Richter), im Gesunden (Cooper), das Todte abtragen. Gewöhnlich ist dann die ganze Vorlagerung in dem Zustande, dass sie nicht reponirt werden darf, weil ein brandiger, ulcerirter, stricturartig verengter Darm eröffnet und so die Bildung eines künstlichen Afters eingeleitet werden muss. Im Uebrigen muss man dem Organismus die Abstossung des Todten überlassen und ja nicht die in der Bauchhöhle bereits entstandenen Adhärenzen zwischen Darm und Bauchwand zerstören; höchstens kann man zur Beschränkung der Verjauchung das Abgestorbene früh entfernen. Wenn indess der Zustand des Darms zweifelhaft ist (der brandige ist kalt, teigig, schiefergrau oder schwarz, sein Peritonäalüberzug löst sich leicht ab), so kann man ihn reponiren, soll aber zur Vorsicht eine Gekrösschlinge anlegen, mittels welcher er wieder vorgezogen werden kann, im Fall er nachträglich sich öffnete oder doch brandig werden möchte. In dieser Beziehung ist beachtenswerth, dass man besonders häufig beim Schenkelbruch trotz des scheinbar gesunden Darms, später einen Durchbruch hat eintreten sehen, so dass beim Verbande Kothaustritt beobachtet wurde. Wenn der Abgang nicht zu reichlich, das Allgemeinbefinden gut ist, so kann trotz dem in kurzer Zeit die Heilung erfolgen. Selbstverständlich muss der Kranke sorgfältig überwacht werden.

Nach Berücksichtigung dieser Verhältnisse schreitet man zur Reposition. Bei Darm-Netzbruch wird zuerst der Darm, dann das Netz reponirt. Die zuletzt vorgefallene Darmschlinge muss zuerst reponirt werden. Man schiebt abwechselnd mit beiden Zeigefingern eine Darmschlinge nach der anderen zurück, oder sucht sie durch milden Druck zu comprimiren und darauf zurückzudrängen. Ist sie sehr lufthaltig, so kann durch Einstechen von Nadeln oder eines feinen Trokarts das Gas entleert werden. Ist Alles reponirt, so überzeugt man sich, besonders beim Leistenbruch, durch Einführung des Fingers, ob auch nicht eine Darmschlinge im Bruchweg liegen geblieben oder, wie es vorgekommen, zwischen Bruchsack (der dann zu hoch nach oben gespalten war) und Bauchwand geschoben und so eingeklemmt ist.

Uebele Ereignisse: Sollte beim Gebrauch des Messers der Darm verletzt sein, so muss man sofort die Naht anlegen. Hätte man 2. eine Arterie verletzt, so ist die directe Unterbindnng angezeigt. Tampon von Feuerschwamm, der an einen Faden befestigt eingeschoben werden soll, mit Eis und Druck von aussen oder Hesselbach's Compressorium dürften wohl erfolglos sein. Uebrigens ist dies Ereigniss weit mehr gefürchtet, als wirklich vorgekommen. — Hätte man 3. den Fehler einer *Reduction en masse* begangen, oder eine verschlungene, um ihre Achse gedrehte Darmschlinge reponirt, so dass die Einklemmung im Bauche fortdauert, so müsste man den Bruch von Seiten des Kranken durch Pressen, Husten, Drängen wieder hervorbringen lassen, um den Fehler zu verbessern. Auch kann man von der Wunde aus das Heraustreten zu befördern suchen, oder auch in die Bauchhöhle vordringen und diese genannten Zustände an der Vorlagerung zu heben suchen. Aehnlich soll man verfahren, wenn die *Reduction en masse* ohne Operation durch forcirte Taxe herbeigeführt ist. Man findet dann die reponirte Geschwulst in Form eines Knäuels nach Dupuytren zumeist ausserhalb des Bauchfells in der *Fossa iliaca* und zwar beim Cruralbruch etwas mehr nach aussen und in der Tiefe als beim Inguinalbruch. In diesen Fällen ist es am zweckmässigsten, wie bei der Unterbindung der *A. iliaca ext.* an der Grenze des Bauches bis durch die *Fascia transvers.* vorzugehen, den Bruch aufzusuchen, dessen Sack zu eröffnen und die Strictur zu incidiren. Die Prognose ist nicht ungünstig; denn in 31 derartigen Fällen, unter denen nur 5 Schenkelbrüche und 23 mal Männer betroffen waren, wurde 16 mal operirt, 4 mal trat Tod, 7 mal Genesung ein, in 5 Fällen ist der Ausgang nicht angegeben. In den übrigen 15 wurde nicht operirt und die Patienten starben bis auf einen, der mit einer Kothfistel davon kam.

Verband und Nachbehandlung. Beim Verbande hat man früher recht oft Radicalheilung zu erreichen gestrebt in der Weise, dass man in der Bruchpforte durch eine kräftige Granulationsbildung einen organischen Propf zu erzielen suchte. Zu dem Zwecke wurde die Pforte scarificirt, mit reizender Salbe bestrichene Bourdonnets eingeführt etc. Diese Bestrebungen sind aufgegeben, und deshalb macht man den Verband nach allgemeinen Regeln, d. h. man beabsichtigt entweder *prima intentio* zu erreichen, oder durch Eiterung zu heilen. Ist eine mehr oder weniger reine Wunde entstanden, so kann man dieselbe mittels Hefte, Heftpflaster vereinigen — eine angefeuchtete Compresse darauflegen und diese mittels einer *Spica* befestigen. Ist die Wunde dagegen unrein, höhlenartig, so kann man sie theilweise nähen, die innere Höhle mit Charpie ausstopfen und darüber Compresse und Binde. Der Kranke wird darauf mit erhöhtem Steiss und flectirten, durch ein Polster im Knie unterstützten Schenkeln gelagert. Gleich nach der Operation tritt gewöhnlich ein Wohlbehagen, selbst erquickender Schlaf ein. Bei fortdauernder Aufregung und besonders bei fortdauernder Uebelkeit, Brechen, kann man *Morphium* in Verbindung mit Brausepulver reichen. Innerhalb der ersten 6 — 12 Stunden wartet man weitere Indicationen ab. Gewöhnlich erfolgt in dieser Zeit die erste Stuhlentleerung und in vielen Fällen ist der Kranke lediglich mit einer antiphlogistischen Diät zu behandeln, im Fall nicht bei alten Individuen oder nach reichlicher wässriger Stuhlentleerung Callapsus droht, welcher natürlich Reizmittel (Wein etc.) verlangt. Im Uebrigen überwacht man die etwa noch vorhandene oder neu auftretende *Enteritis* oder *Peritonitis.* Ein Lappen mit grauer Salbe bestrichen auf der unteren Bauchgegend, darüber ein Kataplasma, ist in allen Fällen sehr wohlthuend. Dann folgen örtliche und allgemeine Blutentziehungen und *Calomel* mit *Opium.* Letzteres Mittel hat in der letzten Zeit bei diesen Entzündungen viel Anwendung gefunden, hauptsäclich wegen seiner den *Motus peristalticus* sistirenden Wirkung. Deshalb drängen wir jetzt auch nicht so sehr auf baldige Stuhlentleerungen nach dieser Operation, wie es die alten Chirurgen thaten, die bei Zögerung sofort durch Klystiere, Ricinus-Oel und andere Drastica wirken zu müssen glaubten. Ich will indess der Opiumbehandlung nicht unbedingt das Wort reden, wie es in neuester Zeit vielfach geschehen. Denn der Einfluss auf das Hirn ist oft ein recht unangenehmer und der lähmungsartige Zustand des Darms in Folge der Einklemmung darf nach meinem Dafürhalten nicht vergrössert werden. — Prognostisch unangenehm ist eine Fortdauer der Verstopfung in Verbindung mit Meteorismus, localen oder allgemeinen peritonitischen Erscheinungen, Unruhe, Erbrechen etc.. Hier besteht entweder eine locale Parese oder Stenose des Darms in Folge der Einklemmung, die man durch Klysmata und örtliche Antiphlogose zu bekämpfen hat. Sollte eine innere Einklemmung als Ursache sich herausstellen, die sich auf die oben angegebene Weise nicht beseitigen lässt, so ist die Kunst zumeist rathlos, denn die Eröffnung des Bauches würde den tödtlichen Ausgang nur beschleunigen. —

Neben dieser mehr allgemeinen Behandlung stellt uns die örtliche Wunde gewöhnlich keine besonderen von den allgemeinen Regeln abweichenden Indicationen, nur dass wir mit der localen Anwendung der Kälte vorsichtig sind. Laues Bleiwasser, warme Fomente, sind gewöhnlich vorzuziehen. Die Hefte werden rechtzeitig entfernt, der Verband bei eingetretener Eiterung täglich erneuert. Nach zu Stande gekommener Vernarbung muss der Kranke nach wie vor sein Bruchband tragen.

Der künstliche After. Wenn ein brandiger Darm eröffnet worden und die Bildung des künstlichen Afters erzielt werden muss, so haben wir für tägliche Entleerung und normale Abstosung des Brandigen zu sorgen. Ist diese erfolgt, so wartet man bei einfacher Behandlung eine Beschränkung der Eiterung und der ganzen Form des Uebels, sowie endlich eine Hebung der Kräfte ab, es sei denn die Verletzung betrifft den oberen Theil des Dünndarms, so dass durch den Verlust an Nahrungsstoffen Marasmus droht. Ist nun blos eine Darmwand verloren gegangen, so entwickelt sich gewöhnlich eine Kothfistel, aus der sich nur ein Theil des Darminhalts entleert, während wenn ein ganzes Stück aus dem Darmrohr ausgefallen ist, das obere und untere Ende mit ihren hinteren Wänden wie zwei Pistolenläufe verkleben und mehr oder weniger mit beiden *Lumina* aus der Bauchöffnung heraussehen. In diesem Fall bilden die hinteren verklebten Wände eine Scheidewand, welche den ganzen Inhalt des Magenendes nach aussen leitet. Eine ähnliche Scheidewand (Klappe des künstlichen Afters) kann sich auch bei einer grösseren Kothfistel aus der gereizten Schleimhaut oder durch Vordrängung der hinteren Wand herstellen.

Die Heilaufgabe muss demnach sein, bei einer Kothfistel durch Verschluss der Bauchöffnung die vordere defecte Darmwand wieder herzustellen; bei einer Klappenbildung dagegen kommt zu dieser Aufgabe noch die, die Klappe vorher erst zu zerstören, oder die vorgeschobene Wand wieder zurück zu lagern. Die Zerstörung der Klappe hat zuerst Dupuytren mittels seiner Darmscheere (Taf. X,

Fig. 15 u. 16) mit Erfolg ausgeführt. Dies Instrument (Fig. 16 mit parallelen Branchen ist vorzuziehen) wird aus einandergenommen, die eine Branche in das obere, die andere in das untere Darmlumen so eingebracht, dass es beim Schluss die Klappe erfasst. Nachdem man sich hiervon überzeugt hat, werden die Griffe mit Charpie umhüllt und mittels T Binde etc. sorgfältig befestigt. Der Kranke verharrt in ruhiger Rückenlage, erhält schleimige, antiphlogistische Diät, täglich Klystiere und das Instrument wird allmälig geschlossen, so dass die Klappe innerhalb 8 — 14 Tage durch Druck zerstört wird. Tritt Entzündung hinzu, so muss sie bekämpft werden. Nach der Zerstörung wird das Instrument entfernt und man sucht nun die Bauchöffnung durch Aetzung (*Tctr. Canthar.*, Glüheisen), durch die Naht, Schnürnaht, oder endlich durch Transplantation eines Hautlappens zu schliesen.

Von den übrigen Hernien, die ausser dem Nabelbruch überaus selten vorkommen, erwähnen wir kurz nur einige practische Momente.

1. Der Nabelbruch (*Hern. umbilicalis*) kommt angeboren in der Umhüllung des Nabelstrangs selten vor; dagegen entsteht er in den ersten Lebensmonaten durch Schreien, Husten überaus häufig und im späteren Alter in Folge von Erschlaffung, Ausdehnung (häufige Schwangerschaften, Bauchwassersucht, Fettsucht). Es ist so viel mir bekannt, die Aufmerksamkeit noch nicht darauf gerichtet worden, ob ein geheilter Bruch im kindlichen Alter die Prädisposition für den späteren Bruch giebt. Aus dem ausgeweiteten Nabelring tritt nun das Eingeweide und seine Decke bis zum Bruchsack bildet die Haut, die *Fascia superficial.* und eine mehr oder weniger fettreiche Bindegewebslage. Die Einklemmung ist selten und die Prognose der Operation ist sehr ungünstig. Dennoch müsste im Nothfall operirt werden und bei Erweiterung des Nabelringes kann man mit Ausnahme nach rechts und oben nach allen Richtungen incidiren,

2. Der Bauchbruch, *Hern. ventralis.* Er kommt am häufigsten in der weissen Linie dicht ober- oder unterhalb des Nabels (*H. v. mediana*) vor und wird deshalb oft mit dem Nabelbruch verwechselt. Seltener ist er an der Seite der Bauchwand (*H. v. lateralis*) und am seltensten an der hinteren Wand (*H. lumbalis*) zwischen dem Darmbein und der letzten Rippe. Als Ursache kommt am häufigsten eine Durchsetzung der Fasern der Aponeurosen mit Fettgewebe vor. Man kann auch die Wunden des Bauches, die nur mit

Verwachsung der Hautwunde heilen, als Ursache nennen. Ich habe kürzlich nach der Ligatur der *Iliaca externa* an der Grenze des Bauches einen derartigen ziemlich umfänglichen subcutanen Vorfall gesehen.

Die Behandlung ist die des Nabelbruches.

3. Der Bruch des *Foramen ovale* tritt durch die in der *Membr obturat.* befindliche Oeffnung so, dass die Gefässe und der *Nerv. obtur.* bald nach innen, bald nach aussen aber auch nach hinten liegen bleiben. Die Oeffnung ist nach vorne vom *M. pectin.*, nach innen von den Adductoren und zum Theil vom *Obturat. ext.* bedeckt. Diese Decke hindert das sichtbare Hervortreten der Hernie. Bei einer nöthig gewordenen Operation (die wohl erst 2mal ausgeführt ist) machte Lorinser den Schnitt durch Haut, Bindegewebe und *Fascie* $^1/_2$" vom Schambeinhöcker nach aussen, nach ab- und einwärts. Der nun vorliegende *Pectinaeus* wurde schräg zu seinem Verlauf durchschnitten bis zum Rande des *Adductor magn.* Die blutige Erweiterung ist nach aussen oder nach abwärts auszuführen, nachdem man sich vorher sorgfältig von der Lage der Arterie überzeugt hat.

4. Die *Hern. isçhiadica*, von der circa 18 Fälle bekannt geworden sind, tritt durch die *Incisura ischiad.* über dem *M. pyriform.* unter den *Glutaeus*, so dass sie bei entsprechender Ausdehnung am Rande des Kreuz — und Steissbeins erscheint. Sie hat die *Art. glut. sup.* an der hinteren Seite. Die Operation soll nach Cooper durch einen Längschnitt mit Erweiterung der Bruchpforte gerade nach vorn gemacht werden. (Ist noch nicht ausgeführt.)

5. Die *Hern. perinaealis* tritt aus der *Excavatio ischio-rectalis* (zwischen *Levator ani* und knöchernem Beckenausgang) nach einwärts vom Sitzknorren. Bei Weibern kann sie so in das *Lab. majus* treten.

6. Die *Hern. vaginalis*, *Colpocele.* In einen *Prolaps. vagin.* (gewöhnlich der vorderen Wand) senkt sich ein Bruch. Er muss mit dem Prolapsus durch ein Pessasrium zurückgehalten werden.

7. Die *Hern. intestini recti* ist (analog dem vorigen) ein *Prolapsus ani*, in welchen sich ein Darmstück legt, und muss wie jener behandelt werden. Dieffenbach erzählt einen Fall von Einklemmung dieses überaus seltenen Bruches.

Anm. Die sogenannten *Hern. internae*, die durch Spalten des

Zwerchfells, *Omentum* etc. getreten und dann als innere Einklemmungen zumeist den Tod herbeiführen, sind nicht Gegenstand eines operativen Eingriffes. Denn zur *Laparotomie* ist die Diagnose nicht sicher genug zu stellen und andererseits die Operation nicht minder gefährlich als das Uebel. Wohl aber kann man durch äussere (Taxis) Manipulationen derartige innere Einklemmung aufzuheben den Versuch machen (Streubel).

C. *Operatio atresiae ani.*

Sie ist indicirt bei verschlossenem oder verengtem After.

Die Methoden und die Bedeutsamkeit des Eingriffes sind von der Form und Ausdehnung des Verschlusses abhängig, deren folgende zu unterscheiden:

1. Der Verschluss besteht in einer Klappe der äusseren Haut, die man sich an der richtigen Stelle deutlich markiren sieht. Hier spaltet man den Verschluss durch einen Kreuzschnitt, trägt die entstandenen Lappen ab und hält die Oeffnung durch eingeschobene beölte Charpie-Wieken bis zur Ueberhäutung offen. Die Prognose ist günstig, wenn der angeborene Fehler rechtzeitig entdeckt und operirt wird.

2. Die äussere Oeffnung ist vorhanden, allein das Rectum endet in einiger Entfernung von ihr blindsackartig. Hier muss mit dem Rectum wie vorhin verfahren werden.

3. Es besteht äusserer Verschluss mit blindsackartiger Endigung des Rectum, also eine Combination von 1. und 2. Hier muss man ungefähr einen Zoll vom Steissbein in der Mittellinie incidiren und im hinteren Theil der Wunde gegen den Mastdarm vordringen. Man kann so bis auf 2" Tiefe eindringen oder auch, wenn man das Rectum fluctuiren fühlt, den Trokart einstossen. Immer ist es räthlich, vorher einen kleinen Katheter in die männliche Harnröhre und in die Scheide eine Sonde zu schieben. Schliesslich verfährt man dann wie bei 1. und 2., nur dass man zuletzt das Rectum aus seiner Umgebung möglichst soweit löst, dass man es herabziehen und mit den Wundrändern der äusseren Haut zusammennähen kann. Selbstverständlich wird hier die Prognose ungünstiger. Noch ungünstiger wird dieselbe endlich, wenn diese Form übergeht

4. in die Kloakenbildung d. h. wenn das Rectum mehr oder weniger hoch in die Blase oder Scheide mündet. Man muss auch hier noch eine Trennung und Herabziehung des Rectum zu bewirken suchen; allein gewöhnlich sind innere Darmveränderungen gleichzeitig, die selbst ein günstiges Operationsresultat illusorisch machen.

5. Endlich beobachtet man den Mangel des ganzen Rectum, sei es, dass das *S. romanum* blindsackartig endigt, sei es, dass von ihm ein rudimentärer Strang, oder feiner unzulänglicher Canal, der sich nicht erweitern lässt, nach abwärts geht. Soll man hier, wo gewöhnlich innere Veränderungen gleichzeitig vorhanden sind, die von Littre zuerst vorgeschlagen und von Dubois ausgeführte *Colotomie* machen? Diese gefährliche Operation hat nur bei Erwachsenen zuweilen auf einige Zeit das Leben gefristet, wo man sie bei hochgradigen Strikturen, Krebs des Rectum ausgeführt hat. Man hat dann nach Callisen und Amussat in der linken Lendengegend mitten zwischen Hüftbeinkamm und 12. Rippe vom Rande des *Sacrolumbar.* an einen Querschnitt von 4" bis durch den *Transversus* geführt. Nachdem man dadurch das reiche Fett, welches das *Colon. descend.* deckt, durchtrennt hat, erreicht man letzteres und soll es an der hier vom Bauchfell nicht überkleideten Stelle durch einen verticalen Schnitt eröffnen und diese Schnittränder nach geschehener Entleerung mit der äusseren Wunde zusammennähen. Der Darm soll hier in 2—3mal 24 Stunden verwachsen. Man bekämpft die Entzündung, sorgt für Reinlichkeit und lässt später einen Kothrecipienten tragen. —

D. Operation der Mastdarmfistel.

Operatio fistulae ani.

Sie besteht in der Trennung der Wand zwischen Rectum und Fistelgang. Man muss diese Trennung vornehmen 1. bei completen Fisteln; 2. bei der sogenannten incompleten Fistel, wenn deren Ausheilung auf anderem Wege vergeblich angestrebt ist.

Contraindicirt ist der Eingriff 1. bei Hämorrhoidal-Congestion; 2. bei Krebs des Rectum — es sei denn, man will dessen Exstirpation versuchen; 3. wenn sich ein ursächlicher Zusammenhang mit einem anderen Leiden nachweisen lässt.

Methoden. Trennung 1. durch den Schnitt; 2. durch die galvanocaustische Schlinge; 3. durch die gewöhnliche Ligatur; (4. Cauterisation und 5. Excision der ganzen Wand sind obsolet!)

Geschichte. Die Operation gehört mit zu den ältesten der Akiurgie und die zahlreich ersonnenen Instrumente (cf. Taf. XI) liefern den Beweis, wie häufig — vielleicht auch wie unglücklich man operirt hat. Die Methode des Schnitts treffen wir bei Galen; im Mittelalter wurde geätzt, gebrannt und die Ligatur ist besonders von Dessault und Reisinger cultivirt. Eine lebhafte Discussion ist über die Vorzüge des Schnittes und der Ligatur geführt, sowie über die Bedeutsamkeit der Fistel an sich.

Würdigung. Die Fistel entsteht, wie jede andere, entweder von innen nach aussen (am häufigsten), oder von aussen nach innen. Während ihrer Entstehung ist sie immer einmal incomplet: hebt sie mit ulceröser Zerstörung der Rectumwand an, so ist sie vor dem Aufbruch des sich am Damm bildenden Abscesses eine *incompleta interna;* entsteht erst ein Dammabscess, dessen Eiter später das Rectum perforirt, so ist sie, bevor dies geschehen, eine *incompleta externa.* In letzterer Form ist sie oft nichts Anderes als ein fistulöses Geschwür, welches sich zur Rectumwand hin erstreckt, ohne dieselbe zu durchdringen.

Bei der Erforschung ihrer Aetiologie lassen sich eine Reihe localer Bedingungen nachweisen, die von denjenigen Aerzten übersehen oder nicht hinlänglich gewürdigt sind, die in jeder Mastdarmfistel ein Noli metangere sehen, welches als *Conamen naturae sanandi* respectirt werden müsse. Als solches sollen Phthisen, Leber- und Unterleibsleiden durch die aus folliculärer Darmverschwärung ohne localen Anlass (als rettender Engel) anftretende Fistel geheilt worden sein. Wäre dies wirklich der Fall, so dürfte die Fistel überhaupt nicht operirt werden. Ist denn aber diese Bedeutsamkeit der Fistel überhaupt eine Fiction der Humeralpathologen, welche bei der jetzigen Anschauung der „Dyscrasien" zum „überwundenen Standpunkt" gehört? Ein Mann, Mitte der 30ger Jahre, hat sich in seinem 20. Jahr durch Tanz etc. eine Pneumorrhagie zugezogen, die nach seinen Angaben ihn schliesslich mit Lungenschwindsucht bedrohte. Als nach den und von ihm angegebenen Symptomen die Entwickelung letzterer bereits ziemlich vorgeschritten war, trat ohne irgend welche Veranlassung eine Mastdarmfistel auf, der er seine volle Genesung verdanken zu müssen glaubt. Diese Fistel besteht noch gegenwärtig, und er fragte mich, ob ich ihm dieselbe zu operiren gesonnen sei. Bei näherer Untersuchung seiner Brustorgane lässt sich allerdings eine Tuberculose in irgend welcher Form nicht nachweisen. Allein es besteht noch immer ein Congestivzustand zu seinen Lungen, der von Zeit zu Zeit allgemeine Blutentleerungen nothwendig macht, an die er sich deshalb während längerer Zeit gewöhnt hat. Wenn irgendwo, so ist in diesem Fall die Operation contraindicirt, weil die Fistel aus einer Follicular-Verschwärung des Darms entstanden ist und der alten Anschauung Recht spricht. Zugleich kommt auch ihre lange Dauer noch in Betracht. Wollte man sie dennoch operiren, so müsste man, gegenüber der Lehre der älteren Aerzte wenigstens das „*nullius unquam hominis vitam tentaturum experimento*" in ernstliche Erwägung ziehen.

Anders verhält es sich bei rein localen Anlässen und bei sonst gesunden und jugendlichen Individuen, wo man niemals Anstand nehmen wird, zu operiren, während man bei alten Leuten wohl nur ausnahmsweise die Operation unternehmen darf. Von den incompleten Formen kommt nur die *incompleta ext.* zur Behandlung, deren Diagnose nicht immer leicht ist, weil oft eine vorhandene innere Oeffnung wegen zickzackartigen Lauf des Ganges mit der Sonde nicht gefühlt wird. Man muss sich deshalb einer elastischen Sonde bedienen und im zweifelhaften Fall nach Velpeau eine Injection von Jodtinctur durch die Fistel treiben, nachdem man einen mit Stärkekleister durchtränkten Tampon ins Rectum geschoben hat. — Stellt sich dann diese Fistelform heraus, so kann man ihre äussere Decke bis zum Blindsack hinauf spalten (das schonendere Verfahren), oder man verwandelt sie in eine complete Fistel und operirt diese. Letzteres ist nöthig, wenn das Rectum auf eine weitere Strecke durch die Fistel von seiner Umgebung entblösst ist.

Was die Methoden betrifft, so könnte zunächst die Frage entstehen, in welcher Weise die Trennung der Wand oder Brücke zwischen *Rectum* und Fistelgang heilend auf letzteren wirkt? Die Antwort ist: in derselben Weise, wie die Spaltung der Decke eines gewöhnlichen fistulösen Geschwürs dieses dadurch zur Heilung bringt, dass die ganze Eiter absondernde Fläche der directen Einwirkung blossgelegt und die Retention und die dadurch bedingte Zersetzung des schlechten Eiters beseitigt wird. Denn durch die in Rede stehende Operation wird die ganze Eiter absondernde torpide, callöse Fläche der directen Einwirkung und Behandlung zugängig gemacht und die nachtheilige Einwirkung von Fäcalstoffen, sowie deren Retention aufgehoben. In den letzteren Momenten sind nämlich die Bedingungen der Nichtheilung gegeben, obgleich Fälle von Heilung ohne Operation mitgetheilt sind. Hieraus geht hervor, dass die Trennung durch den Schnitt der gezeigten Aufgabe der Operation am einfachsten und besten entspricht; dass hingegen die einfache Ligatur in ihrer Wirkung sehr langsam die Callosität entschieden steigernd sich erweisen muss. Trotzdem hat sie viel Lobredner gefunden, welche ihr nachrühmen, dass sie keine Blutung veranlasse, dass sie das Uebel allmälig beseitige, dass sie weniger Unbequemlichkeiten für den Kranken mit sich führe, der sogar während der allmäligen Durchschneidung der Ligatur seiner gewohnten Beschäftigung nachgehen könne etc. Von diesen vermeintlichen Vorzügen hat nur der erste reellen Werth, sofern nämlich bei ausnahmsweise hoch liegender innerer Oeffnung (gewöhnlich liegt sie nur einen Zoll hoch) und bei gleichzeitiger reicher Venenentwickelung die Blutung allerdings gefürchtet werden muss, und durch die Ligatur vermieden werden kann. Für solche Fälle passt auch vorzugsweis die galvanocaustische Schlinge, die weniger leicht Phlebitis zur Folge haben mag, als der Schnitt. Dagegen wird bei Anwendung des Ecraseurs die Rectalwand leicht in die Scheide des Instruments gezogen.

1. Ausführung des Schnittes.

Wir übergehen die complicirten Instrumente und Apparate, die alle der Geschichte angehören. Der Instrumentenapparat ist auch hier einfach geworden, seit man sich von operativen Aufgaben einfachere Anschauungen zu verschaffen gewusst hat. In Erwägung kömmt vor Allem die Höhe der inneren Oeffnung. Liegt dieselbe niedrig, so besteht die ganze Operation in Spaltung einer Hautbrücke auf der Hohlsonde. Dazu ist eine Hohlsonde und ein Bistouri erforderlich; zur Vorsicht wird man sich Ligaturwerkzeuge zur Hand legen, wie man ja überhaupt für jede derartige kleinere Operation ein und dasselbe entsprechende Operationsbesteck mit sich führt.*) — Wo geschnitten wird, fliesst Blut — wo man schneiden will, bedarf man Messer, Scheeren, Pincetten. Ebenso bedarf man überall helfender Hände, Raum und Licht (cf. S. 12). Damit reden wir aber keineswegs jener Unordentlichkeit oder Fahrlässigkeit das Wort, die niemals die Instrumente geordnet beisammen hat, nach jedem Messer erst suchen muss, wenn es gebraucht werden soll. —

Der Kranke wird am besten wie zum Steinschnitt gelagert, wenn er chloroformirt werden soll, wenn nicht, so kann er auch über eine Stuhllehne geneigt stehen. Er hat dabei die Schenkel nach innen rotirt und ein Assistent drängt die Hinterbacken gehörig aus einander. Vorher sind Blase und Darmkanal (Klysma) zu entleeren. Der Operateur führt eine gerade, oder auch ein wenig gekrümmte Hohlsonde durch den Fistelgang bis in's Rectum, fängt sie hier mit dem hinterher eingeführten Finger auf, um sie aus dem *Anus* wieder heraus zu leiten. Die so auf die Hohlsonde genommene Brücke wird darauf mit dem Bistouri gespalten und hinterher callöse Partien, schlaffe, entblösste Schleimhautstücke mit Messer oder der Scheere ausgeschnitten. Macht die directe Einführung der Hohlsonde Schwierigkeiten, so kann man vorher eine Knopfsonde einführen als Leiter. Liegt aber die innere Oeffnung so hoch, dass man die Hohlsonde nicht wieder zum *Anus* herausleiten kann, so weitet man letzteren mittels eines 2—3blättrigen Weis'schen *Speculum* so aus, dass man von ihm aus die Spaltung bequem ausführen kann.

Statt das *Speculum* zu Hülfe zu nehmen, hat man noch zwei andere Weisen der Spaltung: die erste einfachste ist die mit Pott's Knopfmesser. Dasselbe wird auf der Hohlsonde eingeführt — im *Anus* fängt man das Knöpfchen mit dem Zeigefinger auf — lässt die Hohlsonde entfernen und führt darauf Messer und Finger fest gegeneinander fixirt, in kurzen sägenden Zügen die Brücke durchtrennend, aus.

Complicirter und unsicherer ist der ältere Gebrauch des Gorgerets (Taf. X). Dasselbe wird vom Operateur nach Einführung der Hohlsonde in den *Anus* geführt — Hohlsonde und Gorgeret sollen gegen einander gestemmt und erstere vom Assistenten, letzteres vom

*) Wir haben es deshalb auch für überflüssig gehalten, bei jeder Operation den sogenannten Operations-Bedarf bis zur Sonde, Pincette, kaltem und warmem Wasser herab aufzuzählen.

Operateur fixirt werden, während der Kranke auf der kranken Seite liegt. Darauf soll der Schnitt mit dem Bistouri von aussen nach innen geführt werden, so dass das Messer das Gorgeret im Rectum trifft und auf demselben herausgeführt wird.

Nach der Durchtrennung der Brücke soll Gorgeret und Hohlsonde geschlossen ausgeführt werden, damit man sich überzeugt, dass oben an der inneren Oeffnung keine Brücke stehen geblieben ist. Alles Uebrige ist wieder wie bei der ersten Methode. Bemerken wir noch, dass bei mehreren Fistelgängen dieselben von der gesetzten Wunde aus gespalten werden müssen. Darauf stillt man die Blutung durch Ligatur oder Styptica (Eis) und führt ein Bourdonnet in die Wunde und zwar bis in den oberen Winkel. Compresse und fixirende T-Binde sind selten erforderlich.

Nachbehandlung. Der Kranke erhält die Seitenlage und wird in den ersten Stunden nach der Operation sorgfältig rücksichtlich möglicher Nachblutung überwacht, wobei zu beachten, dass das Blut, statt nach aussen zu fliessen, im Darm aufsteigen kann. Stellen sich Anzeichen davon ein (Blässe, Pulsveränderung, Anfüllung des Darms, Ohnmacht etc.), so entfernt man den Verband, führt ein Gorgeret, oder den Mastdarmspiegel ein, um sich Gewissheit zu verschaffen. Eine solche Blutung muss je nach ihrer Form und Heftigkeit durch Ligatur, Styptica, Glüheisen gestillt werden.

Ausserdem ist die Behandlung die einer eiternden Wunde, welche zur Vernarbung gebracht werden soll. Man erneuert nach eingetretener Eiterung den Verband täglich, wendet belebende Salben, Cauterisationen mit *Lapis* etc. an. Rücksichtlich der Darmentleerung ist zu merken, dass man dieselbe in den ersten 2—3mal 24 Stunden bis zum Wechsel des ersten Verbandes durch ein Opiat zurückhalten kann. Später giebt man am besten kurz vor dem Verbande ein Klystier, um mehr flüssigen Stuhl zu erzielen. Treten Durchfälle ein, so muss man dieselben sistiren, und eine ausnahmsweise hinzukommende Harnverhaltung verlangt den Katheter.

Anm. Bei der *Fist. incompl. externa* spaltet man zuerst die Decke bis zum Rectum, und findet man dann dasselbe ausgedehnt entblösst, so ist die Spaltung desselben wie vorhin angezeigt.

Die Ligatur. Man benutzt einen 2—3fachen gewichsten Seidenfaden, oder eine Darmsaite (Gold-, Silber-, Bleidrähte sind auch angewendet). Die Einführung geschieht am einfachsten mittels einer silbernen biegsamen Oehrsonde, in welche die Ligatur gefädelt wird, so dass sie bei der Durchführung im Rectum als Schlinge erscheint. Hier ergreift man unter Leitung des Fingers den einen kürzeren Faden der Schlinge mit einer Kornzange oder Pincette und führt denselben aus dem *Anus* heraus, worauf die Oehrsonde ebenfalls entfernt wird. Oder man schiebt die Ligatur durch eine feine Trocart-Canüle (mit dessen Stilet eine incomplete Fistel in eine complete verwandelt werden kann) und zieht sie wie vorhin aus. Oder endlich man nimmt bei hochliegender innerer Oeffnung den Mastdarmspiegel zu Hülfe. Eine Darmsaite dürfte sich ohne Canüle wie eine Sonde einführen und wie vorhin aus dem *Anus* ziehen lassen. Man hat auch vorgeschlagen, ein hinlänglich langes Stück Darmsaite einzuschieben, dasselbe bis zur Erweichung liegen zu lassen und dann durch ein Klystier nach aussen zu befördern. Die complicirten Werkzeuge von Desault, Reisinger u. A. zu diesem Zwecke sind überflüssig.

Nach der Durchführung wird die Ligatur auf einer Compressenunterlage mit einer Schleife zugebunden und täglich fester angezogen. Bei jedesmaligem Anziehen soll der Kranke nur mässigen Schmerz empfinden und die Hautbrücke muss endlich wegen ihrer Widerstandsfähigkeit mit dem Messer durchtrennt werden.

Zum täglichen Anziehen der Ligatur kann man sich auch des Ligaturstäbchens von Gräfe oder anderer Werkzeuge bedienen. Nach der Durchtrennung und dem damit erfolgenden Ausfall der Ligatur befindet sich die entstandene Wunde entweder in dem Zustande wie bald nach dem Schnitt und muss wie dort angegeben geheilt werden; oder es ist das täglich von der Ligatur Durchschnittene schon durch Granulation ausgeheilt — der günstigere und seltenere Fall.

Will man die galvanocaustische Schlinge anwenden, so wird der Platinadraht wie vorhin durchgeführt, darauf die Kette geschlossen und die Brücke mit dem glühenden Draht durchtrennt.

E. Die Einführung des Katheters.

Katheterismus.

Fig. 71.

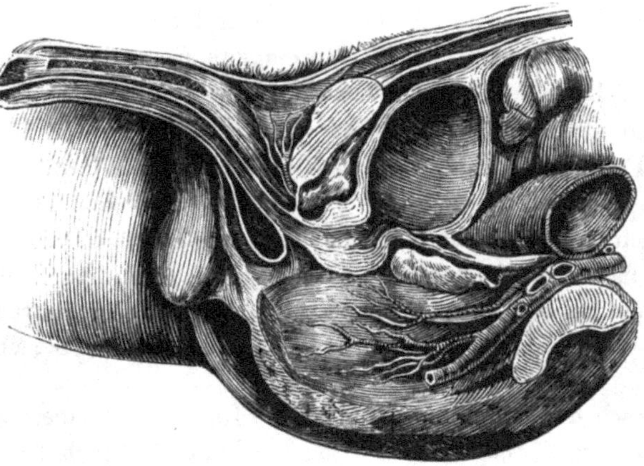

Die Einführung des Katheters und der ihm ähnlichen Bougies in die Harnröhre und Blase kommt zur Ausführung bei einer doppelten Reihe von Affectionen, nämlich A) der Blase, B) der Harnröhre. Ad A) 1. Behufs Entleerungen der Blase bei der sogenannten *Ischurie*; 2. zur Anfüllung derselben bei Steinoperationen, bei Schleimhautleiden, Atonie der Blase; 3. bei Verwundungen, Fisteln derselben, um den Harn abzuhalten; 4. bei Untersuchung auf Stein, Neoplasmen. Ad B) 1. bei Wunden und Fisteln der Harnröhre, wieder um den Harn abzuhalten; 2. bei Prostataleiden; 3. zur Heilung von Strikturen; 4. bei chronischem Schleimfluss; 5. bei abnormen Reizzuständen (Neuralgi, nach Tripper, behufs Cauterisation des *Prostata*-Theils bei krankhaftem Geschlechtsreiz, übermässigen Pollutionen, nächtlichem Einharnen).

Contraindicationen treten ausser bei *Ischurie*, die gehoben werden muss, ein: 1. bei Entzündung; 2. wenn falsche Wege entstanden; 3. bei Gelenkreizung und Gastricismus, Zustände, die durch die Einführung des Instruments oft herbeigeführt und vor der Wiederholung erst beseitigt werden müssen.

Die Methoden sind abhängig 1. vom Instrument (gerader, gekrümmter Katheter); 2. vom Kranken (Mann, Weib); 3. hat man beim Mann 3 specielle Weisen unterschieden: a) *Le tour sur le ventre;* b) *le tour de maître;* c) *demi-tour de maître.*

Die Geschichte ist hauptsächlich eine Geschichte des Instruments (cf. Taf. XI), während die Indicationen als specielle Krankheitszustände den verschiedenen Gebieten der Pathologie angehören und hauptsächlich in der neueren Zeit durch die zahlreichen Specialisten für Harn- und Geschlechtskrankheiten angegeben worden sind.

Würdigung. Die Operation an sich gehört zu den sogenannten unblutigen, also vollkommen ungefährlichen. Soll sie dies aber im vollkommenen Maasse sein, so verlangt sie nicht minder, wie jede andere scheinbar wichtigere eine vollendete chirurgische Hand und ein praktisch gereiftes Verständniss der aufgezählten Indicationen. Der sel. Schlemm war der anerkannte Meister im Kathetrisiren, und durch diese feine Operation lehrte er seinen Schülern im feinen chirurgischen Handeln die Quintessenz: „Wenn auch schon falsche Wege gemacht sind — Sie müssen immer an ihnen vorbei gehen!" — Wie Viele erinnern sich nicht dieses seines Rathes und mit demselben der ganzen Persönlichkeit. — Vor allem ist nöthig eine genaue anatomische Kenntniss der Harnröhre und ihrer Adnexen, damit man das Kathetrisiren jedesmal zugleich als ein Sondiren der Harnröhre, also auch als Hülfsmittel der Diagnose von pathologischen Veränderungen und nicht blos zur Entleerung der Blase vornimmt. Denn jegliche Affection des Harn- und Geschlechtsapparates, besonders bei Männern, verlangt die Application des Katheters zu ihrer Diagnose. Ich habe aus der Nichtbefolgung dieser Regel zahlreiche und oft recht grobe Irrthümer resultiren sehen. —

Ueber den Verlauf und die wichtigsten hier in Betracht kommenden anatomischen Momente der 6—7 Zoll langen männlichen Harnröhre ist folgendes zu merken: 1. Petit war in dem Irrthum, ihren im normalen Verhalten Sförmigen Verlauf an seinem Sförmig gekrümmten Katheter nachbilden zu müssen. Desault hingegen erkannte ganz richtig, dass, wenn man den *Penis* gegen den Bauch hinaufzieht, die vordere Krümmung schwindet und nur die hintere unter dem Schambogen an der *Pars membr.* übrig bleibt, und gab deshalb 2. den einfach gekrümmten Katheter an, der wegen dieser richtigen Anschauung am meisten angewendet wird. Die

Grösse dieser Krümmung ist verschieden angegeben. Schlemm pflegte eine verhältnissmässig grosse Krümmung zu benutzen. Er bediente sich eines elastischen Katheters mit starkem Mandrin, wie ihn die neuen englischen Katheter enthalten, bei denen man elastischen und soliden Katheter in einem besitzt. Gegenwärtig sind die kleineren knieförmigen Krümmungen, besonders bei Prostataaffectionen gerühmt. Der genannte Mandrin gestattet die Krümmung beliebig zu ändern. — Zieht man endlich den *Penis* straff an und zugleich etwas nach abwärts, so wird, wenn die Blase gefüllt, das Rectum leer, die *Prostata* gesund und sonstige Entartungen fehlen, auch die hintere Krümmung am *Isthmus* sich zum Theil ausgleichen und die Harnröhre einen fast geraden Canal bilden. Von dieser Anschauung ging besonders Amussat aus und empfahl deshalb den geraden Katheter wieder. — Ferner ist wichtig, dass der cavernöse Theil der Harnröhre (*Pars pendula*) von der *Fossa navicularis* an, der gleichmässig weiteste Theil der Harnröhre ist, den man mit jedem Katheter leicht passirt. Beim Uebergang vom *Bulbus* in die *Pars membranac.*, welche ungefähr einen kleinen Zoll misst, so wie in diesem ganzen Theil des Kanals, finden sich die ersten Hindernisse in Krampf (durch den *Sphincter s. Compressor urethrae*), Strikturen (hier am häufigsten) und Schleimhautfalten (Lacunae Morgagni). In dem nun folgenden prostatischen Theil (wieder ungefähr 1 Zoll lang) begegnen wir Schwierigkeiten in Schleimhautverdickungen, Gefässausweitungen, in der am *Veru montan.* nach vorn offenen Höhle (*Vesicula prostat.*) und beim Eingang in die Blase in Amussat's klappenförmiger Erhöhung (*Valvula pylorica vesicae*), sowie hinter dieser bei älteren Individuen in der Hypertrophie des mittleren (unteren, Home'schen) Lappens der Prostata. Zur Ueberwindung dieser Hindernisse ist vor Allem ein zartes, leichtes Führen des Instruments, die grösste Ruhe und viel Uebung an der Leiche (an sich selbst!) erforderlich. Ausserdem muss man verschiedene Katheter zur Hand haben und besonders empfehle ich bei Reizzuständen etc. die geknöpften conischen (elastischen) Katheter oder in Ermangelung derselben eine geknöpfte Bougie (von Le Roy angegeben). Letztere lässt man nach ihrer Einführung einige Minuten liegen und vertauscht sie dann oft mit überraschender Leichtigkeit mit einem passenden Katheter. Man hat auch vorgeschlagen, über eine solche Bougie einen vorn offenen Katheter einzuschieben. —

Mit Rücksicht auf diese Momente darf keine starke Reizung des Kanals, gegen welche manche empfindliche Individuen durch Ohnmacht, Frostanfall, Gastricismus, Gelenkentzündung reagiren, am allerwenigsten aber ein falscher Weg gebildet werden. Mit besonderer Vorsicht muss man deshalb bei Strikturen und den genannten Klappen verfahren und ein *Katheterismus forcé*, der von Einigen zur Heilung von Strikturen anempfohlen wird, ist unter allen Umständen gefährlich.

Rücksichtlich der Indicationen ist zu sagen, dass die meisten ihre Erledigung in der speciellen Pathologie und Therapie finden. Bemerken wir nur über die sogenannte *Ischurie*, dass dieser Name als specielle Krankheit gestrichen werden muss, weil die Harnverhaltung ja nur ein Symptom und zwar der Form und Oertlichkeit nach verschiedener Affectionen ist. — Ferner bemerken wir über die Strikturen, dass ihre Heilung in der überwiegenden Mehrzahl der Fälle durch die successive Dilation mittels immer stärker gewählter Bougie's erreicht wird. Einer besonderen Vorkur sowie inneren Medication bedarf es in der Regel nicht; nur dass der Kranke besonders im Beginn der Kur auf blande Diät und warmes, gleichmässiges Verhalten hingewiesen wird und zur Unterstützung der Kur zeitweilig Blutegel *ad perinaeum*, prolongirte Sitzbäder, Einreibung von grauer, Jod-Salbe sich nützlich erweisen. Im Beginn wählt man eine bequem einführbare Bougie und lässt dieselbe nur einige Minuten liegen; dann steigt man täglich mit der Nummer und verlängert die Zeit des Liegenbleibens. Der Schluss wird damit gemacht, dass der Kranke sich noch längere Zeit, anfänglich täglich, später wöchentlich, das Instrument einführt, um ein leicht eintretendes Recidiv zu verhindern. Die forcirte Dilation müssen wir mit Schlemm und vielen Andern entschieden tadeln. Dagegen ist die Incision von innen in neuester Zeit wieder von einigen Specialisten gerühmt, welche die hier ziemlich zahlreichen Schnittwerkzeuge vermehrt haben. Mit einem solchen *Scarificator* soll die Striktur entweder von vorn nach hinten oder umgekehrt durchschnitten werden. Es giebt dafür meines Erachtens nur eine Strikturform als Indication, nämlich die tendinös-circuläre, die sich ausweiten lässt, aber sich immer wieder kautschukartig zusammenzieht. Für diese Form ist das Instrument von Stilling oder Ivanchich zu empfehlen. Ersteres ist doppelschneidig, wird, mit in die Scheide gezogenem Messer, bis zur Striktur geführt, dann lässt man den Conductor durchtreten und schiebt das Messer vor. Letzteres einschneidiges Instrument wird durch die Striktur geführt, und im Zurückziehen lässt man das Messer heraustreten aus der Scheide und die Striktur trennen. Selbstverständlich wird leicht mehr als die Strictur durchschnitten, wodurch leicht Harninfiltrationen entstehen. Immer muss man nachträglich einen Katheter einlegen, um den Reiz des Harns abzuhalten. Endlich giebt es so feste, harte (callöse) Strikturen (die sich besonders nach Quetschung, Verwundung der Harnröhre bilden, namentlich wenn während der Heilung dieser Läsionen der Katheter nicht eingeführt wurde), die sich nur durch den hauptsächlich von Syme empfohlenen Harnröhrenschnitt, *la boutonnière*, überwinden lassen. Behufs Ausführung dieses Schnittes erhält der Kranke die Steinschnittlagerung. Darauf wird eine feine geknöpfte Leitungssonde (*Itinerarium*) eingeführt und auf dieser wie auf einer Hohlsonde die Harnröhre an der Stelle der Striktur (durch diese hindurch) geöffnet. Nach der Eröffnung wird ein starker Katheter eingelegt und die äussere Wunde bei einfachem Verbande geheilt. Die Operation in dieser Weise und am Damm ausgeführt bietet keine Schwierigkeiten. Allein in vielen Fällen, die zwar nach Syme nicht vorkommen sollen, vermag man die Leitungssonde nicht ein-, sondern nur bis an die Striktur zu führen und nun sind die Schwierigkeiten oft recht gross, die sich der genauen Eröffnung der Harnröhre gerade in der Mitte und durch die Striktur hindurch entgegenstellen. Man muss dann die Harnröhre zuerst vor der Striktur eröffnen und von hier aus mit Hülfe einer feinen Hohlsonde weiter schneiden. Reicht die Striktur bis an oder in die *Prostata*, so muss dieselbe ebenfalls in ihrem Anfangstheil durchschnitten werden, und befindet sie sich im Scrotaltheil der Harnröhre, so muss man von hinten her das Scrotum mit Schonung der Hoden und deren Umhüllungshaut spalten. Erwähnen wir noch, dass die Zerstörung der Striktur durch Aetzmittel der Geschichte angehört, die durch Electricität wohl noch weiterer Versuche bedarf.

Bei abnormen Reizzuständen etc. der Harnröhre wird eine Bougie oder ein Katheter mit einer Salbe (aus Höllenstein, rothem Präcipitat etc.) bestrichen und auf einige Minuten eingelegt, oder man macht durch den Katheter eine tief reichende Injection, oder endlich man wählt einen Katheter mit mehreren kleinen Fenstern und einen

Mandrin, an dessen Spitze ein Stückchen Waschschwamm befestigt ist. Der Schwamm wird mit der Injections-Flüssigkeit getränkt und nach Einführung des Katheters bis zu den genannten Fenstern vorgeschoben.

Will man endlich die hintere Partie cauterisiren, so bedient man sich Lallemand's *Porte-caustique* und lässt nach Einführung desselben beim Zurückziehen den Aetzmittelträger heraustreten. Derselbe wird bei Ausführung des Instruments selbstverständlich wieder in die Scheide zurückgezogen. —

Ausführung im Speciellen.

Der Kranke liegt, sitzt oder steht mit nach vorn geneigtem Körper (Knieellbogen-Lage und andere Stellungen erleichtern wohl nicht). Das Instrument wird jedesmal beölt und durch Reiben zwischen den Figern erwärmt.

1. Zur Einführung des geraden Katheters lässt man den Kranken mit nach vorn geneigtem Körper sitzen oder auch stehen, giebt dem *Penis* mit der linken Hand die oben angegebene Richtung und schiebt dann den elastischen Katheter unter leicht rotirenden Bewegungen oft mit der grössten Leichtigkeit in die Blase. Häufig indess bleibt man am Isthmus hängen, und dann ist die hier vorhandene Krümmung nicht ausgeglichen, sondern die Spitze des Katheters stösst auf den der Blase zugekehrten Schenkel derselben unter mehr oder weniger spitzem Winkel auf. Man muss dann *Penis* und Katheter noch mehr senken und zugleich vom Damm oder *Rectum* aus hebend nachhelfen. Durch letzteres Manöver, besonders wenn man recht behutsam und schonend verfährt, kommt man oft sogar über diese vergrösserten Hindernisse, die alle hauptsächlich an der unteren Wand vorhanden sind, glücklich hinweg. Alle elastischen geraden Katheter und Bougies werden in dieser Weise am leichtesten eingeführt.

2. Die Einführung des Desault'schen Katheters.

Ein leises, eben nur haltbares Fassen desselben ist Hauptregel. — Sein Griff ruhe deshalb auf den beiden ersten Fingern der rechten Hand, während der Daumen gleichsam nur zur Stütze desselben dient. Dadurch wird man verhindert, bei seinem Einführen irgendwie gewaltsam zu verfahren.

Der Kranke befindet sich während des Einführens am besten

in der Rückenlage, mit etwas flectirten Schenkeln nahe am Bettrande.

Der Operateur steht auf seiner linken Seite und umfasst mit Daumen und Zeigefinger der linken Hand den *Penis* unmittelbar hinter der entblössten Eichel von der Seite her so, dass das *Frenul. praeput.* nach seiner *Vola manus* sieht, und drückt die Finger etwas zusammen, wodurch die Mündung der Harnröhre sich öffnet.

Den beölten und durch Reiben zwischen den Fingern erwärmten Katheter wie angegeben gefasst, stützt er den kleinen Finger auf die *Linea alba* in einer solchen Entfernung von der Wurzel des *Penis*, dass die Spitze des Katheters neben derselben über den Schambogen reicht. Diese Abmessung muss man nie unterlassen.

Darauf senkt er die Spitze in die Harnröhrenmündung und zieht den *Penis* bei ruhig gehaltenem Katheter so weit auf diesen herauf, bis die Katheterspitze am Schambogen einen leisen Widerstand fühlen lässt.

Jetzt hebt er den Griff des Katheters langsam, und leicht zwischen den Fingern gehalten, vom Bauche ab — in die Höhe — immer mehr nach vorn den Schenkeln zuneigend; während der *Penis* nicht wieder herabgleiten darf. Hierbei schlüpft der Katheter oft wie von selbst unter dem Schambogen durch, in die Blase.

Findet er bei dieser Hebung und Durchführuug unter dem Schambogen irgend einen Widerstand, so halte man sogleich inne, ziehe ihn wieder ein wenig zurück, hebe ihn dabei zugleich etwas nach oben und suche ihn darauf wieder weiter zu führen.

Letzterer Handgriff ist oft von dem besten Erfolge, besonders wenn eine an der hinteren Wand der *Pars membran.* vorgeschobene Falte ein Hinderniss abgiebt; sowie denn überhaupt die Spitze des Katheters an der oberen Wand der Harnröhre um den Schambogen herumgleiten soll. Durch die *Prostata* leitet man ihn bei Schwierigkeiten vom Damm oder *Rectum* aus mit dem Finger so, dass man seine Spitze ebenfalls nach oben hebt, während die andere Hand *Penis* und Katheter gleichzeitig fixirt. Bei Krampf ist ein Sitz- oder allgemeines warmes Bad ein gutes Unterstützungsmittel.

Von dieser *tour sur le ventre* verschieden ist 3. die *tour de maître.* Bei dieser steht der Operateur auf der rechten Seite des Kranken, welcher sich in derselben Lage wie vorhin befindet, fasst mit seiner linken Hand den *Penis* von oben her, stützt aber die den

Katheter führende Hand zwischen den Schenkeln des Kranken so auf, dass die Convexität des Katheters nach oben zieht und die Spitze desselben bis an die Peniswurzel reicht. Darauf sieht er den *Penis* wieder über den Katheter, bis dessen Spitze sich unter der *Symphysis* befindet, lässt den Griff desselben jetzt blos auf seinen Fingern ruhen und macht mit Hand und *Penis* einen Bogen über den linken Schenkel des Kranken und der Mittellinie zu, so dass die Concavität des Katheters nach oben kommt und eine kleine nachschiebende Bewegung lässt den Katheter sogleich in die Blase schlüpfen. Die *demitour de maître.* Ich habe dieselbe in Fällen von Prostatavergrösserungen werthvoll gefunden. Auch genirt bei ihrer Ausführung die Lagerung und Dickleibigkeit des Kranken nicht. Man stellt sich auf die eine oder andere Seite, ergreift den *Penis* wie vorhin, zieht ihn senkrecht in die Höhe, senkt die Spitze des horizontal zum *Penis* gehaltenen Katheters in die Harnröhre, führt ihn so tief ein, bis man unten am Schambogen anstösst, und macht nun mit dem Instrument einen Bogen über den Schenkel der Seite, an welcher man steht, der Mittellinie des Bauches zu, wobei man dasselbe zugleich in die Blase schiebt.

Bei Weibern hat der Catheterismus weniger Schwierigkeiten, sobald man die Spitze des Instruments in die Harnröhrenmündung gebracht. Diese ist hart unter dem Schambogen in der Mitte dicht oberhalb des *Introitus vaginae* als kleiner knorpliger Ring zu fühlen, so dass man einen kleinen weiblichen Katheter von Desault, oder auch einen gewöhnlichen elastischen Katheter (genirt seine Länge, so schneidet man ihn halb durch) auf der Spitze des dicht unter der Harnröhrenmündung aufgestellten Zeigefingers unter der Decke einschieben kann. Oft liegt aber das *Orificium* so versteckt, besonders wenn die Genitalien nach der Entbindung noch etwas geschwollen sind, dass man das Auge nothwendig beim Aufsuchen mit zu Hülfe nehmen muss.

Die Nachbehandlung hat hauptsächlich die Indicationen zu berücksichtigen. Bemerken wir nur, dass die Entleerung einer lange und stark gefüllt gewesenen Blase eine allmälige sein muss, damit der übermässig ausgedehnte Detrusor Zeit gewinnt, sich wieder zu contrahiren. Ja man muss ihm oft durch einen Druck oberhalb der Symphyse bei der Entleerung zu Hülfe kommen. Will man ferner den Katheter liegen lassen, so schiebt man ihn, namentlich bei Harnröhrenaffectionen, nicht zu tief in die Blase, damit er die Wände derselben nicht lädirt. Seine Befestigung geschieht mittels einer T Binde oder man bindet Fadenbändchen an den Pavillon und befestigt diese mittels eines Heftpflasterstreifens, welcher dicht hinter der Eichel um den *Penis* circulär herumgeführt wird. — Dann muss er verschlossen werden, wozu man sich eines gewöhnlichen kleinen Korkes, oder eines Stückchen Wachsstock bedient. Nach 4—7 Tagen muss er herausgenommen und von Incrustationen gereinigt werden. Beim Herausziehen muss die Haltung und Führung so sein, dass er denselben Weg, wie bei der Einführung rückwärts macht. Gleichzeitig schliesst man die obere Oeffnung mit dem Finger, weil sonst im Moment seines Austritts ein Theil Urin, der sich im Katheter befindet, ausläuft und den Kranken beschmutzt. Fliesst bei der Herausnahme Blut, so kann eine Excoriation, ein kleines varicöses Gefäss verletzt sein; oder man hat einen falschen Weg gemacht. Nur letzteres ist namentlich bei der Wiederholung von Bedeutung. Oft hindert es von vorne herein die Einführung. Der Schmerz, das schwere Vorwärtsrücken, die Abweichungen des Pavillon nach der einen oder anderen Seite und endlich das Fühlen der Spitze an der falschen Stelle vom Damm oder Rectum aus, lassen dieses üble Ereigniss erkennen. Die falschen Wege werden selten im vorderen Theil gemacht, häufiger schon beim Uebergang in die *Pars membranacea*, am häufigsten in und an den Klappen der *Prostata*, so dass die Spitze zwischen Blase und Rectum gelangt. Ja selbst das *Trigonum* der Blase ist perforirt worden.

Am zweckmässigsten sucht man dann mit einem geknöpften Katheter an dem falchen Wege vorbeizukommen, oder man lässt eine geknöpfte Bougie voraufgehen (cf. oben), oder endlich man führt einen stärkeren soliden Katheter behutsam mit der Spitze an der oberen Wand der Harnröhre durch und lässt ihn bis zur Ausheilung in der Blase liegen. Sollte viel Blut in die Blase ergossen sein, so muss man dieselbe durch Injection von warmem Wasser davon reinigen. —

Wenn endlich Schleim etc. den Katheter verstopft, so geht man mit dem *Mandrin* ein, oder macht eine Injection von lauem Wasser.

F. Der Harnblasenstich.

Punctio s. paracentesis vesicae urinariae.

(Siehe Fig. 72 und Taf. IX.)

Diese Operation ist das *ultimum refugium*, wenn die Application des Katheters nicht möglich ist, und hat keine Contraindicationen, weil mit der Entleerung der Blase eine *Indicatio vitalis* erfüllt wird.

Der Methoden sind drei:

1. Ueber der *Symphysis*, von Rousset angegeben und von Merry zuerst ausgeführt.
2. Durch den Mastdarm oder die Scheide, von Flurant zuerst ausgeführt.
3. Durch den Damm, von Avicenna beschrieben, von Desault, Bell in neuer Zeit verbessert und wieder geübt.

a. Ausführung der ersten Methode.

Der Kranke liegt. Ein Gehülfe legt seine Hände zu beiden Seiten der Blase flach auf, um sie zu fixiren und zugleich ein wenig zu comprimiren.

Der Operateur steht an der rechten Seite des Kranken, legt seinen linken Zeigefinger quer über die *Symph. oss. pub.*, ergreift mit der vollen rechten Hand den beölten Flurant'schen Troikart mit nach oben gerichteter Convexität, streckt den Zeigefinger längs der Canüle aus, so dass 2 Zoll von der Spitze frei bleiben, und stösst ihn vor seinem Finger $^1/_2$ Zoll von der *Symphysis* in die Blase. Er muss dabei mit der einführenden Hand einen Bogen von unten nach oben und vorn bilden, und während des Eindringens den ausgestreckten Zeigefinger nicht verrücken.

Man kann auch bei fettleibigen Kranken oder bei tief stehender Blase vorher einen $1^1/_2$ Zoll langen Einschnitt von der *Symphysis* in der weissen Linie aufwärts machen und darauf das Zellgewebe zwischen den *Mm. pyramid.* trennen; nur muss man sich dabei vor Verletzung des Bauchfells hüten.

Darauf entfernt man das Stilet, lässt den Kranken sich auf die Seite neigen und den Urin in Pausen abfliessen; während man zugleich die Canüle tiefer in die Blase schiebt und sie umdreht, so dass ihre Convexität nach abwärts sieht, damit ein Abgleiten der entleerten Blase verhütet werde.

Um ferner eine Reibung der Blase am scharfen Rande der Canüle zu verhindern, schiebt man in diese das Röhrchen von Bell und befestigt beide durch Bänder an einander, schliesst endlich nach der Entleerung das Röhrchen durch einen Korkstöpfel, und befestigt die Platte, nachdem man eine gespaltene Compresse untergelegt hat, durch Heftpflaster und eine T Binde.

Bei lang andauernder Urinverhaltung, bei welcher man eine Incrustation der Canüle zu fürchten hat, was immer zu erwarten steht, wenn Crystalle aussen an der Canüle bemerkbar werden, bringt man, nach Entfernung von Bell's Röhrchen, eine elastische Bougie, oder besser die Docke von Zang in die Canüle, und zieht letztere, nachdem man die *Spina oss. ilium* zum Stützpunkt für die einführende Hand gewählt, über dieser heraus, reinigt sie und schiebt sie darauf wieder zurück, entfernt die Docke und führt Bell's Röhrchen wieder ein.

b. Ausführung der zweiten Methode durch den Mastdarm.

Das *Rectum* wird vorher durch ein Klystier entleert, der Kranke wie zur *Sectio lateralis* gelagert; ein Gehülfe drückt mit flach über der *Symphysis* aufgelegter Hand die Blase ab- und hinterwärts und erhebt mit der anderen Hand das *Scrotum*.

Der Operateur führt seinen linken beölten Zeigefinger in den Mastdarm, stellt ihn $^1/_2$ Zoll über der *Prostata* gerade in der Mittellinie fest, und führt auf ihm den Trokart mit zurückgezogenem Stilet und mit gegen die Schambeine gerichteter Concavität ein, stösst darauf das Stilet vor und den Trokart in der Richtung nach dem Nabel 1—$1^1/_2$ Zoll tief in die Blase, wobei er mit dem leitenden Finger einen Druck nach der angegebenen Richtung ausübt, damit ein Verfehlen der Blase durch Verschiebung des Trokart zwischen den Häuten des *Rectum* verhütet werde.

Hierauf zieht er den linken Zeigefinger zurück, umfasst mit ihm und dem Daumen die Canüle, fixirt diese und zieht das Stilet aus. Das Uebrige mit entsprechenden Modificationen wie vorhin.

Man hat streng die Mitte des *Rectum* zu halten, um eine Verletzung der Samenbläschen etc. zu vermeiden.

Bei Weibern auf dieselbe Weise durch die Scheide zu punctiren, ist nur im Nothfall anzurathen, weil hier am leichtesten Harnfisteln zurückbleiben. Selbst Blasen-, Mastdarmfistel werden nach der eben erörterten Methode von einigen Chirurgen sehr gefürchtet.

c. Methode vom Damm aus. Diese Methode ist entweder analog dem seitlichen Steinschnitt ausgeführt, oder auch in Form der einfachen Punktion gemacht, so, dass man einen Trokart vom Damm aus mit oder ohne voraufgehenden Hautschnitt in den Blasenkörper gestossen hat. Wenn die Blase stark nach abwärts gegen den Damm gedrängt ist, so wird sie sich mit den geringsten Nebenverletzungen so am besten erreichen lassen, dass man wie beim Seitenschnitt zuerst die Weichgebilde durchschneidet und dann von der Wunde aus die Blase mit dem Trokart anstösst. Allein diese Methode sowohl, als die ganze Operation ist in neuerer Zeit vielfach durch den Harnröhrenschnitt nach Syme (*Boutonnière*) umgangen worden und man wird bei Stricturen diesen Schnitt um so lieber wählen, als durch ihn zugleich die radicale Heilung derselben erreicht wird.

Therapeutische Würdigung der Methoden.

Die erste hat wesentliche Vortheile vor den übrigen, denn

1) geschieht der Einstich am entferntesten von der kranken Stelle, welche gewöhnlich ihren S.tz in der *Prostata* oder dem Blasenhalse hat;
2) kann die Canüle längere Zeit liegen bleiben, ohne grosse Unbequemlichkeiten und Beschwerden für den Kranken, der selbst dabei herumgehen kann;
3) enstehen nicht leicht Harninfiltration und Harnfisteln.

Was die zweite Methode betrifft, so sind mit ihr mehrere der genannten Nachtheile verbunden:

1) hat sie viele Beschwerden für den Kranken;
2) kann die Canüle nicht lange liegen bleiben;
3) entstehen leicht Harninfiltsation und Harnfistel;
4) kann man bei ihrer Ausführung leicht die Samenbläschen, *Prostata* etc. verletzen.

Man wird die zweite Methode deshalb nur dann wählen, wenn die Blase, etwa durch Degeneration ihrer Wände, so klein ist, dass sie zu niedrig steht, so dass man unbedingt eine Verletzung des Bauchfells oder anderer Theile fürchten müsste. Die dritte Methode hingegen ist von allen die schlechteste; denn man ist am entferntesten von der Blase und eine Verletzung der *Prostata* und anderer wichtiger Theile nicht zu vermeiden, weshalb sie von den meisten Chirurgen verworfen wird. Ist das Hinderniss (fremder Körper, Strictur) im vorderen Theil der Harnröhre oder, wie so häufig, in der *Pars membran.*, so macht man (wie bemerkt) den Harnröhrenschnitt nach Syme.

Die Nachbehandlung richtet sich auch hier zunächst gegen die Indicationen, damit die normale Entleerung der Blase möglichst bald wieder erreicht wird. Rücksichtlich der liegenbleibenden Trokartröhre ist zu beachten, dass die Blase weder gleich noch später vollständig entleert werden darf. Ausserdem muss durch den Reiz der Canüle eine Verwachsung der Blase entstehen, so dass ihre Stichöffnung sich nicht von der der Weichgebilde verschiebt, wenn man die Canüle entfernt. Deshalb muss der Kranke in den ersten Tagen die ruhige Lage einhalten und die Canüle darf überhaupt nicht vordem 6. bis 8. Tage wieder entfernt werden, selbst wenn die Ursache der Harnverhaltung beseitigt ist. Ist letzteres erreicht und die Canüle entfernbar, so legt man einen Katheter ein, entfernt die Canüle und behandelt die Stichöffnung wie eine Fistel. Gewöhnlich schliesst sie sich oberhalb der Symphyse schnell, so dass hier nur ein Deckpflaster nöthig ist.

'E. Der Blasenschnitt, Steinschnitt.
Lithotomia, Cystotomia. (cf. Taf. XIII.)

Die Eröffnung der Harnblase, selbstverständlich nach voraufgegangener Durchschneidung der sie umgebenden Weichgebilde, ist indicirt: 1) bei grösseren harten Blasensteinen; 2) bei eingedrungenen fremden Körpern; 3) bei Polypen der Blase (?).

Contraind. sind: Ulceration und Degeneration der Blase besonders der Nieren; 2) Absackung des Steins; 3) wichtige allgemeine Störungen. Ausserdem operirt man junge Kinder unter drei Jahren nicht, bekämpft vorher erst eine etwa aufgetretene Entzündung der Blase und ihrer Adnexen, vermeidet die Zeit der oft periodisch auftretenden Steinschmerzen, während welcher oft Steine aus den Nieren herabtreten und beseitigt erst etwa vorhandene Stricturen.

Die Zahl der Methoden ist sehr gross. Ausserdem differiren dieselben beim Mann und beim Weibe. Blasius hat sie mit Rücksicht auf die anatomischen Verhältnisse in 3 übersichtliche Gruppen gebracht, während die alten Chirurgen und Steinschneider andere oft recht wunderliche Eintheilungen und Benennungen gegeben haben, so z. B. Steinschnitt mit der kleinen, mit der grossen Geräthschaft etc.

Steinschnitt beim Manne	Steinschnitt beim Weibe.

I. Gruppe. *Cystosomatotomia* Einschneidung des Blasenkörpers.

1 Methode. *Epicystotomie*, s. *Sectio alta*, s. *Methodus Franconiana*. (Schnitt oberhalb der Symphyse.)	1. Methode. *Epicystotomie*.
2. Methode *Hypocystotomie*. Schnitt vom Damm aus	2. Methode. *Colpocystotomie*. Schnitt von der Scheide aus.
	3. Methode. Vestibularschnitt. Schnitt zwischen Urethra und Schambogen.

II. Gruppe. *Cystauchenotomia*. Einschneidung der *Pars membr*., der *Prostata*, des Blasenhalses bis in den Körper der Blase. — Beim Weibe: Schnitt durch die Harnröhre und den Blasenhals.

3. Methode. *Urethrocystotomie*, s. *Cystotrachelotomie*. Seitenschnitt vom Damm aus.	
4. Methode. Verticalschnitt. Schnitt in der Raphe des Dammes nach Dupuytren.	4. Methode. Schräger Schnitt nach unten und aussen durch Harnröhre und Blasenhals.
5. Methode. Bilateral- s. Transversalschnitt am Damm durch die *Pars membr.*, *Prostata* nach Dupuytren.	5. Methode. Horizontalschnitt, nach einer oder nach beiden Seiten.
6 Methode. *Proctocystotomie*, Schnitt vom Mastdarm aus durch den Damm.	6. Methode. Verticalschnitt. Schnitt nach auf- oder abwärts.

III. Gruppe. *Urethrocystaneurysmatotomia*. Schnitt in die Harnröhre vom Damm aus (beim Manne) und unblutige Erweiterung.

7 Methode. Schnitt durch den *Bulbus urethrae* und einen kleinen Theil der *Pars membr*, mit darauf folgender Dilatation nach Marianus.	7. Methode. Schnitt durch die Harnröhre nach unten und aussen mit unblutiger Erweiterung nach Marianus.
8. Methode. Schnitt durch die	8. Methode. Horizontalschnitt der

Pars membr., und einen Theil der *Prostata* mit Erweiterung nach Lecat

Harnröhre nach einer oder nach beiden Seiten mit Dilatation

9. Methode. Verticalschnitt nach oben mit Erweiterung.

Historisch-kritische Uebersicht der Methoden.

Celsus hat den gegen den Damm gedrängten Stein bei Knaben herausgeschnitten — gleich einer verhärteten Drüse aus dem subcutanen Gewebe. Er hatte damit am männlichen Damm den Weg zur Blase angedeutet, auf dem aber in der dunklen Zeit des Mittelalters von seinen Nachfolgern roh und gedankenlos viel Unwesen getrieben ist. Erst Marianus (1510) that anatomisch einen Schritt weiter, indem er ebenfalls vom Damm den Bulbus und Isthmus der Harnröhre aufschneiden, im Uebrigen aber sich durch Dilatiren der *Pars prostatica* — das war allerdings wieder nicht anatomisch — eine ausgiebige Oeffnung verschaffen wollte. An Marianus complicirten und gefährlichen Encheiresen wurde gebessert, während Franco (1561) genöthigt war, den Weg oberhalb der *Symphysis* einzuschlagen, da er auf dem alten nicht zum Ziele kommen konnte. Er kannte aber die Umgrenzungen des Bauchfells noch nicht, verlor wahrscheinlich seinen Kranken, weil er dasselbe verletzt hatte, und war ehrlich genug, deshalb von dieser seiner neuen ihm gefährlich erschienenen Methode abzurathen. Er selbst kehrte zum alten Wege zurück, den er bald besser und gefahrloser durch Angabe des eigentlichen Seitenschnittes machte. Auch diese Operation gerieth dann wie viele andere in rohe Hände. Es zogen Steinschneider im Lande herum und übten ihr Gewerbe gewöhnlich in Form eines Geheimmittels. Endlich mehrte sich die Zahl der wissenschaftlich gebildeten Chirurgen. Es kamen die Scarpa's, Cooper's, Langenbeck's, Dupuytren's und beschäftigten sich vor Allem auch hier ernstlich mit der anatomischen Frage: Wie ist der Weg zum Stein am gefahrlosesten und kürzesten? Mit der immer vollständigeren Lösung dieser Frage kam man immer mehr von den complicirten Encheiresen und einem hier grösser als irgendwo anders angehäuften Instrumenten-Apparat zurück. Die Bestrebungen Foubert's, Pouteau's, Guerin's u. A., direkt unter dieser oder jener Leitung vom Damm in die Blase zu dringen, die recht sicher und gefahrlos sein sollten, erwiesen sich aus Mangel an anatomischem

Hintergrund gerade umgekehrt und haben deshalb nur noch ein historisches Interesse; und die oft wunderbar anzuschauenden Werkzeuge, die man vergeblich auf einen ihnen zum Grunde liegenden Gedanken prüft, erinnern nur an die rohen Hände, welche mit ihnen die blutige Discussion der Frage anstellten, „wie viel dazu gehört, um einen Menschen chirurgisch todt zu machen." — Lange nun galt der Weg vom Damm aus als der gefahrloseste, bis man einsah, dass oberhalb der *Symphysis* sich das Bauchfell ganz gut vermeiden lasse, die Trennung der weissen Linie wenig verletzend, die Blase somit hier am leichtesten und an einer in der Regel gesunden Stelle (die untere Wand und die *Prostata* ist durch den Stein gereizt und häufig entartet) erreichbar sei und hier wie nirgend anders eine Oeffnung für den grössten Stein gestatte. Allein der Fettbauch, der oft tiefe Stand der Blase bei alten Leuten, die nicht selten zurückbleibenden Fisteln und vor Allem die gefährlichen, leicht tödtlich ablaufenden Infiltrationen haben bis auf den heutigen Tag ihr nur wenige Anhänger verschafft. Nur bei Kindern, bei denen die Blase hoch über der Symphyse steht, ist diese Methode in neuester Zeit wiederholt mit glücklichem Erfolg ausgeführt und besonders von Günther und Pitha wieder empfohlen worden. Bei Erwachsenen hingegen verlaufen Operationen am Bauch, welche Wunden setzen, aus denen das Wundsecret nicht fortgehend nach aussen abfliessen kann, sondern am bequemsten in die Bauchhöhle sich ergiesst, in den meisten Fällen tödtlich — das war Schlemm's Grundsatz. Er bestätigt sich durch die Erfahrung über Nabelbruch-Operationen, an der in neuerer Zeit so vielfach unternommenen Exstirpation des *Ovarium* u. A. Besonders aus letzterem Grunde giebt der Seitenschnitt am Damm bei älteren Individuen eine weit günstigere Prognose, mag er immerhin wegen der wichtigen dabei gefährdeten Theile verletzender sein. Diese sind: die *Pudenda* mit ihren Zweigen *(Transv. perin. haemorrh. extern.)*. Der *Plexus venosus prostaticus*, der, wenn er sehr entwickelt ist (was sich durch häufige und leicht eintretende Blutungen, Harnverhaltungen zu erkennen giebt), wegen der Gefahr der *Phlebitis* diese Methode contraindiciren kann, der *Levator* und *Sphincter ani*, der *Bulbocavernosus*, besonders die samenführenden Organe, das bei alten Leuten in der Regel weite und bei Steinkranken so häufig durch Hämorrhoidalknoten und *Prolapsus* degenerirte *Rectum*, endlich die entartete *Prostata* und hier oft kranke

Blase. Viele dieser wichtigen Verletzungen fallen zwar aus durch die genauen anatomischen Bestimmungen, welche besonders Schlemm angegeben; sie haben aber früher theils zur *Procto-cystotomia* (von Sanson Ausgang des vorigen Jahrhunderts angegeben), theils zu Dupuytren's Methoden (1809) geführt. Bei dem Mastdarmschnitt soll man vom *Rectum* aus den Damm in der Raphe auf einen Zoll aufschneiden, dann in der Mittellinie, also mit Vermeidung der seitlichen Partien, zur *Pars membran.* dringen und von dieser aus auf der vorher eingeführten Leitungssonde in die Blase schneiden. Allein dieser Weg hat trotz mancher Lobredner wenige Anhänger gefunden. Man beschränkt sie im Allgemeinen auf den Fall, wenn der Stein abgesackt nur von hier aus erreichbar ist. Noch gefährlicher ist die älteste Weise des Mastdarmschnittes, wo von der mittels eines Speculum erweiterten Höhle des Rectum aus der Blasenkörper eröffnet werden sollte. Auch Dupuytren ist es nicht besser ergangen, der zuerst einen Zoll vom *Rectum* entfernt in der Raphe nach aufwärts schneidend zur *Pars membran.* dringen und von ihr aus nach oben mit dem verborgenen Lithotom (ein sehr unsicheres Instrument) den Blasenhals einschneiden wollte. Dieser Medianschnitt Dupuytren's ist in neuester Zeit wieder von Heurteloup empfohlen. Dupuytren dagegen gab bald darauf an Stelle dieser Methode seinen-Bilateralschnitt an. Er machte 6—7 Linien oberhalb des *Rectum* einen 12—20 Linien grossen Querschnitt, dessen Enden sich wegen der gefährdeten *Pudenda* leicht abwärts krümmen, darauf dringt er tiefer und öffnet die *Pars membran.*, schiebt durch diese Oeffnung sein verborgenes Doppel-Lithotom in die Blase, bestimmt nach der Grösse des Steins die Grösse des Schnittes und schneidet im Zurückziehen *Prostata* und Blasenhals nach beiden Seiten hin ein (s. Fig. 72). Er schneidet auf diese Weise vom Anfangstheil der Blase ein Segment so ab, dass die samenführenden Partien unterhalb des Schnittes unversehrt liegen bleiben. Allein die Oeffnung fällt nur klein und vor Allem für die Extraction des Steins höchst unbequem aus und die *Pudenda* ist auf beiden Seiten gefährdet. Diese Methode hat nur wegen der Schonung der Samengänge einige Anhänger. — So bleiben also beim Manne hauptsächlich die *Sectio lateralis* und, besonders bei jugendlichen Individuen und grossen Steinen, die *Epicystotomia*.

Beim Weibe hingegen sind Steine überhaupt seltener und dann

die anatomischen Verhältnisse einfacher. Die kurze und weite weibliche Harnröhre gestattet die Extraction von fremden Körpern, sowie von Steinen bis Wallnussgrösse, wenn man ihr Orificium nach einer oder nach beiden Seiten incidirt. Auf diese Spaltung der Harnröhre bis in den Blasenhals dürfte deshalb die ganze Operation zu beschränken sein; höchstens könnte man bei etwaigen grossen Steinen die Epicystotomie machen. Dagegen sind alle anderen Methoden wegen der grösseren Verwundung und der zurückbleibenden Fisteln zu verwerfen. Am häufigsten ist die Operation bei fremden Körpern nöthig geworden, die durch die Harnröhre eingedrungen waren.

Ausführung A. *Epicystotomia.*

Hier soll die Blase zwischen dem oberen Rande der Schambeine und der Falte des *Peritoneum*, die den *Fundus vesicae* überzieht (s. Fig. 71), eingeschnitten werden.

Der chloroformirte Kranke liegt horizontal auf einem Tische nahe am Rande desselben. Haare werden abrasirt. Assistenten sind höchstens zwei erforderlich.

Erster Akt: Will man die *Sonde à flèche* bei der Incision der Blase benutzen, so wird dieselbe mit zurückgezogenem Stilet wie ein Katheter in die Blase geführt und von einem Gehülfen, der auf der linken Seite des Kranken steht, gehalten. Statt der Sonde empfehlen Einige auch das Anfüllen der Blase, was schon Rousset mit einem schleimigen Decoct that. Es muss dann die Wiederentleerung durch Compression der Harnröhre gegen den Schambogen verhindert werden.

Zweiter Akt: Trennung der Bauchwand. Sie geschieht in der *Linea alba* zwischen Nabel und *Symphysis oss. pub.* Die Grösse des zu machenden Schnittes soll 2—3½ Zoll betragen, je nach der Grösse des Kranken, der Stärke der Bauchwandung und der Grösse des Steines. Der Operateur steht auf der rechten Seite des Kranken, spannt mit Daumen und Zeigefinger der linken Hand die Haut, und führt den Schnitt von oben bis auf die *Symphysis* durch Haut und *Fascia superficialis* mit einem bauchigem Scalpelle.

Zwei Gehülfen, die Wundhaken flach anlegend, ziehen die Wunde auseinander.

Es kommt nun beim folgenden Schnitte hauptsächlich darauf an, das Bauchfell nicht zu verletzen. Der Operateur legt deshalb die

Spitze seines linken Zeigefingers auf die *Symphysis oss. pub.*, sticht über und am Nagel desselben in die weisse Linie ein wie eine Schreibfeder gefasstes Scalpell, mit dem Rücken dem Finger zugewendet, einige Linien ein, lässt den genannten Finger ruhig liegen, führt an ihm in die gemachte Oeffnung eine Hohlsonde, schiebt dieselbe, wie beim Dilatiren, unter die Muskeln dem Nabel zu, so lang die Wunde, drückt die Sonde am Griffe nach abwärts und durchschneidet alles Aufgefasste dilatirend.

So ist man bis auf's *Peritonaeum* gelangt, hat zugleich eine glatte Muskelwunde erhalten, in der man darauf mit beiden Zeigefingern abwechselnd das *Peritoneum* nach oben schiebt und es dort durch den Zeigefinger eines Gehülfen fixiren lässt.

Einige empfehlen nach der Eröffnung die Einführung des Knopfmessers, mit welchem unter Leitung des Fingers die Trennung ausgeführt werden soll. Andere wollen am Rande der weissen Linie die Scheide des *Rectus* eröffnen — diesen Muskel mit dem *Pyramidalis* nach aussen ziehen lassen und dann die im Grunde der Wunde erscheinende *Fascia transvers.*, die nach innen in die *Linea alb.* übergeht, unten eröffnen — die Hohlsonde einführen und diese Fascie auf derselben spalten. —

Sollte die erhaltene Wunde nicht Raum genug gewähren, so kann man den einen oder selbst beide *Recti* quer am besten subcutan durchschneiden.

Dritter Akt: Eröffnung der Blase. Der Operateur fasst den Griff der eingebrachten Sonde, zieht sie etwas an, damit ihr Schnabel dicht über der Schamfuge an die nicht vom *Peritonaeum* überzogene Blasenwand zu stehen kommt. Hat er sich mit dem linken Zeigefinger von diesem richtigen Stand der Blase überzeugt, so stemmt er den Zeigefinger hinter der Spitze an und lässt das Stilet an demselben durchstechen. Darauf umfasst er mit Zeigefinger und Daumen der linken Hand von oben her die Spitze der Sonde, um so die Blase auf der Sonde zu fixiren und zugleich deren vordere Wand straff anzuspannen.

Während der Gehülfe die Sonde in dieser Lage fixirt, hält der Operateur die Spitze derselben und auf ihr die Blase fest, damit diese beim Einschneiden nicht herabgleite, ergreift ein spitzes Scalpell wie eine Schreibfeder, stützt die Hand auf den Schamberg, und schneidet die Blase auf der Rinne des Stilets von oben nach unten ein.

Jetzt wird das Stilet ausgezogen, der Operateur geht mit seinem rechten Zeigefinger durch die gemachte Oeffnung in die Blase ein und fixirt diese auf demselben, während die Sonde ausgezogen wird.

Andere empfehlen einen spitzen Doppelhaken zur Anspannung in die vordere Blasenwand einzuhaken und darauf dieselbe zu incidiren, was bei vorher gefüllter Blase sich empfiehlt.

Ist die erhaltene Oeffnung nicht gross genug, so kann man sie noch etwas erweitern, die Wunde darauf mit zwei stumpfen Haken auseinander halten lassen, um endlich im vierten Akt den Stein, mit der Zange im kleinsten Durchmesser gefasst, oder auch mittels des Steinlöffels herausnehmen zu können.

Nachbehandlung. Man heftet den oberen Theil der äusseren Wunde und bedeckt sie darauf mit einer feuchten Compresse. Der Kranke wird auf dem Rücken oder seitlich gelagert. In die Harnröhre wird ein Katheter geführt und im Uebrigen nach allgemeinen Regeln verfahren. Gegen die mitunter recht heftigen Blasenkrämpfe ist *Campher* mit *Opium* oder *Calomel* zu reichen. Die übelen Harninfiltrationen sind in neuester Zeit weniger gefürchtet und deshalb mehrere dagegen empfohlene Mittel (das Einlegen einer Canüle, eines ausgefransten Leinwandstreifens etc.) wieder verworfen. Selbst von den prolongirten Sitzbädern, welche v. Bruns empfohlen hat, haben Andere keinen erheblichen Nutzen gesehen. Dagegen hat letzterer Chirurg die schon früher empfohlene Blasennaht, welche in Form der Knopfnaht, ohne Mitfassen der Schleimhaut angelegt wird, zu diesem Zwecke gerühmt, welche hinwiederum Andere (*Pitha-Bardeleben*) getadelt haben.

B. *Sectio lateralis.* (Fig. 72.)

Nachdem das *Rectum* vorher durch ein Klystier entleert worden, geschieht die Lagerung des Kranken so, dass er horizontal auf einem Tische und mit dem Steiss am Rande desselben liegt; der Kopf etwas erhöht, die Schenkel stark abducirt und im Knie flectirt. Ausserdem soll er seine Füsse mit den Händen fassen, und Hände und Füsse sollen an einander befestigt werden. In dieser Lage wird er durch zur Seite stehende Gehülfen sicher fixirt. —

Erster Akt: Die Leitungssonde wird beölt wie ein Katheter eingeführt und einem an der rechten Seite des Kranken stehenden Assistenten übergeben, der sie parallel mit dem rechten Schenkel und mit nach der anzugebenden Schnittlinie gerichteter Rinne ruhig und sicher hält, während er zugleich mit der andern Hand das *Scrotum* ergreift und es straff nach oben zieht.

Fig 72. *)

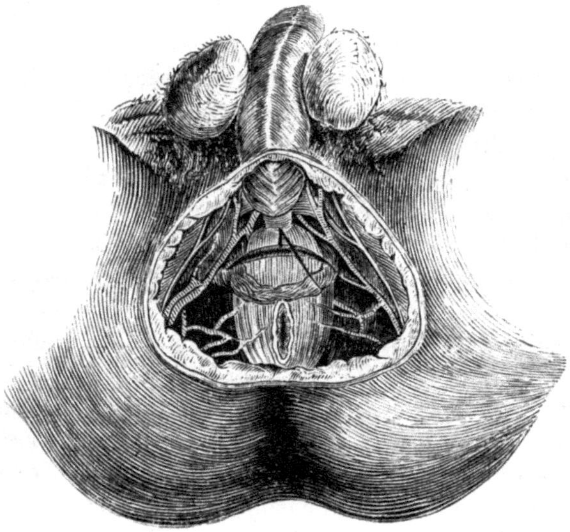

Zweiter Akt: Der Operateur sitzt vor dem Kranken, reinigt das Perinäum von den vorhandenen Haaren und bestimmt an ihm Ort und Richtung des Schnittes auf folgende Weise:

---

*) Die Perinäalgegend freigelegt, der vordere Theil des *Sphincter* und *Levator ani* sind fortgenommen, und in der *Pars membran.* und in der *Prostata* sieht man Dupuytren's Schnitte und den Seitenschnitt. Man sieht oben den *Bulb. urethrae* vom *M. bulbo-cavernos.* bedeckt, seitlich den *Ischio-cavernos.* und den Verlauf der *Art. pudenda* mit ihren Seitenzweigen, ebenso den *Nerv. pudend.* Bemerken wir noch, dass der *M. tranvers.* jederseits die ganze Gegend in eine vordere Damm- und hintere Aftergegend theilt. Nach vorn zu bildet derselbe mit den seitlichen *Ischio-* und *Bulbo-cavernos.* einen triangulären Raum (*Triangulus pubo-urethralis*), in welchen seitlich am *Ischio-cavernos.* die *Pudenda* tritt; nach hinten begrenzt er zum Theil das zwischen Sitzknorren und *Anus* vom *Levator ani* nach innen und vom *Obturator internus* nach aussen gebildete *Cavum recto-ischiadicum*, welches viel Fett und die Hämorrhoidalgefässe enthält und für Dammabscesse von Bedeutung ist. Der Fascien sind drei: die *superficialis*, die *perinaea*, mit ihrem oberflächlichen und tiefen Blatt die zum Theil übereinander liegenden Muskeln überziehend, und die *F. pelvis*, welche eine Art Dia-

Die beiden Höcker der Sitzbeine, die auf- und absteigenden Aeste der Sitz- und Schambeine bilden zusammen ein Dreieck, dessen Spitze am *Scrotum* in der Raphe, dessen Basis zwischen den angegebenen beiden Höckern liegt. Dieses grosse Dreieck wird durch die Raphe wieder in zwei kleine rechtwinklige getheilt, von denen der Operateur das ihm zur Rechten liegende durch den zu führenden Schnitt halbiren soll. Dieser muss demnach von der Spitze (1—2 Linien von der Raphe entfernt) bis zum Halbirungspunkte der entsprechenden Grundlinie (nach der Mitte zwischen After und Sitzbeinhöcker) geführt werden.

Hat sich der Operateur Ort und Richtung des Schnittes genau gemerkt, so spannt er mit Daumen und Zeigefinger der linken Hand die Haut und führt denselben von oben nach unten mit einem bauchigem Scalpelle aus.

Der erste Schnitt trennt Haut und Fascie; der zweite den *M. transvers. perin.* und den vorderen Theil des *Levator ani*, worauf auf der innern Seite der *Bulbo-*, auf der äusseren der *Ischio-cavernosus* sichtbar werden. Ersterer wird mit dem Zeigefinger der linken Hand, mit dem man jetzt schon die Rinne der Sonde fühlt, nach innen und oben geschoben und dort zurückgehalten; während man unter diesem Finger, den man wiederholt zur Exploration der Sonde benutzt, mit dem Messer tiefer in die Wunde (unter dem *Bulbus* fort zur *Pars membran.*) dringt, bis endlich die Rinne deutlich in letzterer gefühlt wird.

Dritter Akt: Seitliche Eröffnung der Blase. Nachdem der Operateur mit seinem untersuchenden Finger die Rinne der Sonde noch einmal deutlich gefühlt, setzt er in dieselbe den Nagel des genannten Fingers, ergreift Rust's oder Langenbeck's Steinmesser (oder auch ein beliebiges, etwas gewölbtes, nicht zu breites Scalpell) so, dass der Daumen auf den Rücken, der Zeigefinger in die am Griffe befindliche Vertiefung zu liegen kommt, und sticht dessen Spitze neben dem Fingernagel in die Rinne. Dass dieselbe sicher und vollständig eingedrungen ist, fühlt er an ihrer Berührung mit der Sonde.

---

phragma im kleinen Becken bildet und von dem austretenden *Rectum* und dem Blasenhalse durchbohrt wird; Blasenhals und *Prostata* umhüllend, bildet sie das *Lig. pubo-prostaticum* und das *pubo-vesicale* jederseits.

Die rechte Hand ruhig haltend, nimmt er mit der linken dem Gehülfen die Leitungssonde ab, indem er die Hand desselben langsam von unten nach oben von der Sonde herunterschiebt, damit er durch Bewegung und Verrückung des Standes der Sonde nicht mit dem Messer aus der Rinne wieder herausgleite. Hat er den Griff der Sonde fest und sicher gefasst, so wendet er dessen Fläche genau nach der Richtung der äusseren Wunde, — neigt ihn zugleich mehr nach sich, um den Schnabel der Sonde tiefer in die Blase zu schieben — hebt sie mit ihrer concaven Fläche gegen den Schambogen in die Höhe, um mehr vom After abzukommen, der hier oft der *Pars membr.* sehr nahe liegt vorzugsweise an dieser Stelle verletzt werden kann — hält sie in dieser Richtung und Stellung fest und ruhig, und schiebt das Steinmesser, indem er dessen Griff immer mehr senkt, in der Rinne fort in die Blase, und zieht es darauf in derselben Stellung wieder zurück. Der Schnitt fällt also möglichst seitlich, damit die Samengänge nicht verletzt werden, zum Theil durch die 8 bis 9 Linien lange *Pars membran.*, durch die 10 Linien bis 1 Zoll lange *Pars prost.* in den Blasenhals, und wird deshalb mindesten $1^1/_2$ Zoll betragen. Sollte der darauf eingeführte linke Zeigefinger die Wunde nicht ausgiebig genug finden, so muss dieselbe mit einem Knopfmesser unter Leitung des Fingers erweitert werden. Darauf explorirt man (nach Entfernuug der Leitungssonde) mit diesem Finger den Stein, führt eine Steinzange geschlossen bis zu demselben, öffnet sie und macht mit den Griffen eine hebende Bewegung, damit der Stein möglichst in seinem kleinsten Durchmesser von der Zange erfasst wird. Oft kommt man auch hier mit dem Steinlöffel schneller und leichter zum Ziel. In der beschränkten Wunde bei Kindern hat oft der Finger neben der Zange nicht Platz. Man muss letztere dann auf einem Gorgeret einführen, mit ihr geschlossen erst den Stein suchen, dann mit beiden Händen die Griffe öffnen und den Stein zu erfassen suchen. Die zahlreichen und verschieden geformten Zangen weisen darauf hin, dass die Extraction des Steins Schwierigkeiten haben kann. Oft muss man statt der geraden eine gekrümmte Zange wählen, deren Concavität nach abwärts zu richten ist. Ferner hat man grosse Steine erst in der Blase mit starken Zangen oder dem Steinbrecher zerbrochen und die Fragmente dann mittels des Löffels extrahirt, oder durch Injectionen von lauem Wasser ausgespült.

Ist endlich der Stein abgesackt, so muss man die Eingangsöffnung des Divertikels mit einem geknöpften Messer erweitern.

Nach geschehener Extraction überzeugt man sich noch einmal davon, dass kein Steinfragment zurückgeblieben ist. Darauf wird die Wunde mit einer feuchten Compresse oder einem Badeschwamm bedeckt, der Kranke erhält die linke Seitenlage und wird wie bei der vorigen Methode behandelt. Anfänglich fliesst natürlich aller Harn aus der Wunde ab; in dem Masse als die Blasenwundränder sich aneinander legen und verwachsen nimmt derselbe wieder seinen natürlichen Weg, so dass oft schon nach 8—10 Tagen die ganze Wunde geheilt ist. Bleiben indess Fisteln zurück, so muss ein Katheter eingelegt und die äussere Oeffnung mittels Cauterisationen zum Verschluss gebracht werden. Im Uebrigen müssen wir Harnconcretionen fortspülen, Nachblutungen überwachen und darauf achten, dass keine Blutung in die Blase erfolgt. Harninfiltrationen, die selten, müssen durch ausgiebige Incisionen entleert werden. *Phlebitis* des *Plexus venosus prostaticus* ist der gefährlichste Feind, gegen welchen die Kunst rathlos ist. — Das Mortalitätsverhältniss des Steinschnittes überhaupt angehend, so wird es verschieden angegeben. Nach Brodie stirbt die Hälfte, nach Cooper kommt auf 8 Operirte nur ein Todesfall.

Die zu beachtenden üblen Ereignisse während der Operation sind: 1. eine Blutung. Sie ist selten so bedeutend, dass sie den Fortgang der Operation stört. Die verletzten *Haemorrhoidales* müsste man unterbinden oder es reicht auch später Eis und Tamponade aus. 2. Die Verletzung des Mastdarms. Sie kann gewöhnlich erst nach der Heilung berücksichtigt werden, wenn man nicht gleich nach beendigter Operation einige Hefte anlegen will. 3. Bestand ein Prolapsus *ani*, so muss derselbe, wenn er während der Operation sich herstellt, von einem Assistenten zurückgehalten werden. 4. Endlich kann man mit dem Messer aus der Sonde gleiten und in eine falsche Richtung gerathen. Man muss mit Vorsicht das Messer in die Sonde zurückführen. —

F. Die Steinzertrümmerung innerhalb der Harnblase.

Lithotripsia, *Lithotritia*. cf. Taf. XIII.

Diese unblutige Operation muss, vom ideellen Gesichtspuncte aus betrachtet, bei jedem Harnstein als indicirt angenommen werden. Die widerstrebende praktische Wirklichkeit hat indess durch folgende Contraindicationen ihre Anwendung beschränkt: 1. bei unüberwindlichen Harnröhrenstricturen und Prostataleiden; 2. bei Kindern, deren Harnröhrenweite die Einführung des Instruments nicht gestattet; 3. bei zu grossem Stein, der bei beschränkter Blasencapacität nicht ergriffen und zermalmt werden kann; 4. bei adhärentem und abgesacktem Stein; 5. bei zu hartem Stein; 6. bei mehr als 2—3 Steinen; 7. bei zu grosser Reizbarkeit der Blase, oder unfügsamen Kranken.

Die Methoden sind: 1. die einfache Zertrümmerung; 2. die Zerbohrung (der Stein soll mehrmals durchbohrt und dann leichter zerbrochen werden); 3. die Aushöhlung bis auf eine leicht zerbrechliche Schale; 4. die Zerreibung von der Peripherie gegen seinen Kern; 5. die Lithotlibie, das Zerdrücken eines weichen Steins gegen einen eingeführten Katheter.

Geschichte: Die Vorstufen der Operation lassen sich weit ins Alterthum hinein verfolgen. Selbst in Pompeji sollen dem Steinbrecher ähnliche Instrumente gefunden sein und Abulcasis hat in der Harnröhre stecken gebliebene Steine zu zerbrechen und zerbohren gesucht. Dann haben viele Laien lithontriptische Versuche an sich gemacht, bis endlich Gruithuisen 1813 die Zerbohrung in bestimmter Weise anempfahl und Civiale 1824 dieselbe zuerst am Lebenden ausführte. Von da ab hat sich besonders der Erfindungsgeist der Franzosen an dieser Operation geübt und eine übergrosse Zahl von Instrumenten für die Ausführung ersonnen. Amussat, le Roy d'Etiolle, der berühmte Specialist, Heurteloup, der durch viele glückliche Operationen die einfache Zertrümmerung vom Jahr 1832 ab zur Hauptmethode erhob, Charrière, der geistvolle Instrumentenmacher und viele Andere haben sich hier geschichtliche Denkmäler gesetzt. Nennen wir nur noch Jacobson in Kopenhagen, der ein gutes Instrument angegeben, Weiss in London ebenfalls als Instrumentenmacher berühmt, Mathieu und Lür die nicht minder berühmten Instrumentenmacher in Paris und Ivanchich, der unter den deutschen Specialisten vielleicht am häufigsten die Operation ausgeführt hat.

Würdigung. *A priori* ist die Operation eine unblutige und als solche ohne Gefahr. Allein in ihrer Umgrenzung durch die aufgezählten Contraindicationen erkennen wir, dass sie in der praktischen Ausführung recht bedenkliche Folgezustände mit sich führen kann. Die wesentlichsten sind: 1) der Reiz des Instruments, das seinem Zweck entsprecheud von hinlänglicher Stärke sein muss, kann sowohl in der Harnröhre als in der Blase die übelsten Entzündungen, Krampfzufälle bis zu Convulsionen veranlassen; 2) beim Erfassen und Zertrümmern des Steines kann die Blase in gefahrbringender Weise insultirt werden; 3) das Instrument kann zerbrechen, oder sich so verbiegen, dass nachträglich der Steinschnitt nothwendig wird; 4) Steinfragmente können bei ihrem Durchgang durch die Harnrühre dieselbe bedenklich irritiren, oder sie bleiben stecken und machen zu ihrer Entfernung die Urethrotomie nothwendig; 5) die Entleerung aller Steintrümmer ist niemals sicher; ein kleines zurückbleibendes Fragment aber macht sehr schnell ein Recidiv, so dass später die Operation wiederholt oder der Steinschnitt gemacht werden muss. Erwägen wir diese wichtigsten Momente und berücksichtigen wir zugleich die noch aufgezählten Contraindicationen; so begreifen wir, dass diese Operation die Lithotomie keineswegs zu ersetzen oder überflüssig zu machen im Stande ist. Immerhin hat eine nüchterne statistische Erwägung dargethan, dass von 10—12 Operirten nur einer stirbt und dass somit unter den angegebenen Indicationen diese Operation stets der Lithotomie vorgezogen werden muss. Uebersehen wir indess nicht, dass hier mehr als bei irgend einer anderen Operation „*le succès dépend de l'habilité de chirurgien*,“ die nur durch viel Uebung und eine grosse Erfahrung gewonnen werden kann. — Die Methoden angehend, so erkennen wir in ihnen das Bestreben 1. harte und grosse Steine ebenfalls der Operation zugängig zu machen und 2. das übele Ereigniss der Einklemmung eines grösseren Fragments in der Harnröhre durch eine grössere Zerkleinerung zu verhindern. Diesen Bestrebungen verdankt das Aushöhlen, Zerreiben und Zerbohren die Erfindung. Allein theils haben die Instrumente bis jetzt im Stich gelassen, theils und hauptsächlich ist in diesen Encheiresen selbst zu viel Zufälliges, welches sich der Berechnung entzieht und der Geschicklichkeit spottet, so dass diese Verfahren wenigstens in Deutschland als aufgegeben angesehen werden können. Es bleibt also nur die einfache Zertrümmerung oder das Zerbrechen, von welchem die sogenannte Lithotlibie insofern eine Modification ist, als sie der Sache nach dasselbe ausführt, allein einfacher und ohne einen Lithoclast. Ausserdem liegt der Versuch sehr nah, einen Stein gegen einen eingeführten soliden Katheder, oder noch besser eine Leitungssonde zu zerdrücken, so weit dies natürlich ohne erhebliche Quetschung der Harnröhre oder Blase möglich ist.

Ausführung beim Manne.

Selten gelingt die totale Zertrümmerung des Steins auf einmal, sondern die Operation muss gleichsam in verschiedenen Zeiten ausgeführt werden. Jeder Zertrümmerungsversuch heisst eine Sitzung. Oft ist nun eine längere Vorbereitung nöthig. Man muss den Kranken wiederholt katheterisiren, Einspritzungen, besonders bei der Untersuchung des Steins machen, selbst den Lithoclast oder Percuteur einigemal einführen, um ihn an den Reiz des Instruments zu gewöhnen, die Harnröhre, wenn nöthig, etwas auszuweiten und sich über Härte und Grösse des Steins zu orientiren. Ausserdem ist durch einige warme Bäder, leichte Purganzen, einige Dosen Chinin (wenn der specielle Organismus durch Frostanfälle auf die Einführung des Instruments zu reagiren droht) beruhigend zu wirken. Behufs der Sitzung wird der Kranke horizontal am Rande eines Bettes mit halb flectirten und abducirten Schenkeln und mit erhöhtem Steiss gelagert. Eines besonderen von Heurteloup angegebenen Bettes bedarf es wohl nicht. Die Chloroformirung ist in den meisten Fällen zu widerrathen, weil dadurch ein Hauptregulator der ganzen Operation, nämlich das Gefühl des Kranken verloren geht. Allerdings lässt sich andererseits für die Narcose anführen, dass man ruhiger operirt und die Sitzung länger ausdehnen kann, dass namentlich Schmerz und Blasenkrampf nicht störend werden. —

Die Stellung des Operateurs ist zur Rechten des Kranken, ihm gegenüber steht sein Assistent. Die Operation beginnt mit der Füllung der Blase. Zu dem Zweck wird ein am besten durch einen Hahn verschliessbarer Katheter eingeführt und durch denselben 6—12 ℥ laues Wasser oder schleimiges Decoct (Milch) mittels einer

Spritze langsam injicirt. Nach geschehener Injection wird der Katheter-Hahn geschlossen und dies Instrument langsam ausgezogen, während der Gehülfe die Harnröhre sofort hinter dem dieselbe verlassenden Katheter comprimirt. —

Darauf wird der gewählte Percuteur erwärmt und beölt oder mit Fett bestrichen, wie ein Katheter eingeführt, und nachdem man seine Spitze in der Blase weiss, behufs Ergreifung des Steins geöffnet. Es kommt nun alles darauf an, den Stein schnell und in einem für die Zertrümmerung vortheilhaften Durchmesser zu fassen.

Oft glückt beides beim ersten einfachen Oeffnen und Schliessen; oft muss man dem Instrument durch Erhebung des Griffes vorn eine tiefere Position geben. Ferner ist häufig eine halbe oder ganze Achsendrehung nothwendig, wodurch die Spitze mehr nach abwärts kömmt, wobei man das Instrument gleichzeitig oft mehr vorschieben, oft noch ein wenig zurückziehen, bald nach der einen, bald nach der anderen Seite neigen muss. In jede neuzuversuchende Position führt man es geöffnet und schliesst es in der Erwartung, dass der Stein sich zwischen die Branchen legt. Letzteres erkennt man am Widerstande, so wie an der oben angebrachten Scala. An letzterer liest man auch die Grösse des Durchmessers ab, in dem man ihn ergriffen. Ist dies ein zu kleiner, so öffnet man das Instrument wieder ein wenig und theilt ihm eine leicht ruckende Bewegung mit, wodurch das bessere Fassen ermöglicht wird. Häufig entschlüpft er auch beim ersten Schluss des Instruments, wenn man ihn seitlich ergriffen hat, oft kann der Assistent vom Rectum aus verbessernd wirken.

Wichtig ist noch, dass man keine Falte der Blase mitgefasst. Drei Zeichen zeigen uns dies sofort wieder zu verbessernde Ereigniss an: Das Gefühl des Kranken — das Gefühl am Instrument (Berührung des Steins mit demselben) und die Unmöglichkeit, dasselbe nach dem Schluss frei in der Blase zu bewegen. —

Jetzt beginnt die Zertrümmerung indem man, nachdem die Spitze des Instruments sich möglichst im Mittelpunct der als Kugel gedachten Blase befindet, das Instrument entweder mittels Händedruck allmälig zu schliessen sucht, oder man setzt die Schraube in Action; oder endlich es wird zunächst vom Assistenten der Triebschlüssel an Heurteloup-Charrière's Instrument eingesetzt. Setzt sich dem nun so zu bewirkenden vollständigen Schluss des Instruments und damit der gewöhnlich hör- und fühlbaren Zertrümmerung des Steins ein Hinderniss entgegen, d. h., ist der Stein zu hart, so kann man die Percussion mittels des Hammers zu Hülfe nehmen. Zu dem Zweck erfasst der Assistent das Instrument an der unteren Scheibe, der Operateur öffnet die Schraube und fixirt ebenfalls das geschlossen gehaltene Instrument und führt nun einige kurze nicht zu starke Hammerschläge gegen die oberste Scheibe. Es ist wünschenswerth, dass diese den Stein in recht zahlreiche Stücke zertrümmern, weshalb sie recht erschütternd wirken müssen.

Diese Manöver werden so oft wiederholt, als man noch grössere Fragmente zu erfassen vermag; es sei denn es treten Umstände ein, welche die Sitzung zu unterbrechen nöthigen. Diese sind: heftiger Schmerz, bedeutender Blasenkrampf, der in Convulsionen ausarten kann, Congestionen gegen den Kopf, hoher Grad von Angegriffenfühlen, störende Erectionen etc. Diese Zufälligkeiten lassen sich oft nicht im Voraus berechnen und deshalb kann die Dauer einer Sitzung auch nicht bestimmt werden. Im Allgemeinen kommt man mit einigen Minuten aus, selten hat man sie über 15—20 Minuten auszudehnen, sowie denn überhaupt die zu langen Sitzungen zu tadeln sind.

Bemerken wir noch, dass, wenn man sich eines gezahnten Percuteurs bedient hat, man hinterher, ganz in derselben Weise wie diesen, ein löffelförmiges Instrument, dessen weiblicher Arm geschlossen ist, zum besserem Zerdrücken der Fragmente einführen kann. Ausserdem muss das Instrument vollständig geschlossen ausgeführt werden, weshalb vorher durch wiederholtes Oeffnen und Schliessen alle Fragmente aus seinen Branchen zu entfernen sind.

Die Ausführung beim Weibe

unterscheidet sich im Wesentlichen nicht von der eben erörterten; nur dass sie im Allgemeinen leichter und mit geringerer Reizung verbunden ist. Namentlich kann das Erfassen des Steins von Seiten des Assistenten durch Einführung seiner Finger in die Scheide sehr erleichtert werden und die Zertrümmerung braucht es, wegen der Weite der Harnröhre nicht auf so kleine Fragmente abzusehen. Die Weite der Harnröhre hat andererseits allerdings das Unangenehme, dass sehr leicht die Injectionsflüssigkeit neben dem Instrument wieder abfliesst, weshalb Einige die Anfüllung der Blase ganz unterlassen.

Uebele Ereignisse. Obenan steht die Insultation der Blase, von der eine Schleimhautfalte mitgefasst oder wohl gar durchtrennt worden ist. Die folgende Entzündung muss energisch nach allgemeinen Regeln bekämpft werden. Dann kann ein zu schwaches oder fehlerhaftes Instrument sich so biegen, dass seine Extraction unmöglich wird, oder es zerbricht wohl gar und Theile desselben bleiben zurück. Wenn es nicht gelingt, ein gekrümmtes Instrument dennoch zu extrahiren, oder das Abgebrochene wie einen fremden Körper (cf. S. 36) zu entfernen; so muss der Blasenschnitt gemacht werden, um von dieser Wunde aus das Instrument entweder wieder gerade zu biegen oder den verbogenen Theil abzufeilen und das abgebrochene Stück zu extrahiren. Die sonstigen Ereignisse, die besonders eine Sitzung unterbrechen können, haben wir bereits genannt.

Die Nachbehandlung angehend, so haben wir zunächst den Blasenkrampf, dann die Entzündung (auch in den Adnexen, besonders häufig im Hoden) und den oft folgenden fieberhaften Allgemeinzustand zu bekämpfen. Diese Indicationen sind dieselben, wie nach dem Steinschnitt, und ebenso sind auch hier der *Campher*, das *Chinin*, das *Morphium* und das *Calomel* die souveränen Mittel. Im günstigsten Fall bedürfen wir derselben nicht; Ruhe, antiphlogistische Diät, namentlich viel schleimiges Getränk reichen aus. Es geht dann anfänglich der Urin nur sparsam und unter lebhaften Schmerzen ab; gewöhnlich ist er auch blutig gefärbt. Allmälig entleeren sich mit dem reichlicheren Urin kleinere und grössere Fragmente und die Empfindlichkeit der Blase nimmt ab. Tritt nun beim Abgang der Fragmente der unangenehme Fall ein, dass sich ein solches in der Harnröhre einkeilt, so muss man dessen Extraction mit Hülfe der zu diesem Zweck angegebenen Instrumente (cf. S. 36) versuchen. Sitzt dasselbe im *Orificium vesicale*, so kann es mittels eines Katheters wieder in die Blase gestossen werden; sitzt es in der vordern Mündung, so müsste man diese im Nothfall blutig erweitern, und kann man es endlich aus dem mittleren Theil (besonders dem *Isthmus*) nicht extrahiren, so muss die *Urethrotomie* gemacht werden.

G. Operation der Phimosis.

Sie besteht in der Spaltung der geschlossenen oder verengten Vorhaut und ist indicirt: 1. bei Verschluss und Verengerung, welche die Harnentleerung hindert oder hemmt und im späteren Alter die

Entblössung der Eichel nicht zulässt; 2. bei reichlicher Absonderung hinter der Eichel, die nicht gereinigt werden kann, wodurch Reizung, Entzündung (Eicheltripper), Onanie hervorgerufen und unterhalten wird; 3. bei Krebs der Vorhaut; 4. bei Geschwüren (syphilitischen) die der örtlichen Behandlung zugängig gemacht werden müssen.

Contraindicationen sind geringe Grade der Verengerung und syphilitische Geschwüre am Rande der Vorhaut.

Die Methoden richten sich hier nach den vorhandenen Ursachen und der durch diese bedingten Art des Uebels.

Die Verengerung kann nämlich ihren Grund haben:

1) Indem der Uebergang der äusseren in die innere Lamelle gleichsam einen Ring und damit eine zu enge Oeffnung der Vorhaut bildet, oder beide Lamellen auf grössere Strecke zu eng sind.

Hier wird man häufig mit der Incision des Ringes auskommen, oft wird man beide Lamellen weiter, ja bis zur *Coron. gland.* spalten (*Celsus*) und mitunter noch die so entstandenen Lappen abtragen müssen. (*Ravaton*, *Rust.*)

2) Im inneren Blatt des *Praeputium*, so dass dasselbe nur über einen kleinen Theil der *Glans* zurückgezogen werden kann.

Hier macht man die Incision der inneren Lamelle. (*Foot.*)

3) Die Vorhaut ist ganz verschlossen oder liegt trichterförmig verlängert vor der Eichel und ist wohl zugleich krankhaft entartet.

Hier macht man die Circumcision (ältestes Verfahren — Beschneidung).

Würdigung. Die Verletzung an sich ist nicht von Bedeutung, nur muss man auf Blutung achten, wenn man das *Frenulum* durchschnitten hat. Letzteres kommt besonders beim religiösen Act in Betracht, sofern bei kleinen Kindern recht erhebliche Nachblutungen vorgekommen sind. Ausserdem ist wichtig, dass die Phimose zur Onanie Veranlassung geben kann, weil das reizende Secret hinter der Eichel durch sie zurückgehalten wird.

Ausführung. a. Incision beider Lamellen. Der Kranke sitzt auf dem Rande eines Stuhls, oder liegt, wenn seine Empfindlichkeit die Narcose nothwendig macht. Der Operateur retrahirt mit seiner linken Hand das äussere Blatt der Vorhaut möglichst gegen die Wurzel des *Penis* und führt die Incision entweder mitder Scheere oder dem Messer aus. Benutzt man die Scheere, so wird die stumpfe Branche derselben soweit eingeschoben, als man spalten will. Bei jenem oben genannten knorpelartigen Ring genügt eine beschränkte Incision, bei totaler Verengerung muss man bis zur *Corona glandis* spalten. Dies ist mit einer guten Incisionsscheere leicht ausgeführt, nur dass die innere Lamelle nach oben gewöhnlich dem ersten Schnitte so ausweicht, dass sie nachträglich noch durch einen zweiten incidirt werden muss. Bedient man sich des Messers, so brauchen Einige Rust's Fistelmesser (Taf. XI., Fig. 4). Dasselbe wird mit zurückgezogener Spitze flach unter die Vorhaut bis zur *Corona glandis* geführt, darauf wird die Schneide nach oben gerichtet, die Spitze vor und durchgestossen und das Messer nach sich ziehend, die Vorhaut in einem Zuge durchschnitten; oder man lässt die Retraction durch einen Gehülfen ausführen — führt eine geölte Hohlsonde, mit der Furche der Eichel zugekehrt (damit die Spitze derselben keine Falte der inneren Lamelle fasse), unter die Vorhaut bis zur *Corona glandis*, dreht die Sonde jetzt mit ihrer Furche nach oben, schiebt die Spitze etwas nach aussen gegen die Vorhaut, damit dieselbe an dieser Stelle noch etwas gespannt wird. Darauf fasst man ein spitzes Fistelmesser wie zum Dilatiren, sticht es an der Spitze der Sonde durch die gespannte Vorhaut bis in die Rinne, schiebt es in derselben, indem man zugleich den Griff des Messers senkt. nach vorwärts, und durchschneidet so die Vorhaut.

Man spaltet die Vorhaut auf der Hohlsonde auch wohl von vorn nach hinten; allein der Kranke zuckt beim Beginn des Schnittes stets zurück und verhindert dadurch nicht selten die Operation. Dagegen mag er bei dem angegebenen Verfahren immer zurückziehen, er wird dadurch nur selbst zur Spaltung der Vorhaut mitwirken.

Sind nun die entstandenen Lappen sehr aufgewulstet oder anderweitig entartet, so trägt man sie mit der Scheere oder dem Messer ab und vereinigt beide Lamellen durch einige Hefte, da deren Auseinanderweichen eine sehr grosse Wundfläche giebt. Das Nähen beider Lamellen ist überhaupt auch bei jeder anderen Methode anzurathen. —

b. Incision der inneren Lamelle.

Der Kranke sitzt auf einem Stuhl; vor ihm steht der Operateur, spannt die enge Oeffnung der Vorhaut gegen die Eichel und schneidet den vorliegenden scharfen Rand der inneren Lamelle entweder mit einer guten Scheere oder dem Bistouri ein, zieht die Haut noch mehr zurück, wodurch sich das innere Blatt wieder deutlich über die Eichel spannt, und schneidet dasselbe wieder ein, und so fort, bis alle Spannung gehoben ist und die Vorhaut sich leicht über die Eichel zurück- und wieder vorschieben lässt. Auf diese Weise entsteht eine gleichsam subcutane Incision der inneren Lamelle.

c. Circumcision.

Ein Gehülfe retrahirt mit einer Hand an der Wurzel des Gliedes die Haut, Daumen und Zeigefinger der anderen legt er von oben und unten an die Eichel, dass sie deren Spitze einige Linien überragen. Der Operateur fasst nun das verlängerte *Praeputium* zwischen Daumen und Zeigefinger seiner linken Hand oder auch mit der Balkenzange, und durchschneidet es zwischen seinen und des Gehülfen Fingern in einem Zuge. Dabei bleibt die innere Lamelle in der Regel etwas gegen die äussere vorstehen, weshalb man den vorstehenden Theil entweder noch mit der Scheere abträgt oder blos der Länge nach einschneidet.

Fig. 73.

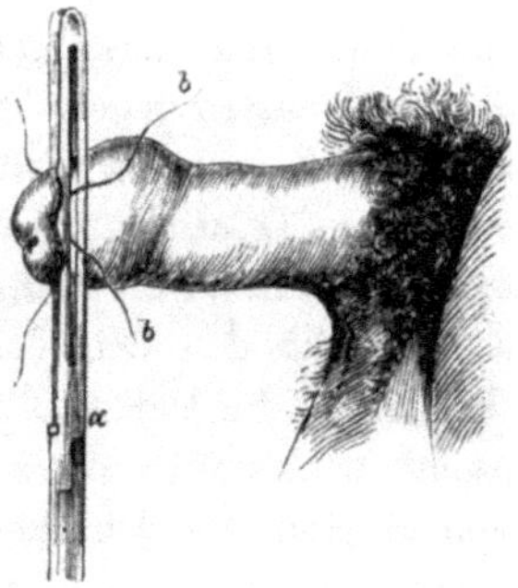

Ricord hat eine Zange mit durchbrochenen Branchen angegeben, welche theils das, besonders beim Scheerenschnitt, Ungetrenntbleiben der inneren Lamelle verhindern, theils das Anlegen der Hefte erleichtern soll. Mit der Zange soll (Fig. 73.) der abzutragende Theil der Vorhaut erfasst, dann sollen die Hefte durchgelegt und nun der vor der Zange befindliche Theil weggeschnitten werden. Darauf werden die auf der Eichel liegenden Hefte *b b* durchschnitten, wodurch aus je einem zwei Hefte werden (eins auf jeder Seite, Fig. 74).

Fig. 74.

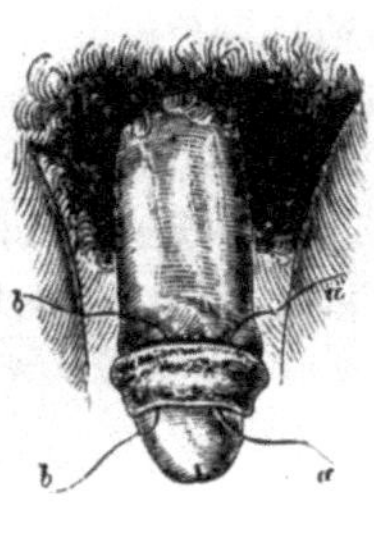

Eine ähnliche Idee ist schon früher von Rau bei der Operation des *Entropium* in ähnlicher Weise ausgeführt. Wir sind der Meinung, dass eine ungleiche Abtragung der Lamellen dadurch nicht verhindert wird. —

Anmerkung. Das Abtragen der Lamellen geschieht schräg von oben nach unten und vorn parallel dem Eichelrande und mit Schonung des *Frenulum*, aus dessen verletzter Arterie sonst, namentlich bei Kindern (Beschneidung), gefährliche Blutungen entstehen können.

Nachbehandlung. Man umwickelt den *Penis* mit einer nassen Binde so, dass vorne die Harnröhrenmündung frei bleibt, und lässt darüber kalte Umschläge machen. Diese Umwickelung hindert am besten eine leicht eintretende ödematöse Schwellung, welche die *prima intentio* stört. Im Uebrigen entfernt man die Hefte rechtzeitig und verfährt gegen etwaige Eichelaffectionen nach allgemeinen Regeln. Namentlich muss ein *Ulc. syphil.* derselben nach der Operation geätzt werden, damit von ihm aus keine Infection der Schnittwunde stattfindet.

G. Operation der Paraphimosis.

Der vorhin angegebene Ring des *Praeputium* bewirkt hier in der Regel dicht hinter der *Corona glandis* die Einschnürung, während sich das innere Blatt ödematös aufwulstet und die Einschnürung überdeckt (Fig. 75). Um nun dieselbe zu heben, muss man den Ring des *Praeputium* an der einzuschnürenden Stelle durchschneiden, was man nach Richter auf folgende Weise ausführen soll:

Fig. 75.

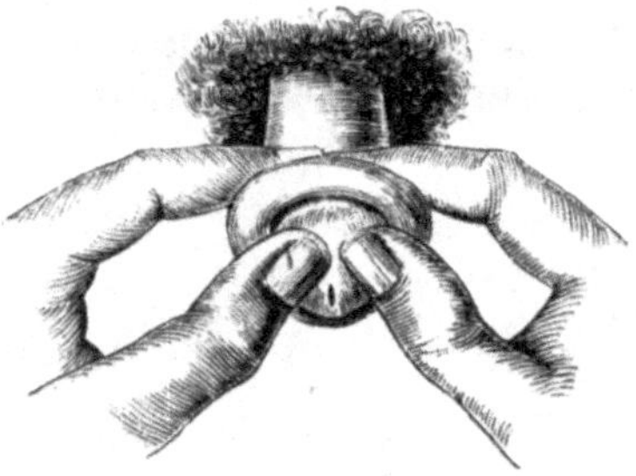

Man hebt dicht hinter der Einschnürung und zur Seite des *Penis* mit der Pincette eine kleine Hautfalte auf, durchschneidet sie, führt von der entstandenen Oeffnung aus eine Hohlsonde unter die Strictur und durchschneidet diese auf der Sonde. Die Sonde soll offenbar die *Corp. cavern.* schützen; indess man wird bei ihrem Einführen dieselben nothwendig zerbohren.

Deshalb verfährt man einfacher und zweckmässiger nach Bell, wenn man auf folgende Weise aus freier Hand einschneidet:

Ein Gehülfe legt seinen Zeigefinger an der betreffenden Stelle auf die Aufwulstung und zieht diese von der Einschnürung ab, wodurch er zugleich die Haut spannt.

Der Operateur spannt die Haut hinter der Strictur an und durchschneidet diese mit kräftigen Messerzügen.

Eine Verletzung der *Corp. cavern.* braucht man nicht zu fürchten, weil der feste fibröse Ueberzug derselben sie dagegen schützt. Nur muss man seitlich am *Penis* einschneiden und nicht in der Mitte desselben, wegen der dort verlaufenden Gefässe und Nerven.

Anmerkung. Vorher versucht man natürlich die Reposition, welche in den meisten Fällen gelingt. Es sind verschiedene Repositionsmanöver angegeben. Das Fig. 75 abgebildete ist das gebräuchlichste. Einige rathen, die Verkleinerung der Eichel durch vorhergehende comprimirende Umwickelung mit einer schmalen Binde zu bewirken. Ich empfehle, an der Einschnürung die Stelle aufzusuchen, wo der ödematöse Wulst am kleinsten ist, und hier mit Hülfe der Fingernägel zuerst die Strictur über den Wulst zu bringen. Gelingt dies (und ich habe es in schwierigen Fällen verhältnissmässig leicht zu Stande gebracht), so schlüpft der übrige Theil sehr leicht zurück. Ich habe indess oft gefunden, dass lange und wiederholt versuchte Repositionen dem Kranken weit mehr Schmerz machen als die Bell'sche Incision, die ausserdem zugleich die Phimose aufhebt.

Die Nachbehandlung ist wie bei der vorigen Operation. Das oft beträchtliche Odem verliert sich am schnellsten durch eine Einwickelung und Ueberschläge von lauem Bleiwasser.

H. Amputatio penis.

Die Trennung des *Penis* vom Körper ist indicirt 1. bei Neoplasmen (Krebs und gutartigen Erartungen, wenn diese nicht etwa auf die Vorhaut beschränkt sind); 2. bei ausgedehnter Gefässerkrankung; 3. bei hochgradigen Verwundungen; 4. bei Brand.

Contraindicirt ist die Entfernung, wenn Krebs zu ausgedehnt und dabei die Harnentleerung noch möglich ist; ferner wenn der Kranke zu sehr heruntergekommen ist.

Methoden. 1. der Schnitt (variirt analog der Gliederamputation); 2. die einfache Ligatur; 3. die galvanocaustische Schlinge; 4. das Ecrasement; (5. Glüheisen).

Die Geschichte dieser Operation ist im Wesentlichen eine Geschichte der Methoden, sofern die immer gefürchtete Blutung hauptsächlich zu deren Erfindung und Variation Veranlassung gegeben hat. Die älteste Methode ist der Schnitt, welchen Döbel Ausgang des 17. Jahrhunderts ausgeführt hat, und der im Verlauf der Zeit von Schreger, Langenbeck u. A. variirt worden ist. Das Abbinden wurde zuerst von Ruysch vorgeschlagen, dann von Heister und zuletzt von v. Graefe gerühmt. Letzterer benutzte sein Ligaturstäbchen, nachdem er vorher einen silbernen Katheter durch die Harnröhre in die Blase geführt hatte. Die Neuzeit hat die galvanocaustische Schlinge (Bonnet hat mit glühendem Messer geschnitten!) und das Ecrasement hier mit Erfolg gegen mögliche Blutung angewendet.

Würdigung. Die Entfernung des *Penis* an sich wird gewöhnlich leicht überstanden, zumal wenn der Schnitt in der Narcose angewendet und die Blutung durch entsprechende Unterbindung verhindert wird. Wenn dagegen gangränescirende Entzündung folgt, so kann natürlich auch diese Operation, besonders bei decrepiden Individuen einen tödtlichen Ausgang nehmen. Zweitens kommt in Betracht, wie viel vom *Penis* amputirt werden muss. Je näher dem Schambogen die Absetzung erfolgt, um so übeler sind die Folgezustände, sofern nämlich ein kleiner Stumpf sich zurückziehen und Blutung ins Scrotum machen kann, die Verjauchung herbeiführt. Ausserdem hat ein kleiner Stumpf leicht Urinbeschwerden zur Folge, zumal wenn sich eine Verengerung der Harnröhre bildet. Noch bedenklicher wird der Eingriff, wenn die Entartung sich bis aufs Mittelfleisch etc. erstreckt. — In Bezug auf die Indicationen ist zu sagen, dass rücksichtlich Krebs sich die Meinung gebildet hat, dass derselbe hier ausgerottet, weniger leicht recidivire —, vielleicht weil wiederholt Täuschungen bei der Beurtheilung der Gut- oder Bösartigkeit der amputirten Geschwulst vorgekommen sind; denn ein wirklicher Krebs, besonders *Fungus*, wird durch diese Oertlichkeit wohl nicht im Recidiviren gehindert werden.

Von den Methoden soll die Ligatur die Blutung verhindern und nach Graefe einen guten Stumpf geben. Indess der Schmerz und die Jauchung haben dieser Methode immer nur wenig Anhänger verschafft, und gegenwärtig ist sie durch die galvanocaustische Schlinge und das Ecrasement als ganz verdrängt anzusehen. Welches von den letzteren beiden Verfahren den Vorzug verdient, dürfte noch durch grössere Erfahrungen festzustellen sein. — Viel discutirt — weil allgemein beliebt — ist der Schnitt mit seinen verschiedenen Variationen. Derselbe ist theils als einfacher Zirkelschnitt, theils als zweizeitiger Zirkelschnitt, also mit Hautersparung, theils als Lappenschnitt und endlich in abgesetzten Zügen ausgeführt und empfohlen worden. Rücksichtlich der Hautersparung wird der Rath gegeben, im vorderen Theil zu sparen, also die Haut nach hinten zurückzuziehen, weil sie sich hier nachträglich zu sehr zurückziehe; umgekehrt soll man verfahren am hintern Theil, weil hier die Haut sich gar nicht zurückzieht. Am besten operirt man indess weder mit Hautersparung noch Verschwendung.

Die abgesetzten Züge sollen dadurch die Blutstillung erleichtern, dass man zuerst bis durch die *Dorsalis* schneidet und diese unterbindet, dann bis durch die *Art. corp. cavernos*, und wenn auch diese unterbunden ist, soll die volle Durchschneidung folgen. Indess die Blutung wird von anderen, die auf einmal durchschneiden, nicht gefürchtet. —

Eine besondere Berücksichtigung hat endlich noch die Harnröhrenmündung erfahren, sofern einmal die nachträgliche Einführung des Katheters für schwierig gehalten wurde und deshalb vor der Operation ein elastischer bis in die Blase geführt und mit durchschnitten werden sollte; nach der Operation braucht dann das Ende nur hervorgezogen und mit einem Siegellackrande umgeben zu werden. Zweitens fürchtet man eine Verengerung.

Um dies zu verhindern, soll die Harnröhre nachträglich hervorgezogen und durch einige Hefte mit der äusseren Haut zusammengenäht werden (Wattmann). Oder man soll nach Ricord die Urethra mit der Haut an der unteren Wand einschneiden, die Lappen umschlagen und zusammennähen.

Ausführung. Der Patient liegt am besten mit dem Steiss am Rande eines Tisches, die Beine werden von Assistenten zur Seite gehalten und der Operateur steht zwischen denselben. Instrumente sind Ligaturwerkzeuge, Katheter und ein kleines Amputationsmesser. Die alten Compressorien (Taf. XIV. Fig. 22 u. 23) sind entbehrlich.

a. Amputation dicht hinter der Eichel und in der Mitte.

Ein Gehülfe umfasst, ohne Verziehung der Haut, den hintern Theil, der Operateur mit seiner linken Hand oder mit einer Balkenzange den abzuschneidenden Theil des *Penis*. Darauf fasst er das Amputationsmesser in die volle rechte Hand, setzt es mit seiner Schneidenspitze unter dem *Penis* an die gewählte Stelle (Rust), so dass also der *Penis* auf der horizontalen Schneide des Messers ruht, und schiebt dasselbe vorwärts bis zum Griffende. Durch diesen einen Zug (aber er muss kräftig und immer mit dem Amputationsmesser geführt werden, weil der *Penis* sich schwerer durchschneiden lässt, als man glaubt) wird gewöhnlich das Glied durchschnitten. Bleibt aber noch ein Theil nach oben undurchschnitten, so trennt man denselben dadurch, dass man das Messer wieder nach sich zieht.

Anmerkung. Von unten nach oben schneidet man deshalb, weil man beim umgekehrten Verfahren Gefahr läuft, dem Kranken in die Schenkel zu schneiden.

b. Am hinteren Theil.

Nach Langenbeck. Ein Gehülfe fixirt den *Penis* an der Wurzel, der Operateur am vorderen Theil, und durchschneidet darauf mit senkrecht aufgesetztem Messer den *Penis* von oben nach unten zur Hälfte. Durch das vorliegende *Septum* der *Corp. cavern.* zieht er jetzt eine Schlinge und übergiebt diese dem Gehülfen.

Darauf erhebt der Operateur den *Penis* senkrecht, legt das Messer wieder in den ersten Schnitt und schneidet ihn jetzt horizontal vollständig durch.

Durch das Anlegen der Ansa wird das Wegschlüpfen des *Penis* in den Hodensack, was immer geschehen würde, und Bluterguss in denselben verhütet.

Variant. Muss man die *Corp. carvernos.* vom Schambogen ablösen, so macht man vorher zwei eliptische Schnitte und sucht soviel von der Harnröhre als möglich zu sparen, um dieselbe mit den Hauträndern zusammennähen zu können. Man kann sie zu dem Zweck auch vorher spalten. —

Will man den Ecraseur anwenden, so ist es besser, erst die

Hautdecke mittels eines Zirkelschnittes zu durchschneiden und dann in dem Schnitt die Kette herumzulegen.

Verband und Nachbehandlung. Nach dem Schnitt werden zuerst die spritzenden Gefässe (gewöhnlich nur die beiden *Art. dorsales* und die beiden *corporis cavernosi*) unterbunden. Die Blutung aus den *Corp. cavern.* stillt sich von selbst oder man wendet nachträglich die Eisblase an. Darauf wird die Urethra mit der äusseren Haut oben, unten und seitlich vernäht. Dann wird ein Katheter eingelegt, der Stumpf mit Charpie bedeckt, welche mit einigen Heftpflasterstreifen befestigt wird. Sollte der Katheter besonders später nicht vertragen werden, so entfernt man ihn und lässt den Kranken jedesmal in einem Sitzbade uriniren, damit der Urin die Wunde nicht reizt, oder man führt den Katheter nur zeitweilig ein. Wenn eine Nachblutung erfolgt, so muss man den Stumpf entblössen und die Ligatur entweder isolirt oder mit Umstechung machen, im Nothfall das Glüheisen anwenden. Im Uebrigen verfährt man nach allgemeinen Regeln.

I. Die Castration, *Exstirpatio. s. Ectomia testis.*

Die Fortnahme eines (höchst selten beider) Hoden ist indicirt: 1. bei Krebs des Hodens; 2. bei Cystoid; 3. bei der gutartigen Degeneration des Hodens (*Sarcocele*) in Folge tuberculöser, traumatischer Entzündung; 4. bei Exulcerationen und Samenfisteln; 5. bei Brandprocess; 6. bei hochgradiger Varicocele, welche das Hodenparenchym zerstört hat; 7. bei Neuralgie, Onanie, übermässigen Pollutionen. (?)

Als Contraindicationen sind ausser den allgemeinen jeden wichtigen operativen Eingriff contraindicirenden Zuständen zu nennen: Krebs, wenn nicht alles Krankhafte mehr entfernt werden kann, besonders bei *Fungus* im jugendlichen Alter, der schon früh Secundärleiden in der Bauchhöhle (Niere) zur Folge hat.

Methoden. Diese Operation bietet mancherlei Analogie mit der *Exstirpatio mammae*, so auch in den Methoden. Der Hode wird fortgeschnitten 1. mit dem grössten Theil des einhüllenden Scrotums; 2. ohne denselben (Ausschälung); 3. selbst partielle Exstirpation ist von Malgaigne bei Tuberculose vorgeschlagen. Ausserdem sind zu nennen: die isolirte Unterbindung der Arterie oder des *vas deferens;* und die Totalunterbindung des Samenstranges. Endlich hat die Behandlung des Samenstranges noch besondere Verfahren hervorgerufen, die wir bei der Ausführung berücksichtigen werden.

Geschichte. Die Operation ist von Celsus in die Chirurgie eingeführt, während schon früher und noch bis in die neueste Zeit der Barbarismus der Entmannung zur Bildung von Priestern, Frauenwächtern (Eunuchen) und Sängern ausgeübt worden ist. — Während später dann Cheselden die Totalunterbindung des Samenstrangs bei der Operation als gefährlich nachwies, behandelte Zeller die Frage, ob gleichzeitig das Scrotum total fortgenommen werden müsse oder nicht und entschied sich mit Rust für ersteres, und v. Walther lehrte die nutzlose isolirte Unterbindung der Arterie. Dubois machte die nicht minder erfolglose Unterbindung des *Vas. deferens* und Durchschneidung des Samenstranges.

Würdigung. Die Fortnahme eines Hoden ist entschieden gefährlicher, als die Exstirpation der *Mamma*. Die Kranken gehen leicht an Exulceration und Pyämie zu Grunde. Bei der Exstirpation beider soll hier, wie bei der vorigen Operation, Trübsinn folgen und man spricht ausserdem von mancherlei eigenthümlichem Einfluss auf den Gesammtorganismus. Von wenig Nutzen ist die Operation beim Krebs, der nach derselben recht früh recidivirt; besonders früh ist dies beim *Fungus* im jugendlichen Alter der Fall, der gewöhnlich in der Bauchhöhle in der Nähe der Niere wiederkehrt. Selbst scheinbar gutartige Hodencystoide haben sich später in Form allgemeiner Krebsaffectionen wiederholt. Bei den übrigen gutartigen Entartungen ist die Prognose natürlich günstiger, während die 7. Indication wohl der Geschichte angehört. — Von den beiden Hauptmethoden ist die Fortnahme mit Schonung des Scrotum nur bei kleinen Geschwülsten und bei gesunder Scrotalhaut anzurathen; bei entgegengesetztem Verhalten muss man mindestens einen Theil derselben mit fortnehmen. In allen Fällen aber ist es räthlich, vorher den Samenstrang und Hoden blosszulegen, um sich über Form und Ausdehnung der Affection noch einmal Gewissheit zu verschaffen. Die partielle Exstirpation dagegen ist bis jetzt nur von ihrem Erfinder (Malgaigne) ausgeführt, während sich von vorne herein die namhaftesten Pariser Chirurgen dagegen erklärten. Ebenso hat die isolirte Unterbindung der *A. spermatica intera.*, wodurch die Blutzuführ abgeschnitten werden soll, niemals einen atrophirenden Einfluss weder auf die Varicocele noch auf ein Neoplasma gehabt. Höchstens kann die isolirte Unterbindung des *Vas defer.* die Function des Hodens aufheben, während die Durchschneidung des Samenstrangs nicht bloss ungewiss in ihrem Erfolg, sondern auch in ihrer Bedeutung der Exstirpation selbst ziemlich gleich kommt. — Eine viel discutirte Frage ist die, wie der Samenstrang bei oder während der Operation behandelt werden solle? Die Behauptung Chesselden's, dass die behufs Blutstillung unternommene totale Unterbindung desselben eine in *Trismus*, *Tetanus* übergehende Nervenreizung zur Folge habe, hat bis in die neueste Zeit Anhänger gefunden; während viele Gegner (Velpeau), diesen gefährlichen Ausgang nie beobachtet haben. Wenn derselbe aber möglich ist, so wird man offenbar die isolirte Ligatur machen, so lange man den Samenstrang nicht zu nahe dem Bauchring zu durchschneiden genöthigt ist, weil er sich von hier aus leicht in die Bauchhöhle zurückzieht und gefährliche Nachblutungen in dieselbe entstehen können; sowie wenn nicht zu reiche Gefässentwickelung stattgefunden hat. Bemerken wir ausserdem noch, dass man ihn auch mittels des Ecraseurs oder der galvanocaustischen Schlinge durchtrennen, sowie den Hoden überhaupt mittels des galvanocaustischen Messers herausschälen kann.

Ausführung. 1. Exstirpation mit Erhaltung des Scrotum. Der Instrumentenapparat ist wie bei der Ligatur. Der Kranke liegt horizontal am Rande eines Tisches mit erhöhtem Kopf und Steiss. Blase und Rectum werden entleert, Haare abrasirt. Gehülfen sind 2—3 erforderlich.

1. Act. Man durchschneidet die Haut vom Bauchring über den Samenstrang bis zum Scrotalgrunde entweder mittels Aufhebung zweier Falten, oder man spannt dieselbe durch Umfassen der Geschwulst von hinten her. Darauf werden spritzende Gefässe (*Scrotalis extern.*) unterbunden.

2. Act. Untersuchung des Hodens und Samenstrangs. Bei zweifelhafter Diagnose kann man jetzt erst die Scheidenhaut öffnen und die Hodengeschwulst untersuchen; oder man isolirt den Samenstrang von seiner Umgebung, bestimmt den Ort seiner Durchtrennung, sowie ob man isolirt oder total unterbinden will. In letzterem

Fall führt man die Ligatur mittels einer Aneurysmanadel, geöhrten Sonde etc. unten durch und unterbindet vor der Durchschneidung; im ersteren Fall durchschneidet man erst und unterbindet nachher. Oder man bedient sich zur Durchtrennung des Ecrasements oder der galvanocaustischen Schlinge.

3. Act. Will man nun den Hoden mit Erhaltung des Scrotum ausschälen, so fixirt man ihn entweder vom durchschnittenen Samenstrang aus, oder mit scharfem Doppelhaken und führt die exstirpirenden Schnitte so, dass alles Kranke entfernt wird. Will man dagegen einen kranken Theil des Scrotum mit fortnehmen, so umfasst man denselben mit einem Ovalschnitte und exstirpirt nachträglich wie vorhin. Dies ist auch dann auszuführen, wenn man den grössten Theil mit fortnehmen will und ausgedehnte Verwachsungen vorhanden sind. Dagegen soll der Operateur nach Zeller-Rust mit beiden Händen die Hoden von einander isoliren und so das ganze Scrotum gleichmässig anspannen. Dann wird der gesunde Hode von einem Gehülfen zurückgehalten und dabei zugleich die Scheidewand geschützt, während der Operateur den Kranken in seiner linken Hand behält. Beide ziehen nun das Gefasste gleichmässig an; der Operateur greift unter seiner Hand durch nach dem Griff des ihm von einem Assistenten gereichten kleinen Amputationsmessers und den hinteren Theil desselben ansetzend schneidet er den Hoden mit dem gefassten Scrotaltheil in einem Zuge und mit sorgfältiger Berücksichtigung der Scheidewand ab.

Variant. Aumont hat den nicht acceptirten Vorschlag (*Hyposcheotomie*) gemacht, den Hoden von hinten her aus dem Scrotum zu schälen, damit später der Eiterabfluss erleichtert sei.

Nach der Exstirpation stillt man die Blutung durch Ligatur, Eis etc. und vereinigt den obern Theil der Wunde. Bei der Lagerung des Kranken im Bett wird das Scrotum unterstützt. Anfänglich wird antiphlogistisch verfahren, später, wenn Eiterung eingetreten, passen warme Kataplasmen, Salbenverband etc. Bei eintretender Nervenreizung muss man die Ligatur lösen und den Nerv durchschneiden, oder das Glüheisen aufsetzen.

K. Operation des Wasserbruches. *Operatio hydroceles.*

Die Exsudatansammlung im Bereich des Hodens und Samenstranges gehört zu den *Herniae spuriae**) der alten Chirurgen und führt deshalb den Namen *Κήλη* — Hydrocele. Die Entleerung dieses Exsudats ohne oder mit radicaler Obliteration seiner Höhle ist der Inhalt der vorliegenden Operation. Dieselbe wird demnach entweder als palliative Entleerung oder als Radicaloperation ausgeführt. Erstere kann man überall da indicirt ansehen, wo letztere condraindicirt ist, und dies ist der Fall 1. bei Hydrocele der Kinder (die ausserdem recht oft durch resorptionsfördernde Mittel sich beseitigen lässt); 2. bei acut entstandener Hydrocele; 3. bei Entzündung der Scrotalpartie überhaupt; 4. bei gleichzeitiger Degeneration des Hodens.

Die Methoden A. der palliativen Entleerung sind einfach die Punction mittels Trokart oder Messer. Ueberaus zahlreich dagegen sind B. die Radicalverfahren. Es sind: 1. die Incision und 2. die Excision der afficirten Scheidenhaut; 3. das Einlegen einer Wieke; 4. das Einziehen eines Haarseils; 5. die Eröffnung mittels Cautere; 6. das Einziehen eines Fadens; 7. die Injection diverser Flüssigkeiten; 8. die Punction mit Liegenlassen der Röhre; 9. die Punction mit zahlreichen Nadeln; 10. die subcutane Discision der Scheidenhaut; 11. die Anwendung der Electricität.

Die Geschichte der Operation zeigt uns nichts weiter als das Bestreben, ein so unbedeutendes und lästiges Uebel auf die leichteste, einfachste Weise zu beseitigen. Die eingreifenderen Verfahren wie Incision und Excision der Scheidenhaut gehören der ältesten Zeit an. Ebenso das Aetzen und Brennen. Die milderen dagegen sind in der späteren Zeit angegeben, nachdem Form und Oertlichkeit des Zustandes allseitig festgestellt worden sind. Wir werden bei der Kritik der Methoden einige Namen nennen.

Würdigung. Je mehr Mittel, desto schwerer heilbar die

---

*) Zu diesen *Hern. spur.* wurden früher alle Geschwülste in und an den Stellen des Unterleibs gezählt, wo Hernien hervorzutreten pflegen. Später hat man die Bezeichnung auf einige Scrotalgeschwülste (Hydrocele, Hämatocele, Varicocele, Sarcocele) beschränkt.

Krankheit! Diese alte Regel erleidet hier eine Ausnahme. Die Krankheit ist zumeist nicht so rebellisch, als es die Zahl der Heilverfahren vermuthen lässt. Diese dürften vielfach Product der speculirenden Erfindung sein, welche nicht immer von genau formulirten Indicationen ausgegangen ist. Wollen wir mit diesen die Wirkung der Mittel in Einklang bringen, so müssen wir von Form und Beschaffenheit des zu beseitigenden Uebels eine klare Anschauung haben. Ueberblicken wir deshalb zuerst das vorliegende Krankheitsobject. Die Exsudatabscheidung kommt 1. bei normal obliterirtem *Proc. vaginalis* in der *Tun. vaginalis prop. testis* vor und heisst dann *Hydroc. tunicae vaginalis testis s. acquisita*, weil sie am häufigsten bei Erwachsenen und oft ohne bestimmt nachweisbare Veranlassung (wie Reizung von aussen, Hodenreizung, übermässige Congestion, Reizung der Urethra bei Stricturen) beobachtet wird. Bei älteren Männern und lediglich in Folge gestörter Diffusion entstanden, hat man früher diese Form, analog der Mastdarmfistel, ein *Conamen naturae sanandi* genannt, welches nur periodisch palliativ behandelt werden dürfe — eine Anschauung, die in neuerer Zeit Widerspruch gefunden und wohl nur durch wenig sicher constatirte Beobachtungen gestützt wird. —

2. Der *Processus vagin.* ist in seiner ganzen Ausdehnung offen geblieben und durch das mit der Bauchhöhle communicirende Exsudat ausgeweitet. Dies ist die *Hydr. congenita*, welche bei Kindern vorkommt. Allein auch im späteren Leben kann ein solcher offen gebliebener *Processus* hydropisch werden und dann ist die Bezeichnung Sedillot's: *Hydr. peritoneo-vaginalis* vorzuziehen. Selbstverständlich kann sich diese Form leicht mit einem Bruch compliciren.

3. Der *Proc. vaginalis* kann am Bauchring und oberhalb des Hodens verwachsen sein, während das zwischenliegende Stück offen bleibt und hydropisch wird. Dies ist die *Hydroc. processus vaginalis*, auch Hydrocele des Samenstranges genannt. Die erstere Bezeichnung ist deshalb vorzuziehen, weil in seltenen Fällen das Bindegewebe, welches die Theile, des Samenstranges verbindet, hydropisch wird, ja sich kleine Cysten in demselben entwickeln können und diese Hydropsie dann am besten als Hydrocele des Samenstranges bezeichnet wird. Pott und Scarpa haben diese Form beschrieben.

4. Die Obliteration des *Process. vagin.* kann die verschiedensten Variationen bieten und wenn dann Hydropsie desselben eintritt, so

entstehen die verschiedenen Formen der *Hydrocele cystica.* Es findet sich dann entweder nur eine derartige Cyste, oder es bilden sich mehrere, die selbst perlenschnurartig aneinander gereiht vorkommen. (*Hydrocele cystica Schregeri*, weil Schreger die letztere Form beschrieben hat.) Diese Cysten können zum Theil miteinander in Verbindung stehen, oder sie communiciren mit der inzwischen entstandenen *Hydrocele acquisita.* Sie sind nicht zu verwechseln mit denjenigen, welche ausserhalb der *Tun. vagin. prop.*, mitunter am Nebenhoden (Morgagni'sche Hydatiden von Luschka in neuerer Zeit beschrieben) vorkommen. Letztere erreichen selten die Grösse der vorigen und bestehen mitunter in Ausweitung der Samenkanälchen. Als solche können sie bei der Punction angestochen werden, oder in die nebenbei bestehende Hydrocelenhöhle platzen und so der entleerte Inhalt Samenthierchen enthalten. —

Eine besondere Beachtung verdient noch

5. die Hydrocele eines leeren Bruchsackes. Der Bruch ist reponirt und wird durch ein Bruchband zurückgehalten, sein vorliegender Bruchsack aber wird hydropisch. Ich habe diese Form dreimal beobachtet. Immer war in diesen Fällen die Hydrocele irrthümlich für den neben der Pelotte des Bruchbandes vortretenden Bruch gehalten.

Erwähnen wir schliesslich noch, dass auch im Nuck'schen Canal des Weibes, aber nur bei Kindern, eine Hydropsie und somit neben dem runden Mutterband eine Cystenhydrocele beobachtet ist.

Ueberblicken wir nun diese verschiedenen Hydrocelen; so begreifen wir, dass bei ihrer Beurtheilung hauptsächlich die Entstehungsweise, die Ausdehnung und die Dauer in Betracht kommen. Je mehr sie nämlich Product entzündlicher Reizung sind, je kürzere Zeit sie bestanden und je geringer ihr Umfang, um so leichter wird sich entweder eine Rückbildung der betheiligten Membran (*Hydroc. acquisita*), oder eine ausgebliebene Obliteration des Scheidenfortsatzes, oder endlich eine volle Verwachsung der Höhlenwände unter einander erreichen lassen. Letzteres kann entweder durch einfache Verklebung oder mittels Granulationsbildung, also nach mehr oder weniger vollständiger Zerstörung des Hydrocelensackes erreicht werden. Dies sind wenigstens die Heilindicationen, die wir uns im gegebenen Fall den zahlreichen Verfahren gegenüberstellen müssen. — Es folgt hieraus, dass eine alte *Hydroc. acquisita*, die mehr oder weniger spontan entstanden und bereits wiederholt punctirt ist, niemals anderes als durch ein die innere Höhle kräftig reizendes Verfahren zur Heilung gebracht werden kann. Denn die Wände des Sacks verdicken sich bei dieser Form oft bis zu Liniendicke und die absondernde Thätigkeit ist in denselben so gesteigert, dass eine einfache Verklebung oder wohl gar eine obliterirende Rückbildung zu den Unmöglichkeiten gehört. Am häufigsten aber kommt gerade diese Form der Hydrocele zur Operation, ja die angegebenen Verfahren beziehen sich fast alle auf diese *Hydroc. acquisita.* Für sie passt lediglich die Incision, selbst die von Douglas und Textor wieder empfohlene partielle Excision der Scheidenhaut wird mitunter nothwendig. — Auch die subcutane Discision (Robert, Bühring, Heyfelder) kann wegen ihrer die Membran zerstörenden Wirkung eine Verwachsung bewirken, wenn die Verdickung der Scheidenhaut nicht zu hochgradig geworden. Dagegen lassen hier alle anderen Verfahren wegen ihrer geringen umstimmenden Reizung in der Regel im Stich. —

Ist die Hydrocele dagegen in Folge von Reizung etc. entstanden und noch nicht alt, so kann hauptsächlich durch die Injection von Jod entweder eine obliterirende Rückbildung, oder eine Verklebung der Wände erreicht werden und auch die übrigen Verfahren können ein Gleiches zur Folge haben. Bemerken wir indess, dass die Wieke (*Franco*) nur eine modificirte Incision ist, sofern nämlich eine kleinere Eröffnung des Hydrocelensackes von aussen angelegt und in dieselbe eine immer kleinere Charpie-Wieke eingelegt werden soll, bis zur allmäligen Ausheilung oder Verwachsung der Wände. Wiederum ist das Haarseil (*Pott*) eine modificirte Wieke, sofern zuerst ein Trokart eingestossen, der Inhalt entleert und dann unter Leitung der Canüle eine zwölffache Seidenschnur mittels einer geraden Nadel durch den Hydrocelensack gezogen werden soll. Wenn Eiterung eingetreten ist, sollen die Fäden täglich einzeln ausgezogen werden. Dies Verfahren ist mit Unrecht für leichtere Fälle in Vergessenheit gekommen; wenigstens wirkt es sicher mehr als eine schwache Injection. Es ist wohl durch die noch mildere Ligatur Onsenort's verdrängt, welche als zwei- bis dreifache Seidenschnur mittels einer krummen Nadel direct durch den Hydrocelensack genäht wird. Diese Ligatur bleibt einige Tage liegen, bis das Exsudat aus den Stichöffnungen abgeflossen und sie selbst die Höhle hinlänglich gereizt hat. Dieses Verfahren eignet sich besonders bei der Kinder-

Hydrocele, wenn dieselbe nicht mit der Bauchhöhle communicirt. Ist letzteres der Fall, so muss man rücksichtlich der leicht eintretenden Peritonitis vorsichtig sein. Ausserdem reicht man in solchen Fällen auch mit äusserlich anzuwendenden resorptionsfördernden Mitteln aus, wie Einreibungen von Jod-Quecksilbersalbe, Aufpinselung von Jodtinctur, Lugol's Lösung (beides im Verlauf des Samenstrangs und nicht auf's Scrotum), Fomente von *Ammon. muriat.* mit *Acetum Scilliticum* und *Spirit. Vini* — Oft genügt bei der Kinder-Hydrocele auch die einfache Punction mit nachfolgender comprimirender Pflastereinwickelung des Hodensacks. — Endlich hat man die Acupunctur (Lewes), oder das Einstossen mehrerer stärkerer Insectennadeln angewendet, die $^1/_4$ bis $^1/_2$ Stunde stecken bleiben sollen. Nach ihrer Entfernung soll das Exsudat theils ausfliessen, theils sich in das Bindegewebe des Hodensacks infiltriren (*Oedema scroti*), um später resorbirt zu werden. Dieses Verfahren bietet wohl keinerlei Vorzüge, und ist deshalb ebenso wie das Aetzmittel als obsolet anzusehen. Dass endlich durch die Electricität Exsudate zur Resorption gebracht werden können, ist von den speciellen Electrotherapeuten wiederholt behauptet. Es ist indess wahrscheinlich, dass die Electricität hier nur als äusseres Reizmittel, als Rubefaciens oder Cauter wirkt. —

In Wahrheit bleiben also von allen Methoden nur 1. die Punction, entweder als Palliativverfahren oder in Verbindung mit den verschiedenen Injectionsweisen als Radicalmittel; 2. die Incision mit partieller Excision der Scheidenhaut; 3. die subcutane Discision der Scheidenhaut. —

Ausführung. 1. der Punction mit dem Trokart. Man bedient sich am besten eines kleinen dreikantigen Instruments. Die Lanzettform André's ist wenig in Gebrauch.

Zunächst überzeugt man sich genau von der Lage des Hodens. Er liegt zumeist nach abwärts, oder nach hinten und abwärts; kann indess auch nach vorn dem Sack adhäriren und ist dann unvorsichtiger Weise durchstochen worden. Ebenso beachte man den Samenstrang, der ebenfalls nach vorn sich befinden kann, und übersehe die leicht mögliche Complication mit einer Hernie nicht.

Mit Rücksicht auf diese Momente nimmt man den Stichpunct gern im vorderen unteren Theil der Geschwulst und weicht den Scrotalvenen aus. Man lässt den Kranken sitzen, umfasst die Geschwulst von hinten her mit der vollen linken Hand so, dass man gleichmässig die Haut spannt. Mit der rechten Hand stösst man den Trokart, von dessen Spitze 5—10 Lin. entfernt, man den Zeigefinger ausgestreckt hat, ein wenig schief von vorn nach hinten und oben ein. Man fühlt den Widerstand (der bei verdickten Scheidenhäuten oft nicht unbedeutend ist) überwunden, zieht das Stilet wie bei der Bauchpunction aus, schiebt die Canüle, wenn nöthig, etwas tiefer und lässt den Inhalt in Pausen abfliessen. Verstopft sich die Canüle, so führt man eine Sonde ein und sollte die Geschwulst mehrfächrig sein, so muss man entweder das Stilet zur Eröffnung der Nachbarcyste noch mal einführen, oder man verrichtet auch an dieser die gewöhnliche Punction. Nach der Entleerung zieht man die Canüle rotirend aus, drückt die Stichöffnung zusammen, klebt ein Deckpflaster drüber und lässt den Kranken ein Suspensorium anlegen.

Gewöhnlich folgt keinerlei Reaction und die Stichöffnung heilt in kürzester Zeit. Folgt indess eine Blutung entweder nach aussen oder in die Hydrocelenhöhle, oder in das Bindegewebe des Scrotum, so muss ruhige Rückenlage und Kälte verordnet werden, und sollte Entzündung, Abscedirung selbst Brand des Scrotum drohen, so muss früh neben den nöthigen Mitteln die Stichwunde erweitert werden. Uebrigens kann eine nachfolgende Entzündung der Scheidenhaut und des Hodens Radicalheilung bewirken.

b. Punction mit dem Messer.

Die Punction ist mit der Lanzette oder einem Tenotom auszuführen, wenn nur ein geringes Quantum Exsudat, oder eine vorhandene Hodengeschwulst, ein Bruch Vorsicht gebieten. Man sticht die Lanzette oder das Messer ein wie beim Aderlass, lässt den Inhalt einfach aus der Stichöffnung abfliessen, oder legt zu dem Zweck nachträglich ein Röhrchen ein. Alles Uebrige wie vorhin. Bemerken wir indess, dass unter den genannten die Hydrocele complicirenden Umständen selten zu operiren nöthig ist.

2. Die Injection. Zuerst wird der Hydrocelensack entweder ganz oder grössten Theils entleert und dann mit einer besonderen Flüssigkeit wieder angefüllt, welche seine Wände zu einer Entzündung reizen soll, die deren Verwachsung zur Folge hat. Von welcher Beschaffenheit muss die Injectionsflüssigkeit sein? Man hat zur Beantwortung dieser Frage mit den verschiedensten Flüssigkeiten experimentirt. So hat man das abgelassene Exsudat wieder eingespritzt;

man hat Cautere (Höllenstein) durch die Canüle in das Exsudat gebracht, um aus ihm eine reizende Flüssigkeit zu machen (recht unzweckmässig!); man hat gewöhnliches Wasser eingespritzt; die verschiedenen bis zu 32° und 34° erwärmten Weine (besonders Port- und Rothwein), allein oder auch mit Campher, Alaun in Verbindung; man hat verdünnten Alkohol benutzt, endlich die Lugol'sche Jodlösung in verschiedener Verdünnung, oder die Jodtinctur rein, oder 1 mit 4 Theilen Wasser vermischt injicirt; man hat endlich das Chloroform angewendet etc.

Der Rothwein und das Jod haben wohl die meisten Anhänger. Von letzterem wählt man die Tinctur wie angegeben, oder 1 Theil Jodkali, 2 Theile Jodtinctur und 8 Theile Wasser. (Lugol's Lösung.)

Hat man nun den Inhalt mittels Punction entleert, so überzeugt man sich zuerst noch einmal davon, dass die Canüle in der Höhle steckt. Dieselbe kann sich nämlich, wie es oft geschehen, zurückziehen und dann die Injectionsmasse in das Bindegewebe des Scrotum getrieben werden, was leicht Brand desselben zur Folge hat.

Darauf nimmt man die Flüssigkeit in eine gute Injectionsspritze und spritzt sie allmälig in die Höhle. Eine volle Anfüllung derselben ist nicht nöthig. Nach einigen Minuten wird die Flüssigkeit durch die inzwischen verschlossene Canüle wieder entleert und hat sie keine entsprechende Reizung bewirkt (der Kranke soll einen lebhaften Schmerz empfinden, der sich entlang des Samenstrangs selbst bis zur Niere erstreckt und in seltenen Fällen durch seine Heftigkeit eine Ohnmacht herbeiführt), so wird die Injection eines neuen Quantum wiederholt. Nach der Wiederentleerung und Entfernung der Canüle wird die Stichöffnung mit einem Pflaster bedeckt und die Reaction abgewartet. Erfolgt dieselbe bei ruhigem Verhalten des Kranken nicht lebhaft genug, so soll man mit reizenden Flüssigkeiten (Rothwein) fomentiren; tritt sie so stürmisch auf, dass sie aufs Peritonäum überzugehen droht, oder den Hoden zu stark betheiligt, so muss man sie durch einige Blutegel und Bleiwasserfomente mässigen. Letzteres würde auch dann nöthig sein, wenn man etwa den Hoden verletzt oder die Injection in das Bindegewebe des Scrotum getrieben hätte. Wenigstens würde es übereilt sein, in letzterem Fall gleich grosse Incisionen zu machen, wie Einige rathen. Gewöhnlich entsteht innerhalb der ersten Tage ein neuer Erguss von beträchtlicher Grösse, der dann allmälig in den nächsten 14 bis 21 Tagen wieder verschwindet und die radicale Heilung zurücklässt. Freilich kann er auch nicht ganz wieder schwinden und mit seiner allmäligen Vergrösserung die Operation illusorisch machen.

Variant. Um die Resorption des neuen Ergusses zu fördern, haben Einige eine nachträgliche Pflaster-Einwickelung gemacht, die allerdings nützlich werden kann. Oder man hat die durch eine Doppelröhre cachirte Canüle theils zur Unterhaltung der Reizung, theils zur Entleerung des neugebildeten Ergusses liegen lassen. Die letztere Idee hat Baudens complicirter so ausgeführt, dass er einen besonderen Trokart, dessen Canüle ein seitliches Fenster hat, in die Höhle stösst und an der der Stichöffnung mehr oder weniger gegenüberliegenden Wand wieder aussticht. Das Stilet wird entfernt, die Röhre bleibt liegen und wird nach dem Abfluss verschlossen. Man soll nun Luft einblasen, oder auch bei Mangel hinlänglicher Reizung eine Injection machen und endlich nach einigen Tagen die Röhre entfernen. Die Röhre vertritt offenbar die Stelle von Pott's Haarseil, welches entschieden einfacher ist. —

3. Die Incision. Der Kranke liegt. Die Lage des Hodens ist genau diagnosticirt. Der Operateur umfasst, mit seiner linken Hand die Geschwulst von hinten her so, dass die Haut gespannt ist. Man kann nun den Hydrocelensack wie einen Abscess mit grossem Schnitt eröffnen und zu dem Zweck ein spitzes Bistouri auf der Höhe der Geschwulst einstossen und nach aufwärts spalten. Hindert der schnelle Abfluss des Inhalts die hinlängliche Vergrösserung der Incision, so führt man in die gemachte Oeffnung den linken Zeigefinger (respective die Hohlsonde) und spaltet auf demselben mittels Messer oder Scheere, so dass die Oeffnung bis $^2/_3$ der ganzen Geschwulst beträgt. Nur nach abwärts werde der Hode nicht zu weit bloss gelegt, weil er, oder später der Verband, leicht prolabiren könnte.

Variant. Man kann auch erst mittels Aufhebung einer Hautfalte die äussere Decke bis zur Scheidenhaut spalten und dann diese wie vorhin eröffnen. Letzteres Verfahren ist bei sehr verdickter Scheidenhaut und bei zweifelhafter Lage des Hodens zu empfehlen. Ausserdem orientirt man sich so leichter über Nebencysten, die gleich exstirpirt werden können, den Samenstrang, dessen Theile natürlich nicht verletzt werden dürfen und Verdickungen der Scheidenhaut, die man dann nach Textor und Douglas gleichzeitig herausschält.

Verband und Nachbehandlung. Nachdem der Inhalt entleert, könnte 1. ein degenerirter Hode jetzt erst allseitig erkannt werden und zur sofortigen Ectomie auffordern; 2. ist es vorgekommen, dass eine übersehene Hernie sich präsentirte. Diese müsste sofort zurückgebracht, zurückgehalten und ausserdem rücksichtlich der zu erregenden Entzündung grössere Vorsicht geübt werden.

Dann hat man zunächst die Blutung aus den Gefässen der einzelnen Häute zu berücksichtigen. Sie wird durch Eiswasser, Ligatur (Umstechung) und Excision eines Convolut vom blutenden Gewebe gestillt. Die Wände der Höhle sollen nun granulirend verwachsen. Zu dem Zweck müssen sie in Reizung und Eiterung versetzt werden. Nur der Hode soll sich daran in nicht zu excessiver Weise betheiligen. Mit Rücksicht auf diese Momente hat man zunächst die Höhle zu füllen. — Es genügt entweder ein Oelläppchen, welches um den Hoden gelegt wird, oder man stopft die Höhle gleichzeitig mit Bourdonnets aus. Die äussere Wunde wird mittels Heftpflaster zusammengezogen, der Kranke mit Unterstützung des Scrotums gelagert und die folgende Reaction abgewartet. Grad und Ausdehnung derselben geben die weiteren Indicationen. Man darf sie nur mässigen, wenn Hode und Samenstrang zu hochgradig afficirt werden, oder Gangrän der Häute und Peritonitis droht. Ist nach 3—4 Tagen Eiterung eingetreten, so wird der erste Verband gewechselt und darauf täglich mittels einzulegender Bourdonnets erneuert. Diese werden trocken oder mit milder oder reizender Salbe bestrichen eingelegt, je nach dem Charakter der Eiterung und dabei ist darauf zu sehen, dass überall die innigste Verwachsung, namentlich auch an der Hodenoberfläche erfolgt, weil sonst leicht in einer zurückbleibenden Höhle ein Recidiv entsteht.

4. Die subcutane Discision. Man führt dieselbe am besten mit einem sichelförmigen Tenotom so aus, dass man die Geschwulst von hinten her mit der linken Hand umfasst und das Messer zunächst schreibfederförmig gefasst mit nach vorn gerichteter Schneide ins untere Dritttheil der Geschwulst einsticht. Ist es bis in die Höhle gedrungen, so ergreift man es wie beim Sehnenschnitt — führt es bis zum Heft nach aufwärts — legt den Daumen von aussen auf, um mit ihm die Spitze und Schneide des Messers zu controliren und führt es nun nach allen Richtungen, besonders nach abwärts, um die Scheidenhaut zu discidiren. Bei einiger Vorsicht gleitet das Messer

bei Führung der Schnitte nicht aus der Wunde heraus. Geschieht dies dennoch, so muss man es mit Sorgfalt wieder einführen. Inzwischen ist der Inhalt theilweis ausgeflossen; man stellt deshalb zum Schluss das Messer quer in die Wunde um ihn möglichst vollständig zu entleeren. Ist dies geschehen, so zieht man das Messer aus, verklebt die Stichöffnung und wartet die Reaction ab. Dieselbe ist gewöhnlich unerheblich, setzt ein mässiges Exsudat, welches in Verbindung mit dem den Schnitten folgenden Blut-Extravasate die Geschwulst ziemlich wieder herstellt. Allein wie bei der Injection wird dieser Erguss in 14—21 Tagen wieder mit gleichzeitiger Obliteration der Höhle resorbirt.

Uebele Ereignisse. 1. Bei Führung der Schnitte kann man leicht die ganze Wand mit der Spitze des Messers durchstechen. Man verklebt hinterher diese Stichöffnung. Sonstige Folgen sind danach von Bühring nicht beobachtet.

2. Es folgt brandige Entzündung. Heyfelder hat auf diese Gefahr aufmerksam gemacht, und deshalb das Verfahren getadelt. Bühring, der 4 Fälle bekannt gemacht hat, u. A. ist dies Ereigniss nicht passirt. — Jedenfalls sollte man das Verfahren ebenso sehr der allseitigen Prüfung unterwerfen, als man bei der Injection mit allen möglichen Flüssigkeiten experimentirt hat. —

L. Operation der *Prolapsus* und zwar

I. des *Uterus* und der *Vagina*.

Ein operativer Eingriff ist bei diesen Vorfällen angezeigt, wenn eine hochgradige Erschlaffung nicht bloss die alleinige Ursache ist, sondern auch die sonstigen Retentionsmittel wirkungslos macht.

Die versuchten Operationsmethoden bestehen 1. in Verengerung der Scheide und zwar: a) durch Excision von Schleimhautstreifen (*Elytrorrhaphie*); b) durch Abbinden derselben; c) durch Cauterisation; d) durch Scarification; e) durch Kreisligaturen; f) durch Anwendung von mehreren *Serres fines*.

2. Hat man den Scheideneingang zum grössten Theil verschlossen und zwar durch Wundmachen und Zusammennähen der kleinen oder grossen Schamlippen (*Episiorrhaphie*).

Würdigung. Bei diesen Vorfällen kommen 3 Momente besonders in Betracht: 1. dass sie an uns die Forderung stellen, sie durch eine sorgfältige Prophylaxis vorkommenden Falls zu verhindern. Denn sie sind in überwiegender Mehrzahl die Folge der Unvorsichtigkeit, Unfolgsamkeit und des Unverstandes der Frauen, sofern sie sich dieselben durch zu frühes Verlassen des Wochenbettes zuziehen. 2. dass wir im vorliegenden Fall die Bedingungen derselben genau eruiren. Diese sind ausser allgemeiner Relaxation der Scheide und der Bänder: a) Dammriss; b) hypertrophische Vaginalportion; c) Anschoppung des *Uterus*; d) Hydrops und Geschwülste der Bauchhöhle.

3. Dass wir die Retentionsmittel (cf. Taf. XIV.) für den gegebenen Fall auszuwählen suchen und rücksichtlich der genannten operativen Verfahren beachten, dass dieselben einerseits nicht ohne Gefahr, andererseits aber sich fast alle erfolglos erwiesen haben. Zu den nicht gefahrlosen gehören die Verengerungen der Scheide, die nur bei vorwiegender Erschlaffung derselben zu versuchen sind. Unter ihnen ist das Einlegen grosser *Serres fines*, welche narbige Contraction bewirken sollen, noch am einfachsten. Dann folgt die Excision von Schleimhautstreifen oder die Cauterisationen mit dem Glüheisen. Das Abbinden und die Scarificationen derselben sind als obsolet anzusehen. Durch die in Form der subcutanen Schnürnaht von Blasius angegebenen Kreisligaturen, deren Zahl 4 betragen soll, hat derselbe Heilung bewirkt.

Durch die Episiorraphie endlich wird der Vorfall nur theilweise beseitigt und die durch ihn bedingten Beschwerden (Zerrung der Blase etc.) nicht gehoben. Ausserdem ist es vorgekommen, dass die zusammengenähten Partien sich so ausdehnten, dass der Vorfall wie in einem Beutel vorlag.

Die Ausführung ist im Wesentlichen einfach. Nachdem eine entsprechende Vorbereitung rücksichtlich des vergrösserten und deshalb schwer zu reponirenden Vorfalls stattgefunden, Blase und Rectum entleert und in die Blase zur Vorsicht ein Katheter gelegt worden ist, erhält die Kranke die Steinschnittslagerung und es werden bei der Elythrorrhaphie zwei seitliche und wenn nöthig noch ein vorderer und hinterer eliptischer Längsstreifen in der Länge von 2—3″ und in der Breite von 1—2″ von der Nähe des Mutterhalses bis nach abwärts aus der Schleimhaut exstirpirt. Nach der Exstirpation wird jede Wunde mittels 3—5 Knopfhefte genäht, deren Fäden nach der Reposition des Vorfalls aus der Scheide heraushängen; oder man lässt einige auch durch Eiterung heilen. Die Kranke muss bis zur vollen Vernarbung die Rückenlage einhalten. Man bekämpft anfänglich die Entzündung und bei eingetretener Eiterung müssen täglich Injectionen von Chamomillen-, Fliederthee gemacht werden. Die Hefte sollen entweder nach 3—6 Tagen entfernt werden, oder man lässt sie auseitern.

Die Episiorrhaphie kommt im Wesentlichen der Dammnaht gleich. Die Vorbereitungen sind wie vorhin, nur dass der Vorfall vor der Operation zurückgebracht, und wenn nöthig, während derselben speciell mittels Einführung eines Schwammes zurückgehalten werden muss. Man trennt einen hinlänglich breiten Streifen auf beiden Seiten so ab, dass an der vorderen Commissur 1" unverwundet bleibt. Nach hinten kommen die Schnitte entweder 1" von der hinteren Commissur in einem Winkel zusammen oder gehen nach der späteren Bestimmung des Erfinders (Fricke) tiefer an dieser Commissur vorbei und vereinigen sich ungefähr 1" vor dem After.

Die Wundflächen werden darauf mit hinlänglichen Knopfheften vereinigt und die Nachbehandlung wie bei der Dammnaht geleitet.

In neuester Zeit sind nun an diesen beiden Verfahren wesentliche Modificationen von Geddings, Brown und Savage angebracht. Ersterer hat die Episiorrhaphie mit der Elytrorrhaphie combinirt in der Weise, dass er aus der Vagina gleichzeitig ein $1^1/_2$" breites und 2" langes Segment herausschnitt. Zur Vereinigung wird die Zapfen- und Knotennaht benutzt. Brown exstirpirte ein Viereck aus der Seitenwand der Vagina (auch dreieckige Excisionen sind empfohlen) und *Savage* macht eine herzförmige Excision, welcher am Eingange der Vagina in ziemlicher Breite angelegt wird. Durch letzteres Verfahren dürfte die kräftigste Stütze gewonnen werden.

Anmerkung 1. Beim isolirten Scheidenvorfall kommen dieselben Verfahren in Anwendung.

Anmerkung 2. Von den Hysterophoren ist das Instrument von Zwank (Taf. XIV. Fig. 14), an welchem Schilling eine Schraube zum beliebigen Stellen der Blätter angebracht hat, das beliebteste.

Vor der Application dieser Instrumente müssen Blase und Rectum entleert werden. Die Kranke erhält die Rückenlage mit angezogenen Schenkeln und erhöhtem Becken und der Vorfall wird vollständig reponirt. Hierauf bringt man das Pessarium mit seinem schmalsten Durchmesser voran ein, giebt ihm in der Scheide die entsprechende Richtung, die rundlichen und gestielten mit einer Fläche gegen den *Uterus*, mit der anderen gegen den Schamspalt, und stellt es, wenn es oval und ungestielt ist, mit seiner längeren Achse in die Querachse des Beckens, so dass die Enden sich auf die innere Fläche der Sitzbeine stützen. (Bei der Entfernung macht es den Weg rückwärts.) Darauf erhebt sich die Kranke, macht verschiedene Bewegungen, wobei sich das Pessarium weder verrücken (dann wäre es zu klein), noch Druck, Schmerz verursachen darf (dann wäre es zu gross). Ist das Pessarium gestielt, so wird vor dem Aufstehen erst eine Stützbandage angelegt (T Binde). Den Frauen ist darauf die grösste Reinlichkeit (täglich laue Ausspritzungen, Bäder) und ein häufiges Herausnehmen des Pessarium zu empfehlen. Man hat viele Fälle, wo dies gänzlich vernachlässigt wurde; das Pessarium incrustirte und gab zu wunderbaren Zufällen Veranlassung.

II. *Prolapsus ani et recti.*

Dieser Vorfall ist in seinen Ursachen einfacher, als der vorhergehende. Die Form angehend, so besteht derselbe zumeist im Vorfall nicht des Darms, sondern der hypertrophisch gewordenen Schleimhaut. Nur bei Kindern und Greisen sieht man Darmvorfall in Form einer Invagination.

Für diese beiden Formen nun sind analoge Operationen wie für den vorhergehenden angegeben, und zwar hat man die prolabirte und gewulstete Schleimhaut wie dort excidirt, abgebunden, gebrannt. Für die zweite Form hat man analog der Episiorrhaphie die eben genannten Verfahren ebenfalls benutzt oder auch die strahligen Falten des Afters exstirpirt, selbst Stücke aus dem Sphincter excidirt.

Auch diese Verfahren sind besonders bei Venenreichthum gefährlich und von zweifelhaftem Erfolg. Man wird deshalb die übrigen Retentionsmittel (bei Kindern auch innere Mittel), ferner *Tonica, Adstringentia* zuerst versuchen. Selbst Pelotten in Form einer Bruchbandpelotte und Suppositorien (Taf. XIV., Fig. 17) sind empfohlen worden. Letztere Instrumente (selbst Katheter) hat man in neuester Zeit von Zink und Kupfer (Electricität?) arbeiten lassen, um auf den erschlafften Sphincter zu wirken. (?)

Die Ausführung ist analog der vorigen Operation. Der Kranke wird wie dort gelagert. Man muss den Prolapsus hervordrängen lassen, worauf entweder die Excision der Schleimhautfalten oder das Brennen derselben ausgeführt wird.

Nach geschehener Operation wird der Vorfall reponirt und die Wunde unter Eiterung geheilt.

M. Operation der Harnröhren- und Blasenscheidenfistel.

Diese Fisteln, besonders die letztere, gehören zu den grössten Plagen der damit Behafteten, so dass Dieffenbach die körperlichen Leiden und das sociale Unglück einer Frau mit Blasenscheidenfistel wohl nicht mit zu grellen Farben geschildert hat. Es ist deshalb begreiflich, dass seit der Holländer Roonhuysen (Mitte des 17ten Jahrhunderts) zuerst die Wundmachung der Fistelränder und deren Vereinigung mittels der umwundenen Naht versuchte, die namhaften Chirurgen und Geburtshelfer bis in die neueste Zeit an diesem überaus wiederspenstigen Leiden ihre Ausdauer und Erfindungsgabe geprüft haben. Diese oft allen Heilversuchen trotzbietende Widerspenstigkeit ist einmal begründet in der Oertlichkeit und den in betrachtkommenden anatomischen Gebilden (schmale Wundränder — Schleimhautflächen mit ihrer Absonderung) und zweitens in dem aller organischen Plastik so feindlichen Harn. Beide Momente ausser Einfluss zu setzen ist deshalb eine hauptsächliche Rücksicht, die bei den hier in Anwendung kommenden operativen Verfahren zu nehmen ist. Dem entsprechend haben wir zu berücksichtigen 1. die Oertlichkeit der Fistel; 2. Form und Grösse derselben.

Der Oertlichkeit nach haben wir sie zuerst am männlichen Harnapparat; am *Penis* oder im Bereich des Dammes; zweitens bei Weibern: a. als einfache Blasenscheidenfisteln (im Scheidengewölbe mehr oder weniger fern vom Muttermunde); b. als Blasenuterusfisteln (Communication zwischen Blase und Muttermund (resp. Hals).

Nach Form und Grösse sind sie ausserordentlich verschieden und zwar von runder Stecknadelkopfs Grösse bis hinauf zu einem Defect der betheiligten Wände, dass an eine directe Vereinigung nicht mehr gedacht werden kann.

Methoden. Zuerst und hauptsächlich sind die verschiedenen Formen der blutigen Naht, mit zahlreichen Variationen in der Ausführung zur Anwendung gekommen; dann hat man zweitens die Cautere, besonders das Glüheisen (Dupuytren) angewendet, ja dasselbe sogar unzweckmässiger Weise mit der Naht verbunden (Lallemand); Drittens ist die Transplantation von Hautlappen von Jobert, Wutzer, Dieffenbach vielfach versucht; viertens ist der Verschluss des *Uterus*, oder der Scheide, letztere bei ausgedehnten Defecten, in Anwendung gezogen (Jobert zuerst); fünftens endlich hat Reybard für enge langgestreckte Fisteln die sogenannte Rougination angegeben, welche Sprengler mit Erfolg ausgeführt hat und an Stelle der Aetzmittel empfiehlt. Die Fistel wird mit einem feinen Reibeisen wund gemacht und kommt darauf zur Vereinigung.

Der Werth dieser einzelnen Verfahren lässt sich im Allgemeinen kaum bestimmen und die Variationen sind so zahlreich geworden, dass eine einigermaassen vollkommene Schilderung weit über die Grenzen des vorliegenden „Grundrisses" hinausführen würde. Wir beschränken uns deshalb auf einzelne hauptsächliche Momente.

Was zunächst die Nähte betrifft, so muss man, gemäss der oben genannten Forderung, die beiden der Heilung nachtheiligsten Momente ausser Einfluss setzen, und möglichst breite, gesunde und zur Verheilung geschickte Wundflächen (durch Wundmachung) zu gewinnen und dann dieselben so genau und ohne Spannung zu vereinigen suchen, dass kein Tropfen Harn sich zwischen dieselben drängen kann. Letzteres wird wohl am vollendetsten durch die einfache Knopfnaht mit Metalldrähten oder durch Simon's Doppelnaht erreicht, und für kleinere Fisteln, besonders am *Penis* rühmt Dieffenbach seine Schnürnaht.

Das Glüheisen und die Galvanocaustik (nicht häufiger als alle 4—6 Wochen angewendet), ist nur noch bei kleineren schwer zugängigen Fisteln in Gebrauch, während der Höllenstein und die Cantharidentinctur nur bei den nach einer Operation zurückbleibenden kleinen Oeffnungen versucht werden können (besonders nach Simon, wenn sie nicht dünne, sondern derbe Substanzumgebung haben).

Die Transplantation ist hauptsächlich von Dieffenbach bei *Penis-Fisteln* in verschiedener Weise geübt, hat aber zumeist im Stich gelassen.

Die Verschliessung des Muttermundes mittels Wundmachung etc. ist das einzige Verfahren bei Communication von *Uterus* und Blase, dagegen kann man die Muttermundlippen plastisch verwerthen, wenn die Fistel in ihrem Bereich sich befindet.

Die quere Obliteration der Scheide endlich muss in Anwendung kommen bei grossen Blasendefecten und bei hoch oben befindlichen Fisteln, die wegen Unbeweglichkeit des *Uterus* nicht zugängig sind.

Was nun die Ausführung bei Weibern betrifft, so wird die Kranke durch Bäder, milde Abführmittel und häufige Untersuchung, um sich genau von dem Gesammtverhalten der Fistel und ihrer Umgebung, besonders auch von der Beweglichkeit des *Uterus* zu überzeugen, vorbereitet. Dann wird vor der Operation das Rectum entleert und in die Blase ein Katheter gelegt. Die Lagerung ist wie beim Steinschnitt (Bauchlage ist im Allgemeinen wegen der Narcose verworfen).

1. Anwendung der Naht.

Die Operation beginnt damit, die Fistel möglichst zugängig zu machen, zu welchem Zweck gewöhnlich der *Uterus* herabgezogen werden muss. Wenigstens erschwert es die Operation ausserordentlich, wenn man bei hochsitzender Fistel und Unbeweglichkeit des *Uterus* durch ein weites, kurzes, oben schief abgeschnittenes *Speculum* operiren muss. Das Herabziehen kann mittels eingesetzter scharfer Haken geschehen, oder nach Simon zweckmässiger durch Fadenschlingen, die durch die Muttermundslippen gelegt werden, weil diese bei der Operation weniger geniren, als die Haken oder Muzeux's Zange. Ausserdem muss der Scheideneingang mittels halber *Specula* (Taf. XIV.) oder der Finger des Assistenten auseinandergehalten werden. Zum besseren Hervordrängen der Fistel dient die Spitze des in die Blase geführten Katheters und zur Spannung der Fistelränder wählt man scharfe, stark gekrümmte, langgestielte Häkchen (Dieffenbach), weil die Hakenpincette selten ausreicht.

Hierauf folgt die Wundmachung der Ränder. Dieffenbach schnitt den Rand ringsherum 1''' breit mit einem Scalpell fort

— dann trennte er den Blasenrand auf 2‴ von der Scheide, um den Wundrand breiter zu bekommen, und legte mit langen krummen Nadeln Knopfhefte so an, dass sie abwechselnd theils den ganzen Wundrand, theils nur den Rand der Scheide fassten. Er wählte die Hefte zahlreich, um die Oeffnung fest und sicher zu schliessen und zugleich lebhafte Reaction zu erregen. Möglichst breite Wundflächen und sicherer Verschluss — hatten wir oben als die wichtigsten ins Auge zu fassenden Momente hingestellt. In der Erfüllung dieser beiden Bedingungen sind nun die neueren Chirurgen (Roser, Simon, Esmarch) noch weiter gegangen. So schneidet Simon zur Erreichung breiter gesunder Wundflächen die Fistel in einem mit 2 Ecken versehenen, mit der Spitze nach innen gerichteten Trichter aus und entfernt somit alles Narbengewebe. Freilich wird dadurch die Fistel vergrössert, denn die Spitze des Trichters liegt in der Blase und wird auch ausgeschnitten; allein dieser Nachtheil, wenn keine Vereinigung eintritt, wird durch den Vortheil der breiten Wundflächen aufgewogen. Die Ausführung geschieht mit einem in schiefer Richtung $^1/_2$—1 Centim. von der Fistel entfernt durchdringendem spitzem Messer, worauf ein schmales geknöpftes in die Stichöffnung eingeführt die Umschneidung vollendet. Dabei soll der Längendurchmesser der Fistel in den Querdurchmesser der Scheide fallen, so dass die meist runde Fistel auf diese Weise eine quere ovale wird. Diese Form und Lagerung ist deshalb vortheilhaft, weil die Nachgiebigkeit der Ränder von hinten nach vorn viel grösser ist, als von den Seiten her. Die Vereinigung wird dann mittels der Knopfnaht ausgeführt, so, dass die Hefte von innen nach aussen angelegt werden und nicht immer durch die Blase, sondern zumeist nur durch die Ränder zu fassen brauchen. Neben dieser Vereinigungsnaht wendet Simon nun noch eine zweite Reihe von Heften an, welche ferner von den Fisteländern ($1^1/_2$—3 Centimeter) und durch die Blase hindurchgreifen. (Das Durchstechen der Blase soll nicht die Gefahr neuer Fistelchen haben.) Durch diese Hefte soll die Spannung gehoben werden (Entspannungsnaht). Beide Heftreihen werden in der Scheide geknotet und von hier aus später entfernt. Simon hat diese Naht die Doppelnaht genannt. Die Entspannungsnaht soll weit bessere Resultate geben als die von Jobert zur Entspannung empfohlenen Seitenschnitte. Sie ist natürlich entbehrlich, wenn die Spannung unbedeutend. —

Nach der Anlegung der Naht wird nun zuerst eine kräftige Injection in die Blase getrieben, um sich von der sicheren Vereinigung zu überzeugen. Darauf wird *Uterus* und Scheide reponirt, ein Katheter eingelegt und durch denselben halb- bis stündlich kalte Einspritzungen in die Blase gemacht, die durch den offen gehaltenen Katheter wieder abfliessen. Gleichzeitig wird auch die Scheide ausgespritzt. Ausserdem erhält die Operirte eine Seiten-Bauchlage und wird nach allgemeinen Regeln antiphlogistisch behandelt. Nach 6—8 Tagen (die Metalldrähte können länger liegen) werden die Hefte nach allgemeinen Regeln entfernt. — Alle übrigen Nähte: umschlungene, Zapfen-, Kürschner- etc. Naht sind als verlassen anzusehen.

2. Die Aetzung wird durch ein Speculum am besten von Horn ausgeführt. Es werden nicht bloss die Fistelränder, sondern, behufs Erregung kräftiger Reaction, auch deren nächste Umgebung cauterisirt.

3. Die Transplantation ist hier immer ohne Erfolg gewesen. Dagegen

4. Der Verschluss des Muttermundes und die plastische Einheilung der einen oder anderen Muttermundslippe mit Erfolg ausgeführt.

5. Die Obliteration der Scheide soll diese mit der Blase zu einem neuen Harnbehälter machen. Vidal machte zuerst den Scheideneingang wund und legte darauf Knopfhefte an, ohne indess eine Vereinigung zu erzielen. Diese ist nun zwar auch in neuester Zeit nur einmal von Wernher erreicht; allein in mehren Fällen dadurch doch eine wesentliche Besserung erzielt. Statt der Episiorrhaphie ist daher die quere Obliteration der Scheide in Gebrauch gezogen, welche darin besteht, dass bei grossem Blasendefect der Ueberrest mit der hinteren (wundgemachten) Scheidenwand etwa 2—3 Centim. über der Harnröhrenmündung in querer Richtung vereinigt wird. Auf diese Weise bleibt ein Stück der Scheide unterhalb der Operationsstelle erhalten. Die Vereinigung der Wundflächen geschieht durch 6—7 Nähte, welche in Abständen von $1/2$ Centim. angelegt werden. Wenn von der hinteren Wand der Blase z. B. nur der Harnröhrentheil übrig geblieben ist, so wird der vordere Fistelrand 2—3 Centim. breit wund gemacht. Ebenso werden in derselben Höhe die Seitentheile und die hintere Wand der Scheide

in derselben Ausdehnung wund gemacht. Bei der Vereinigung bedarf man für jedes Heft 2 Nadeln: die eine führt man von oben nach abwärts durch den wund gemachten Ring der Scheide, die andere wird in derselben Weise durch den Rand der Fistel geführt und darauf unter genauer Berührung der Wundflächen die Vereinigung gemacht. —

Was endlich die Operation bei Männern betrifft, so muss dieselbe im Wesentlichen nach denselben Principien ausgeführt werden; nur sind die Technicismen natürlich einfacher.

VI. CAPITEL.

Die Amputationen, Exarticulationen und Resectionen.

A. *Amputatio Artuum.*

Die Amputation ist die Absetzung der Glieder in ihrem ganzen Dickendurchmesser. Geschieht sie in der Continuität der Knochen, so heisst sie Amputation im engeren Sinne; geschieht sie in der Contiguität oder in den Gelenken, so heisst sie Exarticulation.

Die Indicationen hat man von Alters her in allgemeine und besondere unterschieden. Im Allgemeinen ist die Absetzung bei allen Affectionen indicirt, welche entweder dem Leben direct Gefahr drohen, oder zweitens zumeist durch Unheilbarkeit oder durch Heilung mit Verkrüppelung den Lebensgenuss fortgehend stören, oder endlich durch individuelle Verhältnisse (Krieg, etc.) in die genannten Kategorien gestellt werden.

Die speciellen Indicationen lassen sich wegen ihrer grossen Zahl übersichtlich eintheilen A. in traumatische Läsionen und B. in chronische Uebel, und dann können die anatomischen Gebilde, in denen sie Platz gegriffen, zu Anhaltspunkten benutzt werden.

Ad A. 1. Total abgerissene Glieder, wo durch die Operation nur ein besserer Stumpf gewonnen werden soll.

2. Ausgedehnte Zertrümmerung oder Zermalmung (Knochen und Weichtheile).

3. Zertrümmerung der Knochen allein, wobei Splitter nach allen

Richtungen in die Weichtheile gedrungen, besonders in Folge von Schussverletzung.

4. Ausgedehnte Zerreissungen der Weichtheile, besonders der grösseren Gefäss- und Nervenstämme. Bei den Gefässen kommt hauptsächlich eine oft durch Continuitäts-Unterbindung nicht zu stillende Blutung und bei den Nerven der drohende Trismus, *Tetanus*, besonders als Indication in Betracht.

5. Diese Indicationen werden um so dringender, wenn die genannten Läsionen in der unmittelbaren Nachbarschaft der grösseren Gelenke, oder an ihnen selbst vorkommen; besonders wenn sie eröffnet, fremde Körper eingedrungen oder die Gelenkknorpel gleichzeitig zerstört sind.

Ad B. 1. Caries, Necrose, Knochen-Krebs und Sarcom, Knochenaneurysma.

2. Aneurysmen, deren anderweitige Heilung unmöglich.

3. Ausgedehnte Varicositäten.

4. Ausgedehnte, unheilbare Geschwüre oder Vereiterungen, die den Organismus zu erschöpfen drohen.

5. Neoplasmen, die nicht für sich entfernbar.

6. Brand in seinen verschiedenen Formen.

7. Monstrosität der Glieder (Elephantiasis).

8. Ueberzählige Glieder.

9. Gelenkkrankheiten, die unheilbar (*Tumor albus*, *Hydrarthrus*, *Pyarthrosis*, *Fungus articuli*, zahlreiche Gelenkmäuse).

10. Contractur und Verkrüppelung, welche der Realisirung der individuellen Lebenszwecke absolut entgegenstehen, dazu gehören auch Pseudarthrosen und deforme Heilungen der Fracturen.

Allgemeine Contraindicationen. 1. Resection, soweit sie zur Erfüllung der Indicationen ausreicht.

2. wenn nicht mehr alles Kranke entfernt werden kann.

3. wenn die Grundursache des localen Leidens nicht entfernt werden kann.

4. hochgradiger Kräfte- und Säftemangel.

5. hochgradige allgemeine Depression, besonders psychische.

6. hochgradige Verwundbarkeit.

7. eingetretene Pyämie.

Methoden. Es giebt 3 Hauptmethoden: Zirkelschnitt,

Lappenschnitt und Ovalärrschnitt, die im Verlauf der Zeit zahlreich variirt worden sind.

Geschichte. Bis zu Paré herrschte die Furcht vor Verblutung und liess eine fördernde Entwickelung der Operation nicht zu. Andererseits gab sie zur Anwendung roher Blutstillungsweisen und noch roherer Absetzungsmethoden Veranlassung. Zwar hat schon Hippokrates die Nothwendigkeit der Operation erkannt und Celsus übte sie als Zirkelamputation; allein der Brand galt als alleinige Indication und man stritt darüber, ob im Todten oder Gesunden geschnitten werden sollte. Zu diesem Streit gesellte sich bald ein weit wichtigerer über die Oertlichkeit, der sich durch alle Jahrhunderte hindurch gezogen hat. Galen war nämlich der Erste, der Celsus gegenüber die Exarticulation bevorzugte, während dieser rieth, sich von den Gelenken fern zu halten. Dieser Streit trat in den Hintergrund zur Zeit der rohen Blutstillungsweisen, wo man die Stümpfe in siedendes Oel, Pech, Harz tauchte, den Vitrioltampon aufband oder das glühende Eisen auf die frischen Stümpfe applicirte, sie mit einem Strick umschnürte; wo man mit glühendem Messer amputirte (Galvanokaustik), die Glieder mit einer Pechschnur, ätzenden Schnur abband, sie abquetschte (*Méthode diaclastique ou par rupture* von Maisonneuve ist ein Rückschritt zu diesem Verfahren, Maisonneuve will den Knochen erst zerbrechen und dann die Weichtheile mit seinem *constricteur* abbinden!! Auch das Durchätzen der Weichtheile ist wieder vorgenommen). Die Ligatur fand schwer Eingang. Es fehlte die augenblickliche Blutstillung — das Tourniquet. Diese Erfindung Morel's (1674) bildet den Wendepunkt. Hier beginnt erst die Entwickelung der Operation sowohl rücksichtlich der technischen Ausführung als auch in Bezug auf die Indicationen. Es folgte bald die Angabe des einfachen Lappenschnittes (Lowdham, Verduin 1679), des doppelten Zirkelschnittes (Cheselden, Petit Anfang des 18. Jahrh.), des doppelten Lappenschnittes (Ravaton, Vermale Mitte des 18. Jahrh.), des Trichterschnittes (Alanson Ende des 18. Jahrh.), endlich der Ovalärmethode (Langenbeck (Erfinder) von Scutetten 1827 beschrieben) und des Schrägschnittes (Blasius 1838). Neben der Erfindung dieser Methoden, an deren weiteren Entwickelung alle namhaften Chirurgen sich betheiligt haben, geht der Streit über Exarticulation und Amputation und die Angabe und Discussion der Indicationen, des richtigen Zeitpunktes und der Behandlung nach der Operation einher. Hildan hatte die Exarticulation zuerst wieder vertheidigt, Brasdor sie besonders bevorzugt, worin ihm die bedeutendsten Kriegschirurgen aller Zeiten gefolgt sind. Von besonderer Wichtigkeit wurde dann für die in Rede stehende Operation die Resection des cariösen Humeruskopfes von White 1768, und die weitere Entwickelung der Resectionen hat entschieden umgestaltend auf die Amputation und Exarticulation gewirkt, wie wir des Weiteren zeigen werden.

Therapeutische Würdigung. Wir haben rücksichtlich dieser wichtigen Operation folgende 7 Fragen uns möglichst ausführlich zu beantworten:

1. Welche Gefahr für das Leben führt dieselbe an sich mit sich?
2. Welche Störung in der Realisirung individueller Lebenszwecke?
3. Weshalb soll und muss amputirt werden? (Indicationen und deren Einfluss auf den Erfolg.)
4. Wo soll amputirt werden?
5. Wie soll amputirt werden? (Methoden.)
6. Wann soll amputirt werden?
7. Wie ist die Nachbehandlung zu leiten? —

Ad 1. Die Gefahr überhaupt ergiebt sich aus einer ziemlich grossen von Paul (die conservative Chirurgie) zusammengestellten Zahl von Amputationen und Exarticulationen: von 8315 sarben 2622. Dann sind die sogenannten Doppelamputationen stets äusserst gefährlich und endlich hängt die Gefahr ab von der Grösse des Gliedes, welches amputirt wird In dieser Beziehung hat schon Zang eine Reihenfolge aufgestellt, die durch die statischen Arbeiten der neueren Zeit vervollkommt is. Von der eben genannten Zahl ergeben sich:

Exarticulatio femoris	110	mit	73	Todesfällen	über	66	%
Amputatio femoris	1003	„	451	„	„	44	„
Exarticulatio humeri	66	„	27	„	„	40	„
Amputatio cruris	719	„	249	„	„	34	„
„ *humeri*	480	„	157	„	„	32	„
„ *pedis in tarso*	83	„	17	„	„	20	„
„ *metacarpi* *vel* *vel* *Exartic.* *metatarsi*	59	„	8	„	„	13	„
Amputatio antibrachii	155	„	19	„	„	12	„

Amputatio / *vel* / *Exarticulat.* — *digitorum* / *manus vel* / *pedis* — 637 mit 36 Todesfällen über 5 %

Rechnet man also die Finger und Zehen ab, so stirbt im Allgemeinen von 3 Amputirten einer, eine Behauptung, die schon Paré ausgesprochen. Immerhin finden wir bei einzelnen Autoren abweichende Angaben rücksichtlich der hier genannten Procentsätze, die aber im Ganzen nicht erheblich ins Gewicht fallen.

Ad 2. Selbstverständlich wird der Verlust oder Mangel einer Oberextremität jedesmal weit nachhaltiger und schwerer empfunden, als der einer unteren. Einen verkrüppelten Arm mit brauchbarer Hand, selbst eine theilweis verkrüppelte Hand, an der nur noch einige brauchbare Finger erhalten sind, will gewiss kein Kranker mit einer künstlichen Extremität vertauschen, während ein verkrüppeltes Bein ihm oft hinderlicher und lästiger wird als ein Stelzfuss.

Ad 3. Unter den Indicationen geben die traumatischen, besonders Schuss-Verletzungen eine entschieden ungünstigere Prognose als die chronischen Uebel. Schreckenerregend sind in dieser Beziehung die Berichte aus den letzten Kriegen. Im Krimkriege z. B. ist von allen Femur-Amputationen kein einziger durchgekommen. In Betracht kommt hier, dass zu der Verwundung, zu dem Verlust eines Theiles vom Organismus, wodurch Congestionen etc. bedingt sind, bei der acuten Verletzung noch hinzukommt: die Erschütterung mit ihrem paralysirenden oder deprimirenden Einfluss, besonders aufs Nervensystem (der eben noch gesunde, lebensfrische Mensch soll sich plötzlich an den Gedanken gewöhnen, als Krüppel, als Bettler sein kommendes Leben zu verbringen! — er hat wohl gar Familie, die in ihm ihren Erhalter verliert etc.); die nachfolgende gewöhnlich weit heftigere Entzündung, Eiternng etc. — Die Indicationen haben deshalb von jeher die ausführlichste Discussion erfahren und die so lobenswerthen Bestrebungen der neueren conservativen Chirurgie haben bereits wieder eine grössere Zahl gestrichen und viele der oben aufgezählten mit Recht nur in ihrer hochgradigsten Form als solche anerkannt. Demnach sind alle Läsionen an den Gelenken bereits der Resection zugewiesen, im Fall sie nicht mit zu wichtiger oder hochgradiger Verletzung der Weichgebilde verbunden sind, und selbst manche Continuitätsverletzung wird nach dem Vorgange B. Langenbeck's vielleicht derselben noch zufallen oder durch eine immer mehr zu vervollkommende chirurgische Therapie am Ende beiden entzogen werden. In dieser Beziehung haben auch die verbesserten Fracturverbände ihre Bedeutung. Trotzdem bleiben die aufgezählten Indicationen stehen. so schwer auch mitunter die Entscheidung über Erhaltung oder Amputation zu treffen sein wird. —

Auch unter den aufgezählten chronischen Uebeln haben wir viele besser behandeln gelernt. Die Tenotomie, das *Brisement forcé* wird gewöhnlich Herr der Contracturen, so dass eine derartige „den Lebensgenuss störende" Deformität nur noch sehr selten vom Kranken zur Amputation präsentirt werden wird. Und geschieht es dennoch, so werden von Dupuytren u. A. viel warnende Beispiele gegen solche Amputation „*par complaisance*" mitgetheilt, die uns dringend davon abrathen. Die subcutanen Operationen bei Gelenkanfüllungen, Gelenkmäusen und die vervollkommte Behandlungsweise der Gelenkkrankheiten haben auch hier die Häufigkeit der Operation wesentlich beschränkt. Einen langen Streit endlich hat der Brand unterhalten. Bei ihm soll nach den meisten Chirurgen die Amputation erst nach Bildung der Demarcationslinie geschehen. Nur bei Brand nach äusseren Anlässen rathen Einige die Befolgung von Larrey's Lehre, nämlich sofort nach den ersten Andeutungen desselben zu operiren, um so den ganzen Process abzuschneiden. Glückt dies, so wird die Prognose um vieles günstiger; allein recht oft bricht der Brand am Stumpf wieder hervor und dann ist der Kranke fast immer verloren. Je vollkommner die grossen Gefässstämme noch intact sind und je besser das Allgemeinbefinden des Kranken, um so mehr ist hier die Frühamputation indicirt.

Erwähnen wir schliesslich noch, dass die Kriegführung in Bezug auf Pflege der Verwundeten viel humaner geworden, wodurch manche Verletzung, die früher die Operation nothwendig machte, jetzt mit Erhaltung von Glied und Leben geheilt wird.

Ad 4 gelten hauptsächlich zwei Gesetze: 1. Alles Kranke muss entfernt und 2. muss dem Kranken möglichst viel erhalten werden. Bei Berücksichtigung des 2. Gesetzes kommt häufig die Frage: ob Amputation, ob Exarticulation zur Discussion. Aus der von den Autoren im Allgemeinen geführten Discussion dieser Frage haben sich besonders rücksichtlich Wunde — Decke — Stumpf folgende Vortheile und Nachtheile für beide Operationsweisen ergeben:

a. Die Amputation giebt eine reinere Wunde, während bei der Exarticulation der fibrös-seröse Gelenkapparat und die *Tendines* der Umgebung dies nicht zulassen. In die Scheiden letzterer finden ausserdem oft Eitersenkungen statt. Daraus folgt für die Amputation eine bessere, schnellere Heilung, als für die Exarticulation.

Ferner folgt eine bessere Decke für den Stumpf, zumal da der Knochen am Gelenkende stärker ist, als in der Diaphyse. Ausserdem wird der knorpliche Ueberzug der Heilung hinderlich, der Knorpel muss erst abgestossen werden — weshalb Einige dessen sofortige Resection empfehlen.

Diesen ganzen letztern Vorzug bestreiten die Anfänger der Exarticulation. Die Decke des Knochenstumpfes reducire sich stets auf eine fibröse Narbe, wenn man auch das beste Muskelpolster gewonnen habe und der Knorpel werde keineswegs der Heilung hinderlich, weshalb man ihn nur dann und so weit entfernen oder abschaben solle, als er cariös, erweicht ist.

b. Die Exarticulation kann oft noch ausgeführt werden, wo die Amputation nicht mehr möglich und erhält häufig wichtige Theile, die durch die Amputation verloren gehen. (Wenn letzteres der Fall, so gilt natürlich das oben genannte zweite Gesetz.) Sie gestattet ferner weniger Assistenten und, da man streng genommen nur Weichgebilde durchschneidet, bleiben die Messer länger scharf (deshalb sind die Kriegschirurgen ihre Anhänger). Die Blutung ist gewöhnlich leichter zu stillen und die gefährlichen Blutungen aus der Markhöhle des Knochens fallen ganz fort. Endlich wird die sogenannte Markhaut nicht verletzt, die gefährliche Osteophlebitis ist nicht zu fürchten.

Ad 5. Diese Frage betrifft hauptsächlich die Methoden. Bei ihnen ist leitender Grundsatz: Es muss die Wunde eine möglichst zweckentsprechende Form erhalten, damit eine schnelle und vollständige Heilung erzielt und zugleich eine hinreichende Bedeckung für den entblössten Knochen erreicht werde. Hiernach sind die 3 Hauptmethoden auf verschiedene Weise variirt worden.

1. Der Zirkelschnitt.

Er zerfällt zunächst in den einfachen und doppelten oder zweizeitigen (*en deux temps*).

a. Der einfache Zirkelschnitt, auch der Celsische

genannt, ist die älteste und mehr als 1500 Jahre allein geübte Methode. Man durchschneidet in einer Kreislinie, $1^1/_2$ bis $2^1/_2$ Zoll unterhalb der Durchsägungsstelle, sämmtliche Weichtheile bis auf den Knochen, lässt sie dann stark zurückziehen und durchsägt jenen dicht an den zurückgezogenen Muskeln. Die Länge der manchettenartigen Weichtheile beim Zirkelschnitt ist verschieden genommen. Im Allgemeinen nimmt man $^2/_3$ des Glieddurchmessers. — Von diesem Schnitt hat man behauptet, dass er in vielen Fällen dem Knochen keine hinreichende Bedeckung gewährt, so dass ein späteres Hervorragen und Durchtreten desselben entstehe, und ihn deshalb höchstens angewendet bei mageren und entkräfteten (daher leicht verwundbaren), Individuen, mit schlaffer und sehr dehnbarer Haut und Muskulatur, und bei mehreren Amputationen kleiner Gliedmaassen.

Den genannten Uebelständen sollte nun

b. der zweizeitige Zirkelschnitt (*amputation en deux temps*) abhelfen, welcher von Cheselden und Petit zugleich ausgeführt worden sein soll. Hier soll man zuerst den Hautschnitt (nach Petit 1 Zoll unter der Durchsägungsstelle des Knochens) ausführen, diese darauf stark retrahiren lassen und dicht am Rande derselben die Muskeln durchshneiden.

Hierdurch werden nun zwar schon mehr Weichgebilde zur Deckung des Stumpfes erhalten; jedoch die Ersparung der Muskulatur und die durch diese gebotene Bedeckung für den Stumpf ist in vielen Fällen, besonders aber bei den zweiröhrigen Knochen, doch noch zu gering. Für die einröhrigen begegnete deshalb Boyer diesem Mangel durch das nachträgliche Herausschneiden des Muskelkegels, wodurch der Stumpf mehr die Trichterform erhält. Dieser Muskelkegel soll nämlich nach der Durchschneidung der Muskeln durch deren starke Retraction gebildet und am Rande derselben durchschnitten werden.

Anwendung: Ihre Anwendung findet diese Methode bei rigiden, nicht zu muskulösen, aber leicht verwundbaren Individuen; an den beiden unteren Drittheilen des Oberarms; am Oberschenkel nahe über dem Knie; am Unterschenkel über und unter der Wade; am Vorderarm knapp über dem Handgelenk, so wie in allen den Fällen, wo die Amputationswunde durch Eiterung (?) geheilt werden soll.

Für die zweiröhrigen Knochen, besonder für den Unterschenkel, musste jedoch, wie schon bemerkt, bei den genannten Methoden die Deckung des Stumpfes noch oft besondere Schwierigkeiten darbieten, zumal da der Boyersche Kegel hier nicht in Ausführung kommen kann. Deshalb lag es wohl nahe, diese Bedeckung hauptsächlich am Unterschenkel aus der Wade zu nehmen, und so kam

2. der Lappenschnitt in Anwendung, dessen Erfindung für die zweiröhrigen Knochen deshalb auch der des zweizeitigen Zirkelschnittes voranging.

Der doppelte Lappenschnitt war ursprünglich für den Unterschenkel berechnet, wurde aber im ersten Drittheil des vorigen Jahrhunderts von Ravaton und Vermale auch auf den Oberschenkel übertragen.

Diese Methode bildet eine vorzügliche Fleischdecke für den Knochen und begünstigt die schnelle Vereinigung der Wunde vor allen andern. Ihre Nachtheile sind, dass die Weichgebilde schräg durchschnitten werden, was besonders rücksichtlich der Gefässe, die oft zweimal angeschnitten werden, zu Nachblutung und der Nerven zu Neuralgien Veranlassung giebt. Ausserdem ist die Verwundung weit grösser, als beim Zirkelschnitt und es entsteht, wenn Eiterung eintritt, eine weit grössere die Pyämie begünstigende Fläche.

Anwendung:

a. des einfachen Lappenschnittes. Dieser soll im Allgemeinen angewendet werden am fleischigen Theile des Vorderarms und am Unterschenkel in der Gegend der Wade, an welchen Theilen Haut und Muskulatur wegen der festen Verwachsung mit den doppelten Knochen und dem *Lig. inteross.* nicht stark genug retrahirt werden können; und am Oberarm und Oberschenkel in den Fällen, wo die Haut an der einen oder anderen Seite höher hinauf destruirt ist;

b. des doppelten Lappenschnittes. Dieser hingegen soll angewendet werden bei nicht zu vulnerablen und entkräfteten Subjecten und wo durch schnelle Vereinigung geheilt werden soll; besonders am oberen Drittheil des Oberschenkels und Oberarms, wo der Nachblutung durch Tamponade mittels der Lappen vorgebeugt werden soll. Letzteres ist besonders im Kriege wichtig; wo durch den Transport Nachblutungen aus der Markhöhle häufig sind.

Wir sehen also beim Zirkelschnitt und seinen verschiedenen

Variationen als Hauptzweck den verfolgt, ein hinlänglich grosses Polster und zugleich eine durchweg glatte Trichterwunde zu bekommen. Diesen Forderungen wollte Celsus' Schnitt nicht genügen. Aber auch mit der Wundform des zweizeitigen Zirkelschnittes war man nicht zufrieden, und suchte den Trichter durch mehrmaliges Durchschneiden der Muskulatur (Treppenschnitt) oder Allanson durch seinen Hohlschnitt zu verbessern, bis endlich Boyer dies durch den angegebenen Fleischkegel am besten leistete, weshalb auch die Bestrebungen von Treppen-, Hohl-, Polygonal- oder Trichterschnitt so gut als verlassen sind.

In Bezug auf die Zirkelmethode endlich sind die Bemerkungen Bierkowski's (Chir. Erfahrungen I. Heft, Berlin, 1847) nicht ohne Interesse. Er giebt auf einer Tabelle ideelle Abbildungen von Längsdurchschnitten des Zirkelschnittes und zeigt den Unterschied der Wunde auf, welche man an lebenden und todten Stümpfen erhält. Der Grund dieses Unterschiedes liegt nach Bierkowski in der eigenthümlichen Kraft, vermittelst der sich der Muskel des Lebenden beim Durchschneiden contrahirt, während an der Leiche die Schnittwunden bleiben, wie sie der Operateur gemacht hat. Besonders stark sollen sich die dem Knochen zunächst gelegenen Muskeln contrahiren, während die an der Peripherie des Gliedes dies nur sehr wenig thun, weil sie daran durch die gegenseitigen Verbindungen der Haut mit der Fascie und dieser mit den Muskelscheiden etc. gehindert werden. Indem nun so die Fleischmassen von der Peripherie zum Knochen eine stufenweis zunehmende Contraction machen, soll man bei Celsus' Zirkelschnitt eine sehr schöne gleichmässige Trichterwunde erhalten, in deren Tiefe der Knochen liegt. Schlechter schon falle die Wunde beim zweizeitigen Zirkelschnitt aus und am schlechtesten beim Trichterschnitt. Dies habe man bei dem Studium dieser Methoden an der Leiche übersehen und deshalb Celsus' Schnitt mit Unrecht den anderen nachgesetzt.

Auch der Lappenschnitt hat rücksichtlich der beiden Hauptbedingungen: gutes Polster und schöne Wunde, seine Variationen erfahren. Man hat nach der Oertlichkeit des Gliedes und der örtlichen Beschaffenheit der Weichgebilde bald 1—2—3 Lappen gebildet; man hat ihre Grösse verschieden ausfallen lassen, besonders Langenbeck, dessen Lappenform zu der Ovalärmethode für die Exarticulationen geführt haben, während endlich Blasius' Schrägschnitt sich als ein auf die Amputationen übertragener Ovalschnitt ansehen lässt, bei dem nur die Wundenvereinigung anders ausfällt.

3. Die Ovalärmethode steht gleichsam in der Mitte zwischen Zirkel- und Lappenschnitt und vereinigt so vielleicht die Vortheile beider. Schliesslich sei bemerkt, dass man der einen oder anderen Methode im speciellen Fall immer, im Allgemeinen niemals den Vorzug geben darf.

Ad 6. Die Frage nach der Zeit, wann amputirt werden soll, kommt bei den chronischen Uebeln gewöhnlich nicht speciell in Betracht. Man operirt, wenn die Indication sicher gestellt ist, und Contraindicationen nicht vorhanden sind. Gleichwohl können folgende statistische Momente nach Paul Beachtung beanspruchen. 1. „Der Einfluss des Alters schien sich bei Amputationen wegen chronischer Uebel so zu stellen, dass Kinder bis zum 5ten Jahr 50 % Todte lieferten, im Alter von 5 — 15 Jahren war das Verhältniss bei weitem günstiger, etwa 1 : 7. — Vom 15 — 20 Jahren nahm die Mortalität beträchtlich zu und zwar bei beiden Geschlechtern gleichmässig. Bei Frauen war die Sterblichkeit bis zum 35. Jahre sodann geringer, von da ab bis zum 50sten aber grösser, ja enorm. Das männliche Geschlecht hatte ziemlich gleichbleibende Aussichten in diesen Altersepochen. Die Periode vom 50. — 65sten Jahre schien beiden Geschlechtern am ominösesten. Noch weiter im Leben ist der Erfolg noch zweifelhafter. Amputationen wegen Verletzungen — also primäre — sind für die Kindheitsepoche vom 1. — 15. Jahre am gefährlichsten; vom 15. — 35. Jahre mindert sich die Sterblichkeit und das mittlere Alter von 35 — 50 Jahren ist das relativ günstigste. Von da ab steigt die Mortalität beträchtlich.

2. Der Herbst ist die gefahrvollste Zeit, der Winter die günstigste. Der Herbst gab 64 % Todte, das Frühjahr 57 %, der Sommer 54 %, der Winter 47 %. Dies gilt indess nur für die chronischen Uebel; bei den traumatischen Verletzungen war in den Jahreszeiten auffallender Weise kein Unterschied."

3. kommt Pflege und Umgebung in Betracht. In überfüllten Spitälern, bei epi- und endemischen Krankheiten, vor Allem bei herrschender Pyämie ist die Prognose ungünstig.

Am meisten aber ist die vorliegende Frage rücksichtlich der traumatischen Verletzungen discutirt worden und von den meisten Chirurgen dahin entschieden, dass man bei ihnen möglichst innerhalb der ersten 24 Stunden (frühe-, Stegreif-, primäre Amputation) operirt werden müsse, damit die neue Verwundung nicht in die Zeit der der Verletzung bereits gefolgten Reaction fällt. Ist dieser Zeitpunct vorüber, also die Reaction bereits eingetreten, so muss man dieselbe erst abwarten, um dann nach 8—21 Tagen die späte oder secundäre Amputation zu machen, die dann aber eine entschieden ungünstigere Prognose geben soll. Indess wenn das Individuum durch den Unfall zu tief erschüttert, *Delirium nervosum etc.* zu folgen droht, soll man nach Fricke u. A. die Spät-Amputation vorziehen.

Ad 7. Der Verband und die Nachbehandlung haben ebenfalls zahlreiche Variationen erfahren. Nachdem nämlich die Blutung durch sorgfältige Ligatur gestillt ist, haben Einige die Wunde noch erst einige Stunden entweder offen oder höchstens mit einem Schwamm bedeckt liegen, der Einwirkung der Atmosphäre überlassen wollen (der Verband im *Stadium lymphaticum*, wodurch frühe Nachblutung verhindert werden soll (Dupuytren)); Andere, selbst in neuester Zeit wieder, haben überhaupt keinen Verband angelegt; Andere endlich haben den Stumpf sorgfältig geformt, die Wunde nach den Gesetzen der Wundenvereinigung mittels Hefte, Heftpflaster, Compresse und Binde (Expulsivbinde) sorgfältig vereinigt, und zwar beim Zirkelschnitt geradlinig, so dass die Linie fast horizontal fällt, und nur seitlich Oeffnungen für den Abfluss des Wundsecrets gelassen. Die letztere Praxis ist die allgemeinere. Zu ihr hat Burow kürzlich die Bemerkung gemacht, dass man die Hefte in Schleifen binden müsse, um sie mit der Steigerung der Geschwulst nachlassen zu können und so Druck, vor Allem aber Pfropfbildung in den Venen (Phlebitis) zu vermeiden. Ausserdem bevorzugt er Lappenbildung, lässt die Luft 20—30 Minuten vor Anlegung des Verbandes einwirken und vermeidet Compressen und Binden. Er theilt überaus günstige Resultate mit. — Dann hat man, gleichsam nach allgemeinen Regeln, den Stumpf auf einem Spreupolster mit Wachstuch überzogen, worauf eine Compresse, gelagert, eine Reifbahre über denselben gestellt und die Eisblase applicirt (welche den brennenden Schmerz am meisten beruhigt). Die Kälte soll bis zum 5.—8. Tag angewendet werden und dann, je nachdem *prima intentio* oder Eiterung eingetreten, weiter verfahren werden. Beachtenswerth ist

Günther's Verband, der nach Vereinigung mit Heften und Heftpflaster eine mit Blut oder Wasser durchfeuchtete Compresse auflegt, darüber Watte und Flanellbinde. — In den meisten Fällen folgt Eiterung oder doch nur beschränkte *prima intentio.* Es muss dann für Abfluss des Eiters gesorgt und im Uebrigen der Verband möglichst einfach gemacht werden. Die allgemeine Behandlung richtet sich nach der Constitution und der Reaction. Anfänglich ein Morphium-Pulver, später bald Roborantia. Ausserdem sind verschiedene andere Heilungsversuche gemacht. Man hat dem Stumpf sogar einer höheren Temperatur ausgesetzt! — Das Wasserbad nach B. Langenbeck hat viele Anhänger gewonnen. — Rücksichtlich der Erfolge ist auch hier zu sagen, dass die Therapie am erfolgreichsten ist, je mehr sie individualisirt und mit dem Blick aufs Ganze die speciellen Behandlungsweisen zu prüfen und zu verwerthen versteht. —

Berücksichtigen wir schliesslich noch einige besondere Momente und Ereignisse zum Theil mit Rücksicht darauf, dass der 3. Tag der gefährlichste ist:

1. die Nachblutung, frühe und späte, ist durch einen sachkundigen Assistenten zu überwachen. Compression (im Nothfall mittels Tourniquet, welches zur Hand sein, nach Einigen locker liegen bleiben muss), Eis reichen zumeist aus. Man hat aber auch die Continuitäts-Ligatur und sogar eine höhere Amputation machen müssen.

2. Myospasmen im Stumpf verlangen Opium; auch ein milder Druck ist vortheilhaft. Spätere Neuralgien können Nerven-Excision oder Durchschneidung nothwendig machen.

3. Stumpf-Necrose oder Caries tritt häufig auf und stört die Heilung. Man muss die Exfoliation abwarten und im Uebrigen nach allgemeinen Regeln verfahren. Letzteres gilt auch von Erysipelas, Brand etc. der Weichtheile.

4. Ziehen sich die Weichtheile stark zurück, so dass eine konische Form des Stumpfes entsteht, so muss gewöhnlich eine Nachoperation gemacht werden, weil das Herabziehen derselben nichts nutzt, der Druck sogar nachtheilig werden kann.

5. Congestionen, Nervenzufälle müssen rechtzeitig beseitigt werden.

6. Ein künstliches Glied kann gewöhnlich erst nach Monaten

angelegt werden, wenn die Empfindlichkeit im Stumpfe sich gemässigt hat.

7. Die Veränderungen des Stumpfes sind der Art, dass häufig das ganze Polster (Muskel etc.) zu Bindegewebe wird. Oft indess bleiben auch die Muskel erhalten, besonders nach dem Lappenschnitt. Die Gefässe obliteriren, die Nerven verwachsen mit der Narbe und erhalten oft knollige Anschwellungen. Der Knochen wird häufig spitz, oft entstehen vom Periost aus Osteophyten. Der ganze Stumpf hat sich zumeist nach Jahren zugespitzt und wächst bei jugendlichen Individuen nicht mit.

Ausführung. Instrumente cf. Taf. XV.

Allgemeine Regeln der Technik.

Wenn der Operateur sich überhaupt bei jeder Operation mit einer gewissen Gewandtheit oder dass ich so sage, Gelenkigkeit bewegen soll, die jedoch weit entfernt von einer affectirten Behändigkeit sein muss: so kommt dies besonders bei den Amputationen und Exarticulationen in Betracht.

Die Erlangung technischer Fertigkeiten ist nun zwar für den Einen mit weit grösseren Schwierigkeiten verknüpft als für den Anderen, dem eine gewisse Gewandtheit und vor Allem eine manuelle Fertigkeit mehr oder weniger angeboren ist. Allein es kommt auch hier nur darauf an, dass das Regelnde mit dem eingentlichen Interesse erfasst, dass man, je grösser das ursprünglich Widerstrebende, mit um so mehr Sorgfalt auf Einzelheiten und scheinbar unwesentliche Kleinigkeiten achtet.

Selbst dem oft vorhandenen Mangel an Gelegenheit zu hinlänglicher Uebung kann man dadurch begegnen, dass man die hier erforderlichen Fertigkeiten und Handgriffe zum Theil für sich auf der Stube, oder er Eine am Anderen sich einüben kann. Mag man immerhin einwenden, dass das Genie sich nicht an die Regel kehre, dass man bei einer Operation sich um so weniger an Regel und Methode binden könne, als im nächsten Augenblick schon eine Veränderung beider nothwendig werden kann; dies gerade ist es, was die vollkommne Beherrschung beider so nothwendig macht, und gerade diese Beherrschung, diese zur natürlichen Fertigkeit gewordene Regel wird Veranlassung, dass das Handeln den Anschein von Regellosigkeit erhält.

Wir wollen versuchen, folgende hierher gehörigen Punkte zur übersichtlichen Beachtung zusammenzustellen.

Hat der Operateur sich über die Wahl einer auszuführenden Methode entschieden, so hat er

1. seine Assistenten anzustellen (conf. S. 11).

Bei der Amputation grösserer Glieder braucht er deren fünf, von denen zwei bei der Operation thätig sind, einer das Chloroformiren, der vierte das Tourniquet besorgt oder die Compression des Hauptarterien-Stammes mittels seiner Daumen ausführt. Die Pelotte des Tourniquets muss etwas schräg zur Arterie stehen, während bei der Fingercompression die Daumen quer einer über den andern gelegt wird. Eine übermässige Druckkraft ist nicht nöthig. — Der fünfte Assistent reicht die Instrumente, der indess auch entbehrt werden kann.

2. Hat er seine Stellung zum Kranken während der Operation zu berücksichtigen. Er kann sich oft selbst im Wege stehen und beachte deshalb die allgemeine Regel, dass das zu amputirende Glied ihm zur rechten Hand abfallen soll. Hiervon macht nur die Amputation des linken Unterschenkels nach Verduin eine Ausnahme (s. diese), und wenn man bei der Amputation des linken Oberschenkels etwa aus Raumbeschränkung nicht zwischen den Schenkeln des Kranken stehen könnte. Ferner hat er in der Regel den einen oder den anderen Fuss vorgesetzt, weil dadurch die Bewegungen des Körpers mehr Sicherheit und Gewandtheit erhalten.

3. Ist der richtige Gebrauch seiner assistirenden Hand von Wichtigkeit.

Er wisse stets, wie und wozu er sie brauchen will, was besonders bei den Lappenschnitten, hauptsächlich aber auch bei den Exarticulationen in Betracht kommt.

4. Die Haltung und Führung des Messers. Besonders im Anfange fasst und führt man dasselbe, selbst unbewusst in der Regel, mit einer gewissen krampfhaften Muskelspannung, wodurch die nothwendige Beweglichkeit, vor Allem im Handgelenk, beeinträchtigt und die Ausführung der Operation ausserordentlich erschwert wird. Dies krampfhafte und ungelenke Fassen und Halten gilt auch zum Theil von der assistirenden Hand. Man operirt gleichsam mit dem ganzen Körper und darf sich deshalb nicht wundern, nach einer an sich so geringen Kraftanstrengung wie im Schweiss gebadet zu sein.

Man wolle berücksichtigen, dass fast keine Operation eines grossen Kraftaufwandes bedarf; die stärksten Muskelpartien durchdringt ein gewandt und regelrecht geführtes Messer mit der grössten Leichtigkeit und scheint sich dabei gleichsam spielend in der kunstgeübten Hand zu bewegen.

Man fasse demnach das Messer, wenn auch sicher, so doch nie krampfhaft, was man daran prüfen kann, dass die nöthige Beweglichkeit im Handgelenk unbeeinträchtigt ist, und werfe von Zeit zu Zeit einen relaxirenden Blick auf die unnöthige Theilnahme seines gesammten Körpers.

Man beginne die Schnitte stets nach den angegebenen Regeln und achte darauf, dass sie immer mit der nöthigen Ruhe zu einem bestimmtem Zwecke und mit gehörigem Erfolge geführt werden.

In den meisten Fällen soll das Messer immer im Zuge schneiden, wobei darauf zu achten, dass man während des Schnittes dasselbe nicht zu stark aufdrücke, wozu man besonders Neigung hat, weil dadurch sein freier Zug gestört wird.

Daher kommt es denn auch, dass man z. B. bei den Zirkelschnitten das Messer mit aller Gewalt um das Glied herumführt, und sich trotzdem wundern muss, kaum ein Dritttheil des Beabsichtigten, und dies wiederum mit Brücken, durchschnitten zu haben. Hier hat man aber das Messer immer andrückend um den Knochen gleichsam herumgewälzt, statt dasselbe in einem freien, leichten, immer gegen sich gerichteten Zug herumzuführen.

Sticht man behufs der Lappenbildung das Messer ein, um es in sägenden Zügen nach aussen zu führen, so ist darauf zu sehen, dass diese Züge immer möglichst lang ausfallen, dass dabei das Messer stets in perpendiculärer Richtung zum Gliede bleibt, dass es sich beim Zurückziehen und Vorwärtsschieben nicht von den vorderen Wundwinkeln entferne, weil sonst leicht Zacken entstehen. Denn man beabsichtigt.

5. überall eine glatte Schnittfläche zu erhalten, besonders aber an den Theilen, die sich *prima intentione* vereinigen sollen. Deshalb vermeide man das wiederholte Einschneiden der genannten Theile und Flächen, was leicht beim Umschneiden der Knochen, besonders der zweiröhrigen, und beim Gebrauch der Säge geschehen kann.

6. Nach der Trennung der Weichgebilde hat man die Retrac-

tionsbinde anzulegen, die für einröhrige Knochen zwei-, für zweiröhrige dreiköpfig ist. Diese Binde ist das einfachste Mittel, die Weichtheile zurückzuhalten und gegen die Säge zu schützen, weshalb die complicirten speciellen Retractoren überflüssig sind.

Der ungetheilte Kopf derselben soll beim einfachen Lappen am Vorderarm und Unterschenkel stets auf den gebildeten Lappen zu liegen kommen. Hiernach richtet sich die Einführung des mittleren Bindenkopfes, der mit der Pincette an seiner Spitze gefasst, zwischen den beiden Knochen durchgeführt wird, und zwar am Unterschenkel von hinten nach vorn, am Vorderarm von der Volar- nach der Dorsalseite hin. Durchgeführt soll er nach der Axe des Gliedes an demselben hinaufgelegt und darauf die beiden äusseren Köpfe auf ihm scharf gekreuzt angelegt werden. Bei Anlegung der zweiköpfigen Binde lässt man den ungetheilten Kopf nach unten fallen, und kreuzt die beiden anderen so, dass auch hier der Stumpf vollständig gedeckt ist. Der Gehülfe umfasst darauf über der Binde selbst den Stumpf und führt zugleich die Retraction der Weichgebilde aus, während der Operateur den Knochen nahe an der Binde behufs der Trennung der Beinhaut umschneidet und darauf

7. zum Gebrauch der Säge schreitet. Diese setze man stets senkrecht und mit ihrem hinteren Theil zuerst auf, und zwar an dem aufgesetzten Nagel des linken Daumen, dessen man sich dabei als Leitung und zugleich zum Schutze der Weichgebilde bedient. Jetzt zieht man sie in einem langen Zuge nach sich und schiebt sie ebenso zurück, lässt darauf die Züge schneller, und wenn man beinahe durchgedrungen ist, wieder langsamer werden; während der das abfallende Glied haltende Gehülfe dasselbe zuletzt ein wenig hebt.

Der Knochen soll horizontal zur Axe des Gliedes, vollständig und glatt durchschnitten werden und möglichst hoch an den Weichtheilen, damit er nicht vorsteht, sondern nach Entfernung der Retractoren gleichsam in die Weichtheile hineinschlüpft. Die Beinhaut zu sparen, um ihn mit derselben zu bedecken (Walther) ist nutzlos. Ihn bei der Lappenbildung schräg von zwei Seiten zu durchschneiden macht ihn nekrotisch.

8. ist dann die Unterbindung der Gefässe und die Anlegung des Verbandes vorzunehmen. Zu unterbinden hat man zuerst die Hauptarterie und deren Hauptäste, ohne das Tourniquet zu lüften. Darauf merkt man sich bei Lüftung des Tourniquet den Ort eines

spritzenden Gefässes, und unterbindet so lange, bis keins mehr spritzt. Den einen Ligaturfaden schneidet man dicht am Knoten ab, der andere wird auf dem kürzesten Wege aus der Wunde herausgeführt.

Anmerkung. Kluge pflegte mit Recht viel Gewicht darauf zu legen, dass sich der Operateur kurz vor einer Operation, wenn irgend möglich, auf keine Weise anstrengen müsse, wozu er z. B. durch Tragen oder Lagerung des Kranken etc. leicht veranlasst werden könne, weil ihm daraus ein Zittern der Hand und somit eine störende Unsicherheit entstehe.

Amputation der einzelnen Glieder.

1. *Amputatio brachii.*

a. Zweizeitiger Zirkelschnitt nach Rust.

Haut- und Muskelschnitt werden in zwei Halbzirkelschnitten vollendet.

Der Kranke sitzt oder liegt. Mit dem Tourniquet kann die Arterie im ganzen Verlauf am Arm comprimirt werden, mit den Fingern in der Achselhöhle oder oberhalb der *Clavicula* gegen die erste Rippe.

Assistenten. Ein Gehülfe umfasst den ausgestreckten und etwas flectirten Oberarm oberhalb, ein zweiter dicht über dem Ellenbogengelenk, so dass sie die Haut spannen und die gleichmässige Rundung des Armes durch sanften Druck vermehren.

Der Operateur überzeugt sich zuerst von der sicheren Compression der Arterie mittels der Controle durch den Puls. (Die Compression soll kurz vor Beginn der Operation beginnen). Dann tritt er mit dem rechten Fuss vor, legt seine linke Hand auf die Hände des oberen Assistenten, greift mit dem nicht ganz in die volle Hand gefassten Messer unter den Arm und so weit durch, dass seine Schulter fasst unter das zu amputirende Glied zu stehen kommt.

1. Hautschnitt. Er setzt den hinteren Theil des Messers senkrecht auf die Haut, schiebt es etwas vor, so dass es die Haut durchschneidet, zieht es nun von innen nach aussen ohne Druck

herum, und lässt in der Mitte die Spitze nach oben ausstreichen. Darauf geht er über den Arm hin, setzt es wieder im Anfangspunkt des ersten Schnittes senkrecht auf und zieht es wieder nach unten und aussen, so dass beide Schnitte vereinigt werden.

Anmerkung. Man achte beim Herumführen des Messers darauf, dass immer sein möglichst hinterer Theil schneidet, dann wird man am besten am Herumwälzen desselben gehindert.

Ist auf diese Weise die Haut überall durchschnitten, so zieht sie sich durch die Spannung der Gehülfen weit genug zurück. Findet sich jedoch noch irgendwo eine Adhärenz, so trennt man dieselbe durch einen leichten Schnitt mit demselben Messer.

Anmerkung. Das Lospräpariren der Haut nach dem Hautschnitte und Umkrämpen derselben (die Manschette), von Mynors und Zang, die auch noch seitlich eingeschnitten werden soll, dürfte nur dann zu rechtfertigen sein, wenn dieselbe nicht verschiebbar wäre, weil dadurch hauptsächlich ihre Gefässe und somit ihre Ernährungsquellen zerstört werden. Die Erfinder und Anhänger dieser Variation glaubten, dass zur Deckung des Stumpfes die Haut zweckmässiger sei als die Muskel.

2. Muskelschnitt. Am Rande der zurückgewichenen Haut wiederholt man die beiden angegebenen Messerzüge, welche die Muskeln bis auf den Knochen trennen, und deshalb etwas kräftiger geführt werden müssen. Man setzt das Messer demnach wieder wie vorhin mit dem hinteren Theil auf, schiebt es bis an's Griffende durch die Muskeln bis auf den Knochen und vollführt nun wie vorhin die beiden Schnitte. Um darauf dem Stumpfe die Trichterform zu geben, lässt man die durchschnittenen Muskeln desselben stark nach oben ziehen, umfasst mit dem linken Zeigefinger und Daumen den hervorragenden Muskelkegel, durchschneidet ihn dicht an den assistirenden Fingern durch zwei wie oben geführte Schnitte, und schiebt das Durchschnittene sogleich mit den angelegten Fingern nach abwärts, um den Knochen frei zu machen.

Darauf legt man

3. die Retractionsbinde an, durchschneidet die Beinhaut durch gleiche Messerzüge und sägt endlich den Knochen durch.

Zu unterbinden hat man die *Arteria brachialis* und *brachialis profunda* (mit dem *N. rad.* hinter dem *Lig. interm. ext.* nahe am

Knochen), und bei abnorm hoher Spaltung der *brachialis* statt ihrer die *radialis* und *ulnaris*, sowie endlich mitunter Nebenäste.

b. Zweizeitiger Zirkelschnitt nach Cheselden, Petit.

Haut- und Muskelschnitt werden in einem Zuge um das Glied vollendet.

Assistenten wie vorhin.

Der Operateur fasst mit Daumen und Zeigefinger der linken Hand den Rücken des Messers in der Mitte, so dass der Griff nach oben sieht, tritt mit dem rechten Fusse vor, setzt die Schneide an der respectiven innern oder äussern Seite des Gliedes senkrecht auf, greift, sich auf das rechte Knie niederlassend, mit der rechten Hand zwischen Pro- und Supination unter dem Gliede durch nach dem Griffe des Messers, denselben mit Daumen und den drei ersten Fingern erfassend, schiebt darauf das Messer nach abwärts bis an's Heftende durch die Haut, und zieht es nun nach oben, unten und, sich wieder erhebend, nach sich, so dass der Schnitt im ersten Wundwinkel endet.

Die Finger der linken Hand ruhen anfänglich auf dem Rücken des Messers, dann werden sie auf die Hand des oberen Assistenten gelegt.

Die Haut wird darauf, wie bei der vorigen Methode, zurückgezogen, und am Rande derselben der eben beschriebene Schnitt zur Trennung der Muskeln wiederholt, der auch hier wieder kräftiger ausgeführt werden muss. Alles Uebrige wie vorhin.

Anmerkung. Rust sagt wohl mit Recht über diese Methode: „es sei unnütz, sich mit Einem Schnitte zu quälen, wenn man auf eine leichtere Weise und in kürzerer Zeit mit zwei Schnitten denselben Zweck erreichen könne, ganz abgesehen davon, dass man mit einem Schnitte schwerlich immer die Trennung der Haut in gleichmässiger Tiefe zu bewirken im Stande ist, und es auch einige Uebung voraussetzt, wieder genau in den Anfang des Schnittes zu kommen. Ferner biete sein Schnitt noch die Bequemlichkeit, dass der Wundarzt stehend operiren könne."

c. Doppelter Lappenschnitt nach Vermale.

Beide Lappen sollen gleich gross werden, 2 Zoll Länge erhalten, oder ein Dritttheil des Umfanges des Gliedes betragen, und der äussere soll zuerst gebildet werden. Nach der Bildung der Lappen trennt ein zweizeitiger Zirkelschnitt nach Rust, an der Basis der Lappen herumgeführt, die noch vorhandenen Weichgebilde.

1. Bildung der Lappen.

Assistenten. Der Arm wird abducirt, so dass die Hand zwischen Pro- und Supination steht. Ein Gehülfe, am Schulterende des Armes und dem Operateur gegenüber stehend, umfasst den Arm so, dass er die Streckmuskeln nach aussen, die Beugemuskeln nach innen presst. Dies bewirkt er dadurch, dass er die Daumen nach oben und parallel zur Axe des Armes, die übrigen Finger nach unten legt, so dass beim Zusammendrücken die Daumen neben den Knochen zu liegen kommen.

Ein zweiter fixirt den mässig flectirten Arm über dem Ellenbogengelenk.

Der Operateur umfasst vor der Hand des Assistenten die nach aussen gedrückte Muskelpartie mit der linken Hand, den Daumen nach oben, zieht sie noch mehr vom Knochen ab, fasst das zweischneidige Messer wie einen Dolch, den Daumen auf dem Griffe, setzt die Spitze senkrecht mitten auf das Glied, sticht ein und führt das Messer an der äusseren Seite des Knochens herum, auf der unteren wieder heraus, richtet die Schneide jetzt schräg nach aussen und schneidet in sägenden Zügen den Lappen rund aus. Darauf fasst die assistirende Hand auf dieselbe Weise die innere Muskelpartie; der Operateur setzt die Spitze des Messers wieder in den oberen Wundwinkel, geht behutsam an der innern Seite des Knochens herum — im unteren Wundwinkel wieder aus, und bildet, wie vorhin den zweiten Lappen.

Der obere Assistent schlägt darauf die Lappen zurück und der Operateur vollführt an deren Basis

2. den Zirkelschnitt.

Hierauf wird

3. die Retractionsbinde von unten her angelegt, so dass der ungetheilte Kopf den einen, die andern beiden Köpfe den zweiten Lappen bedecken.

4. Trennung des *Periosteum* und Durchsägen des Knochens wie oben.

d. Doppelter Lappenschnitt nach Langenbeck.

Der erste Lappen wird an der Seite gebildet, an welcher der Operateur steht.

Bildung der Lappen.

Assistenten wie bei c.

Der Operateur fasst den Griff des Messers mit dem Daumen und den drei ersten Fingern der rechten Hand, tritt mit dem linken Fusse vor, und umfasst mit Daumen und Zeigefinger (Daumen unten, Zeigefinger parallel über ihm, die übrigen Finger ausgestreckt) die respective äussere oder innere Muskelpartie etwas schräg von unten nach oben. Jetzt setzt er die Spitze des Messers mit schräg gegen den Knochen gerichteter Schneide an, schiebt es vor und parallel zu den aufgelegten Fingern nach oben, und zieht es darauf zur Erde, so dass oberer und unterer Wundwinkel correspondiren.

Durch diese beiden Bewegungen muss er bis auf den Knochen gedrungen und so der Lappen gebildet sein.

Hierauf greift er mit der assistirenden Hand in einem Bogen über den Arm nach der anderen Seite, umfasst (den Daumen nach oben) die Muskelpartie dieser Seite wieder schräg von unten nach oben, geht mit dem Messer unter dem Arm durch und bildet auf gleiche Weise den zweiten Lappen, bleibt darauf gleich mit dem Messer an dieser Seite und vollführt, nachdem der Gehülfe die Lappen zurückgeschlagen, den Zirkelschnitt.

Alles Uebrige wie bei c.

Langenbeck nennt dies Verfahren zur Unterscheidung von der Amputation durch den Zirkelschnitt *Exstirpatio ossis.* Denn die Lappen sollen nicht gross werden; die sie deckende Haut muss einen Bogen bilden, wodurch diese Methode eine sehr gute Wunde giebt, der besonders bei der seitlichen Compression der Weichgebilde im oberen und unteren Winkel die wulstigen Ränder fehlen, die beim Zirkelschnitt immer vorhanden sind.

Anmerkung. Statt dieser Form der Lappen und Technik ihrer Ausführung hat Ravaton zuerst einen Zirkelschnitt gemacht und dann die Lappen gebildet, die dadurch eine viereckige Form erhalten.

e. Ovalärschnitt nach Langenbeck.

Die Assistenz wie beim Zirkelschnitt.

Der Operateur ergreift das kleine Langenbeck'sche Amputationsmesser zwischen Daumen und Mittelfinger, der Zeigefinger ruht auf dem Rücken. Er setzt den rechten Fuss vor, umfasst mit seiner linken Hand dicht oberhalb der Amputationsstelle den Arm, setzt das Messer schräg zum Knochen und schräg zur Längenaxe des Gliedes auf und führt es in einem Zuge bis zum Knochen nach abwärts, so dass es ausstreicht. Darauf umgeht er mit dem Messer den Arm, setzt es auf der entgegengesetzten Seite wie vorhin auf, führt es auch hier bis zum Knochen und nach abwärts, lässt es aber nicht ausstreichen, sondern führt diesen Schnitt in den ersten über, so dass das Oval, welches unten, wo sich die Schnitte begegnen, etwas quer ausläuft, beendet wird. Um die Trennung der Weichtheile noch zu vervollständigen, schiebt er das Messer von unten sofort in der Wunde wieder nach oben, und zwar stets in schräger Richtung zum Knochen. Im oberen Winkel angekommen, führt er das Messer in einen Zirkelschnitt über, nachdem man vorher die Weichtheile mit der assistirenden Hand zurückgezogen hat, lässt es ausstreichen und greift zur Säge.

Bemerken wir schliesslich, dass auch hier der Zirkelschnitt zu bevorzugen ist und im Uebrigen rücksichtlich Verband und Nachbehandlung nach allgemeinen Regeln verfahren wird.

---

2. *Amputatio antibrachii.*

a. Doppelter Zirkelschnitt nach Rust, Cheselden, Petit

Lagerung des Patienten wie bei der vorigen Operation. Gehülfen sind 3 erforderlich, einer comprimirt die A. radial., ein anderer fixirt den Arm zwischen Pro- und Supination, der dritte fasst die Hand.

Diese Methoden werden hier ganz wie oben beschrieben ausgeführt, jedoch mit folgenden Modificationen:

1) kann nach Haut- und Muskelschnitt kein Kegel gebildet werden, wegen des zweiröhrigen Knochens; man muss deshalb eine hinlängliche Hautmanchette gewinnen.

2) kann der Muskelschnitt das zwischen den Knochen befindliche Fleisch nicht treffen; weshalb man dies nach demselben mittels der Catline auf folgende Weise durchschneidet:

Man setzt die Catline mit der Schneide auf den Rand des Radius, zieht sie, so alles Fleisch vor sie fassend und durchschneidend, nach sich und lässt ihre Spitze am Knochen herabstreifen und zugleich in das *Interstitium interosseum* eindringen, und zieht sie dann nach unten auf dem Rande der *Ulna* wieder aus.

Jetzt setzt man sie wieder wie vorhin von unten her auf den unteren Rand der *Ulna*, nimmt auch hier das undurchschnittene Fleisch auf, lässt wieder die Spitze in das *Interst. inteross.* eindringen und zieht sie nach oben und am Rande des Radius wieder aus.

So verfährt man erst an der einen, dann an der andern Seite, und durch diese vier Messerzüge muss alles noch undurchschnittene Fleisch, so wie die Zwischenknochenhaut getrennt sein.

Darauf führt man den Zeigefinger in das *Interstitium* ein und schneidet zu beiden Seiten desselben an jedem Knochen die *Membr. inteross.* nach oben etwas ein, damit man, nachdem die Retractionsbinde jetzt, wie oben angegeben, eingeführt und angelegt ist, diese mit Zeigefinger und Daumen hoch genug hinaufschieben könne. Hierauf umschneidet man, behufs der Trennung der Beinhaut, jeden Knochen in Zirkelschnitten mit dem Beinhautmesser, bringt den Arm in Supination und sägt beide Knochen zugleich durch. Wird in der Pronation durchsägt, so müsste man jeden Knochen einzeln durchsägen, und der Radius wird dann nachträglich nach Linhart länger, während er, in der Supination durchsägt, kürzer werden soll. --

Zu unterbinden sind: die *Art. radialis*, *ulnaris* und *interossea int.* an der Volarfläche; die *Art. interossea ext.* an der Dorsalseite.

b. Einfacher Lappenschnitt nach Verduin

Bildung des Lappens.

Assistenten. Ein Gehülfe umfasst den Arm am Handgelenk und hält ihn zwischen Pro- und Supination, indem er, die Daumen auf dem *Radius*, die Finger auf der *Ulna*, beide in dieser Lage fixirt. Ein zweiter, dem Operateur gegenüber stehend, umfasst den Arm oberhalb der Einstichsstelle so, dass er so viel als möglich alles Fleisch nach der Volarseite drückt.

Der Operateur fasst mit der linken Hand, den Daumen nach oben gewendet, das Fleisch der Volarseite, zieht es noch mehr vom Knochen ab, und sticht das zweischneidige, wie einen Dolch gefasste Messer zwischen Knochen und Muskeln hart am Rande des *Radius* ein und am unteren Rande der *Ulna* wieder aus, so dass Ein- und Ausstichspunkt correspondiren. Jetzt wendet er die Schneide schräg nach aussen und bildet in sägenden Zügen den 2 bis $2^1/_2$ Zoll langen Lappen. Dieser wird darauf vom Gehülfen zurückgezogen und der Operateur umgeht den Arm mit einem Zirkelschnitt, der die Wundwinkel des Lappens trifft.

Alles Uebrige wie bei a. beschrieben.

c Einfacher Lappenschnitt nach Langenbeck.

Bildung des Lappens.

Assistenten. Der Arm wird in Supination gehalten. Ein Gehülfe umfasst den Arm so, dass seine beiden Daumen an der Volarseite des Armes liegen; ein zweiter, dem Operateur gegenüber stehend, umfasst oberhalb den Arm von der Dorsalseite her so, dass er alles Fleisch nach der Volarfläche hindrückt und dabei zugleich die Haut spannt.

Der Operateur fast mit Daumen und Zeigefinger der linken Hand, die übrigen Finger nach oben hin ausgestreckt, dicht vor *Radius* und *Ulna* das Fleisch, streicht an beiden Knochen etwas nach oben hinauf, um sich die Grösse des Lappens abzumessen, und zieht das gefasste Fleisch stark vom Knochen ab.

Darauf fasst er das Messer zwischen Daumen und den drei ersten Fingern, setzt es horizontal zur Axe des Armes und mit der Schneide schräg seinen Fingern zugewendet auf, schiebt es vor und zieht es zurück, und bildet so den Lappen. Diesen richtet er sogleich mit dem Messer auf, wobei er die Schneide desselben dem Knochen zuwendet, um auf der Volarseite sogleich den Zirkelschnitt zu vollführen, den er darauf an der Dorsalseite vollendet. Der Lappen wird dabei natürlich vom Gehülfen zurückgehalten.

Alles Uebrige wieder wie oben.

Rücksichtlich der Methoden soll auch hier besonders im untern Dritttheil der Zirkelschnitt bevorzugt werden, weil es zur Lappenbildung an Muskeln fehlt. Will oder muss man indess die Lappenmethode wählen, so nimmt man den Lappen vorn aus der Volarseite, aus der Dorsalseite fällt er zu schlecht aus. Baudens hat den Ovalärschnitt vorgeschlagen. Ein doppelter Lappen kann nur im oberen Theile gebildet werden.

---

3. *Amputatio femoris.*

Vorbereitung. Der Kranke liegt mit den Nates am Rande eines nicht breiten Tisches. Der gesunde Schenkel wird flectirt auf einen Sessel gestellt; der kranke wird in Knie und Hüfte mässig flectirt von einem Assistenten unten, von einem oben fixirt, und je nach der Methode rund (Zirkelschnitt), oder platt (Lappenschnitt) gedrückt. Die *Art. crural.* wird am besten gegen den Schambogen comprimirt.

Anatomisch ist zu berücksichtigen, dass die Muskeln den Knochen nicht gleichmässig umgeben; innen und hinten liegt die dickere Lage. Ueber dem Knie hat man die Aussackung der Synovialis unter dem Quadriceps zu beachten und oberhalb des *Troch. min.* wird leicht die Gelenkkapsel eröffnet. Die *Art. femor.* liegt im oberen Dritttheil vorn, im mittlern innen und im untern hinten. In den letztern beiden Abtheilungen liegt der *Nerv. saphenus* hart an ihr.

Rücksichtlich der Indicationen und Contraindicationen gilt das Allgemeine; nur dass für den individuellen Fall zu beachten, dass die Schussfractur von Baudens auch ohne sonstige Complicationen zu den Indicationen zählt, während andere Chirurgen sie mit Erhaltung der Extremität haben heilen sehen.

In Bezug auf die Methoden gilt ebenfalls das Allgemeine. Man bevorzugt den Zirkelschnitt besonders im unteren Theil und bei schlaffer Muskulatur. Der Lappenschnitt wird hauptsächlich bei fetten, muskulösen Individuen empfohlen, und zumeist als äusserer und innerer, seltener als vorderer und hinterer und am seltensten als einfacher Lappenschnitt aus der vorderen (Sedilot), oder mit Rücksicht auf locale Zerstörung aus einer der anderen Seiten genommen. Auch der Ovalschnitt ist von Malgaigne und B. Langenbeck geübt.

Zu beachten ist endlich, dass der Stumpf zur Flexion neigt (*Iliopsoas*, *Pectinaeus*); dadurch wird der Knochen erhoben und drückt gegen seine Decke (beim Ovalschnitt sieht er leicht aus der oberen Spitze), weshalb Malgaigne u. A. rathen, die vordere scharfe Kante abzutragen. Besser berücksichtigt man dies durch Lagerung und Formung der Wunde. —

Bemerken wir schliesslich, dass bei der grossen Gefahr hier hauptsächlich das zweite Gesetz in Bezug auf Erhaltung respectirt werden muss. „Jeder Zoll dem Leben näher!“ —

Bei der Ausführung müssen, der stärkeren Muskelpartien wegen, die Schnitte weit kräftiger geführt werden.

Bei der Methode von Vermale, der den äusseren Lappen, wie angegeben, zuerst bildete, verdient noch die zweckmässige Modification von Rust Erwähnung, welcher hier den inneren Lappen zuerst bildete. Dies Rust'sche Verfahren verdient deshalb den Vorzug, weil man nach Bildung des innern Lappens das Muskelfleisch mehr nach aussen ziehen und so weit besser um den etwas nach aussen gebogenen Knochen herumgehen kann, um an der äusseren Seite einen gleich grossen Lappen zu erhalten.

Zu unterbinden sind: die *Art. cruralis*, die *Art. profunda femoris* und stark spritzende Muskeläste.

---

4. *Amputatio cruris.*

a. Einfacher Lappenschnitt nach Langenbeck.

Die Lagerung des Kranken ist wie bei der vorigen Operation, nur etwas weiter auf dem Tisch. Die *Art. crural.* wird wie dort comprimirt oder auch 3 Querfinger über dem Knie, wo sie den *M. triceps* durchbohrt.

Rücksichtlich der Oertlichkeit ist zu merken, dass man den Ort der Nothwendigkeit und der Wahl unterscheidet. Ersterer wird durch die über die Oertlichkeit angegebenen beiden Gesetze (S. 328) bestimmt; letzterer ist 3—4" unter dem Knie oder in der oberen Wadengegend. Würde z. B. im gegebenen Fall der Ort der Nothwendigkeit oberhalb der Malleolen in die Achillessehnengegend fallen, so entsteht die Frage, ob der Kranke es vorziehen will und kann, auf einem theuren, künstlichen Fuss einherzugehen oder ob er sich der billigeren Stelze bedienen muss. Im letzteren Fall würde er bei Flexion im Knie auf diesem gehen und das erhaltene Ende ihm nicht blos nutzlos, sondern oft störend (er stösst sich sehr leicht daran) nach hinten fortstehen. Allerdings fällt die untere

Wunde weit kleiner aus, die Eiterungsgefahr ist geringer und die Resultate scheinen deshalb günstiger, aber die Heilung zieht sich häufig sehr weit hinaus und die schlechte Narbe und Decke werden oft zur grossen Plage.

Die Methoden angehend, so wird im oberen und unteren Drittheil der Zirkelschnitt empfohlen, in der Wade dagegen der einfache Lappenschnitt. Ein doppelter innerer und äusserer Lappen giebt nur in der Nähe des Kniegelenks eine einigermassen gute Wunde. Dagegen haben Schräg- und Ovalschnitt wenig Anhänger. Im Uebrigen haben die Schwierigkeit der Ausführung, die Deckung der beiden Knochen, von denen die *Tibia* leicht nachtheilig gegen die Decke drückt (weshalb man deren Kanten auch speciell abgetragen hat), die Schwierigkeit der Gefässligatur (man schneidet die Gefässe oft mehrmal an) zu sehr zahlreichen Variationen der einzelnen Methoden geführt. Rücksichtlich der Gefässe, die sich leicht zurück- und so dem Auffinden entziehen, ist zu merken, dass die *A. tib. ant.* dicht auf dem *Lig. inteross.* am äussern Rande des *M. tib. ant.* liegt. Hier soll man, wenn sie sich zurückgezogen hat, nach Günther die Fascie einschneiden und mit dem Finger den nach aussen gelegenen Muskelbauch von dem *M. tibial. ant.* abdrängen bis man zu dem *Lig. inteross.* gelangt ist. — Die *Art. tib. post.* liegt mit der *peronaea* (zwischen ihnen der Nerv) im lockeren Zellgewebe ziemlich in der Mitte zwischen *Tibia* und *Fibula* (an letzterer die *peronaea*) unter den dicken Wadenmuskeln. — Linhart hat ein besonderes Verfahren, besonders beim Zirkelschnit angegeben, wodurch die mehrfache Verletzung der *Art. tib. ant.* vermieden werden soll (cf. unten).

1. Bildung des Lappens.

Assistenten. Der Schenkel wird fast in einen rechten Winkel zum Körper gebracht.

Ein Gehülfe, am rechten Schenkel etwas nach aussen, am linken etwas nach innen und zugleich unter demselben stehend, umfasst mit einer Hand unten die Ferse, die andere legt er aufs Knie, und hält so den Unterschenkel gestreckt.

Der Operateur tritt dem Assistenten gegenüber hinter den aufgehobenen Fuss, umfasst die Wade mit der linken Hand so, dass die Finger an die Stelle zu liegen kommen, die der Basis des zu bildenden Lappens entspricht, und er den inneren Rand der *Tibia* und diesem gerade gegenüber die *Fibula* deutlich fühlt. Das Gefasste sicher haltend und dadurch zugleich die Haut spannend, setzt er das Messer mit schräg gegen die Wade gerichteter Schneide in angemessener Entfernung von seiner linken Hand an, um im Vorwärtsschieben und Zurückziehen desselben den ungefähr 3 Zoll langen Lappen, der nicht zu viel von den Muskeln enthalten soll, zu bilden.

Darauf wird der Schenkel wieder niedergelassen; ein Gehülfe fixirt ihn an der Ferse, ein anderer mehr oben und hält zugleich den Lappen zurück.

Der Operateur stellt sich so zur Seite, dass ihm das zu amputirende Glied rechts abfällt und bildet

2. den Zirkelschnitt. Dieser soll jedoch nicht, wie am Vorderarm, die Wundwinkel des gebildeten Lappens treffen, weshalb er das Messer $^1/_2$ Zoll von denselben entfernt ansetzt, um einen kleinen Lappen zur Deckung der *Tibia* zu erhalten. Nachdem nun

3. das Fleisch zwischen den beiden Knochen und die *Membr. interossea* wie beim Vorderarm getrennt sind, hat er hier noch die *Fascia cruris* an der äusseren Seite etwas einzuschneiden. Er schiebt dazu den linken Zeigefinger mit nach oben gerichteter Volarfläche unter dieselbe und schneidet auf ihm mit der eben gebrauchten Catline die Fascie ein, damit die Haut, die hier in der Regel etwas fest aufsitzt, gehörig zurückgezogen und die Retractionsbinde hoch genug angelegt werden kann.

4. Die Einführung der genannten Binde, Durchschneidung des *Periosteum* an beiden Knochen und deren Absägen geschieht wie am Vorderarm; nur muss man darauf sehen, dass die *Fibula* etwas früher als die *Tibia* durchschnitten wird.

Zu unterbinden sind die genannten Arterien: die *Art. tibialis antica* und *postica* und die *Art. peronaea*, mitunter auch die *inteross.* und Muskeläste.

b. Einfacher Lappenschnitt nach Verduin.

Bildung des Lappens.

Assistenten. Zwei Gehülfen fixiren oben und unten den ausgestreckten und nach innen gerollten Fuss.

Der Operateur steht an der äusseren Seite des Unterschenkels, umfasst von innen her mit der linken Hand die Wade so, dass der Daumen auf den inneren Rand der *Tibia*, und diesem gerade gegenüber auf den unteren Rand der *Fibula* der Zeigefinger zu liegen kommt. Jetzt soll er die Hand so zusammendrücken, dass er, besonders bei starker Wade, nicht das ganze Muskelfleisch in den Lappen erhält, wohl aber möglichst viel Haut von vorn nach hinten zieht.

Von der *Fibula* aus sticht er an dieser vor dem angelegten Finger das Messer unter rechtem Winkel ein und schiebt es, einen Hohlstich bildend, an dem inneren Rande der *Tibia* wieder aus (Graefe bediente sich dieses Hohlstiches wegen eines eigenen Bogenmessers), so dass Ein- und Ausstichspunkt correspondiren. Er richtet darauf die Schneide schräg nach hinten und bildet in sägenden Zügen den Lappen. Diesen schlägt der Gehülfe zurück, der Operateur macht den Zirkelschnitt, und vollendet nun die Operation ganz wie vorhin beschrieben.

Variant 1. B. Bell bildet den Lappen aus der äusseren Seite, wenn nur der äussere Theil der Wade erhalten ist.

2. Günther hat die Hautlappenbildung mit dem Zirkelschnitt verbunden.

c. doppelte Lappenbildung.

1. Soupart bildet zwei halbmondförmige convexe Hautlappen und fügt dann den Zirkelschnitt durch die Muskeln hinzu.

2. Roux, Klein, Beck, Chelius haben seitliche Lappen, theils durch Stich, theils von ausen nach innen gebildet. Roux lässt den Zirkelschnitt und die Spaltung der Manschette am innern Rande der *Tibia* der Lappenbildung voraufgehen.

d. Zirkelschnitt. Es wird zuerst eine 2" lange Manschette gebildet. Beim Lospräpariren der Haut muss man an der Wade vorsichtig sein. Nun soll nach Linhart der Muskelschnitt so am Rande der umgekrämten Manschette geführt werden, dass man am linken Fuss das Griffende des Messers an die vordere Schienbeinkante setzt und es gegen die äussere Kante der *Fibula* zieht. Hier mit der Spitze angelangt, setzt man es wieder mit dem Griffende der Schneide an und zieht es gegen die innere Kante der *Tibia*. Dadurch werden die Wadenmuskeln, meist auch die hinteren Gefässe durchschnitten. Beim rechten Fuss wird der erste Schnitt an der Wadenseite geführt. Die Zwischenknochenpartie wird dann so durchschnitten, dass man zuerst an der Rückseite die Fascie an der vorderen Schienbeinkante nach aufwärts trennt, ebenso löst man von der äusseren Fläche der *Fibula* die Muskulatur bis zum Umschlagsrande der Haut los. Dieses so umgränzte kleine Läppchen der Muskulatur fasst man mit Daumen und Zeigefinger, drückt es von den Seiten zusammen, spannt es stark nach oben an und durchschneidet es quer sammt dem Zwischenknochen-Bande. Jetzt soll man in der Wunde deutlich die drei Gefässe und den Nerven erkennen. An der Wadenseite soll dasselbe geschehen. Alles übrige wie oben. —

Will man diese Modification nicht, so wird nach der Manschettenbildung zuerst ein Zirkelschnitt durch die Muskel und dann mittels des Zwischenknochen-Messers die Muskelpartie wie oben getrennt.

Verband. Man glättet zuerst die Wunde durch Abkürzung von vorstehenden Nerven, Tendines, ungleich durchschnittenen Muskeln Dann wird der Lappen sorgfältig angepasst. Beim Zirkelschnitt wird rücksichtlich des zu bildenden Wundspaltes auf die Spannung der Haut und das Gegendrängen der Tibia-Kante Rücksicht genommen. Auf letztere kann man selbst etwas Charpie legen. Alles Uebrige nach allgemeine Regeln.

Amputation im Fussgelenk nach Syme.

Nach der *Amput. cruris* im unteren Drittheil geht also der Kranke entweder auf einem künstlichen Fuss, der so construirt und bis zum Knie hin befestigt ist, dass der Stumpf selbst mit seiner schlechten Decke möglichst wenig dabei auftritt; oder er bedient sich einer Stelze, die ihre Befestigung an den Condylen des Oberschenkels hat, so dass er auf dem Knie geht, wobei ihm dann der frei nach hinten fortstehende Stumpf nicht blos überflüssig, sondern vielfach störend und lästig ist.

Der künstliche Fuss ist wegen der häufigen Reparaturen kostspielig, besonders aber wegen des Auftretens „nur für solche Personen, die auf demselben so lange stehen und gehen können, als es ihnen gefällt."

Der Arme ist also zumeist auf die Stelze angewiesen; und da sich gar Viele wegen der angegebenen Uebelstände noch einmal zur nachträglichen Amputation des Unterschenkels entschlossen, so bestimmten manche Chirurgen die Amputationsstelle für den Unterschenkel in allen Fällen dicht unterhalb der *Cond. tibiae.* Unter solchen Umständen kam der Edinburger Chirurg auf die Idee, bei Fussaffectionen die Amputation innerhalb der Condylen des Fussgelenkes mit Lappenbildung aus der Ferse zu machen, welche ein festes, derbes Polster giebt, was durch den späteren Druck dick, callös, aber nicht durch Entzündung und Absorption, wie im unteren Drittheil, verdünnt und excoriirt wird. Wenigstens ist die Behauptung Linhart's, dass die Haut an diesem Stumpfe sich ebenfalls leicht entzünde und exulcerire eine vereinzelte.

Allerdings ist die Exarticulation im Fussgelenk schon in der Mitte des 18. Jahrhunderts von Sabatier u. A. ausgeführt und spätere Wundärzte haben auch die Abtragung der Malleolen und der Gelenkfläche empfohlen; allein durch die Benutzung der Fersenhaut hat zuerst Syme die so überaus günstigen Resultate gewonnen, nachdem die eigentliche Exarticulation aufgegeben worden war.

Syme's Verfahren, durch Chelius jun. 1846 nach Deutschland gebracht, hat die allgemeinste Anerkennung gefunden, und ist in einer grossen Zahl von Fällen mit dem günstigsten Erfolge ausgeführt worden.

Ausführung: Lagerung des Kranken und Assistenten wie vorhin.

Fig. 76.

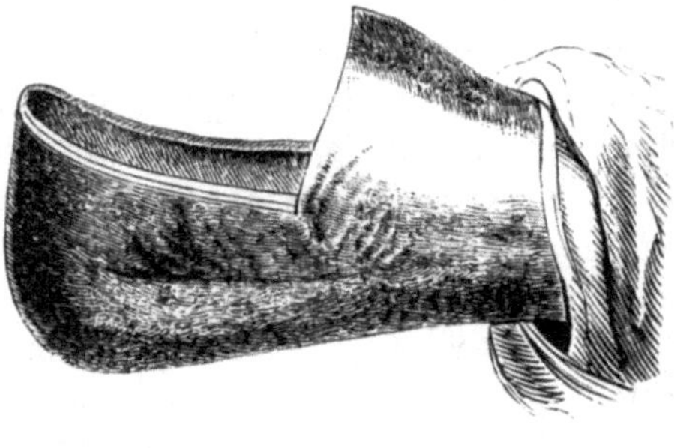

Erster Akt: Der Operateur fixirt sich mit Daumen und Zeigefinger der linken Hand auf der Mitte beider Knöchel die Haut und setzt ein grosses Scalpel oder ein kleines Amputationsmesser am linken Fuss am äusseren, am rechten an dem inneren Knöchel auf der grössten Erhabenheit desselben in der Mitte auf, dringt bis auf den Knochen und führt das Messer in einem kräftigen Zuge in gerader Linie nach unten über die *Planta pedis* und, sich etwas wendend, bis zu derselben Höhe am entgegengesetzten Knöchel hinauf. Sind so alle Theile bis auf den Knochen getrennt, so fixirt ein Gehülfe den vorderen Theil des Fusses und der Operateur beginnt, wie bei der *Exart. hallucis*, von dem einen oder anderen Wundwinkel aus die Weichtheile genau von dem Knochen nach hinten bis zum Ansatz der Achillessehne loszulösen. Jetzt ergreift der Operateur den Fuss von oben, verbindet die beiden Endpunkte des ersten Schnittes durch einen quer über das Gelenk laufenden zweiten, mit dem er sogleich in den vorderen Theil des Fussgelenkes eindringt, dann, den Fuss stark nach abwärts drückend, exarticulirt er denselben vollständig und vollendet darauf von oben her die Loslösung des Fersenlappens, damit derselbe vollständig nach hinten zurückgeschlagen werden kann. Dabei muss mit besonderer Vorsicht die *Art. tibialis post.* möglichst weit für den Fersenlappen erhalten werden, weil derselbe sonst leicht brandig wird. Nach B. Langenbeck muss man sich immer hart am Knochen halten.

Anmerkung. Dies Verfahren erleichtert die Operation wesentlich, während es nach Syme's Angabe weit schwieriger ist, von unten her den Fersenlappen bis über das Gelenk hinaus mit Durchschneidung der Achillessehne loszupräpariren, und dann erst, nachdem der Lappen zurückgeschlagen werden kann, die Exarticulation des Fusses vorzunehmen. Ja es erleichtert die Präparation des Fersenlappens ausserordentlich, wenn man zu dieser erst schreitet, nachdem man dem ersten Schnitt sofort den zweiten quer über das Fussgelenk hinzugefügt hat. Pauli will sogar nach den Hautschnitten sogleich exarticuliren und dann die Ausschälung des Calcaneus von hinten vornehmen.

Zweiter Akt: Die Weichtheile werden nun vom Gehülfen nach oben zurückgehalten; der Operateur macht einen Zirkelschnitt ungefähr eine Linie höher als die vertiefte Gelenkfläche der *Tibia* und *Fibula*, wenn die Zerstörung der Knochen nicht eine höhere Abtragung nöthig macht, und durchsägt in diesem Schnitt beide Knochen (Fig. 76).

Dritter Akt: Nachdem die *Art. tibialis ant.*, *post.* und *peronaea* unterbunden und die Wunde gereinigt ist, wird nun die durch die Haut der Ferse gebildete Kappe über die Knochenwundfläche nach oben geschlagen und mittels blutiger Nähte mit dem entsprechenden

Wundrande vereinigt. Man unterstützt durch Heftpflaster, welche zuerst von hinten nach vorn und oben und dann von einer zur anderen Seite über den Stumpf geführt werden.

Die geheilte Stumpfform zeigt nachstehende Figur.

Fig. 77.

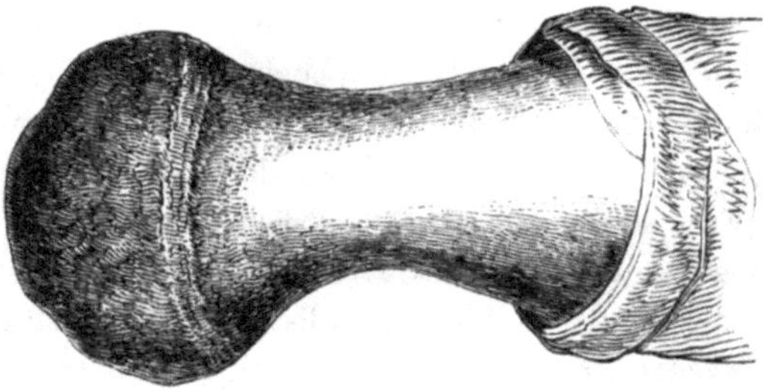

Es sind nun in den letzten Jahren verschiedene Modificationen in der Ausführung hinzugekommen, welche theils die Operation im Allgemeinen erleichtern, theils eine bessere Stumpfbildung geben sollen und endlich individuellen Verhältnissen (Fistelgängen etc.) Rechnung tragen. So ist der vordere Schnitt convex nach vorn geführt (Wutzer), der äussere Seitenschnitt weiter nach hinten verlegt (I. Roux) etc. Die wichtigste Modification ist die von Pirogoff, welcher den Fersenhöcker erhalten und an die Sägefläche der *Tibia* so anheilen will, dass dadurch eine Verlängerung letzterer von mindestens $1^1/_2$" erzielt wird (osteoplastische Verlängerung von ihm genannt).

Die Schnitte durch die Weichtheile sind dieselben, nur dass der vordere Schnitt vor dem Gelenk convex nach vorn ausgeführt wird, damit man mehr Haut gewinnt. Günther räth, ihn bis zum *Os naviculare* reichen zu lassen. — Nachdem nun die Seitenbänder durchschnitten und der Fuss exarticulirt ist, wird der *Calcaneus* nach hinten so weit frei präparirt, dass man seinen vorderen Theil mit der Stichsäge absägen kann. Zu dieser Sägefläche passend werden die Condylen abgesägt und dann, nachdem man vorher oder auch jetzt erst die Achillessehne subcutan durchschnitten hat, die beiden Flächen aneinander gepasst. Man wird sich bei der Bildung dieser Sägeflächen nach der Beschaffenheit des *Calcaneus* richten müssen. Ist derselbe gesund, so soll man nach Günther denselben schräg von hinten und oben nach vorn und unten absägen, von der *Tibia* dagegen entfernt man nach hinten etwas mehr als nach vorn.

Die Vorzüge dieser Modification wurden anfänglich bestritten und besonders bezweifelte man, dass der Kranke nachträglich auf dem spitzen Fersenhöcker gehen könne. Indess es liegen bereits mehrere günstige Fälle vor, welche zu weiteren Versuchen auffordern. Es sind sogar einige (4) Fälle bekannt gemacht (der letzte von B. Langenbeck), wo die Knochenflächen *prima intentione* verwachsen sind. — Ein für die Lehre der Knochenbrüche und der Knochenoperationen überaus wichtiges Factum.

B. Von den Exarticulationen.

Allgemeines über die Exarticulationen.

Die Indicationen, Contraindicationen sind die der Amputation. Die dort genannten Affectionen reichen eben bis ins Gelenk. Dies ist bei den traumatischen Verletzungen der Knochen oft schwer zu bestimmen. Wichtig ist in dieser Beziehung das Verhalten der Epiphysen, die durch das Knorpellager, welches sie mit der Diaphyse verbindet, die Splitterung begrenzen. Wenn z. B. der Humerus in der Nähe des Kopfes bei jugendlichen Individuen zersplittert ist, so kann man auf diese Begrenzung der Epiphyse rechnen und die hohe Amputation machen, wie Pirogoff durch einige Beispiele bewiesen hat. In zweifelhaften Fällen muss man einen Explorationsschnitt machen oder den Schnitt zum Knochen so anlegen, dass man in die Exarticulation übergehen kann. —

Auch die Methoden sind die der Amputation. Der Versuch (z. B. von Scutetten) eine einzige Methode für alle Exarticulationen hinzustellen, ist an der verschiedenen Beschaffenheit der Weichgebilde gescheitert. Nur die Zirkelamputation wird, wegen ihrer gewöhnlich unvollkommenen Decke, sehr selten angewendet.

Ueber Geschichte und Würdigung cf. Amputationen.

Die hier in Betracht kommende Technik übertrifft an Schwierigkeit bei Weitem die der Amputationen. Man muss daher um so mehr auf die einzelnen Wendungen und Bewegungen des

Messers und der assistirenden Hand achten, weil sich diese oft kaum zeigen, geschweige denn sagen und beschreiben lassen.

Wir wollen versuchen, folgende hierher gehörige Punkte zusammenzustellen.

1) Die Anstellung der Assistenten. Alles hierüber bei der Amputation Gesagte gilt auch hier; nur dass man bei der Operation selbst in der Regel nur einen, höchstens zwei Gehülfen braucht.
2) Die Stellung des Operateurs zum Kranken. Hierüber können wir nur bei der speziellen Ausführung das Nöthige angeben.
3) Von besonderer Wichtigkeit ist aber die sorgfältige Berücksichtigung der anatomischen Verhältnisse; wohin hier hauptsächlich die Construction der Gelenke, ihre Form, die Weise der Verbindung und Befestigung und deren nachbarliche Begrenzung gehören, worauf man besonders bei ihrer Blosslegung und Eröffnung zu achten.
4) Der richtige Gebrauch der assistirenden Hand ist hier ebenfalls von Wichtigkeit. Man hat mit derselben zwar sicher, aber nicht krampfhaft zu fassen und zu halten, und sich hauptsächlich die nöthige Beweglichkeit im Handgelenk zu erhalten.
5) Es concentrirt sich gleichsam aber Alles in der richtigen Haltung und Führung des Messers.

Zunächst hat man zu berücksichtigen, dass die Heilung der entstehenden Wunde schon an sich durch die zurückbleibenden überknorpelten Gelenkenden bedeutend erschwert wird, weshalb in neuester Zeit auch die nachträgliche Resection derselben wieder empfohlen ist; dass die das Gelenk umgebenden Weichgebilde zum Theil aus Sehnen und Bändern bestehen, deren Verletzung gefährlicher und die im Ganzen eine schlechte Decke bilden; weshalb man um so mehr darauf zu achten, dass die Wunde selbst so glatt als möglich erhalten wird.

Hat der Operateur mit beiden Händen zu operiren, so beginne er mit der linken, um nach einmaligem Wechsel mit der rechten die Operation beenden zu können. Er fasse das Scalpell wie zum Incidiren, halte es sicher, aber nicht krampfhaft, führe es, ohne stark aufzudrücken, immer im Zuge, blicke immer vorher hin, wohin er schneiden will, wodurch das Abgleiten des Messers und falsche Schnitte verhütet werden.

Hauptsächlich aber wolle er sich hüten, die Spitze desselben einzubohren, wozu man in der Regel besondere Neigung hat.

Bei der Umschneidung eines Gelenkes, um dasselhe blosszulegen, ist bei der Richtung der Schnitte die Kugelform desselben zu berücksichtigen, weshalb nicht gerade, sondern Bogenschnitte, als wolle man eine Kugel umschneiden, gegen dasselbe zu führen sind, und bei der Eröffnung dringt man immer im Querdurchmesser (stumpfen Winkel) der Kugel ein.

Nachdem das Gelenk ganz frei gelegt ist, soll es eröffnet werden. Der Operateur ziehe das zu exarticulirende Glied stark an, wodurch er die dasselbe befestigenden Bänder spannt, und führe nun an der rechten Stelle einen leichten, ruhigen Zug, so wird er mit Leichtigkeit in das Gelenk eindringen; während man durch bohrende oder stossend-drückende Bewegungen leicht üble Verletzungen anrichtet.

Als letztes Ziel hat man sich bei jeder Exarticulation die allerdings schwierige Aufgabe zu stellen, dabei nie auf einen Knochen zu schneiden, welche Aufgabe man selbst bei den complicirtesten Gelenken oft so glänzend von der Meisterhand des sel. Schlemm gelöst sah.

Die übelen Ereignisse und die Nachbehandlung sind wie bei den Amputationen. Die Ausnahmen sind S. 329 unter den Vorzügen etc. enthalten. Bemerken wir nur, dass man in neuester Zeit, besonders bei den totalen Resectionen der Gelenke, stets die Entfernung des ganzen Gelenkapparats (Kapsel, Bänder) bezweckt, um die von diesen Gebilden drohende Entzündung, Eiterung zu verhindern; während man früher (Walther) die Gelenkkapsel bei der Exarticulation zur Decke des zurückbleibenden Gelenkendes erhalten wollte. —

Exarticulation der einzelnen Glieder.

1. *Exarticulatio humeri.*

Diese Operation ist zuerst von Morand d. Ä. Anfang des 18. Jahrhunderts ausgeführt und hat sich erst spät in England und Deutschland Eingang verschafft, weil man sie wegen der Nähe des

Herzens fürchtete. Allerdings ist sie gefährlicher als die Amputation des Humerus und deshalb namentlich bei traumatischen Zerstörungen des Knochens das S. 357 angegebene wichtige Verhalten der Epiphyse zu beachten, die sich hier länger als an den anderen Knochen erhält. Ueber Contraindicationen cf. *Resectio humeri.*

Vorbereitung. Der Kranke sitzt auf einem passenden Stuhl, gegen dessen Lehne mit der gesunden Seite gewendet, oder liegt mit der Schulter am Tischrande. Ein Assistent comprimirt, hinter dem Stuhl stehend, die Arterie oberhalb der *Clavicula* gegen die erste Rippe. Die Compressorien von Ehrlich, Mohrenheim sind unzweckmässig. Einige Chirurgen haben die Arterie vorher unterbunden, was bei grossen Geschwülsten nothwendig werden kann; Andere haben so operirt, dass sie dieselbe während der Operation in der Wunde oder im Lappen comprimiren liessen, oder sie vor Beendigung der Operation unterbanden. Bemerken wir, dass ausser der Hauptarterie auch die beiden *Circumflexae* und Zweige der *Acromialis* beachtet werden müssen.

a. Nach Lisfranc mit einem oberen und unteren Lappen.

Nach Fixirung des Kranken fasst ein Gehülfe den Arm über dem Ellenbogengelenk und hält ihn etwas vom Körper abgezogen. Er steht dabei am rechten Arm an der äusseren, am linken an der inneren Seite desselben.

Der Operateur tritt dem Assistenten gegenüber und braucht seine linke Hand so: am rechten Arme legt er, an dessen innerer Seite stehend, den Daumen vor dem *Proc. coracoideus* (an seiner inneren Seite liegen die Gefässe und Nerven) und greift mit den übrigen Fingern unter dem *Acromion* quer nach der anderen Seite hinüber bis an den Grenzrand des *M. deltoideus*, und zieht den so möglichst breit gefassten Lappen ab. — Am linken Arm legt er den Zeigefinger dieser Hand vor den *Proc. coracoideus* und greift mit dem Daumen nach der anderen Seite hinüber.

Darauf setzt er das zweischneidige Messer am rechten Arm vor dem *Proc. coracoideus* mit der einen Schneide nach abwärts und etwas nach vorn gerichtet auf, und sticht es ein wenig schräg von oben und vorn nach unten und hinten flach unter dem *Acromion* durch und vor seinem Zeigefinger aus.

Am linken Arm setzt er es unter und etwas vor seinem Daumen

auf, und sticht es etwas von hinten und unten nach vorn und oben unter dem *Acromion* durch und vor dem *Proc. coracoideus* aus. Darauf führt er es in sägenden Zügen flach über den Knochen zum Ansatz des *M. deltoideus* herab, und schneidet hier den Lappen rund ab. Dieser wird nach oben zurückgeschlagen und dem sich jetzt nach oben stellenden Gehülfen übergeben.

Der Operateur greift darauf respective von der äusseren oder inneren Seite mit den Fingerspitzen der linken Hand quer in die Achselgrube, legt den Daumen dieser Hand oben auf den blossen Knochen und zieht den Arm so hebelartig nach abwärts und vorn aus seinem Gelenk.

Hierauf legt er das Messer mit voller Schneide quer über den Gelenkkopf und schneidet die Gelenkkapsel durch. Ist er hinter den Kopf gelangt, so fasst er mit der linken Hand weiter nach unten, zieht den Arm nach abwärts und vorn und führt das Messer in sägenden Zügen längs des Knochens nach unten, um den zweiten Lappen zu bilden, den er dem Ausschnittspunkte des ersten gegenüber ebenfalls ausschneidet.

Zu unterbinden sind: die *Art. axillaris* und *circumflexa humeri. post. et ant.*

b. Bildung eines oberen und unteren Lappens nach Bell.

Beide Lappen sollen Form und Grösse wie vorhin erhalten.

Assistent und Anstellung desselben, sowie die Stellung des Operateurs wie vorhin.

Der Operateur umfasst mit seiner linken Hand, so dass der kleine Finger nach der Schulter des Kranken sieht, den *M. deltoid.* in einiger Entfernung von seinem Ansatzpunkte, hebt ihn zusammendrückend in die Höhe, setzt das Messer am rechten Arm mit nach aussen, am linken mit nach innen gerichteter Spitze schräg auf, und es in dieser Richtung in sägenden Zügen nach oben bis zum *Acromion* hinaufführend, bildet er den oberen Lappen. Hier angekommen, schiebt er es erst an der Seite, welcher die Spitze zugekehrt ist, hoch genug hinauf und lässt es im Zurückziehen seitlich etwas höher hinauf einschneiden; ebenso macht er es auf der andern Seite, indem er es mit dem Griffe nach oben wendet und dort mit der Spitze ausstreichen lässt.

Darauf übergiebt er den gebildeten Lappen dem Gehülfen öffnet die Gelenkkapsel und bildet den unteren Lappen wie vorhin.

c. Ovalschnitt nach Scutetten.

Assistenten. Zwei Gehülfen spannen von der Brust und dem Rücken aus die Haut durch Auflegen ihrer flachen Hand.

Der Operateur, am rechten Arm an der inneren, am linken an der äusseren Seite desselben stehend, umfasst mit seiner linken Hand den Arm in der Mitte, den Daumen der Länge nach oben, die Finger quer unten zusammendrückend, wodurch er die Haut spannt und den Arm zugleich abzieht. Das Messer in der vollen Hand, setzt er es mit seinem Hefttheil mitten vor und an dem *Acromion* auf und führt es anfänglich in der Axe des Armes, dann, allmälig von derselben abweichend, von oben nach unten um den Arm herum und an der unteren Seite seinen Fingern entgegen, indem er zugleich den Arm nach der dem Schnitte entgegengesetzteu Seite rollt. Der Ansatz des *M. deltoid.* bestimmt wieder die untere Grenze des Schnittes (und denkt man sich vom Ansatz dieses Muskels zum *Proc. coracoid.* eine Linie, so müssen für eine entsprechende Grösse des Ovals die seitlichen Schnitte diese halbiren). Dort angekommen, zieht er das Messer nach der anderen Seite zu aus, legt den Zeigefinger in die Wunde, rollt den Arm zugleich etwas respective nach aussen oder innen, geht mit dem Messer über den Arm hinweg, nimmt, mit dem hintern Theile desselben beginnend, das Ende des Schnittes wieder auf, führt denselben von unten nach oben schräg hinauf zum Anfangstheil, muss ihn aber schon $^1/_2$ Zoll vor dem *Acromion*, mit der Spitze des Messers endend, in den ersten übergehen lassen.

Ist der Schnitt gut geführt, so muss alles Fleisch, besonders seitlich, bis auf den Knochen durchschnitten sein.

Um nun den Kopf des Armes frei zu legen, präparirt man die ihn bedeckende Spitze des Lappens ab und schlägt diese nach unten zurück. Die Gehülfen ziehen darauf die Wundränder auseinander, während der Operateur den Knochen unter dem Kopfe mit drei Fingern umfasst, ihn nach abwärts zieht, um die Eröffnung des Gelenks vorzunehmen.

Zu diesem Zwecke sticht er die Spitze des Messers quer in die Gelenkkapsel und geht, sie so eröffnend, mit kleinen Sägezügen um den Kopf herum. Ist die Kapsel hinlänglich eröffnet, so umfasst er mit seiner linken Hand den Arm wieder in der Mitte, legt das volle Messer hinter den Kopf und führt es an den Wundrändern nach abwärts, wobei er den gefassten Arm zugleich etwas hebt.

Es giebt diese Methode eine schöne Wunde, durch deren Vereinigung zugleich, besser noch als bei den beiden anderen, die entstandene Höhle sehr gut ausgefüllt wird. Sie verdient deshalb auch bei den anderen Gelenken empfohlen zu werden.

Der einzige Nachtheil dieser Methode, welche bei der Bell-Lisfranc'schen Lappenbildung vollkommen vermieden wird, besteht darin, dass wenn Eiterung eintritt, die Wunde leicht aus einander klafft und so die tieferen Partien (Knochen) blossgelegt werden. —

Ausserdem ist dieselbe auch in sofern variirt worden, als man das Oval nach vorn (Dumreicher), oder höher hinauf verlegt hat, so dass die Spitze an die Verbindungstelle des *Acromion* mit dem *Proc. coracoid.* fällt (Bonnet). Letzteres empfiehlt sich, wenn das *Acromion* oder die Glenoidalcavität gleichzeitig resecirt werden muss.

Anmerkung. Es giebt nun ausser diesen drei Hauptmethoden noch eine grosse Anzahl von Verfahren, welche in anderer Form und Weise die Stumpfbildung zu beschaffen suchen. Für die Beurtheilung derselben kann man zwei Momente als leitende Gesichtspuncte festhalten: einmal nämlich, dass man unter allen Umständen die Decke hier beschaffen muss, welche Zerstörung der Weichgebilde, z. B. bei Schussverletzungen, auch gleichzeitig vorhanden sein mag, weil man nicht, wie bei den Amputationen, höher hinaufgehen, kann; zweitens, dass man bei der zu wählenden Methode auf die *Art. axill.* etwa wegen mangelhafter Assistenz, z. B. im Kriege, besondere Rücksicht zu nehmen genöthigt ist. — So haben wir verschiedene Variationen der beschriebenen Lappenbildung erhalten; ferner die Bildung eines Lappens von der Achselhöhle her, dann den unter allen Umständen wohl unpassenden Zirkel- und Trichterschnitt und die Bildung von drei Lappen nach Rust; endlich die Bildung eines vorderen und hinteren Lappens nach Larrey, Dupuytren, Desault, die als Kriegs-Chirurgen besonders die Arterie berücksichtigen. Letzterer will auch Walther durch seine Technik besonders berücksichtigen. Derselbe bildet einen viereckigen Lappen aus dem Delta durch zwei Längsschnitte im hinteren und vorderen Rande dieses Muskels, welche durch einen Querschnitt an seinen Ansatz verbunden werden. Dieser Lappen wird darauf nach oben los präparirt und zugleich die *A. circumfl.* unterbunden. Darauf wird der Arm in starker Pronation gegen den Thorax gedrückt und durch Muskel und Kapsel ins Gelenk gedrungen und nun der Achsel-Lappen wie bei Bell gebildet. Dieser, $4^1/_2$" lang, wird schräg abgeschnitten und vorher kann die Arterie genau comprimirt oder unterbunden werden. Diese Variation zählt mehrere Anhänger. Der Verband und die Nachbehandlung wird nach allgemeinen Regeln ausgeführt.

2. *Exarticulatio Cubiti.*

Diese Exarticulation dürfte sich nur für die Fälle empfehlen, wo die Zerstörungen des Vorderarms sich nicht genau diagnosticiren lassen. Man versucht die hohe Amputation desselben und findet, dass die Zerstörung bis ins Gelenk reicht. In dieser Weise ging es Soulé, der wegen Schussverletzung die Amputation mittels vorderer Lappenbildung bereits begonnen und nun entdeckte, dass sich der Schusskanal bis zum *Proc. coronoid.* erstreckte. Er ging deshalb sofort in die Exarticulation über, indem er das Gelenk eröffnete, die Bänder trennte, den Triceps vom Olecranon löste und aus der Rückseite einen kleinen Unterstützungslappen bildete. Die Lappen gaben eine Vereinigung durch *prima intentio.*

In allen andern Fällen wird trotz der Empfehlung namhafter Chirurgen (Textor, Jäger, Velpeau etc.) die Amputation des *Humerus* vorgezogen, weil die grosse unebene Knochenfläche sich nur schwer mit Weichtheilen bedecken lässt, und dem Kranken nicht wesentliche Theile erhalten werden.

Im Uebrigen sind alle möglichen Methoden in Anwendung gekommen.

3. *Exarticulatio manus.*

Auch diese Exarticulation, die Hildan zuerst ausgeführt hat, zählte bis in die neueste Zeit nur wenig Anhänger. Man warf ihr alle Nachtheile der Exarticulation überhaupt vor und wusste keine Vortheile der Vorderarmamputation gegenüber aufzufinden. Besonders und mit Recht gefürchtet wurden die Eitersenkungen in die Sehnenscheiden, die hier so zahlreich vorhanden. Seitdem aber in neuerer Zeit wiederholt Fälle mitgetheilt sind, wo nach dieser Enucleation die Pro- und Supinations-Fähigkeit dem Kranken vollständig oder fast vollständig erhalten blieb, ist derselben wieder eine grössere Aufmerksamkeit zugewendet; denn offenbar erwuchsen daraus für den Gebrauch einer künstlichen Hand die wichtigsten Vortheile. Aus diesem Grunde wird man sie jetzt in allen möglichen Fällen der Amputation des Vorderarms vorziehen müssen. Es begreift sich leicht, dass die Bedingungen dieses günstigen Ausganges der Operation sind: Unversehrtbleiben der *Cart. triangularis intermedia*, des *Lig. sacciforme*, so wie der *Ulna* und des *Radius*. Auch darf wohl — und dies lässt sich freilich schwer bestimmen — die folgende Entzündung auf diese Theile keinen anchylosirenden Einfluss gewinnen. Auf diese Verhältnisse haben wir deshalb sowohl bei der Wahl der Methode als auch — und vielleicht noch mehr — bei der Ausführung unsere Aufmerksamkeit zu richten.

Die Methoden angehend, so hat man in neuerer Zeit den Zirkelschnitt bevorzugt, weil er eine gute Decke giebt und die Styloidfortsätze nicht seitlich, wie bei den Lappen unbedeckt hervorstehen. Andere halten die Lappenbildung (aus Dorsal- und Volarseite, oder von einer (Volar-)Seite her, für die Decke und Heilung vortheilhafter.

Beachtenswerth scheint mir die Lappenform und besonders die Technik ihrer Bildung, wie sie Ward kürzlich vorgeschlagen hat. Es sollen nämlich zwei eliptische Lappen von vorn nach hinten gebildet werden. Die Spitzen der Styloidfortsätze werden als Grenzpuncte für die Schnitte genommen — die erste Incision wird über den Rücken der Hand geführt, während diese gebeugt ist, so dass der äusserste Theil des Schnittes ungefähr $^3/_4$" von der Carpalfläche des Radius entfernt ist. Die Haut und Weichtheile werden von vorn nach hinten abgelöst und das Gelenk durch Trennung der Dorsalbänder geöffnet. Hierauf bringt man die Hand in supinirte und gestreckte Stellung, um die Flexorsehnen anzuspannen; ein ähnlicher, aber grösserer Lappen wird dann aus der Vola gebildet und die Weichtheile ebenfalls von vorn nach hinten zu losgelöst. Der erste Theil dieses Lappens besteht nur aus Haut und Zellgewebe, in dem die Beugesehnen erst $^1/_4$" unterhalb des Gelenkes durchschnitten werden. Mit der Durchschneidung der Ligamente an der Vola und an den Seiten ist die Operation beendet. —

Wählt man 2. den Zirkelschnitt, so lässt man die Hand gestreckt zwischen Pro- und Supination fixiren und beginnt den Hautschnitt einen guten Querfinger breit von den Styloidfortsätzen. An der bis über das Gelenk zurückweichenden Haut dringt man darauf durch die Tendines und Bänder ins Gelenk und zwar vom Radialrande aus, weil, wenn das Gelenk bereits geöffnet ist, man die an der Ulnarseite befindlichen Partien besser schont. Dieselbe Vorsicht empfiehlt sich bei den folgenden beiden Lappenbildungen.

3. Bildung eines Lappens nach Langenbeck.

Assistent. Ein Gehülfe umfasst den Arm oberhalb der in Pronation befindlichen Hand mit beiden Händen so, dass beide Daumen nach oben der Länge nach neben einander liegen, und spannt die Haut stark nach oben über das Gelenk.

Der Operateur umfasst mit seiner linken Hand die Hand des Kranken so, dass dieselbe mit ihrer Volarfläche in seiner *Vola manus* ruht, und hält sie so gestreckt und gegen sich angezogen.

Darauf setzt er das Messer an dem respectiven Radial- oder Ulnarrande mit dem hintern Theil einen Finger breit vor dem Gelenke auf, führt es quer über den Rücken der Hand von der einen zur anderen Seite herüber und schneidet so bis auf die Muskeln. Jetzt beugt er die Hand und schiebt das Messer hart am Rande der nach oben zurückgewichenen Haut wieder zurück, wodurch er die Muskeln bis aufs Gelenk durchschneidet. Darauf dringt er, mit Berücksichtigung der vorspringenden *Proc. styloidei*, mit einem Bogenschnitt, besonders, wie bemerkt, von der Radialseite aus in's Gelenk und durch dasselbe durch, und bildet jetzt den unteren Lappen auf folgende Weise:

Mit seiner linken Hand über den Rücken der Hand fassend, drückt er sie zusammen und so alles Muskelfleisch nach ihrer *Vola*, hält sie gebeugt und geht mit dem vollen Messer vom Gelenk aus um die Knochen herum und unter denselben fort nach vorn, wobei er sich hütet, das *Os pisiforme* stehen zu lassen.

So bildet er in sägenden Zügen und mit dem Messer immer den Knochen ausweichend einen 2 Zoll langen Lappen, während er zugleich die Hand wieder immer mehr horizontal richtet, sie anzieht, und endlich den Lappen quer und mit etwas schräg nach vorn und unten gerichteter Messerschneide in einem Zuge abschneidet.

Zu unterbinden sind: an den *Proc. styloidei* die *Art. radialis* und *ulnaris* und die *Aa. interosseae.*

4. Mit zwei Seitenschnitten zur Bildung zweier Lappen nach Rust.

Assistent wie vorhin.

1. Bildung der Seitenschnitte.

Der Operateur hat hier mit beiden Händen zu operiren, weshalb er zur Führung des ersten Schnittes das Messer in die linke Hand nimmt; mit der rechten umfasst er die Hand des Kranken so, dass die Seite, an welcher er den Schnitt führen will, frei bleibt (also von der entgegengesetzten Seite her), hält sie horizontal und spannt zugleich die Haut straff an.

Das Messer in der linken Hand, erforscht er mit dem Zeigefinger derselben die Lage des *Proc. styloideus* und sticht das Messer dicht vor diesem und dem Rande der *Vola manus* möglichst nahe unter rechtem Winkel ein, legt es dann mit der Schneide an den genannten Rand, zieht es längs desselben nach sich und bildet einen 2 bis $2^1/_2$ Zoll langen Schnitt nach vorn.

Jetzt wechselt er Hand und Messer, um auf der anderen Seite den Seitenschnitt auf dieselbe Weise zu bilden. —

2. Eröffnung des Gelenks, Bildung des oberen und unteren Lappens.

Der Operateur fasst darauf die Hand so, dass sie in seiner *Vola manus* ruht, und greift mit Daumen und Zeigefinger nach den *Proc. styloidei*, zieht von ihnen die Finger 1 Zoll in der Schnittwunde zurück und hält sie hier ruhig.

Jetzt schneidet er wie vorhin erst quer über den Rücken der Hand, dann die Muskeln durch und in's Gelenk, und nimmt darauf zur Bildung des $1^1/_2$—2 Zoll langen unteren Lappens die Seitenschnitte als Richtung bestimmend für den Schnitt.

Anmerkung. Auch in der Handwurzel sind Exarticulationen von Cooper, Gensoul u. A. vorgeschlagen und ausgeführt. Indess die Enucleation aller Mittelhandknochen, um den *Carpus* zu erhalten, ist schwierig, wegen der vielen Gelenke zu gefährlich und gewährt endlich keine Vorzüge vor der vorhergehenden Operation. Noch ungerechtfertigter ist der Vorschlag Cooper's zwischen der ersten und zweiten Reihe der Handwurzelknochen zu exarticuliren.

Wohl aber könnte sich eine derartige Operation empfehlen, und müsste der *Exart. manus* vorgezogen werden, wenn etwa der Daumen oder Zeigefinger auf diese Weise zu erhalten wäre, wie Cooper einen solchen Fall mittheilt.

4. Die Amputation und Exarticulation der Metacarpusknochen und der Finger.

Wir fassen hier diese beiden Operationsweisen zusammen, weil sie sich rücksichtlich der Methoden nicht unterscheiden und in der Ausführung so zu sagen in einander übergehen. In Bezug auf die Methoden ist zu sagen, dass alle im Allgemeinen erörterten und für die grösseren Glieder und Gelenke beschriebenen auch hier zur Ausführung gekommen sind. Am meisten bevorzugt ist die Ovalärmethode besonders bei den Exarticulationen und die einfache und doppelte Lappenbildung für die Amputation.

In Bezug auf die Frage Wo? (S. 328) ist zu merken, dass an den Fingern mit äusserster Sparsamkeit verfahren werden muss. Kann man z. B. die Nagelphalanx noch amputiren, so darf man sie von der 2. nicht exarticuliren. Nur die beiden Mittelfinger machen in sofern eine Ausnahme, als man sie lieber in ihrer Verbindung mit dem Metacarpusknochen exarticulirt, als in der ersten Phalanx amputirt, weil der kleine Stumpf besonders Arbeitern nur störend wird. An den Eckfingern indess trägt ein kleiner Stumpf immer noch zur Kräftigung der Hand bei. Ein Gleiches möchte vielleicht für den Mittelfinger gelten; denn mir haben Arbeiter mit exarticulirtem Mittelfinger gesagt, dass sie dadurch ausserordentlich an Kräftigkeit der Hand eingebüsst hätten.

Schliesslich erwähnen wir historisch noch die von Heister, und später wieder von v. Gräfe empfohlene Abmeisselung der Phalangen (*Dactylosmileusis*), welche als roh und unsicher bezeichnet werden muss. Unsicher, weil dabei leicht eine Splitterung des Knochens bis ins nächste Gelenk stattfindet und dann ein grösserer Verlust erfolgt. v. Gräfe hat einen besondern Holzklotz als Unterlage, so wie einen Meissel und Holzhammer dazu angegeben. Der Finger soll mit seiner Rückseite auf den Klotz gelegt, der Meissel senkrecht aufgesetzt und dann mittels eines gut geführten Hammerschlags die Phalanx abgehackt werden.

Die Vorbereitung und Lagerung des Kranken ist wie bei der vorigen Operation.

a. Amputation der 4 letzten Metacarpusknochen.

Man kann die Operation nach Schreger mittels des Zirkelschnittes ausführen und dem entsprechend zuerst bei Haltung der Hand zwischen Pro- und Supination mit einem grossen Scalpelle $^1/_2$" vor der Durchsägungsstelle nach der Technik Rust's einen Schnitt durch Haut und Tendines führen. Darauf werden die Weichtheile zurückpräparirt, die *M. inteross.* von den Knochen getrennt und diese dann abgesägt oder mit der Knochenscheere abgeschnitten.

Statt des Zirkelschnittes kann man auch einen oder zwei Lappen, ähnlich wie bei der Exarticulation der Hand, bilden, wie Jäger, Lisfranc, Langenbeck u. A. empfehlen, und die Lappen durch Präparation von vorn nach hinten, besonders auf dem Rücken, oder mittels Durchstechen von hinten nach vorn, hauptsächlich in der *Vola*, ausschneiden.

Aehnlich kann man je 2 — 3 andere Metacarpusknochen mit ihren zugehörigen Fingern entfernen.

Weit schwieriger ist die Enucleation mehrerer Metacarpialknochen, weshalb man sie möglichst zu umgehen sucht.

Betrifft die Affection nur einen Finger, so ist die Ovalärmethode deshalb die zweckmässigste von allen, weil bei ihr die Narbe nicht in die *Vola* fällt. Indess man hat auch hier verschiedene Lappenbildungen geübt. Die nachfolgenden Operationen geben hier die Grundtypen.

b. *Exarticulatio pollicis.*

Mit Hinwegnahme des Mittelhandknochens nach Scoutetten.

Assistent. Der Arm wird zwischen Pro- und Supination gehalten.

Ein Gehülfe, an der äusseren Seite desselben stehend, umfasst mit einer Hand die Finger der kranken Hand so, dass deren Rücken in seiner *Vola manus* ruhen; mit der andern Hand von innen her den Arm dicht oberhalb des Handgelenks so, dass der Daumen über und vor dem *Proc. styl. radii* zu liegen kommt, und spannt mit letzterem die Haut nach oben an.

Der Operateur stellt sich vor die Hand des Kranken und

erfasst den kranken Daumen mit den beiden ersten Fingern und dem Daumen seiner linken Hand so, das der Daumen nach unten auf der Volar-, die Finger nach oben auf der Dorsalseite liegen.*)

Die Basis *Oss. metacarpi pollicis* markirt sich nun durch eine Erhabenheit, an welche sich der *M. abductor pollicis longus* ansetzt. Auf diesem Höcker setzt der Operateur den hinteren Theil des Messers, zieht dasselbe gegen sich an und weicht dabei zugleich schräg von der Axe des Fingers nach dessen linken Seite hin ab.

Die Gelenkfalte, welche den Daumen hauptsächlich an der Volarseite umgiebt, ist Richtung bestimmend für den Schnitt. Ist man mit demselben nach unten bis zur Mitte gelangt (immer sehe man, wohin man schneidet), so zieht man das Messer aus, geht mit demselben unter der assistirenden Hand durch, setzt es einige Linien vom oberen Wundwinkel mit dem hinteren Theil wieder in den ersten Schnitt, führt es nach vorn und zur Seite des Daumen und so diesen Schnitt in den ersten über.

Jetzt hebt man den Daumen in die Höhe, trennt mit schräg gegen den Knochen gerichteter Schneide (immer in leichten Zügen) unten und auf beiden Seiten die Muskeln bis zur Gelenkanschwellung hinauf, abducirt den Finger noch mehr, geht von unten her mit Bogenschnitten um den Gelenkkopf und dort, wo der stumpfe Winkel an demselben bemerkt wird, in's Gelenk, trennt dasselbe vollständig und schneidet endlich mit flach hinter gelegtem Messer das Glied vollständig heraus.

Anmerkung. Durch dieselbe Methode kann auch die Amputation verrichtet werden. Ausserdem hat man auch hier Walther's Lappenbildung ausgeführt.

c. *Exarticulatio digiti medii.*

Nach Zang und Scoutetten.

Der Finger soll durch einen ◇ Schnitt aus dem Gelenke genommen werden.

Der Assistent steht an der inneren oder äusseren Seite der kranken Hand und umfasst diese mit seiner einen Hand so, dass

*) Man ist gewohnt, wenn man etwas mit Daumen und Zeigefinger fasst, ersteren dabei nach oben zu halten, weshalb man um so mehr auf die Veränderung bei diesem hier wichtigen Handgriffe zu achten hat. Anders gefasst würde man sich später beim Schnitt sehr im Wege sein.

sein Daumen auf deren Rücken einen Zoll nach oben vom entsprechenden Gelenk zu liegen kommt, und spannt mit demselben die Haut. Mit der anderen Hand fasst er jedesmal die nicht vom Operateur gehaltenen Finger und zieht sie vom kranken Finger ab.

Der Operateur hat zuerst mit seiner linken Hand zu operiren, um mit der rechten die Operation beenden zu können.

Er fasst deshalb mit seiner rechten Hand von der Seite her quer nach dem kranken Finger, und die übrigen Finger, die ihm dabei an der entsprechenden Seite in die Hand kommen, hält er zugleich mit — den Daumen soll er nach oben aufs Ende der ersten Phalanx, den Zeigefinger unten quer vor's Gelenk legen —, so kann er jetzt die Finger abziehen und zugleich hebelartig beugen.

Das Messer fasst er darauf mit dem Daumen und den drei ersten Fingern der linken Hand, setzt dessen Spitze mit schräg nach der Mittellinie des Fingers gerichteter Schneide ungefähr 1—2 Linien vor der gespannten Zwischenfingerhaut hart an den Finger, schiebt es in dieser Richtung, während er die Finger flectirt, nach der Mittellinie des Gelenks, geht in der Hautwunde wieder zurück, wobei er die Finger wieder streckt, und schneidet an der *Vola manus* die Theile schräg nach innen ein <. Jetzt nimmt er das Messer in die rechte Hand, wechselt mit dem Assistenten die Hände und macht auf der andern Seite denselben Schnitt, jedoch so, dass er auf der Dorsalseite etwas früher in die erste Wunde fällt ◇. (Hautbrücken werden dadurch vermieden, dass man das Messer immer schiebend und ziehend und ohne stark aufzudrücken führt.)

Jetzt fasst er den Mittelfinger besonders, biegt ihn über die Dorsalfläche der übrigen Finger hinüber, macht Bogenschnitte mit dem vorderen Theil des Messers quer gegen das Gelenk, dringt am stumpfen Winkel in dasselbe ein, rollt den Finger etwas um seine Axe, damit dessen Beugesehne angespannt und durchschnitten werden kann, legt das Messer hinter den Gelenkkopf, den Finger über dasselbe, schneidet ihn wieder langsam heraus.

Anmerkung. 1. Auf dieselbe Weise exarticulirt man den Goldfinger, während die Eckfinger nach der nächstfolgenden Methode oder durch den Ovalärschnitt entfernt werden, der übrigens auch bei der oben beschriebenen Enucleation angewendet werden kann.

Anmerkung. 2. Eben so kann man durch denselben Schnitt

wenn man ihn nach oben hinauf verlängert, die Amputation des zugehörigen Mittelhandknochen ausführen, dessen schräge Durchsägung Dupuytren ausführte, um sein nachträgliches Vorstehen zu beschränken. Die gleichzeitige Entfernung des Gelenkkopfes des Metacarpus bei der Fingerexarticulation ist von den Chirurgen angerathen, welche derartige Resectionen bei den Exarticulationen überhaupt vertheidigen, weil sie vom Knorpel Verzögerung der Heilung besorgen. Ist das Individuum jung, so bildet der Gelenkkopf noch die Epiphyse des Knoches und man kann dann den ihn mit der Diaphyse verbindenden Knorpel mit dem Messer trennen, worauf Malgaigne zuerst aufmerksam gemacht.

d. *Exarticulatio digiti minimi.*

Mit Hinwegnahme des *Os metacarpi* nach Walther.

1. An der linken Hand.

Der Operateur hat mit beiden Händen zu operiren.

Ein Assistent abducirt die drei übrigen Finger der in Pronation befindlichen Hand; mit der anderen Hand umfasst er die Hand von der Ulnarseite her über ihrem Gelenke so, dass der Daumen nach oben die Haut spannt.

Der Operateur fasst mit Daumen und Zeigefinger seiner rechten Hand den kranken Finger und abducirt ihn.

Das Messer wie vorhin mit der linken Hand gefasst, setzt er es senkrecht zur Fläche der kranken Hand mit seiner Spitze gerade in die Mitte der gespannten Zwischenfingerhaut, führt es mitten im Knochenzwischenraum so weit hinauf, bis er oben auf einen Widerstand stösst, hebt dann den Griff des Messers, wobei er die Spitze senkt, und lässt diese ausstreichend die Haut über dem Gelenke durchschneiden.

Jetzt wechselt der Operateur mit Hand und Messer, tritt auf die äussere Seite, umfasst mit Daumen und Zeigefinger seiner linken Hand den kleinen Finger so, dass der Zeigefinger hebelartig auf die Ulnarseite zu liegen kommt, abducirt ihn und dringt mit kleinen Bogenschnitten dort, wo der stumpfe Winkel erscheint, ins Gelenk.

Das volle Messer darauf hinter den Gelenkkopf legend, bildet er hinter dem Knochen in sägenden Zügen abwärts gehend und den Finger immer anziehend, den äusseren Lappen, den er zuletzt dem

Anfangspunkte des ersten Schnittes gegenüber langsam rund ausschneidet.

2. An der rechten Hand.

Hier operirt man nur mit der rechten Hand, umfasst demnach den kleinen Finger sogleich, wie zuletzt beschrieben, und braucht also weder die Hände zu wechseln noch die Stellung zu ändern.

Anmerkung. Auf dieselbe Weise kann man auch den Zeigefinger exarticuliren. Man kann aber auch die Ovalärmethode wählen, wenn man bei Arbeitern, wie bemerkt, von der späteren Narbe in der Hand Nachtheile besorgt.

e. *Exarticulatio phalangis.*

Ein Assistent hält die Hand in Pronation und die übrigen stark flectirten Finger zurück.

Der Operateur umfasst mit Daumen und Zeigefinger, ersteren auf der Dorsal-, letzteren auf der Volarseite, den Finger und setzt die Spitze des wie vorhin gefassten Messers 1—2 Linien unter dem Gelenk (in der Gelenkfalte) auf, schiebt es durch die Haut nach der anderen Seite hinüber, flectirt das Glied und zieht das Messer hart an der zurückweichenden Haut wieder nach sich zurück, wobei er in der Regel schon ins Gelenk dringt. Nachdem dies vollständig getrennt ist, umfasst er den Finger seitlich, um nach unten das Fleisch zu einem runden Lappen zusammenzudrücken, den er $^1/_4$ — $^1/_2$ Zoll lang bei gestrecktem Gliede rund abschneidet.

Anmerkung. Diese Lappenbildung aus der Volarseite ist die zweckmässigste Methode für alle Amputationen der Phalangen. Es sind indess auch Zirkel- und doppelter Lappenschnitt gemacht, welche ausserdem auch bei der eben beschriebenen Enucleation Anwendung gefunden haben. Bei der Amputation ist der Volarlappen durch Stich zu bilden.

6. *Exarticulatio femoris.*

Wir haben hier dieselben Methoden, wie bei der *Exart. humeri*, weil dieselben Verhältnisse und Rücksichten vorhanden sind, nur dass die Prognose entschieden ungünstiger ist.

Man wählt je nach diesen Rücksichten bald die Lappenbildung (man hat mittels eines inneren — vorderen — äusseren — inneren und äusseren Lappens operirt), zieht aber, wenn es irgend geht, den Ovalschnitt vor, und legt das Oval, ähnlich wie bei der Schulter, so an, dass seine obere Spitze nahe der *Spin. ant. sup.*, sein unterer Theil 3—4 Querfinger vom Sitzbeinknorren fällt.

Ausführung des Ovalschnittes.

Der Kranke liegt fast horizontal auf einem Tisch, so dass die *Nates* dessen Rand überragen.

Ein sicherer Assistent comprimirt die *Art. crur.* auf dem Schambein (sie ist vorher auch unterbunden worden); ein zweiter, an der äusseren Seite des Kranken stehend, spannt die Weichtheile; ein oder zwei andere halten den Schenkel von unten horizontal.

Der Operateur, an der inneren Seite stehend, beginnt so am linken Schenkel den inneren Schnitt, ähnlich wie bei Langenbeck's Lappenbildung, von vorn und oben nach innen und unten, greift wie dort mit der assistirenden Hand über, mit dem Messer unter den Schenkel und setzt letzteres mit dem vorderen Theil in das Ende des ersten Schnittes, schiebt es nach vorn und oben zur oberen Schnittspitze und dringt mit Vor- und Zurückschieben schräg bis zum Knochen. Jetzt wird der Schenkel stark abducirt, von innen her die Kapsel eröffnet, das *Lig. teres* durchschnitten, der hintere Theil der Kapsel, den Kopf umgehend, getrennt, und endlich der Trochanter bei stark abducirtem Schenkel herausgeschält.

Zu unterbinden sind hier zuerst die Zweige der *Hypogastrica*, deren Compression nicht möglich, also die *Ischiadica*, *Glutea sup.*, *Obturatoria*, dann die *Arteria cruralis* und ihre Zweige, die *Profunda femoris*, *Circumflexa int. et ext.*, so wie endlich die *V. crural.*

Die Wunde wird darauf vereinigt und von der Seite ein Stützpolster untergeschoben.

Vielfach gerühmt ist auch die vordere Lappenbildung nach Manec und Baudens.

Man bildet ihn am besten durch Einstich so, dass man an der äusseren Seite ein grosses zweischneidiges Messer einen Zoll über der Höhe des Trochanters zwischen diesem und der *Spin. ant. sup.* von oben nach unten und von aussen nach innen einstösst und es hart am Knochen 3 — 7″ herabführt. Ein Assistent comprimirt sofort die Arterie im Lappen, den er zugleich nach oben zieht. Man kann die Arterie nun erst unterbinden, oder dies bis nach Beendigung der Operation verschieben. Darauf wird die Kapsel und das *Lig. teres* getrennt, der Kopf nach vorne luxirt, mit dem Messer umgangen und dann werden die Weichtheile so mit einem Zuge durchschnitten, dass man unter dem unteren Rande des *Glvt. max.* herauskommt, wo etwas mehr Haut als Muskeln erhalten werden müssen. Man kann den untern halben Kreisschnitt auch gleich nach Bildung des vorderen Lappens ausführen.

Bemerken wir schliesslich noch, dass auch die Bildung eines inneren und äusseren Lappens theils durch ausschneiden, theils durch Ausstechen vielfach angewendet worden ist, indess die Ovalärmethode dürfte dieser Lappenbildung vorzuziehen sein.

7. *Exarticulatio Genu.*

Guillemeau hat Anfang des 17. Jahrhunderts diese Operation zuerst nicht blos empfohlen, sondern auch der *Amputat. femoris* vorgezogen. Allein die späteren Chirurgen fürchteten die Verletzung, wozu die grosse Gefahr penetrirender Kniegelenks-Wunden Veranlassung gegeben haben mag. Ausserdem sind hier alle im Allgemeinen aufgezählten Nachtheile der Exarticulation im erhöhten Masse vorhanden. Erst in der neueren und neuesten Zeit haben die Anhänger der Exarticulation (besonders Textor) dieselbe wieder empfohlen, weil sie die erwähnten Nachtheile der Exarticulation überhaupt nicht so hoch anschlagen und für die des Knies der Schenkelamputation gegenüber die Erhaltung eines längeren Stumpfes und vor Allem des Streckers besonders hervorheben. Denn wird die Patella und mit ihr der Quadriceps erhalten, so hat der Kranke einen weit leichteren und sicherern Gang als auf einem Femurstumpf. Immerhin ist dieser Streit nicht entschieden und deshalb mit Veranlassung, dass man auch darüber noch nicht einig ist, 1. ob man die Patella erhalten oder entfernen müsse, selbst wenn sie gesund. Sie füllt offenbar die Candylengrube gut aus und es wird mit ihr der Quadriceps, wie bemerkt, erhalten. 2. ist man über die Bildung der Decke uneins. Einige wollen ein gutes Fleischpolster aus der Wade nehmen und bilden deshalb einen hinteren Lappen; Andere — und dies ist die grössere Zahl — bevorzugen die vordere Lappenbildung in Verbindung mit einem kleinen hinteren (Textor). Der Zirkelschnitt, der Ovalschnitt (sowohl vorn als hinten das Oval angelegt) und der Schrägschnitt haben ebenfalls ihre Anhänger. Sieht man von einem guten Fleischpolster aus der Wade ab, so muss man die vordere Lappenmethode bevorzugen. 3. handelt es sich darum, wie weit man bei der Operation das Gelenk total zerstören müsse. Diejenigen, welche die gleichzeitige Resection des Knorpels bei der Exarticulation vertheidigen, wollen die Condylen des Femur auch hier reseciren; Andere halten dies für überflüssig, ja wegen der Osteophlebitis, die sich im schwammigen Knochenende leicht entwickelt, für gefährlich. Man kann wenigstens die Synovialis wohl in allen Fällen exstirpiren.

Die Ausführung des vorderen Lappens geschieht so, dass bei gebeugtem Knie von dem hinteren Rand des einen Candylus zu dem gleichen des anderen ein nach unten convexer Schnitt, dessen Spitze vom unteren Rande der Patella mindestens $^1/_2$ Zoll entfernt ist, geführt wird. Das *Lig. pat.* wird durchschnitten, die Patella in den Lappen genommen und dieser nach oben zurückgeschlagen. Darauf wird die Exarticulation ausgeführt und bei gestrecktem Knie der passende hintere Lappen gebildet. Die Arterie kann dabei im Lappen comprimirt werden. Nach der Unterbindung der Gefässe kann man nun die Synovialis möglichst total herausschälen und die Wunde dann nach allgemeinen Regeln vereinigen.

8. *Exarticulatio pedis in tarso.*

Chopart genannt, weil derselbe sie 1791 zuerst wieder verrichtete und bekannt machte. In Deutschland wurde sie zuerst von Walther ausgeführt.

Sie geschieht in der Verbindung des *Talus* und *Calcaneus* mit dem *Os naviculare* und *Cuboideum*, und schliesst sich der Syme'schen Operation an.

a. Nach Langenbeck.

Die Vorbereitung zur Operation und Lagerung des Kranken ist wie dort.

Ein Assistent umfasst das Fussgelenk von vorn und spannt dadurch die Haut.

Der Operateur umfasst mit seiner linken Hand den Fuss so, dass seine *Vola manus* auf dem Rücken desselben ruht, und setzt am rechten Fusse den Zeigefinger auf den Höcker des fünften Mittelfussknochens, den Daumen auf das *Tuber oss. navicularis.*

(Am linken Fusse hat umgekehrt der Daumen den ersten, der Zeigefinger den zweiten Punkt einzunehmen.)

Diese beiden Punkte fixirend, setzt er am rechten Fuss am äusseren, am linken am inneren Fussrande den hinteren Theil des Messers vor dem dort befindlichen Finger auf und führt dasselbe quer über den Rücken des Fusses nach der anderen Seite herüber, so dass der Schnitt dicht vor dem zweiten Finger endet.

Hart am Rande der so getrennten und vom Gehülfen zurückgezogenen Haut schiebt er das Messer sogleich wieder zurück, durchschneidet so die Muskeln, drückt den Fuss nach abwärts, um so die Bänder anzuspannen, und dringt durch einen leichten, am äusseren Rande etwas nach oben, am inneren etwas nach vorn gerichteten Zug in's Gelenk, trennt alle Bänder, geht endlich mit dem vollen Messer um die vorderen Gelenkköpfe herum, streckt den bis jetzt nach abwärts gerichteten Fuss, indem er dessen Rücken und *Planta pedis* umfasst, und bildet, das Messer in Sägezügen hin- und herschiebend und immer am Rande der *Planta pedis* bleibend, den ungefähr vier Finger breiten Plantarlappen. Dabei muss das Messer immer von den Knochen abgewendet und mit besonderer Vorsicht unter dem Höcker des fünften Mittelfussknochens durchgegangen werden.

Den gebildeten Lappen kann man gegen das Gelenk halten und so die Grösse desselben abmessen, und muss ihn endlich mit schräg nach unten und vorn gerichteter Schneide in einem Zuge quer abschneiden, wobei man den Fuss besonders stark anzieht.

b. **Mit Seitenschnitten und Bildung zweier Lappen nach Chopart, Rust.**

Assistent wie vorhin.

Der Operateur hat mit beiden Händen zu operiren. Er umfasst deshalb zuerst mit der rechten Hand von der dem zu führenden Seitenschnitt entgegengesetzten Seite den Fuss so, dass der Daumen längs des Fussrückens, die Finger unter der Fusssohle liegen, und spannt nun die Haut.

Das Messer in der linken Hand, fasst er mit deren Zeigefinger am rechten Fuss nach dem vorderen Rande des *Malleolus externus*, am linken nach dem vorderen Rande des *Malleolus internus*, zieht sich mit der Fingerspitze von den bezeichneten Punkten senkrecht nach der Fusssohle eine Linie, die vom *Malleolus externus* $1^1/_2$ Zoll, vom *Malleolus internus* aus 1 Zoll betragen soll. (Am äusseren Rande muss der Schnitt besonders tief nach der *Planta pedis* zugeführt werden.

Sich den Endpunkt der Linie durch einen Nageldruck bezeichnend, sticht er hier die Spitze des Messers mit nach sich gerichteter Schneide unter einem rechten Winkel zum Fussrande ein, zieht es, die ganze Schneide an den Fussrand legend, nach sich, und macht längs desselben diesen Seitenschnitt ungefähr fünf Querfinger lang.

Nachdem er darauf die Hände gewechselt und den zweiten Seitenschnitt auf dieselbe Weise ausgeführt hat, umfasst er die *Planta pedis* mit seiner linken *Vola manus*, setzt am rechten Fuss den Daumen in der Schnittwunde auf den Höcker des fünften Mittelfussknochens, den Zeigefinger auf das *Tuber oss. navicularis*, hält den Daumen ruhig, den Zeigefinger aber zieht er einen Zoll nach vorn — am linken Fusse nehmen die Finger wieder umgekehrt diese Punkte ein, und der Daumen wird einen Zoll nach vorn gezogen — führt den Querschnitt, der Haut und Muskel trennen soll, wie vorhin angegeben, von einem Längenschnitt aus über den Fussrücken nach der anderen Seite, so dass er hier vor dem anderen Finger in den Längenschnitt übergeht. Hier mit dem Messer angekommen, lässt er dasselbe sogleich stehen, erfasst mit Daumen und Zeigefinger der linken Hand den entsprechenden Winkel des Lappens, präparirt diesen, so dass er mit der Haut auch die Muskeln enthält, mit langen und vorsichtigen Zügen los, bis der Kopf des *Astragalus* frei zu sehen ist, und lässt ihn darauf vom Gehülfen nach oben halten.

Der Operateur legt seine linke Hand wieder auf den Fussrücken und dringt wie vorhin in's Gelenk, trennt alle Bänder, bis er mit voller Messerschneide in beide Längenschnitte gelangt ist.

Jetzt wendet er die Schneide wieder um die Gelenkköpfe nach vorn und bildet längs der Schnittränder, unter den Knochen fortgehend wie vorhin, den vier Finger breiten Lappen.

Diese Methode verdient wohl deshalb den Vorzug vor der vorigen, weil hier die Strecksehnen in grösserer Ausdehnung im Dorsallappen erhalten werden und den Contractionen des Achill, wodurch der Stumpf leicht die Form des *Pes equinus* erhält, grösseren Widerstand entgegensetzen. Man kann auch die Achillessehne nachträglich durchschneiden, um diesem Ereigniss entgegenzuwirken. (Larrey.)

Praktische Uebersicht beider Methoden.

Langenbeck umfasst den Rücken des Fusses, setzt einen Finger auf den Höcker des fünften Mittelfussknochens, den anderen auf das *Tub. oss. navicularis*, und macht gleich den Querschnitt.

Rust macht erst die Seitenschnitte, dazu senkrechte Linien vom vorderen Randė der *Malleoli* nach der Fusssohle, und zwar vom *internus* 1, vom *externus* 1½ Zoll.

Zum Querschnitt umfasst er die *Planta pedis* — der eine Finger auf dem Höcker des fünften Mittelfussknochens bleibt stehen, der andere kommt vom *Os naviculare* einen Zoll nach vorn — präparirt den oberen Lappen bis zur Anschwellung.

Ausser diesen beiden hauptsächlichen Methoden hat man auch die Ovalärmethode angewendet, die aber weit schwieriger auszuführen ist und in der Stumpfbildung keine Vortheile bietet. Dasselbe gilt von Blasius Schrägschnitt. Ausserdem hat man auch Seitenlappen gebildet und Baudens sogar nur einen Dorsallappen, der wohl keine hinlängliche Decke giebt und leicht abstirbt.

Erwähnenswerth ist noch die Variation, den Plantarlappen zuerst und zwar von vorne nach hinten präparirend, oder durch Einstechen (Syme, Maingault) zu bilden und dann von der Planta aus das Gelenk zu öffnen. Dies Verfahren kann Anwendung finden, wenn auf dem Rücken Geschwulst etc., das Finden des Gelenks sehr erschwert. Ausserdem wird dabei der Plantarlappen weniger dick an Muskeln und lässt sich deshalb besser anlegen, worauf überhaupt zu achten. —

Der Verband und die Nachbehandlung nach allgemeinen Regeln. Der Kranke erhält zum Schluss einen künstlichen Fuss oder Schuh mit fester Sohle. —

Anmerkung. Der Chopart'schen Enucleation schliesst sich die im *Tarso-metatarsal*-Gelenk an, welche 1815 von Lisfranc genauer beschrieben und seitdem nach ihm genannt wird. Anfänglich fand diese Operation Gegner. Einige wollten Chopart vorziehen, Andere wennmöglich die Amputation im Metatarsus machen, weil dadurch weniger Gelenke betheiligt werden. Gegenwärtig ist der Streit hier durch das zweite allgemeine Gesetz: „möglichst viel erhalten“ geschlichtet und somit die Operation allgemein acceptirt.

Es ist auch hier wie bei der vorigen Operation der Lappenschnitt aus der Planta mit gleichzeitigem kleinern Dorsallappen die bevorzugte Methode. Ein blosser Dorsallappen, sowie der Zirkelschnitt sind unzweckmässig. Man macht zuerst auf dem *Dorsum* einen queren oder nach vorn convexen Schnitt etwas vor der Articulation — dann zwei Seitenschnitte an den unteren Rändern der entsprechenden *Ossa metatarsi* und zwar direct bis auf die Knochen Darauf wird der obere Lappen bis über die Gelenklinie zurückgeschlagen — der Fuss mit der assistirenden linken Hand fest umfasst und die Exarticulation mit Vorsicht in kleinen ritzenden Schnitten von oben und von der Seite ausgeführt. Nach der Durchtrennung aller Dorsal- und Zwischenknochenbänder geht man mit Sorgfalt um den Höcker des fünften Mittelfussknochens herum, wobei die Fussspitze stark nach abwärts gedrückt wird und bildet wie bei Chopart den Plantarlappen. Das *Os cuneiform. prim.* kann man nach Lisfranc auch durchsägen oder durchschneiden. Vereinigung und Nachbehandlung wie bei Chopart.

9. *Exarticulatio hallucis.*

Mit Hinwegnahme des Mittelfussknochens nach Scoutetten.

Der Assistent, an der äusseren Seite stehend, fasst mit der einen Hand die übrigen Zehen und abducirt sie, mit der anderen vom inneren Rande aus den Fuss so, dass der Daumen auf dem Rücken vor dem Gelenke liegt und die Haut retrahirt.

Der Operateur fasst mit dem Daumen und den beiden ersten Fingern seiner linken Hand die Zehe so, dass der Daumen nach unten, die Finger nach oben zu liegen kommen (wie bei der gleichen Operation am Daumen).

Das Messer in der rechten Hand, fühlt er mit deren Zeigefinger nach dem Kahnbeinhöcker, zieht von demselben den Finger in schräger Richtung $1^1/_2$ Zoll nach vorn bis auf den Rücken des Fusses, wo er sich dann ziemlich genau über dem Gelenke befindet.

Hier sticht er die Spitze des Messers ein, zieht dasselbe gegen sich an und zugleich von der Mittellinie abweichend, und zwar am rechten Fuss nach der inneren Seite hin um den Ballen herum, am linken nach dem Zwischenraum zwischen der grossen und nächstfolgenden Zehe hin.

Die Gelenkfalte, welche die Zehe an der Plantarseite umgiebt, ist auch hier wieder Richtung bestimmend.

Unter der Zehe etwas über die Mittellinie gelangt, zieht er das Messer aus, greift mit demselben über den Rücken der Zehe, wobei er sich zugleich etwas nach der entgegengesetzten Seite dreht, nimmt den Schnitt wieder auf und führt ihn schräg nach oben in den ersten über. Einige Linien vor dem Anfangspunkte des ersten Schnittes falle der zweite unter spitzem Winkel in den ersten hinein.

Darauf trennt er den *Interosseus* und übergiebt die Zehe dem Gehülfen, der sie in starker Streckung erhalten muss. Der Operateur lässt sich auf ein Knie nieder, fasst mit Daumen und Zeigefinger (Daumen nach oben, Zeigefinger nach unten) die Ballenhaut und präparirt den Plantarlappen bis unter die *Ossa sesamoidea* los. Ist dies allseitig geschehen, so trennt er mit schräg gegen die Mittellinie der Zehe gerichteter Schneide dicht hinter der vorderen Anschwellung das Muskelfleisch vom Knochen, und zwar allseitig bis zur oberen Gelenkanschwellung hinauf.

Ist der Knochen so unten und seitlich frei gelegt, so fühlt man an der Verbindungsstelle des *Os metatarsi* und *Os cuneiforme primum* eine Rinne senkrecht vom innern Fussrande nach dessen Rücken hin verlaufen. Hat man diese gefühlt, so erfasst man die Zehe mit der vollen linken Hand, zieht sie stark gegen sich an, fühlt nochmals nach der Rinne, und schneidet in der Linie, welche man von ihr nach dem Rücken des Fusses gezogen hat, auf diesem die Sehne durch leichtes Hin- und Herschieben des Messers durch, wobei man sogleich in's Gelenk kommt (NB. wenn man genau die Linie berücksichtigt hat). Ein Gehülfe spannt dabei die Schnittwunde vor dem Messer auseinander.

Bei starker Dehnung der Zehe durchschneidet man das Gelenk vollständig, indem man vom Zwischenraum aus in einem Bogenschnitt um den Gelenkkopf herumgeht. Nach der Trennung der Sehne des *Peronaeus* muss die Zehe entfernt werden können.

Das Resultat dieser sehr schwierigen Operation ist für den Kranken insofern immer ein ungünstiges, weil die grosse Zehe und namentlich ihr Ballen für das Auftreten und Erheben des Körpers von grosser Wichtigkeit ist. Anders verhält es sich mit den übrigen Zehen, sofern ihre totale Entfernung günstiger ist, als wenn ein oder zwei Phalangen zurückgeblieben sind, weil diese sich häufig nachträglich verkrümmen.

10. Die Exarticulation der mittleren Zehen ist analog

der gleichen Operation an der Hand. Dasselbe gilt von den Amputationen und Exarticulationen im Mittelfuss.

11. *Exarticulatio digiti minimi* aus dem Mittelfussgelenke, nach Walther.

a. Am rechten Fusse.

Ein Assistent abducirt die übrigen Zehen und spannt die Haut.

Der Operateur fasst die kleine Zehe mit Zeigefinger und Daumen der linken Hand, setzt das Messer senkrecht in den Zwischenraum der vierten und fünften Zehe, schiebt es gegen die Mittellinie zum Gelenke aufsteigend von innen nach aussen und zieht es nach der Fusssohle hin zurück, so einen Bogenschnitt bildend. Die Zehe jetzt hebelartig abducirend, öffnet er mit Bogenschnitten und wieder am stumpfen Winkel das Gelenk, geht mit dem Messer um den Gelenkkopf herum und bildet den äusseren Lappen, der dem Anfangspunkte des ersten Schnittes gegenüber langsam und rund ausgeschnitten wird.

b. Am linken Fusse.

Der Operateur steht an der äusseren Seite des Fusses, setzt die Spitze des Messers zuerst nach der Fusssohle gerichtet an, macht den untern Plantarschnitt und führt darauf den vorhin zuerst gemachten Schnitt aus. Das Uebrige wie vorhin.

Anmerkung. Auf dieselbe Weise kann man auch die grosse Zehe, den Daumen, Zeigefinger und den kleinen Finger exarticuliren.

C. Die *Resectio et Exstirpatio ossium*. Taf. XV.

Die Resection ist die Entfernung eines kranken Stückes vom Ende oder der Diaphyse eines Knochens; die Exstirpation dagegen die Ausschälung eines ganzen Knochens. Oft wird indess auch die letzte Operation als Resection bezeichnet.

Die Indicationen sind im Allgemeinen die der Amputation und Exarticulation, so weit dieselben die acuten und chronischen Affectionen der Knochen betreffen. Hinzukommen noch die Verrenkungen und zwar im frischen Zustand, wenn ein Gelenkende die Weichgebilde durchbrochen und nicht wieder reponirbar ist (dasselbe gilt von einem Fractur-Fragment), und im chronischen oder veralteten Zustand, wenn die Luxation irreponibel und der Gelenkkopf durch Druck, Reizung seiner Umgebung Gefahr bringt, oder man durch die Resection ein brauchbareres Glied zu schaffen im Stande ist. Ferner kommt hinzu die Pseudarthrose und die mit Deformität, Calluswucherung geheilte Fractur.

Endlich ist die sogenannte wahre oder knöcherne Anchylose zu nennen.

Contraindicationen sind: 1. zu grosse locale oder wohl gar allgemeine Ausdehnung der Knochenaffection; 2. hochgradige, gleichzeitige Zerstörung oder Degeneration der Weichgebilde, besonders wenn bei acuten Verletzungen die Haupt-, Nerven- und Gefässstämme getroffen sind; 3. florirende innere Ursachen (vorhandene Tuberculose, florirende Scropheln, Krebs); 4. Allgemeinaffectionen des Organismus, besonders Eiterungsfieber bei acuten Verletzungen, Pyämie.

Die Methoden sind nicht so einfach, wie bei der Amputation; drei Momente bestimmen sie in ihrer Form und Ausführung: 1. die Oertlichkeit, wo und 2. die Form, wie durch die Weichgebilde bis zum Knochen gedrungen und 3. wie derselbe entfernt werden soll. Die Oertlichkeit wo? wird in den meisten Fällen durch die Weichgebilde bestimmt, deren Verletzung möglichst gering ausfallen muss; also möglichst dort, wo dieselben am schwächsten, wo man wichtige Gefässe, Nerven, Muskeln, Sehnen am meisten schont. Dies ist im Allgemeinen die Streckseite der Glieder. Eine Ausnahme tritt ein, wenn eine vorhandene Wunde zu benutzen ist, ein oder mehrere Fistelgänge in den Schnitt genommen werden können.

Die Form, wie die Weichtheile zerschnitten werden sollen, ist eigentlich durch das allgemeine Gesetz vorgezeichnet, dass alle Incisionen möglichst parallel den daneben verlaufenden wichtigen Gebilden angelegt werden müssen. Folglich ist ein hinlänglich grosser Längsschnitt parallel der Gliedachse eigentlich die Universalmethode, und alle anderen hier und da wohl geübten Schnittweisen, wie: Υ, ⊨, +, V, L, ⊔, H, ⬭, ⌣, Y sind möglichst zu vermeiden, weil dieselben einmal verletzender sind und zweitens eine zackige, eckige und dadurch der Heilung hinderliche Wunde geben. Rücksichtlich der Gelenkkapseln ist zu bemerken, dass dieselben bei gefährdeter Umgebung mit gegen den Knochen gerichteten Schnitten geöffnet und mittels des Knopfmessers abgetrennt werden müssen. Schwierigkeiten entstehen hier mitunter bei Splitterungen und Geschwülsten der Knochenenden. Im letzteren Fall wird die Enucleation oft durch die voraufgeschickte Durchsägung des Knochens erleichtert.

Die Entfernung des Knochens angehend, so werden grössere Knochen mittels Stich-, Ketten-, Bogensäge durchsägt; kleinere Knochen und Knochenstücke kann man mit der Scheere, dem Meissel gewöhnlich leichter entfernen. Rücksichtlich der Sägen ist die Idee von Butcher und Szymanowski, ein recht feines Blatt (Uhrfeder) zu benutzen, um den Sägenschnitt dem Messerschnitt möglichst nahe zu bringen, von grosser Wichtigkeit. Die Säge des letzteren fehlt aus Vernachlässigung des Zeichners zu meinem Bedauern auf der Taf. XV. Vor der Durchsägung muss auch hier das Periost durchschnitten werden, damit es beim Sägen nicht zerrissen wird. Ausserdem hat man sich mit Recht in der neuesten Zeit wieder die Erhaltung des Periost zur Aufgabe gestellt, weil von ihm aus in vielen Fällen eine vollkommene Regeneration erfolgt ist. Umgehrt dagegen ist die totale Vernichtung der Gelenkmembranen einem glücklichen Ausgang in den meisten Fällen förderlich. Bilden mehrere Knochen das Gelenk, so müssen sie alle in gleicher Ebene abgesägt werden, damit die hohle Wundform nicht noch vergrössert wird und spätere Contracturen, die leicht entstehen, vermindert werden. Während des Sägens müssen die Weichtheile oft durch Leder-, Leinwandstreifen etc. geschützt werden.

Geschichte. Der erste sicher constatirte Resections-Fall ist die *Decapitatio humeri* von White (1768), obgleich sich selbst bei Gallen und später bei Heister Andeutungen finden.

Mehrere seiner Landsleute (Park machte die Knieresection 1781) folgten ihm. Dann wurde die Operation durch Moreau in Frankreich eingeführt und in Deutschland war es Jäger und Textor, die zu ihrer Verbreitung beitrugen. Erst in den letzten Decennien hat sie den grossen Aufschwung genommen und den wichtigen Platz in der Operationslehre erhalten, auf dem wir sie gegenwärtig finden und alle namhaften Chirurgen haben zu ihrer immer weiteren Ausdehnung und Vervollkommnung beigetragen.

Therapeutische Würdigung. Der Werth dieser Operation

kann wegen der Ungleichheit der Verwundung etc. nicht im Allgemeinen bestimmt werden, zumal da die Statistik der speciellen Fälle, auf die es besonders ankommt, noch nicht abgeschlossen ist. Wir werden im Speciellen hierauf Rücksicht nehmen. Hier handelt es sich nur darum, einigermassen ihr Verhältniss zur Amputation und Exarticulation festzustellen, und das Heilungsresultat im Allgemeinen anzugeben. Oben an ist die Frage viel discutirt, bei welchem dieser drei Eingriffe die Verwundung am geringsten ausfällt? Sie ist im Allgemeinen zu Gunsten der Resection entschieden; denn bei ihr fällt der Blutverlust, die Verletzung der Haupt-Nerven und Gefässstämme und die Verstümmelung des Organismus mit ihren nächsten somatischen und psychischen Folgen fort. Diesen wichtigen Momenten muss allerdings sofort die Form und Beschaffenheit der Wunde gegenübergestellt werden, welche der Heilung entschieden ungünstiger, als besonders die Amputationswunde ist. Denn bei der Resection erhalten wir die Wunde zumeist in degenerirten Weichgebilden, was bei der Amputation gewöhnlich nicht der Fall. Die Wunde ist ferner zumeist hohl und bei der gewöhnlichen Heilung durch Eiterung kommt es in ihr leicht zur Ansammlung des Eiters, dessen Senkung etc. Allein mag hier die Gefahr für den Kranken etwas grösser sein; er wird sich derselben in Hinblick auf den grossen Gewinn (die Erhaltung einer Extremität) gewiss gerne unterziehen und es wird Aufgabe der Kunst, eben so der operirenden, als der nachträglich heilenden sein, diese Gefahr immer mehr zu verringern. Freilich — und dies ist noch immer eine schwache Stelle dieser Operation, für die es noch immer an ehrlichen Berichten pro und vor Allem auch contra fehlt — muss dem Kranken die erhaltene Extremität auch nützlich, brauchbar sein. Eine Humerus-Resection, die schliesslich einen am Körper herabbaumelnden keiner Function fähigen Arm als Resultat hat; eine Ellenbogen-Resection, mit „vollkommener Beweglichkeit,“ die aber nur von der gesunden Hand executirt werden kann — ein erhaltenes Bein, auf dem der Kranke nach langer Heilungszeit schlechter als auf der Stelze geht — das sind die Schattenseiten, welche der Kranke selten durch spätere Zufriedenheit aufzuhellen gesonnen ist. In dieser Beziehung muss auch hier sorgfältigst individualisirt werden. Der individuelle Kranke mit seinem Charakter, seiner Urtheilsfähigkeit, seinen äusseren Verhältnissen verlangt Berücksichtigung.

Hauptsächlich kommen diese Momente rücksichtlich der Heilungszeit, die sich oft lange hinauszieht, rücksichtlich der consequenten Uebung etc. besonders in Betracht. Was diese Heilung speciell betrifft, so haben wir bei der Syme'schen Amputation in den Condylen bereits das Factum der primären Knochenverwachsung registrirt. Diesen günstigen Ausgang müssen wir fast bei allen Resectionen der unteren Extremität anstreben. Bei der oberen hingegen ist die Aufgabe, eine möglichst ausgiebige Beweglichkeit zu erzielen. Diese kommt beschränkt in Form der fibrösen Pseudarthrose zu Stande, d. h. es bilden sich zunächst Exsudatstränge zwischen den Knochenenden, welche zu fibrösem Gewebe organisiren. Oder zweitens die Knochenenden verwachsen, getrennt von einander, mit den umgebenden Weichtheilen — die unangenehmste Form von Pseudarthrose, bei der die Brauchbarkeit gewöhnlich äusserst beschränkt ist. Am günstigsten ist es endlich, wenn sich die Knochenenden gegen einander abglätten, ja wohl gar eine Art Gelenkverbindung eingehen, indem sich an ihnen auf der einen Seite Erhabenheiten (Osteophybildung), auf der anderen Vertiefungen bilden, während gleichzeitig eine Art Gelenkkapsel sich herstellt. Dabei bleibt immer eine Verkürzung, denn ein Ersatz am Knochenende ist nicht beobachtet.

Ueber die Ausführung ist unter den Methoden schon das angegeben, was sich im Allgemeinen über dieselbe sagen lässt. Der Instrumentenapparat ist ziemlich einfach, seit die zahlreichen und künstlichen Sägen verlassen sind. Cf. Taf. XV. Die Vorkehrung gegen Blutung fällt fort, wenn man nicht im gegebenen Fall sich darauf vorzubereiten hat, zur Amputation oder Exarticulation übergehen zu müssen. Die Lagerung des Kranken ist verschieden nach den einzelnen Operationen. —

Verband und Nachbehandlung. Nach der Operation wird die Wunde gereinigt und etwaige Blutung gestillt, dann werden die Knochenenden in entsprechende Berührung gebracht, die Weichgebilde geordnet und darauf die Wunde entweder ganz oder bis auf einen Theil für den Abfluss des Wundsecrets und des Eiters mittels Hefte und Heftpflaster vereinigt. Dann giebt man der Extremität eine ruhige Lagerung entweder in besonderen Apparaten und Schienen (Gutta Percha) oder mit Hülfe eines Gypsverbandes, eines Kleister-, Watteverbandes und leitet die Nachbehandlung wie bei der Amputation. Die Immersion in ein warmes Wasserbad ist kürzlich von Zeis und Szymanowski hier wieder sehr gerühmt. Ist Eiterung eingeteten, die gewöhnlich im Anfang sehr perfus ist, so muss für Abfluss und Reinlichkeit gesorgt werden, was durch die (wenigstens periodische) Immersion, oder eine Irrigation mittels warmen Wassers sehr gut zu erreichen ist. Ist die Heilung erfolgt und die Schmerzhaftigkeit geschwunden, so kann man zu den passiven Bewegungen übergehen, in Bezug auf welche vom Kranken sowohl als vom Chirurgen die grösste Ausdauer beansprucht werden muss. Die üblen Ereignisse, Nachblutung, Caries, Necrose, Verjauchung, Pyämie sind wie bei der Amputation zu behandeln.

Die speciellen Resectionen.

1. Exstirpation des Oberkiefers. Fig. 78.

Die vorhandene Degeneration verlangt entweder die Fortnahme des ganzen Kiefers, oder man kann einzelne Theile desselben (am liebsten den Thränenkanal, das *Planum orbitale*, das *Septum narium*) erhalten, oder hat nur nöthig, einen Theil (gewöhnlich aus dem Alveolarfortsatz) keilförmig zu excidiren.

Fig. 78.

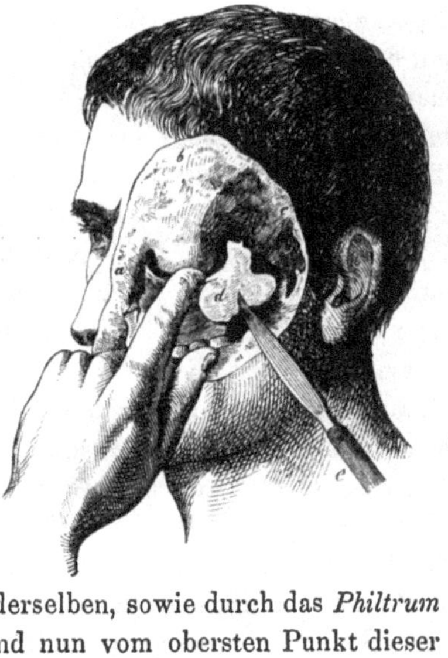

Der Kranke sitzt auf einem Stuhl; ein hinter ihm stehender Assistent fixirt den Kopf und comprimirt die *Maxillares ext.*

Je nach der Ausdehnung macht man den Schnitt durch die Weichtheile, um diese vom Knochen abzutrennen, und schont dabei hauptsächlich den *Fascialis* und den Speichelgang. Mit Rücksicht auf letztere spaltet man die Gesichtshälfte, indem man das Messer auf den Nasenrücken dem inneren Augenwinkel gegenüber aufsetzt, es auf dem Rücken der Nase herab durch die Spitze derselben, sowie durch das *Philtrum* der Oberlippe hindurch führt, und nun vom obersten Punkt dieser

Wunde durch einen Querschnitt die innere Lidcommissur spaltet, um so durch Zurückschlagen des grossen, aus der Nasenhälfte, dem unteren Lide, der halben Oberlippe und der Wange bestehenden Lappens den Kiefer blosszulegen (Dieffenbach). Kann man das *Planum orbitale* schonen, so nimmt man das untere Lid nicht in den Lappen, sondern macht den oberen Querschnitt auf dem Orbitalrande unterhalb des Lides bis zur Schläfe. Kann man ferner das *Septum narium* erhalten, so führt man den ersten Schnitt nicht durch die Nase, sondern vom inneren Augenwinkel senkrecht an der Grenze der Nase bis in den Mundwinkel herab, und kann bei diesem Schnitt dann sogar den oberen Querschnitt ersparen. Ist dagegen eine gleichzeitige Degeneration der Weichtheile vorhanden, so muss man diese zuerst so umschneiden, dass sie mit fortfallen, und dann von den erhaltenen Schnitten aus die Abtrennung in der angegebenen Richtung vornehmen. — Will man endlich das Wangenbein mit fortnehmen, oder gewährt die vorhandene Wunde nicht Raum genug, so führt man von der Mitte der Jochbrücke einen zweiten nach abwärts convexen Schnitt bis in den Mundwinkel (Fig. 78) und schlägt den viereckigen Lappen (abc) zurück, wobei zugleich der *M. obliq. infer.* abgetrennt und darauf der *Bulbus* nach aufwärts gedrängt mit einem Spatel zurückgehalten wird. Hierauf wird die Kettensäge durch die *Fissura infraorbitalis* geführt und an der Verbindung des Jochbeins mit dem Oberkiefer die Durchsägung nach aussen ausgeführt. Will man ersteres mit fortnehmen (d), so wird zuerst der Jochbogen mittels Säge oder Scheere durchtrennt und dann nach Abtrennung der Temporalfascie die Kettensäge von der Schläfengrube aus durch die *Fissura orbital. infer.* eingeführt und die Verbindung des Jochbeins mit dem grossen Flügel des Keil- und Jochfortsatzes des Stirnbeins durchtrennt. — Darauf wird mittels Hammer und Meissel oder Stichsäge die Verbindung des Nasenfortsatzes getrennt, dann der harte Gaumen, die Verbindung des Oberkiefers mit dem Stirnbein, mit dem Thränenbein und endlich die des Pyramidenfortsatzes des Gaumenbeins mit dem Pterygoidfortsatz des Keilbeins und zwar mittels des Meissels. Der *Nerv. infraorb.* und die Arterie werden jetzt, wo der Kiefer beweglich, oder auch schon vorher am Eintritt in den Kanal durchschnitten. — Es werden nun noch die adhärirenden Weichtheile die Schleimhautverbindung in der Gegend der Choane und des weichen Gaumens durchschnitten.

Ist so der Knochen vollständig entfernt, alles Degenerirte mit fortgenommen, die Blutung (etwas aus der *A. max. int.*) theils durch Ligatur, im Nothfall durch das Glüheisen gestillt, so schreitet man zur Vereinigung der Wunde, sowie zur Plastik etwaiger Hautdefecte durch Lappenverschiebung oder Transplantation und stellt den Unterkiefer durch ein herumgelegtes Tuch ruhig. Die Hautwunde muss *prim. intent.* heilen; in der Tiefe bleibt Eiterung zurück, die wiederholtes Ausspritzen täglich mit Camillenthee etc. verlangt. — Ist blos die Excision eines Stückes aus dem Alveolarfortsatz nöthig, so ist keine Trennung der Weichgebilde, höchstens die Spaltung des Mundwinkels erforderlich. — Heyfelder hat zuerst und nach ihm einige Andere, beide Oberkiefern mit Erfolg exstirpirt. Der Medianschnitt fällt fort, die Seitenschnitte aber vom Jochbogen bis in die Mundwinkel reichen zur Zurückschlagung des grossen Gesichtlappens aus und nun wird am besten jeder einzeln nach Durchtrennung ihrer Medianverbindung entfernt. —

2. Exstirpationen am Unterkiefer. Fig. 79.

Die Gechichte dieser Operation beginnt mit Dupuytren, welcher diese Resection sehr häufig ausgeführt hat. Nach ihm hat v. Graefe wohl die Exarticulation zuerst ausgeführt. In der neueren und neuesten Zeit gehört die Resection zu den häufigeren Operationen jedes namhaften Chirurgen. —

Rücksichtlich der allgemeinen Indicationen ist die auf den Vorschlag Esmarch's von Wilms ausgeführte Resection eines Stückes aus dem Seitentheil des Kiefers bemerkenswerth. Es wurde dadurch eine Pseudathrose angelegt und so die Function des Kiefers wieder ermöglicht, die durch Anchylose an der einen operirten Seite gehindert war.

Kleinere Stücke des Aveolarfortsatzes lassen sich mittels Stichsäge, Hammer und Meissel ohne Verletzung der äusseren Weichgebilde vom Munde aus entfernen. Bei Ausschneidung von Stücken aus der ganzen Dicke des Knochens dringt man durch einen Längsschnitt am Rande desselben auf ihn ein, oder man nimmt die Spaltung der Unterlippe in der Mitte mit zu Hülfe. Sind Zähne störend, so werden sie vorher extrahirt. Der Knochen wird darauf an seiner äusseren Seite von Weichgebilden blossgelegt und nach der Trennung des Periost auf beiden Seiten ganz durchsägt, bevor man die Abtrennung der Weichtheile auf seiner Mundseite vornimmt. Will man den unteren Rand stehen lassen, so trennt man mittels Scheere und Messer die Weichtheile an der innern Seite des Knochens. Dann lässt man die losgelösten äusseren Theile stark nach oben ziehen und halten, damit man durch die klaffende Wunde den ganzen Alveolarrand übersieht, fasst das zu resecirende Stück mit der linken Hand, setzt die Stichsäge hart an den gesunden Theil und sägt den Alveolarfortsatz fort, während man mit dem Zeigefinger der linken Hand im Munde die Zunge zurückschiebt und vor der Sägespitze schützt. Man kann auch erst zwei Seitenschnitte mit der Säge machen und dann den Meissel anwenden. Die äussere Wunde wird durch Hefte geschlossen, die Mundwunde mit Charpie gefüllt. (B. Langenbeck.)

Fig. 79.

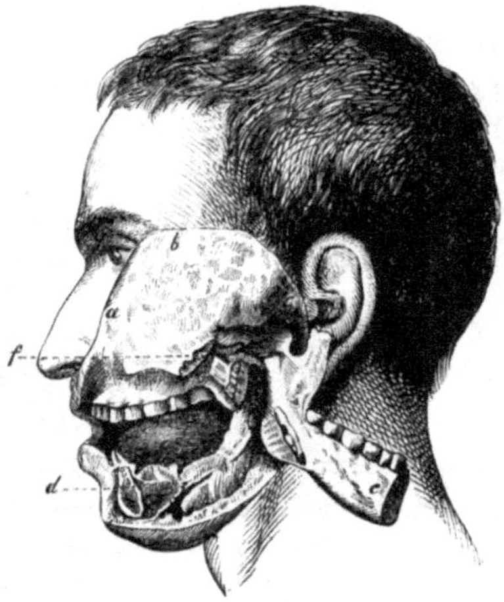

Soll die ganze eine Hälfte des Kiefers exstirpirt werden, so macht man an der Durchsägungsstelle einen Längsschnitt, am Kieferrande wie vorhin, dringt von diesem aus zum Knochen vor und durchsägt ihn. Darauf fühlt man den Gelenkkopf dicht am *Tragus* — führt von ihm aus einen Schnitt längs des unteren Kieferrandes bis zur Durchsägungsstelle und trennt in ihm die Weichtheile erst auf der äusseren, dann auf der inneren Seite, den *M. temporal.* am *Proc. coron.* zuletzt durchschneidend. Durch die Spaltung der Lippe und Zurückschlagung des Lappens gewinnt man freilich mehr Raum, aber die Verwundung ist grösser. Die *Maxill. ext.* wird unterbunden. Man hat am Kiefer *c* jetzt eine Handhabe, spannt sich das Gelenk und eröffnet es zuerst an der äusseren Seite, weil hart an der innern die *A. max. int.* verläuft. Deshalb richtet man bei der weiteren Exarticulation die Schnitte stets gegen den Gelenkkopf oder trennt mit der Scheere. Nach der Entfernung vereinigt man durch Suturen und legt ein Kinntuch an.

Die totale Entfernung endlich beginnt in der Kinngegend mitder Durchsägung des Knochens an dieser Stelle wie vorhin. Darauf wird auf beiden Seiten, wie eben angegeben verfahren. Vor der Wundenvereinigung wollen Einige, welche das Umschlagen der Zunge (was nach B. Langenbeck nicht zu besorgen), nach Durchschneidung der *Mm. genioglossi, styloglossi* und *hyoglossi* und dadurch Erstickungsgefahr befürchten, vorher eine starke Ligatur mittels einer krummen Nadel durch die Spitze oder unterhalb derselben durchführen und aussen durch Klebpflaster befestigen.

Anmerkung. Will man den Kranken während der Operation chloroformiren, so muss er halb sitzend fixirt und der Kopf vorn übergeneigt gehalten werden. Dies erschwert die Operation freilich; indess nur so darf man die Narcose wagen, weil sonst leicht Blut in die Luftwege fliesst.

Anmerkung 2. Statt der Stichsäge kann man sich auch der Kettensäge bedienen, wodurch Verletzungen in der Mundhöhle sicherer vermieden werden.

Anmerkung 3. Die Verletzung sowohl, wie der Verlust fällt am geringsten aus, wenn die Continuität des Knochens erhalten bleibt. Die Exstirpation des ganzen Knochens ist natürlich am nachtheiligsten. Wichtig ist die Erhaltung des Periost, welches allerdings sehr mühsam, aber die Hoffnung wenigstens auf partielle Regeneration zulässt.

3. Die Resection der *Clavicula.*

ist sowohl partiell als total mit Erfolg ausgeführt bei Luxationen und Splitterbrüchen, so wie bei Geschwulstbildung. Ihre Verbindung und Beziehung zu den wichtigsten Gefässen und Nerven verlangen die äusserste Vorsicht. Im Uebrigen lassen sich keine besonderen Regeln geben. Der Hautschnitt bis zum Knochen soll nach Malgaigne am besten ein länglich viereckiger Lappen sein und dann muss man das Periost möglichst zu erhalten suchen und deshalb hier wie in allen anderen Fällen es nach geschehener Längsspaltung mittels zweier Schabeisen abzulösen sich bemühen. Hier kann diese Abtrennung zugleich als Schutz der hinterliegenden Gefässe etc. benutzt werden.

4. Die Resection der Rippen

ist schon von den ältesten Chirurgen hauptsächlich bei Caries und Necrose besprochen und besonders bei letzterer oft mit günstigem Erfolg ausgeführt. Im Wesentlichen gilt das eben von der *Clavicula*

Gesagte auch hier. Man darf das *Cavum pleurae* nicht eröffnen und sucht die *A. intercostalis* zu schonen. Wird sie dennoch verletzt, so muss man sie unterbinden.

5. Die totale Resection der *Scapula*

ist von Syme, B. Langenbeck und zuletzt von Walter in Amerika wegen Sarcom mit glücklichem Erfolg ausgeführt. Die Schnitte, ein horizontaler vom Acromion zum hinteren Rande und ein von der Mitte desselben direct nach abwärts, müssen so gross angelegt werden, dass nach Zurückschlagung der Hautlappen die *Scapula* zugängig ist. Walter brachte die Kettensäge unter den Hals des Knochens und schnitt ihn hier von innen nach aussen durch, worauf die *Scapula* vom *Thorax* getrennt die Wunde geheftet und zum Theil mit Charpie ausgefüllt werden konnte. Nach 4 Wochen war die Wunde geheilt, eine Woche später verliess der Kranke das Spital, wenig im Gebrauch seines Arms gestört. Ein Jahr später verrichtete er wieder alle Arbeiten eines Farmers. Dies Resultat ist um so auffälliger, als die *Scapula* an den Armbewegungen, besonders an den vollkommenen Elevationen den wesentlichsten Antheil hat. —

6. Die Resection des Humeruskopfes.

Von den Schnittformen ist besonders empfohlen die Lappenbildung aus dem *M. deltoid.*, in sehr verschiedenen Formen, besonders bei stark geschwollenem Kopf und der Längsschnitt; letzterer verdient entschieden den Vorzug.

Ausführung des Längsschnittes.

Die Assistenten fixiren den Arm in seiner natürlichen Stellung, während der Patient sitzt.

Der Operateur setzt ein starkes Scalpell hart am vorderen Rande des *Acromion* auf und führt, gleich in's Gelenk dringend, den 4—5 Zoll langen Schnitt, welcher den vorderen Rand des *Tub. maj.* trifft, gerade nach abwärts, hebt dann mittels eines starken Hakens den *Tend. bicip.* aus seiner Furche und lässt ihn zur Seite und die Wunde auseinander halten. Die Bicepssehne soll nach B. Langenbeck immer geschont werden, während andere Chirurgen nicht solchen Werth darauf legen. Ein Gehülfe rollt darauf den Arm nach aussen und der Operateur trennt vom *Tub. minus*, was dann in die Wunde kommt, den *M. subscap.* und *ter. maj.*; darauf wird der Arm nach innen gerollt, um das *Tub. maj.* in die Wunde zu bringen und von ihm die *Mm. ter. minor, supra- et infraspinatus* abzutrennen;

jetzt mit geknöpftem Scalpell in's Gelenk eingehend, trennt der Operateur den Rest der Kapsel, hebt den Kopf aus der Wunde, den ein Gehülfe mit einer Knochenzange fixirt, während er mittels einer gewöhnlichen oder Stichsäge decapitirt. Zu unterbinden ist höchstens die *Art. circumflexa humeri.*

Muss man die *Cav. glenoid.* mit fortnehmen, so kann man das *Lig. coracoacromiale* durshschneiden oder man macht aus dem Längseinen T-Schnitt mit möglichster Schonung des langen Kopfes des *Biceps.*

Hat man einen oberen Lappen gebildet, so ist die weitere Operation noch leichter.

Man sucht nun möglichst *prim. intent.* zu heilen. Deshalb hinlängliche Suturen und Heftpflaster — und der Arm wird durch Desault's Verband für den Clavicularbruch am Thorax befestigt. Die Heilung ist nach 2 — 3 Monaten so weit vorgeschritten, dass der Kranke seinen Arm brauchen kann, in Blasiu's Fall zu allen Arbeiten, wobei der Arm abwärts gerichtet sein musste; doch muss man anfänglich mit dem Gebrauch noch vorsichtig sein, weil leicht Pseudarthrose entstehen kann. Eine Regeneration des *Humerus* findet nicht statt, längere oder kürzere fibrös-zellige Bandmasse stellt die Verbindung her (Textor). Die Prognose ist rücksichtlich der Gebrauchsfähigkeit um so günstiger, je weniger man entfernt hat. Uebrigens ist die Ausdehnung, d. h., wie tief nach abwärts man noch reseciren darf und wann statt dessen die Exarticulation eintreten muss, noch nicht festgestellt.

7. Resectionen am Ellenbogengelenk.

Man nimmt entweder die eine oder andere Gelenkfläche der hier in Betracht kommenden Knochen fort, oder muss alle Enden derselben entfernen. (Die Totalresection.)

Diese zuerst von Park empfohlene und von Moreau 1782 ausgeführte Resection hat von allen die glänzendsten Resultate gegeben. Sie erhält nicht blos Hand und Finger, sondern auch in den meisten Fällen die Functionsfähigkeit im Gelenk.

In Bezug auf die Schnittformen ist zu bemerken, dass hier fast alle oben im Allgemeinen angegebenen Formen zur Anwendung gekommen sind. Indess es ist ein wesentliches Verdienst B. Langenbeck's gezeigt zu haben, dass der Längsschnitt der einfachste und den schwierigsten Fällen genügende ist, mögen auch die anderen Formen die Operation etwas erleichtern.

Ausführung des Längsschnitts bei Bewegungsfähigkeit im Gelenk.

In der Bauchlage des Kranken ist von der Dorsalseite das Gelenk am besten zugängig.

Der Operateur führt am Ulnarrande des *Olecranon* einen 3.—4 Zoll langen Schnitt, dessen Mitte das Gelenk trifft; von diesem Längsschnitt aus trennt er die Weichtheile nach innen und aussen, und schont nach innen vor Allem den *Nerv. ulnar.*, ohne ihn indess blosszulegen oder zu zerren (was sich auch beim ⊥- oder H-Schnitt vermeiden lässt, welche Schnittformen wegen der späteren Zerrung in der Narbe nicht gut sind). (Der *N. ulnar.* versieht, ausser dass er einige Zweige zum *Flex. carp. ulnar. et digit. profundus* und zum Handgelenk giebt, vorzugsweise den vierten und fünften Finger und muss in allen Fällen geschont werden.) Ebenso trennt er die *Ligg. lateralia* und die Kapsel und sägt dann die entsprechenden Enden ab.

Verband und Nachbehandlung theils wie oben, theils nach allgemeinen Regeln. Nach 6—8 Wochen ist die Heilung erfolgt und man beginnt mit den Bewegungen, die, besonders wenn die Beuger des Vorderarms erhalten, also nicht zu grosse Stücke entfernt sind, ziemlich vollständig werden. Die anatomische Untersuchung solcher neu gebildeten Gelenke hat ergeben, dass die resecirten Knochenenden etwas anschwellen, sich abrunden und bisweilen selbst wieder eine der normalen Form des Gelenkendes analoge Gestalt annehmen. Die Gelenkhöhle fehlt; eine fibrös-zellige Masse verbindet die Knochen, und je grösser dieselbe, um so freier die Bewegungsfähigkeit. Tritt Anchylose ein, so muss sie unter rechtem Winkel und zwischen *Pro-* und *Supination* erfolgen.

Wegen *Anchylosis vera* hat B. Langenbeck nach dem Vorgange von Fergusson und Butcher die Totalresection des ganzen Gelenks mit glücklichem Erfolg in folgender Weise gemacht. $4^1/_2$ Zoll langer Schnitt, welcher $1^1/_2$ Zoll über der Spitze des *Olecranon* anfing und am innern Rande der *Ulna* nach abwärts geführt wurde. Die Weichtheile erst an der inneren Seite, ohne dass der *N. ulnaris* zu Gesichte kam, dann an der äusseren durch lange Schnitte gegen den Knochen mühsam abpräparirt. Präparation des unteren Endes des Humerus dicht über den Candylen mit Hülfe des Raspatorium. Mittels eines gebogenen Metallspatels wurde die Kettensäge dann in der Höhe des oberen Randes der *Fossa posterior* hinter dem Humerus durchgebracht und derselbe hier leicht durchsägt. Bei der jetzt möglichen Flexion des Arms ragte die durchsägte Partie des anchylosirten Gelenks aus der Wunde hervor, ward mit einer Resectionszange fixirt und unterhalb des *Capitulum radii* und des *Proc. coron. ulnae* ebenfalls durchsägt. Zwei Suturen in jedem Wundwinkel — in die Wunde ein Bourdonet; darüber eine nasse Binde. Wasserbad, anfänglich + 7°, später 15°. In der 5. Woche war die Wunde fast ganz vernarbt, mit Ausschluss einiger Fisteln; später gute Gebrauchsfähigkeit. — Immerhin ist dieser Eingriff ein bedeutender, der für den Kranken nicht ohne erhebliche Lebensgefahr ist. Man darf ihn deshalb nur bei stumpfwinkliger Anchylose und in solchen Fällen ausführen, wo der Patient vollkommen gesund, die Ursache der Affection eine traumatische Verletzung, die Weichtheile normal, die äusseren Verhältnisse günstig und die Nachbehandlung gut überwacht werden kann.

Statt dieser Operation hat man zur Beseitigung der Anchylose in Anwendung gezogen: 1. das *Brisement forcé* in der Narcose; 2. durch Maschinenkraft nach Louvrier; 3. Aussägung eines Knochenkeils nach Rhea Barton, oder eines Stückes aus dem untersten Theil des Humerus von $^1/_4$″ — $^1/_2$″ Länge von mehr oder weniger konischer Form (Ried); 4. die subcutane Osteotomie (B. Langenbeck). Allein die letzteren Eingriffe sind nicht minder gefährlich und es entsteht nach ihnen weit leichter eine Anchylose wieder.

Bemerkenswerth ist noch, dass Fergusson eine Hohlschiene angegeben hat, welche durch ein Charnier Flexion und Extension vermittelt.

8. Resection der Vorderarmknochen.

Man hat sowohl einzelne Stücke dieser Knochen, besonders aus ihren Diaphysen, mit Erfolg resecirt, als auch die Totalexstirpation vorgeschlagen. Letztere, die sich natürlich immer nur auf einen Knochen ausdehnen darf, möchte wohl schwerlich eine hinlängliche Brauchbarkeit der Hand und des Vorderarms hinterlassen. Die Ausführung geschieht mittels des Längsschnitts am Rand des

Knochens und das Herausschälen des Knochens wird durch die voraufgeschickte Durchsägung desselben wesentlich erleichtert.

9. Resection am Handgelenk.

Man hat hier die bedeutendsten Resectionen sowohl am Radius und der Ulna allein, als auch gleichzeitig und mit ihnen am Carpus und der Mittelhand vorgenommen.

A priori könnte man an einem einigermassen günstigen Erfolg zweifeln; indess man muss berücksichtigen, dass es sich dabei besonders um Erhaltung der Finger handelt. Diese Rücksicht verlangt deshalb vor Allem Schonung der Tendines; obgleich nach den Erfahrungen Adelmann's man in dieser Beziehung nicht so ängstlich zu sein braucht.

Rücksichtlich der Methoden ist zu merken, dass man auch hier den Längsschnitt am Rande der Knochen nach Adelmann und und Dubledd bevorzugen soll; obgleich auch ein Lappen auf der Dorsalseite bald mit der Base nach aufwärts, bald nach abwärts, bald durch die Tendines hindurch, bald nur aus der Haut mit Schonung letzterer gebildet worden ist. Die Operation mit Seitenschnitten behält mehr den Charakter der subcutanen und es braucht keine einzige Sehne durchschnitten zu werden. Ein Lappen soll nur dann gebildet werden, wenn die Strecksehnen so sehr ergriffen sind, dass an ihrer Erhaltung nicht gedacht werden kann.

In Bezug auf die Ausführung mittels Längsschnitte ist noch zu merken, dass man erst auf der Dorsal-, dann auf der Volarseite die Weichgebilde vom Knochen trennt, darauf den Knochen durchsägt und nun von der Handwurzel exarticulirt.

9. Resection an der Hand und den Fingern.

Die einzelnen Knochen der Handwurzel sind wiederholt von Cooper, Velpeau, Textor u. A. exstirpirt; eben so Stücke aus den Metacarpalknochen, so wie diese selbst fortgenommen worden. Man wählte auf dem Dorsum der Hand Längsschnitte am Rande dieser Knochen mit möglichster Schonung der Strecksehnen. — Von den Phalangen hat die Exstirpation des Knochens der Nagelphalanx, besonders wenn er durch Panaritien nekrotisch geworden ist, überaus glänzende Resultate gegeben, weshalb man diese Operation nicht zu lange hinausschieben muss. An den übrigen Phalangen hat man am häufigsten bei Luxationen und complicirten Fracturen decapitirt. In Bezug auf die anzulegenden Schnitte richtet man sich nach vorhandenen Fistelöffnungen und Wunden. Erstere finden sich zumeist an der Volarseite, welche man überhaupt bevorzugt.

Bemerken wir schliesslich, dass die Prognose bei *Caries* in der Handwurzel und Mittelhand ungünstig ist, weil sie meistens mit Tuberculose zusammenhängt und selten einen einzigen Knochen ergreift. —

11. Resection am Hüftgelenk.

Diese Resection ist immer gefürchtet worden, zumal da die sie am häufigsten indicirende Gelenkcaries entweder constitutioneller Natur ist und allmälig ausheilen soll, oder so weit ausgedehnt ist (auf Pfanne und Schenkelknochen), dass man durch die Operation nicht alles Kranke entfernen kann und endlich, weil wir in der neueren Zeit in der Behandlung dieser Gelenkaffectionen mittels der festen Verbände entschieden glücklicher gewesen sind. Nur von England aus sind wiederholt günstige Operationsfälle namentlich in der letzten Zeit mitgetheilt, die zu einer sorgfältigen Erwägung auffordern. Besonders wird die Operation bei Caries, die voraussichtlich auf den Gelenkkopf beschränkt ist, empfohlen. Es soll sich dann das resecirte Ende abrunden, abglätten und gegen den Pfannenrand stützen. Seit White (d. j.) 1821 in London die Operation zuerst ausführte, sind 55 Fälle von Textor j. und Heyfelder gesammelt worden, 40 mal Caries, 1 mal Anchylose, 10 mal Schussverletzung, 4 mal Totalresection, 48 mal die blosse Decapitation. Von 48 Fällen, deren Ausgang bekannt, starben 23, 25 kamen durch. In etwa 20 Fällen complete Heilung mit Gebrauchsfähigkeit. Bei traumatischen Verletzungen ist die Prognose, wie bei den Amputationen äusserst ungünstig.

Rücksichtlich der Methoden ist auch hier wieder der Längsschnitt 4—6 Zoll lang bevorzugt, während die übrigen Schnittformen, die ebenfalls versucht sind, nur wenig Anhänger zählen. Man führt denselben nach Ried $2^1/_4$ Zoll unter der *Spina ant. sup.*, am äusseren Rande des *Sartorius* beginnend, bis zum Trochanter herab und lässt ihn in stumpfem Winkel abgehend längs des oberen Randes desselben zu seiner hinteren Seite verlaufen. Die Weichtheile werden abgetrennt, der Kopf herausgehoben, decapitirt und die Pfanne, wenn nöthig, mit Lür's Hohlmeisselzange fortgenommen. Das Glied wird darauf in einer geraden Holzschiene fixirt oder bei Widerstand der contrahirten Muskel auf einem *Planum inclinatum* gelagert.

Roser empfiehlt einen vorderen Querschnitt vom vorderen oberen Pfannenrande nach dem grossen Trochanter zu. Es wird der *M. Sartorius*, *iliacus*, *rectus femoris* und *tensor fasc. lat.* quer durchschnitten; der *N. cruralis* bleibt unverletzt. Von diesem Schnitt aus soll sich das Gelenk gut übersehen und der Kopf vor der Enucleation durchsägen lassen. Nach Schussverletzung kann diese Methode Vorzüge haben, wenn man nicht ausgedehntere Eitersenkungen besorgen muss. Wenigstens empfehlen fast die Meisten, welche Lappenbildung angegeben haben, die äussere Seite für dieselbe.

Anmerkung. Nachdem Rha Barton knöcherne Anchylosen durch keilförmige Excision in Pseudarthrosen zu verwandeln und so die Function des Gliedes zu verbessern gesucht hat (cf. Wilm's Fall S. 389); sind auch an den Anchylosen des Hüftgelenks entweder diese Excision oder die einfache Durchsägung des Trochanters ausgeführt worden. Andererseits hat Mayer in Würzburg seine kühnen Excisionen des *Femur* zur Verkürzung desselben bei ungleicher Schenkellänge wiederholt empfohlen. — Die wichtige Thatsache, dass Knochen *prima intentione*, wie die Weichgebilde, zusammen heilen, stellt uns die Aufgabe, die Knochenwunden der Form und Beschaffenheit nach den Wunden der Weichgebilde gleich zu machen und sie mit Rücksicht auf ihre Lage etc. einer passenden Behandlung zu unterwerfen. Je mehr wir uns entwöhnen, das Knochengewebe als ein starres auf niederer Organisations-Stufe stehendes anzusehen, je mehr wir die günstigen Resultate, welche durch die Frühverbände bei Fracturen und Gelenksaffectionen gewonnen sind, allseitig würdigen, um so weiter werden wir in diesen Knochenoperationen kommen, die für den erfindenden Geist noch Aufgaben genug enthalten.

12. Resection am Kniegelenk.

Ueber diese Operation ist ebenso wenig eine einheitliche Meinung bis jetzt gewonnen, als über die gleichnamige Exarticulation. Sie ist ebenfalls mit wechselndem Erfolg gemacht. Wenn indess der Grundsatz erst allgemein befolgt wird, dass das Gelenk als solches bei der Operation total vernichtet, also in allen Fällen eine Totalresection ausgeführt werden muss, was bis jetzt, wo es anging, in der Regel unterlasssen ist; so werden die Resultate wahrscheinlich günstiger ausfallen. Bis jetzt ist der Procentsatz nach Adelmann etwas über 37; also noch entschieden günstiger als die Oberschenkelamputation. Der Tod soll am häufigsten durch Osteophlebitis herbeigeführt sein. Allein nicht minder wichtig sind die profusen Ausscheidungen der Synovialmembran, deren Albuminate schnell in Zersetzung übergehen und Jauche-Aufsaugung bedingen. Ausserdem ist auf Abkürzung der Heilungszeit bedacht zu nehmen, die zwischen 6 Wochen und 2 Jahren schwankt. Ferner sind die Sägeflächen so anzulegen, dass sie gut passen, damit eine knöcherne Verwachsung in gestreckter Stellung möglichst *prima intentione* erfolgt, d. h. wir müssen dahin streben, den Zustand der Extremität auf eine mit einer Wunde complicirte Fractur zu reduciren. Als solche muss sie auch später behandelt werden. Deshalb ist ein genauer Contentivverband ein nothwendiges Requisit. Vielleicht haben die Frühverbände der Fracturen hier noch eine Zukunft, wenn das Vorurtheil, was manche Chirurgen noch haben, erst vollständiger beseitigt ist. Inzwischen haben Esmarch und Billroth besondere fixirende Maschinen zu diesem Zweck angegeben, welche mehr als eine bis jetzt angewendete Holz- oder Gutta-Percha-Schiene leisten sollen.

Von den Methoden ist der vordere Lappenschnitt, wie bei der Exarticulation, besonders begünstigt. Dann hat man zwei Längsschnitte gemacht und Chassaignac hat sogar nur einen Längsschnitt an der äusseren Seite als ausreichend angesehen. Ausserdem ist auch ein Kreuzschnitt angegeben, besonders wenn die Patella mit fortgenommen werden soll und Textor empfiehlt den einfachen Querschnitt, unter der Patella, der bei flectirter Stellung bis an die Seitenbänder reichen soll. Mit ihm soll man sogleich ins Gelenk dringen, die Seiten- und Kreuzbänder durchschneiden, und die *Mm. Gastrocnemii* und *poplit.* mit hart am Knochen geführten Schnitten abtrennen. Vom Lappenschnitt aus hat man jedenfalls den freiesten Zugang, um zunächst die *Patella* zu entfernen, dann mittels Scheere und Messer die ganze Synovialis mit den *Bursae* zu exstirpiren und nun bei flectirter Stellung die oberen und unteren Condylen horizontal so abzusägen, dass die Flächen gut passen. Die eine oder andere Fläche oder die Patella zurückzulassen, je nach der Erkrankung, wie es geschehen, dürfte wie bemerkt in keinem Fall räthlich sein. Das Gelenk der *Fibula* aber muss möglichst geschont werden. Darauf Heftung der Wunde — gesicherte Lagerung oder sofort den contentiven Verband aus Watte, Pappschienen und Gypsbinde. —

12. Resection der Unterschenkelknochen.

Von der *Fibula* hat man theils das Köpfchen, theils den ganzen Knochen exstirpirt. Das obere Köpfchen nimmt man nach Ried mittels eines Längsschnittes heraus. Nach der hinlänglichen Entblössung soll man zuerst die Durchsägung machen und dann die Abtrennung von der *Tibia* vornehmen, wobei man den sehr gefährdeten *N. peronaeus* nicht verletzen darf. Ausserdem ist zu erwägen, dass dies Gelenk mitunter mit dem Kniegelenk communicirt, welche Communication indess durch die voraufgegangene Entzündung gewöhnlich aufgehoben wird.

Die Exstirpation der ganzen *Fibula* ist bei Totalnecrose indicirt und man wartet dann wohl zweckmässiger Weise so lange, bis die Sequestration eine hinlängliche Lösung bewirkt hat.

Endlich ist auch das untere Ende resecirt worden; indess diese Resectionen am Fussgelenk geben wohl in Bezug auf die Gebrauchsfähigkeit des Fusses ein zu unsicheres Resultat. Besonders lässt sich dies von der Resection des Gelenkendes beider Knochen behaupten, die allerdings mittels zweier Längsschnitte ausgeführt ist.

Auch die Resectionen aus der ganzen Dicke der *Tibia* bei frischen oder schlechtgeheilten Fracturen haben bis jetzt wenig günstige Resultate aufzuweisen, wie derartige Resectionen aus den Knochendiaphysen überhaupt. Nur zur Heilung der Pseudarthrose, besonders am Humerus vorgenommen, wo man den Zustand der Pseudarthrose auf den einer frischen mit einer Längswunde complicirten Fractur reducirt, d. h. die fast überknorpelten Knochenenden und Pseudomenbranen entfernt und dann als Fractur behandelt, sind wiederholt günstige Resultate gewonnen. Ebenso ist an der *Tibia* die hervorgetretene Kante des oberen Bruchfragments oft ohne Nachtheile resecirt und grosse Sequester sind mit Erfolg entfernt worden. Im Allgemeinen indess bedürfen diese Diaphysen-Resectionen noch einer wiederholten Prüfung. Vielleicht ist man glücklicher, wenn man das Periost möglichst vollkommen erhalten kann.

14. Resectionen am Fuss.

Zunächst sind an der Fusswurzel alle einzelnen Knochen exstirpirt worden; ja man hat sogar den *Talus* und *Calcaneus* zugleich fortgenommen. Der *Talus* kann bei Luxationen die Haut durchbrechen, oder so dislociren, dass seine Entfernung geboten ist; allein wenn die Exstirpation gleichzeitig auf den *Calcaneus* oder andere angrenzende Knochen ausgedehnt werden muss; so ist wohl die Syme'sche Amputation vorzuziehen, weil der Kranke mit einem künstlichen Fuss wahrscheinlich besser gehen wird, als mit einem anchylotisch-verkrüppelten. Dasselbe lässt sich auch wohl von der totalen Exstirpation des Fersenbeins behaupten, wodurch nicht blos die Achillessehne ihren Ansatz verliert, sondern auch der Fuss seiner Hauptstütze beraubt wird. Hancock, der diese Operation ausführte, musste nachträglich amputiren! Dagegen hat Robert den vorderen und später den hinteren Theil des *Calcaneus* resecirt und der Kranke erhielt einen etwas verkürzten aber im Ganzen brauchbaren Fuss. Die Achillessehne war in der Narbe verwachsen. Ja in einem anderen Fall exstirpirte er den *Calcaneus* mit dem Würfelbein und erlangte in 10 Wochen ein Resultat, dass die Frau gut gehen konnte. Die hier angewendeten Schnitte sind entweder Längsschnitte, Kreuzschnitte und Lappenbildungen — für den *Calcaneus* quer durch die Ferse.

An den Metatarsalknochen endlich haben Einige die totale Exstirpation deshalb verworfen, weil die Zehen, so ihrer Stützpuncte beraubt, nachträglich verkrümmen. Andere wollen wieder günstige Resultate erreicht haben. Im Ganzen dürfte die Operation sich nur an dem der grossen Zehe empfehlen; besonders wenn eine theilweise Exstirpation ausreicht, weil der totale Verlust dieser, wie wir bereits bei der Exarticulation bemerkten, die Function auf erhebliche Weise beeinträchtigt.

LEIPZIG
DRUCK VON GIESECKE & DEVRIENT.

INHALTSVERZEICHNISS

DER

INSTRUMENTENTAFELN.

Taf. I.

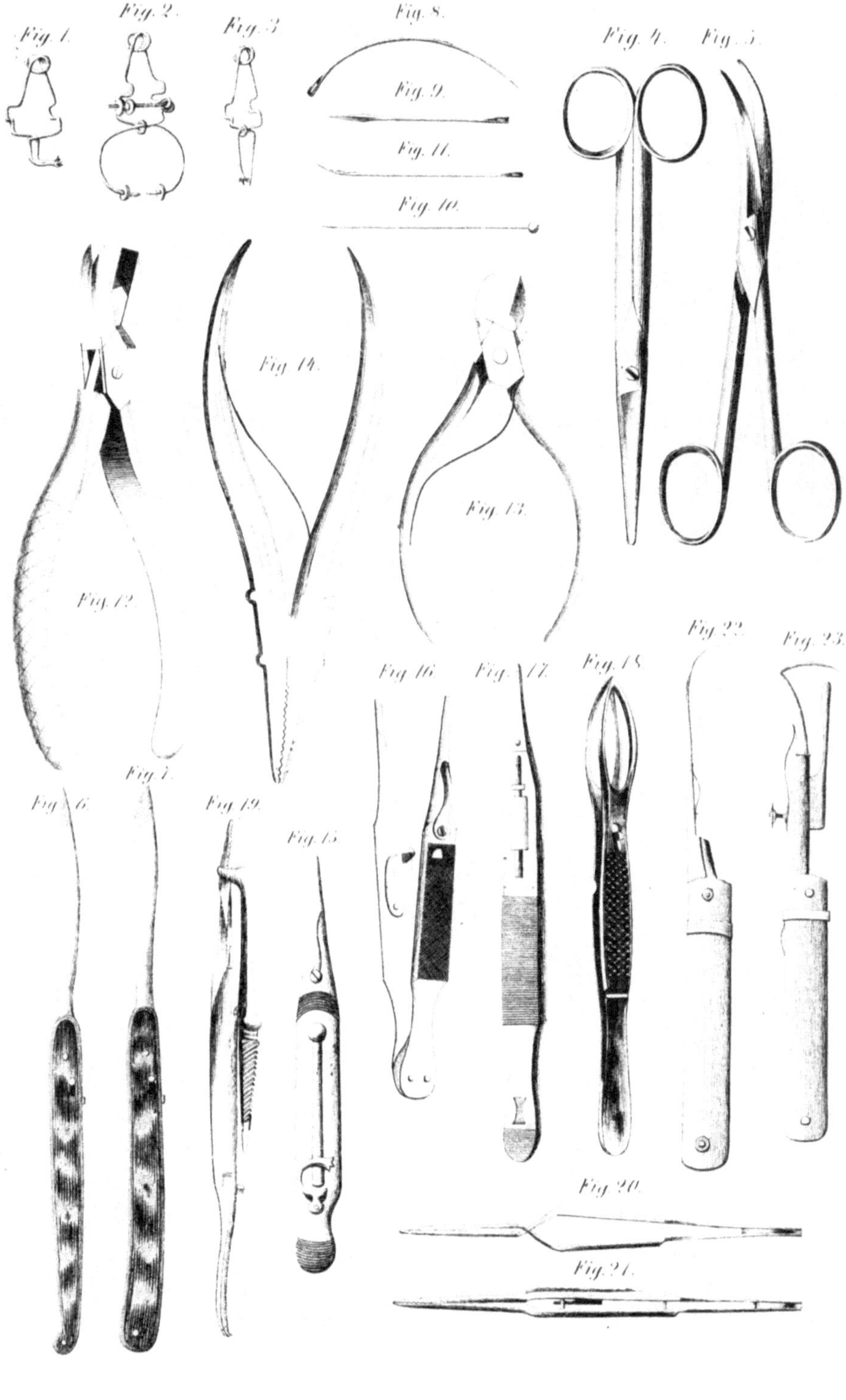
Fig. 1.
Fig. 2.
Fig. 3.
Fig. 8.
Fig. 9.
Fig. 11.
Fig. 10.
Fig. 4.
Fig. 5.
Fig. 14.
Fig. 13.
Fig. 12.
Fig. 22.
Fig. 23.
Fig. 16.
Fig. 17.
Fig. 18.
Fig. 6.
Fig. 7.
Fig. 19.
Fig. 15.
Fig. 20.
Fig. 21.

TAFEL I.

Instrumente zur Wunden-Vereinigung zur Incision und Gefäss-Ligatur.

Fig. 1. u. 3. Vidal's *serres-fines* (zur Vereinigung frischer Dammrisse, zur Stillung von Blutegelstichen sind die ohne Zähnchen an Stelle von Hennemann's kleinen Pincetten empfohlen cf. Taf. II Fig 38.) — Machen die gefasste Hautfalte leicht brandig

Fig 4. u. 5. gerade und gekrümmte (Cooper) Scheeren — die knieförmige nach Richter wenig in Gebrauch

Fig 6. u. 7. gerades und convexes Bistouri, d. i. Messer mit Schalen zum Einschlagen, zum Unterschiede vom Scalpelle, welches einen festen vielkantigen Stiel hat. Den eleganten französischen Bistouri's sind entschieden die Scalpelle vorzuziehen; denn des Bistouri's nachgiebige Schalen machen seine Führung unsicher.

Fig. 8. 9. u 11. gerade und gekrümmte Heftnadeln — die geraden bei allen nicht tiefen Wunden vorzuziehen.

Fig. 10. Karlsbader Nadel — mit lanzettförmiger Spitze sticht besser als mit runder

Fig. 12. einfacher, zahnzangenförmiger Nadelhalter — den für diesen Zweck empfohlenen Pincetten vorzuziehen.

Fig. 13. Nadelzange.

Fig. 14. Paré's Ligatur-Zange (*bec de corbin*), eine etwas rohgeformte Pincette, deren Spitze zum Erfassen des Gefässes gezahnt und die durch die hintere Stellfeder geschlossen gehalten wird. Diese beiden Hauptmomente (sicher fassen und das Gefasste festhalten) sind von Paré richtig erkannt. Die spätere Zeit hat viele vergebliche Versuche gemacht, bis der einfachste diesen Zweck erfüllende Mechanismus gewonnen war. Einen noch sehr complicirten Mechanismus sehen wir in

Fig. 15. Ein Schieber schliesst — soll er ausser Thätigkeit sein, so wird er von dem Häkchen festgehalten — wie complicirt und unbrauchbar! Ausserdem befindet sich auf der Branche ein sogenannter Ligaturträger, welcher jetzt nur noch wenigen Chirurgen nothwendig erscheint.

Fig. 16. v. Graefe's Pincette mit Federverschluss und Ligaturträger. Dieser Verschluss nicht so sicher und zweckentsprechend wie in

Fig. 17. Schieberverschluss nach Amussat.

Fig. 18. Lür's Pincette mit breiten Branchen, von denen die Ligatur beim Zubinden auf denselben herab- und um das Gefäss gleiten soll. Dergleichen Operiren kann und darf dem Instrument nicht übertragen oder überlassen werden.

Fig. 19. Mathieu's Pincette mit Schieber, um die Ligatur bei tiefliegenden Arterien hinaufzuschieben — soll die Fehler der vorigen verbessern — vergebliches Bemühen!

Fig. 20. Charrière's Pincette mit Selbstverschluss (darf dem Instrument nicht überlassen werden) zum Torquiren.

Fig. 21. Fricke's Torsions-Pincette mit Schieber und rundgearbeiteter Spitze (die beste — indess eine Ligatur-Pincette reicht hier ebenfalls aus).

(Eine gute Ligatur-Pincette darf weder zu breitspitzig, noch zu spitz sein, muss sicher fassen und durch einen Schieberverschluss geschlossen werden.)

Fig. 22. v. Graefe's Tenaculum. — Hervorgegangen aus Bromfield's Haken. Das Gefäss soll damit feiner gefasst werden können. Diese Tenacula werden von einigen Chirurgen den Ligatur-Pincetten vorgezogen. Sie sind vielfach verändert und mit allerlei Spitzendeckern versehen, ein antiquirtes Exemplar in

Fig. 23. v. Textor's Tenaculum mit Spitzendecker.

Taf. II.

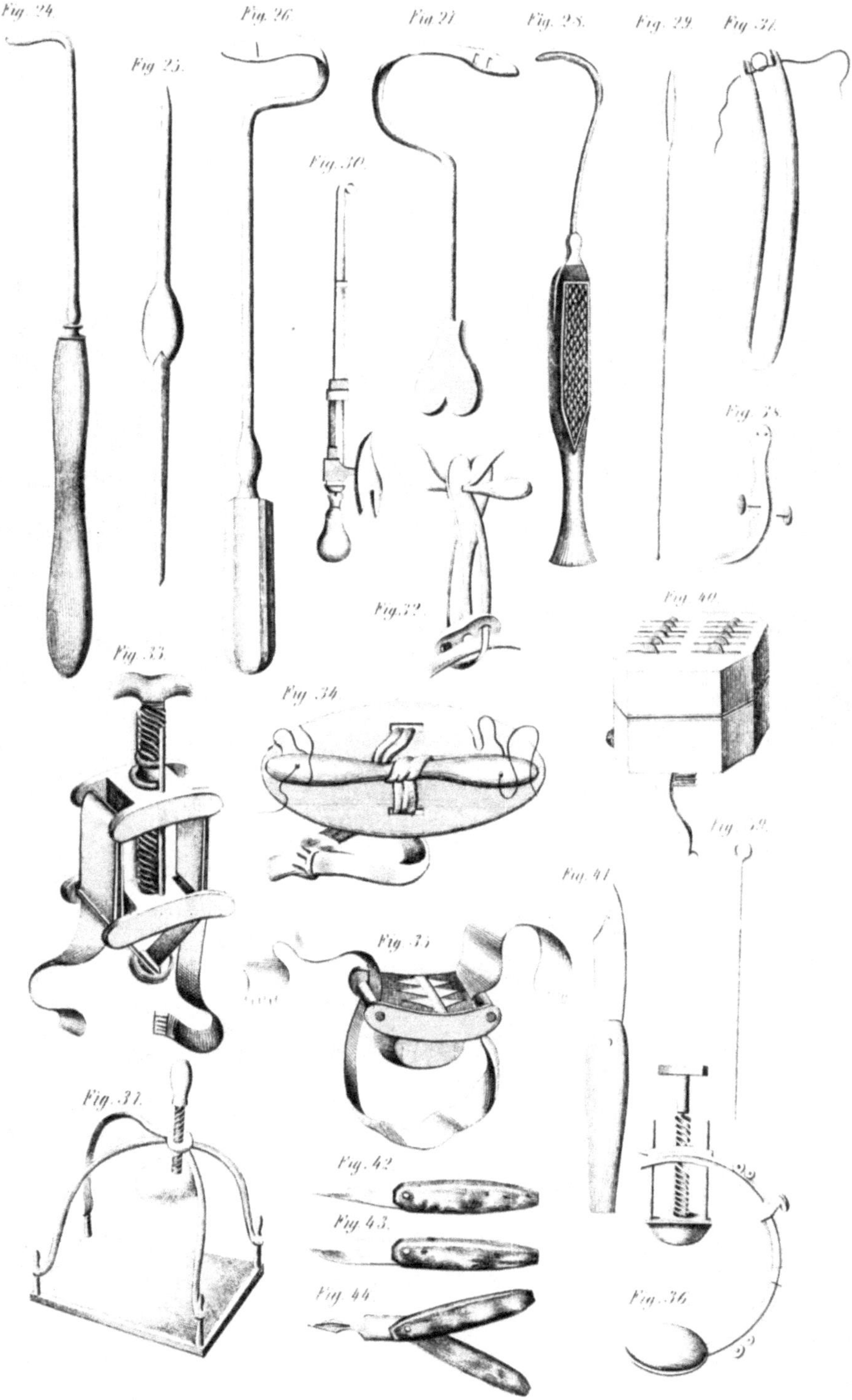

Fig. 24.
Fig. 25.
Fig. 26.
Fig. 27.
Fig. 28.
Fig. 29.
Fig. 37.
Fig. 30.
Fig. 38.
Fig. 32.
Fig. 33.
Fig. 40.
Fig. 34.
Fig. 39.
Fig. 41.
Fig. 35.
Fig. 31.
Fig. 42.
Fig. 43.
Fig. 44.
Fig. 36.

TAFEL II.

Fortsetzung von Taf. I. und Instrumente zur Blutentziehung und Acupunctur.

Fig. 24. Rust's Wundhaken. — Zum Auseinanderhalten der Wunde sind selbstverständlich zwei erforderlich.

Fig 25. *Sonde à panaris* zum Dilatiren. — Die Spitze soll das zeltförmige Aufheben der auf der Hohlsonde zu durchschneidenden Bindegewebsschicht entbehrlich machen, — ihr Einbohren ist aber gefährlich!

Fig 26. Dechamp's Aneurysma-Nadel.

Fig 27. Zang-Rust's Aneurysma-Nadel.

Fig. 28. v. Graefe's Aneurysma-Nadel.

Die ältesten dieser Nadeln waren einfache Heftnadeln. Später übertrug man das Oehr auf die Spitze und so wurden sie gestielt. Vielfach ist ihre Krümmung geändert, wegen der Schwierigkeit mit ihnen die Ligaturen um das Gefäss herumzuführen. Am zweckmässigsten ist deshalb in den meisten Fällen eine silberne Oehr-Sonde wie

Fig. 29. der man leicht eine beliebige Krümmung geben kann. Ausserdem muss eine solche Nadel stumpfspitzig und nicht zu stark gekrümmt sein.

Fig 30. v. Graefe's Ligaturstäbchen ist aus Scarpa's Applatissement hervorgegangen — findet wenig Anwendung mehr.

Fig. 31. Liston's Knotenschliesser soll bei tiefliegenden Gefässen, zu denen man mit den Fingern nicht gelangen kann, benutzt werden. Das Instrument kann und darf keinen Knoten schliessen!

Fig. 32. Dechamp's *Serre artère* — historisch.

Fig 33. Petit's Schraubentourniquet — das zweckmässigste.

Fig. 34. Henkel's Knebeltourniquet — umständlicher und unzweckmässiger Mechanismus, nur seiner Billigkeit wegen wohl noch in älteren Armamentarien.

Fig. 35. Rust's Feldtourniquet — billig und für Nothfälle passend.

Fig. 36. Dupuytren's Compressorium zur Heilung der Aneurysmen.

Fig. 37. Ayrer's Compressorium zu demselben Zweck — historisch.

Fig. 38. Hennemann's Blutegelstichcompresse.

Fig. 39. Acupunctur-Nadel.

Fig. 40. Englischer Schröpfschnäpper enthält 12 Eischen, welche nach entgegengesetzter Richtung schlagen; dadurch spannen sie zugleich die Haut, so dass die Wunde weniger schmerzhaft als beim deutschen Schnäpper, der 16 Eischen enthält, welche alle nach einer Richtung schneiden.

Fig. 41. Säbelförmige Lanzette *à sabre* zur Abscess-Eröffnung.

Fig. 42. Schlankspitzige, haferkornförmige Lanzette *à grain d'avoine*
Fin. 43. Stumpfspitzige gerstenkornförmige Lanzette *à grain d'orge*
} Aderlasslanzette.

Fig. 44. Impflanzette.

Die Lanzette, an der man die Spitze und das hintere Ende (Talon) unterscheidet, ist alt und im Laufe der Zeit zu den jetzigen Formen gestaltet. Ihre Schalen sind beweglich behufs besserer Reinigung. Die Spitzen sind nach dem Zweck verschieden. cf. Aderlass.

Taf. III.

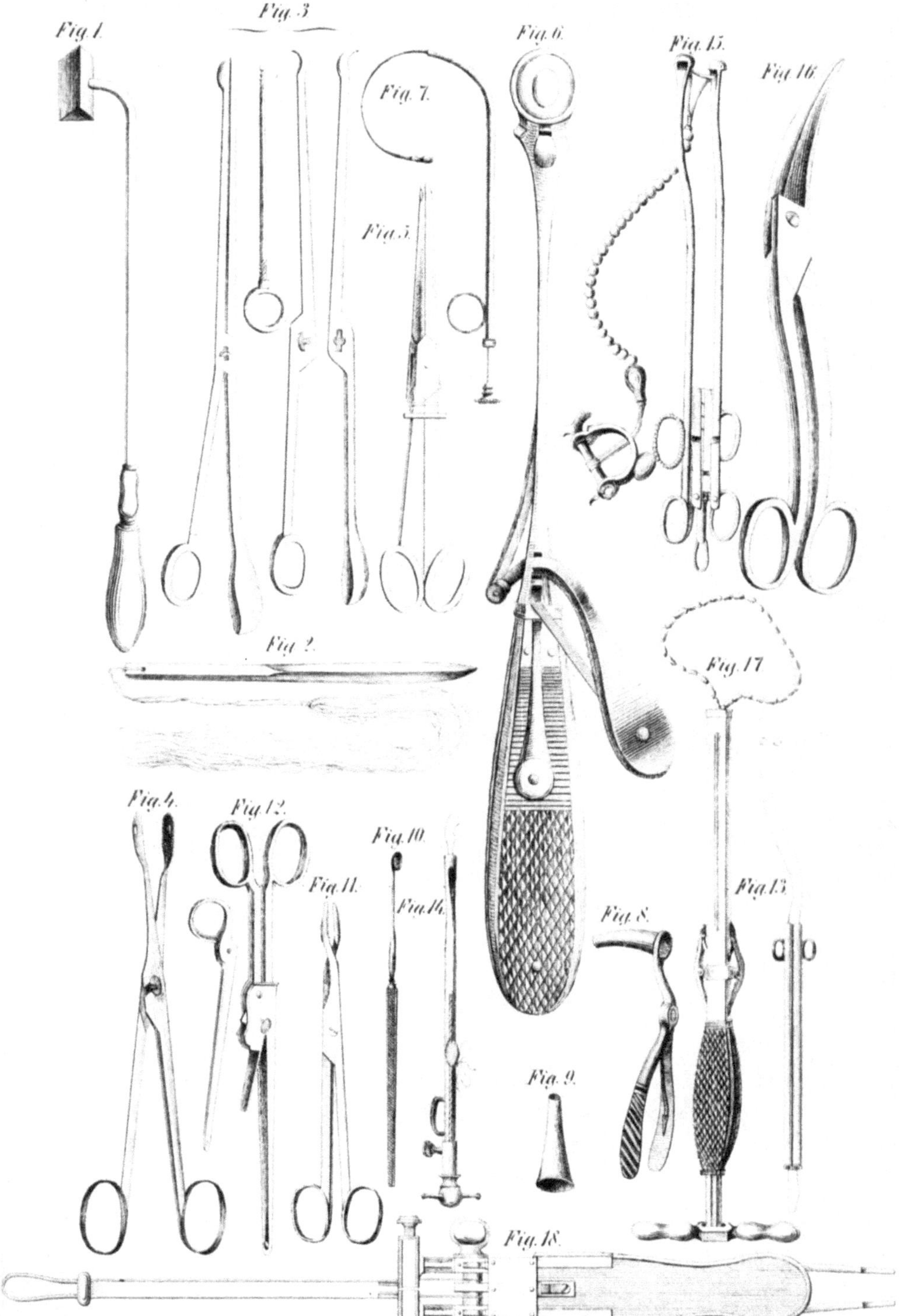
Fig. 1.
Fig. 3.
Fig. 7.
Fig. 5.
Fig. 6.
Fig. 15.
Fig. 16.
Fig. 2.
Fig. 17.
Fig. 4.
Fig. 12.
Fig. 10.
Fig. 11.
Fig. 14.
Fig. 8.
Fig. 13.
Fig. 9.
Fig. 18.

TAFEL III.

Instrumente zum Brennen, zum Haarseilziehen, zur Extraction von Kugeln, zur Polypenoperation.

Fig. 1. Rust's prismatisches Glüheisen. — Ausser dieser Form existiren noch knopf- birn- und münzförmige Glüheisen, für bestimmte Localitäten z. B. Höhlen.

Fig. 2. Petit's Haarseilnadel nebst Haarseil.

Fig. 3. Percy's Tribulcon — alter Kugelzieher, welcher die drei Hauptformen: die Schraube, den Löffel und die Zange in sich vereinigt. Die Zange wird wohl in der Mehrzahl der Fälle das brauchbarste Instrument bleiben, weshalb eine kräftige Kornzange wie

Fig. 4. u. 5. besonders Fig. 4, mit gekreuzten Branchen nach Charrière von den meisten Kriegschirurgen bevorzugt wird. Das neueste Instrument hier ist

Fig. 6. B. Langenbeck's Kugelzieher — durch Niederdrücken des Drückers wird die Stange vorgeschoben und der vordere Löffel aufgerichtet, nachdem derselbe bis hinter die Kugel geschoben ist. Er soll besonders auf die Spitzkugel berechnet sein. —

Fig. 7. Bellocq's Röhrchen — ist durch einen elastischen gekrümmten Katheter zu ersetzen.

Fig. 8. Kramer's Ohrspiegel, Fig. 9. Delau's Ohrspiegel — diese wie die übrigen *Specula* werden in der nächsten Zeit durch künstliche Beleuchtung wesentlich vervollkommt werden.

Fig. 10. Ohrlöffel zur Entfernung fremder Körper.

Fig. 11. Polypenzange nach Charrière. Die ältesten Zangen waren in Form von Thierschnäbeln und Thierklauen. Bald wurden die Momente der Geburtszange der Construction der Polypenzange zu Grunde gelegt: man formte sie hohl in den Branchen, versah sie mit Fenstern, krümmte sie für die im hintern Theil der Nase sitzenden Polypen und machte sie endlich zerlegbar, um die Branchen einzeln einzuführen wie

Fig. 12. Eckold's zerlegbare Zange, die aber zu schwach ist. — Neben den Zangen wurden die Ligaturwerkzeuge zum Abbinden der Polypen überaus zahlreich construirt. Hatten dieselben früher schon nur noch sparsame Anhänger, so sind sie jetzt durch die galvano-kaustische Schlinge und den Ecraseur wohl gänzlich der Geschichte überwiesen.

Fig. 13. Levret's Doppelröhrchen } zum Abbinden der Na-
Fig. 14. Dupuytren's Schlingenschnürer } sen- u. Rachenpolypen.

Fig. 15. Ribke's Werkzeug zum Abbinden der Uteruspolypen

Fig 16. Siebold's sförmig gekrümmte Scheere — beliebtes Instrument zum Abschneiden der Uteruspolypen und hypertrophischer Vaginalportionen.

Fig 17. Chassaignac's Ecraseur.

Fig. 18. Middeldorf's Galvanocaustische Schlinge.

Taf. IV.

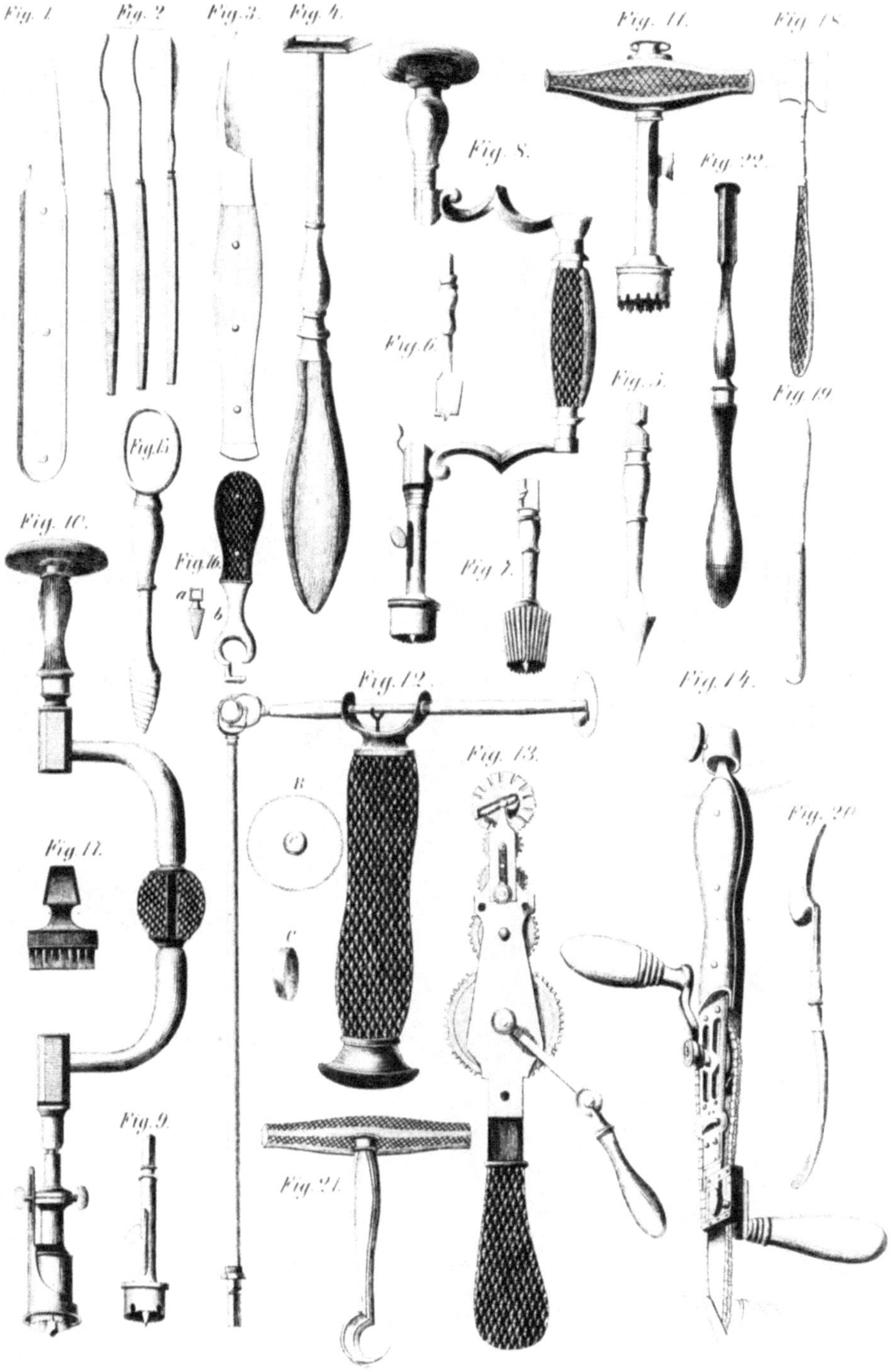

Fig. 1.
Fig. 2.
Fig. 3.
Fig. 4.
Fig. 11.
Fig. 18.
Fig. 8.
Fig. 22.
Fig. 6.
Fig. 5.
Fig. 19.
Fig. 15.
Fig. 10.
Fig. 16.
a
b
Fig. 7.
Fig. 12.
Fig. 14.
Fig. 13.
B
Fig. 17.
Fig. 20.
C
Fig. 9.
Fig. 21.

TAFEL IV.

Instrumente zur Tenotomie und Trepanation.

Fig. 1. Dieffenbach's sichelförmiges Tenotom.

Fig. 2. Guérin's Tenotome — das doppelschneidige dient zum Einstich, die anderen beiden haben stumpfe Spitzen. Eine weniger geübte Hand vermeidet mit ihnen leichter Nebenverletzungen, als mit dem spitzen Sichelmesser.

Fig. 3. Rust's Scalpell zum Bloslegen des Knochens, unten an der Schale befindet sich ein Schabeisen zum Abschaben des Periost; Andere halten

Fig. 4. Petit's Rougine dazu für nöthig.

Fig. 5. Celsus Perforativ-Trepan
Fig 6. Paré's Exfoliativ-Trepan
Fig. 7. Scultet's Kronen-Trepan
} Diese Instrumente versinnlichen Form und Weise der Durchbohrung. Nur die Krone ist jetzt noch hauptsächlich in Gebrauch. Die konische Form derselben ist die älteste. Sie sollte das plötzliche Eindringen verhindern; allein die Seitenreifen geben eine gefährliche Erschütterung, weshalb diese Form bald in die

Fig. 8. u. 9. cylinderförmige verwandelt wurde. Die letztere von Koch ist doppelkonisch und hat Ausschnitte für die Aufnahme der Sägespäne.

Fig. 10. Charrière's Trepankrone hat einen stellbaren Schieber, welcher das plötzliche Eindringen verhindern soll, ein allerdings einfacherer Mechanismus als das alte Abaptiston.

Ausser mittelst des Bogens wird die Krone noch durch den

Fig 11. Handtrepan (von Chesselden-Sharp zuerst benutzt) in Wirkung gesetzt, was von den Engländern und einigen deutschen Chirurgen bevorzugt wird.

Fig. 12. Martin's Scheibensäge, an der vorn noch eine grössere Scheibe *B* oder eine glockenförmige Säge *C* angesetzt werden kann. Während der Operateur den Griff fixirt, wird durch die linke längere Stange, die mit einem Trepanbogen in Verbindung gebracht wird, die Scheibe in Bewegung gesetzt.

Fig. 13. Charrière's Räder- oder Scheibensäge.

Fig. 14. Heine-Günther's ähnliches Instrument. Diese Instrumente sind zu kostspielig und zu wenig haltbar, weshalb es ihnen an allgemeiner Verbreitung fehlt.

Fig. 15. Scultet's Knochenschraube (Tirefond).

Fig. 16. Heine's Tirefond zweckmässiger.

Fig. 17. Bürstchen zum zeitweiligen Reinigen der Kronenzähne.

Fig. 18. Hey-Rust's Brückensäge.

Fig. 19. Celsus' Hebel zum Aufheben einer Depression.

Fig. 20. Scultet's Hebel.

Fig. 21. v. Gräfe's Hebel.

Fig. 22. v. Gräfe's Linsenmesser.

Taf. V.

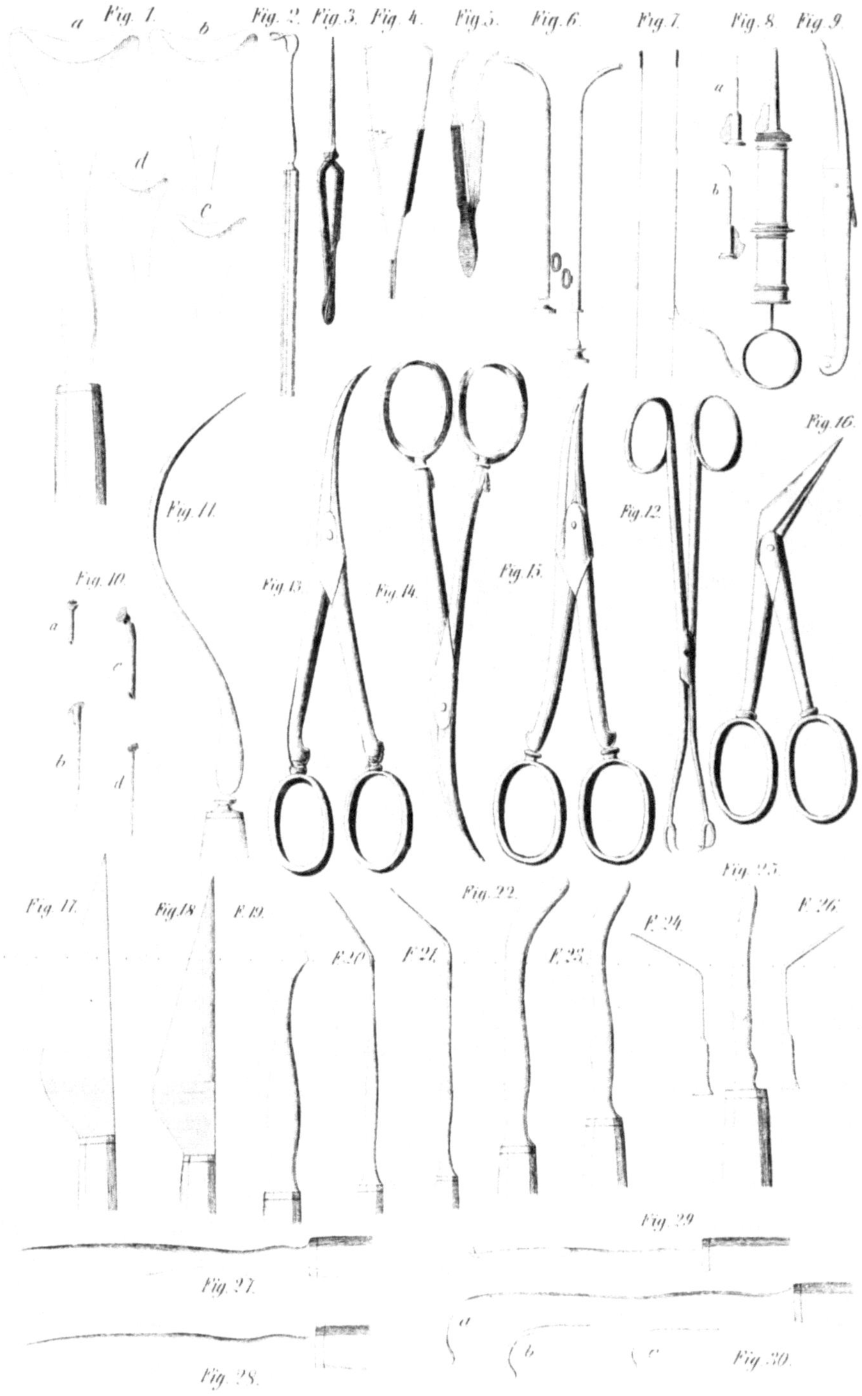
Fig. 1.
a
b
c
d
Fig. 2.
Fig. 3.
Fig. 4.
Fig. 5.
Fig. 6.
Fig. 7.
Fig. 8.
a
b
Fig. 9.
Fig. 10.
a
b
c
d
Fig. 11.
Fig. 12.
Fig. 13.
Fig. 14.
Fig. 15.
Fig. 16.
Fig. 17.
Fig. 18.
F. 19.
F. 20.
F. 21.
Fig. 22.
F. 23.
F. 24.
Fig. 25.
F. 26.
Fig. 27.
Fig. 28.
Fig. 29.
Fig. 30.
a
b
c

TAFEL V. u. VI.

Instrumente zu den Augenoperationen.

Es sind besonders die von unserem v. Gräfe benutzten Instrumente nach Modell Birck berücksichtigt.

Fig. 1. Desmarres' Augenlidhalter von verschiedener Grösse.

Fig. 2. Ware's und v. Ammon's Augenlidhalter.

Fig. 3. Charrière's gerade geschlossene Pincette zum Festhalten von Lidfalten.

Fig. 4. v. Graefe's Hakenpincette.

Fig. 5. v. Graefe's gekrümmte Pincette.

Fig. 6. Gensoul's Katheter.

Fig. 7. Aetzmittelträger.

Fig. 8. Anel's Spitze mit gerader (*a*) und gekrümmter (*b*) Kanüle.

Fig. 9. Petit's Furchenbistouri zur Eröffnung des Thränensacks — auf der Furche sollte die Sonde in den Nasenkanal geleitet werden — historisch!

Fig. 10. *a* Dupuytren's Röhrchen, *b* u. *c* Scarpa's Bleinagel, *d* Charrière's Nagel von decalcinirtem Elfenbein.

Fig. 11. Schmucker's Pfriemen zur Fixation des Bulbus, besser dazu ist

Fig. 12. Muzeux's Hakenzange.

Fig. 13. 14. 15 u. 16. verschieden gekrümmte Scheeren nach Cooper und Daviel.

Fig. 17. u. 18. Beer's Staarmesser — sie sind verschieden variirt; Die vorliegende Form nach Lür.

Fig. 19. 20. und 21. Jaeger's Lanzenmesser zur Pupillenbildung. Fig. 20. hat einen Winkel von 145°, Fig. 21. von 120°.

Fig. 22. 23. 24 u. 26. Desmarres' Scarificateure zum Scarificiren der Augenlider.

Fig. 25. *Couteau mous* nach Desmares und von v. Graefe modificirt zur Erweiterung des Hornhautschnittes.

Fig. 27. u. 28. v. Graefe's Scalpelle zu plastischen Operationen.

Fig. 29. Desmarres' feines gerades *couteau mous*, an dessen Spitze sich eine kleine Flite befindet, ähnlich v. Graefe's Cystotom.

Fig. 30. v. Graefe's Schielhaken von verschiedener Grösse.

Taf. VI.

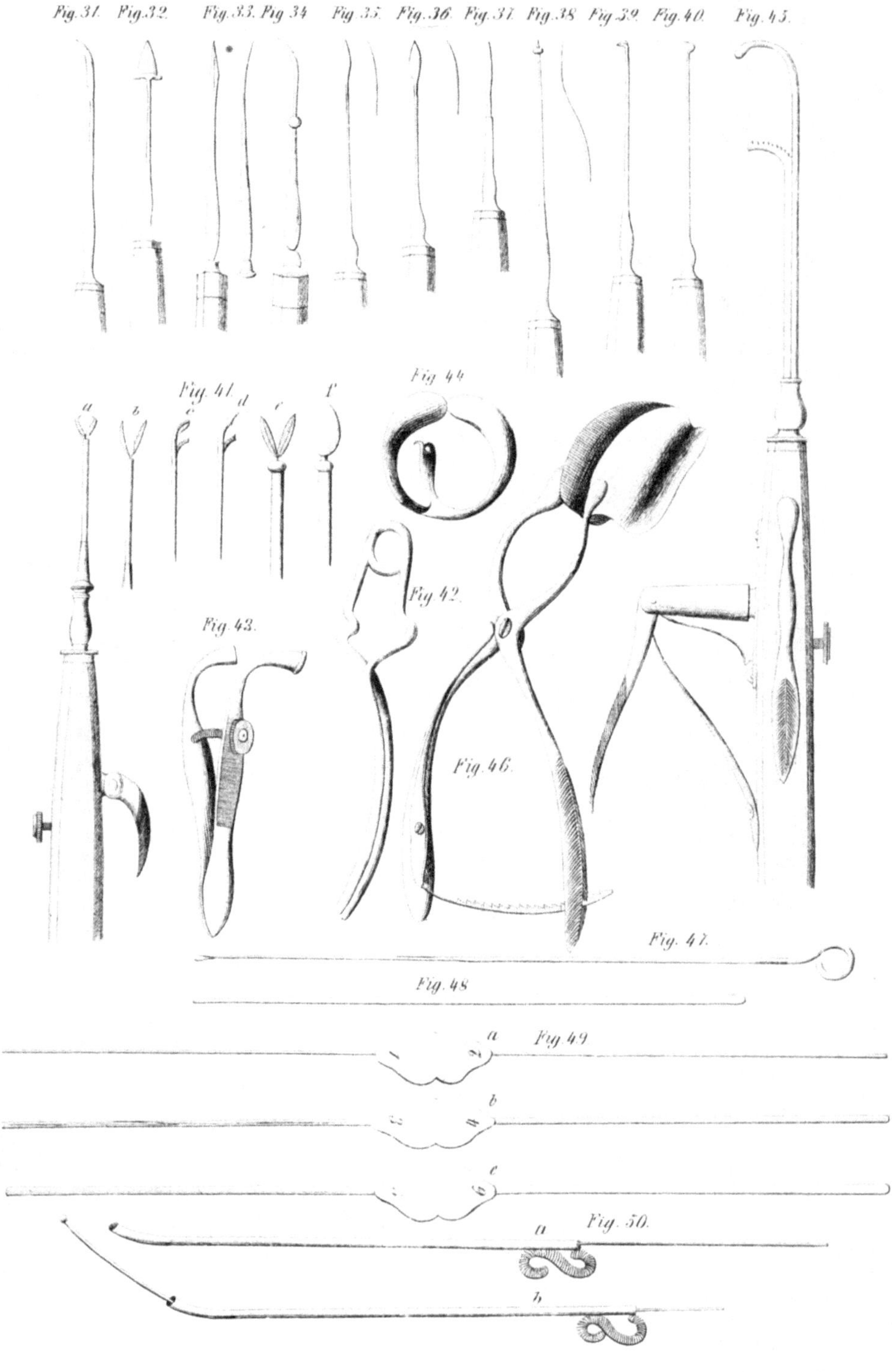
Fig. 31.
Fig. 32.
Fig. 33.
Fig. 34
Fig. 35.
Fig. 36.
Fig. 37.
Fig. 38.
Fig. 39.
Fig. 40.
Fig. 45.
Fig. 41.
a
b
c
d
e
f
Fig. 44
Fig. 42.
Fig. 43.
Fig. 46.
Fig. 47.
Fig. 48
Fig. 49
a
b
c
Fig. 50.
a
b

TAFEL VI. Fortsetzung.

Fig. 31. v. Graefe's Synechien-Messer.
Fig. 32. Desmarres' Paracentesen-Nadel.
Fig. 33. Scarpa-Jüngkens' Nadel.
Fig. 34. v. Graefe's d. ä. Sichelnadel.
Fig. 35. v Graefe's Reclinationsnadel.
Fig. 36. Schuft's Nadel zur Herausnahme fremder Körper.
Fig. 37. Bowmann's Discisionsnadel.
Fig. 38 Pamart's Spiess.
Fig. 39. v. Graefe's Cystotom zur Eröffnung der Linsenkapsel.
Fig. 40. v. Graefe's Kapselhäkchen.
Fig. 41. *a Pince capsulaire* nach Lür, hauptsächlich zur künstlichen Pupillenbildung.
— — *b Pince aiguille* nach Lür.
— — *c Pince brise-pierre* nach Lür.
— — *d Pince aiguille* (gebogen) nach Lür.
— — *e* u. *f Pince capsulaire* nach Schuft, um die Linse im flüssigen Zustande auf einmal zu entleeren.
Fig. 42. Desmarres' Ptosis-Pincette.
Fig. 43. Liebreich's Thränensack-Pincette.
Fig. 44. Desmarres' Fingerhut zur Fixation des Bulbus.
Fig. 45. v. Graefe's Schielhaken nebst Fixations-Werkzeug zur Exstirpation des Bulbus mit Schonung der Muskel.
Fig. 46. Alfred Graefe's Lidhalter.
Fig. 47. Anel's Sonde.
Fig. 48. v. Graefe's konische Sonde zum Vorbohren des Thränenpünktchens.
Fig. 49. *a b c* Bowmann's Sonden zur Erweiterung des Thränenkanals.
Fig. 50. *a b* Liebreich's Aetzmittelträger zum Aetzen des Thränenkanals.

Taf. VII.

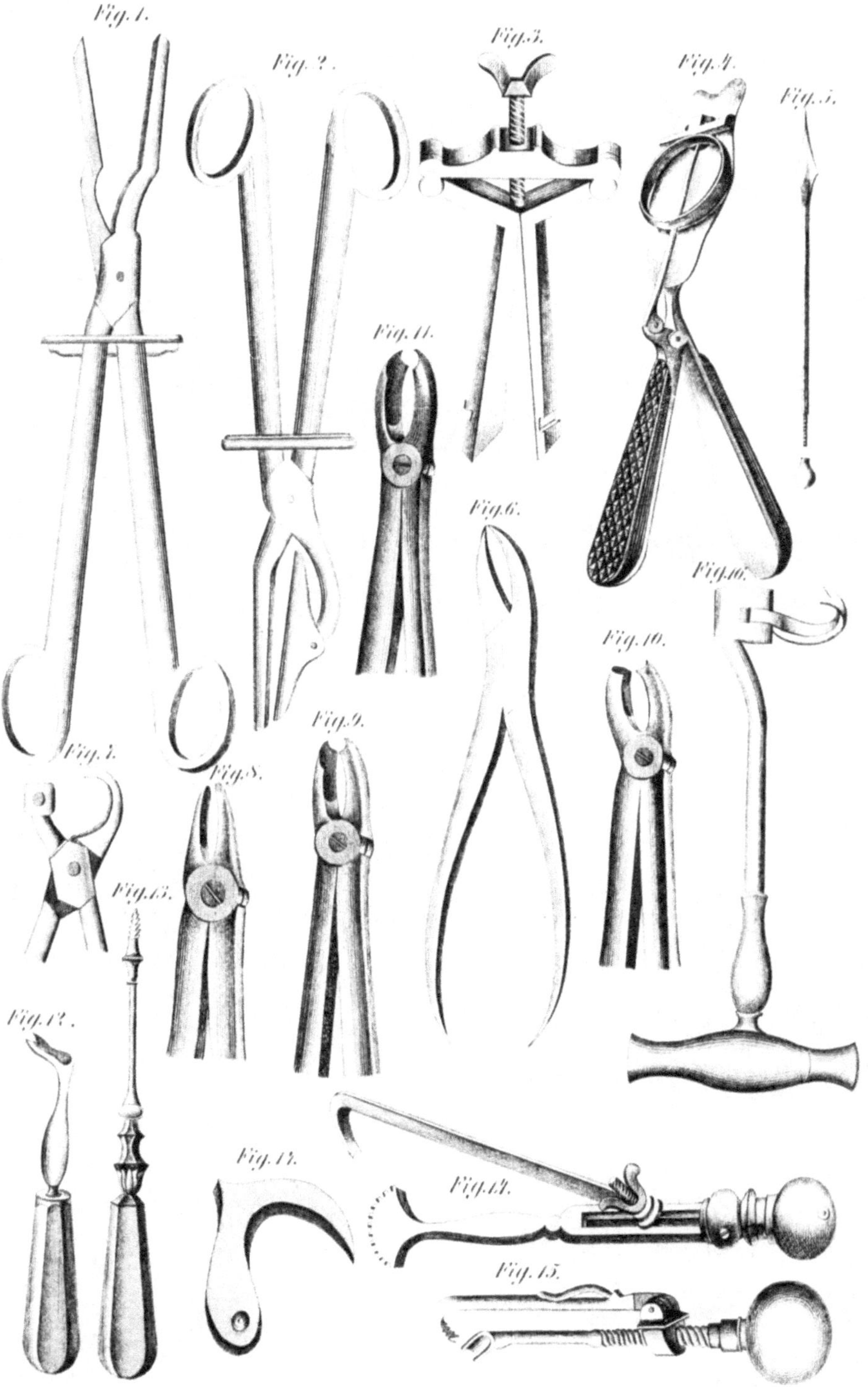

Fig. 1.
Fig. 2.
Fig. 3.
Fig. 4.
Fig. 5.
Fig. 6.
Fig. 7.
Fig. 8.
Fig. 9.
Fig. 10.
Fig. 10.
Fig. 11.
Fig. 12.
Fig. 13.
Fig. 14.
Fig. 14.
Fig. 15.

TAFEL VII.

Instrumente zur Operation des Lippenspalt's und zur Zahnextraction.

Fig. 1. Beinl's Lippenhalter.

Fig. 2. Mile's Lippenhalter mit beweglichem Arm soll die Lippe gleichmässiger und ohne Quetschung fassen. Derartige Lippenhalter sind zahlreich construirt, gegenwärtig indess macht wohl Niemand mehr Gebrauch davon.

Fig. 3. Heister's Mundspiegel.

Fig. 4. Chassaignac's Mundspiegel — beide dienen zum Offenhalten des Mundes — man könnte sie auch Munddilatatoren nennen. Sie sind bei widerspenstigen Kranken nöthig. Bouchut hat für die Untersuchung des Mundes eine metallene Fingerscheide angegeben, um sich gegen das Beissen zu schützen.

Fig. 5. Eckold's Nadel zur Vereinigung des Lippenspalts. (Ist historisch. —)

Fig. 6. Zahnzange — das älteste Instrument zur Zahnextraction. Sie ist verschieden variirt bis in die neueste Zeit. Eine schon alte Construction ist

Fig. 7. De la Fons' Schlüsselzange, dann sind gegenwärtig die

Fig. 8, 9, 10, 11. englischen Zahnzangen viel in Gebrauch.

Fig. 12. ist der Geisfuss, ein ebenfalls altes Instrument, welches noch jetzt zum Herausheben von Zahnwurzeln von Einigen benutzt wird, wozu Andere

Fig. 13. die Schraube (Linderer) empfehlen.

Fig. 14. ist der Pelikan — dessen Name an die Zeit erinnert, wo die Thiere mit ihren Klauen und Schnäbeln einer unbeholfenen Technik noch als Muster und Modelle dienten. —

Fig. 15. Der Ueberwurf geht der Erfindung des Zahnschlüssels vorauf und ist seinerseits aus dem vorigen entstanden.

Fig. 16. Der Zahnschlüssel mit

Fig. 17. Graefe's Wurzelhaken. Die Variationen des Schlüssels sind überaus zahlreich geworden. Fast jeder Zahnarzt hat daran verändert.

Taf. VIII.

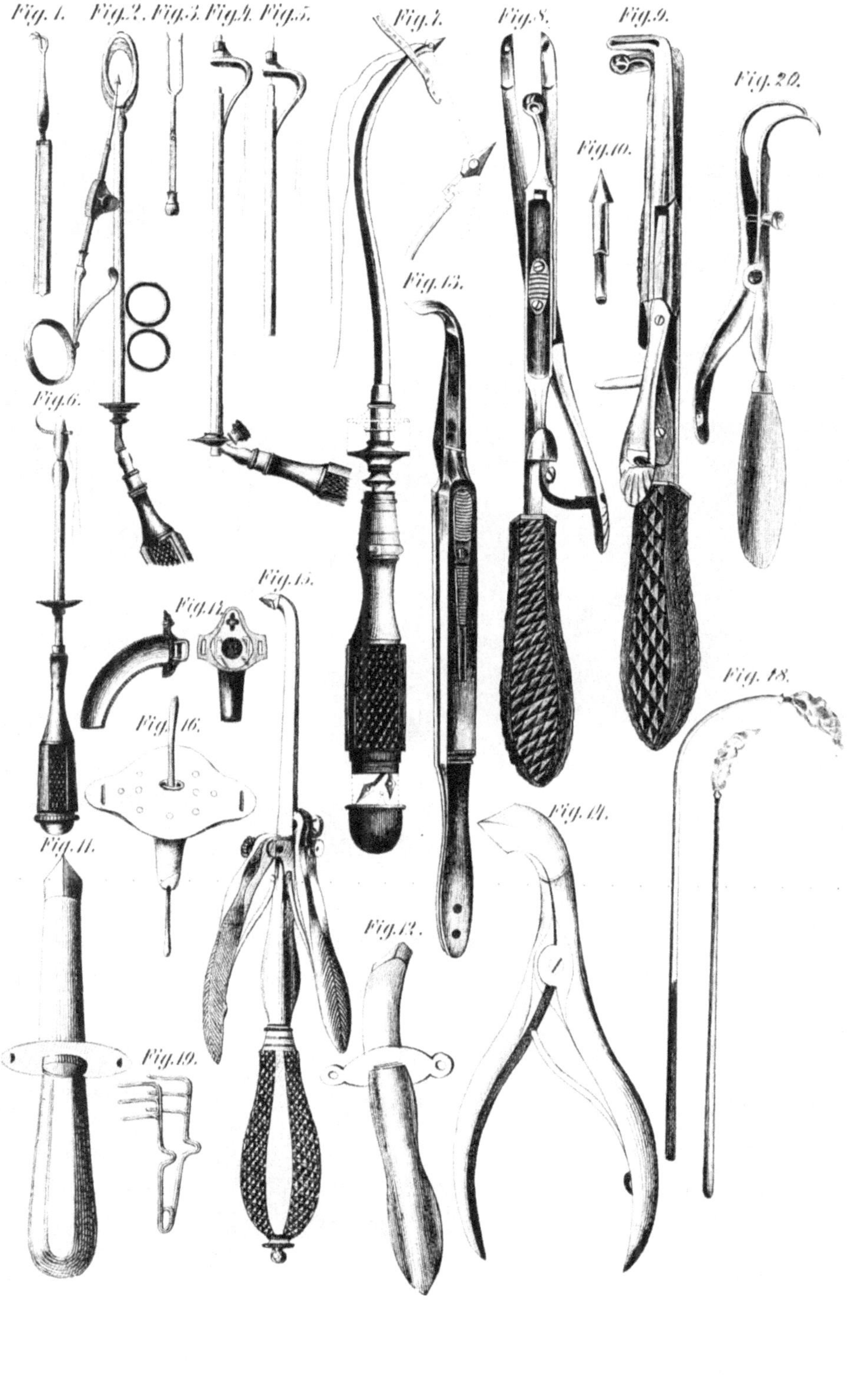
Fig. 1.
Fig. 2.
Fig. 3.
Fig. 4.
Fig. 5.
Fig. 7.
Fig. 8.
Fig. 9.
Fig. 20.
Fig. 10.
Fig. 13.
Fig. 6.
Fig. 15.
Fig. 17.
Fig. 16.
Fig. 18.
Fig. 14.
Fig. 11.
Fig. 12.
Fig. 19.

TAFEL VIII.

Instrumente zur Exstirpation der Tonsillen, — zur Gaumennaht — zur Bronchotomie.

Fig. 1. Dieffenbach's Haken zur Fixation der Tonsillen, deren Exstirpation dann mit einem geknöpften geraden oder gebogenen (Pott'schen) Bistouri ausgeführt wird. Dies ist die einfachste und deshalb wohl die zweckmässigste Weise, während

Fig. 2. und 3. Fahnenstock-Guersent's Tonsillotom zu den von Dieffenbach getadelten „Schiesswerkzeugen" gehört, welche an Stelle unserer Hand etwas ausführen sollen, was sie doch nicht verstehen. —

Fig. 4. u. 5. Despierris' Ligaturwerkzeug zur Gaumennaht.

Fig. 6. Roux' Nadelhalter zu demselben Zweck — ziemlich das einfachste von den zahlreichen zu diesem Zwecke construirten Werkzeugen.

Fig. 7. (A. u. B.) Matthieu's Werkzeug zu demselben Zweck.

Fig. 8, 9, u. 10. Lutter's Werkzeug zu demselben Zweck.

Fig. 10. Die zugehörige Nadel.

Fig. 11. Bell's Bronchotom.

Fig. 12. Richter's Bronchotom.

Diese älteren dem-Trokart nachgebildeten Instrumente geben eine für die Respiration viel zu kleine Oeffnung.

Fig. 13. Garin's Bronchotom öffnet sich vorn wie eine Pincette, ist aber unbrauchbarer als

Fig. 14. Pitha-Thompson's Bronchotom, dessen Mechanismus der Oeffnung am einfachsten ist und übertrifft entschieden

Fig. 15. Marc-Sée's Bronchotom. — Das Messer wird wohl immer das zweckmässigste Werkzeug hier bleiben.

Fig. 16. altes Röhrchen zum Respiriren — verstopft sich wegen seiner Kleinheit zu leicht.

Fig. 17. Borgellat's Doppelröhrchen, am zweckmässigsten, man entfernt behufs Reinigung das innere mit Zurücklassung des äusseren.

Fig. 18. Fischbeinstab mit Schwamm zur Reinigung des Röhrchens an Ort und Stelle (unzweckmässiger.)

Fig. 19. Maslieurat-Lagemar's Dilatator, welcher an Stelle des reizenden Röhrchens die Wunde für die Respiration offen halten soll.

Fig. 20. B. Langenbeck's Trachealhaken zur Fixation beim Incidiren und zum Offenhalten der Wunde beim Einbringen des Röhrchens.

Taf. IX.

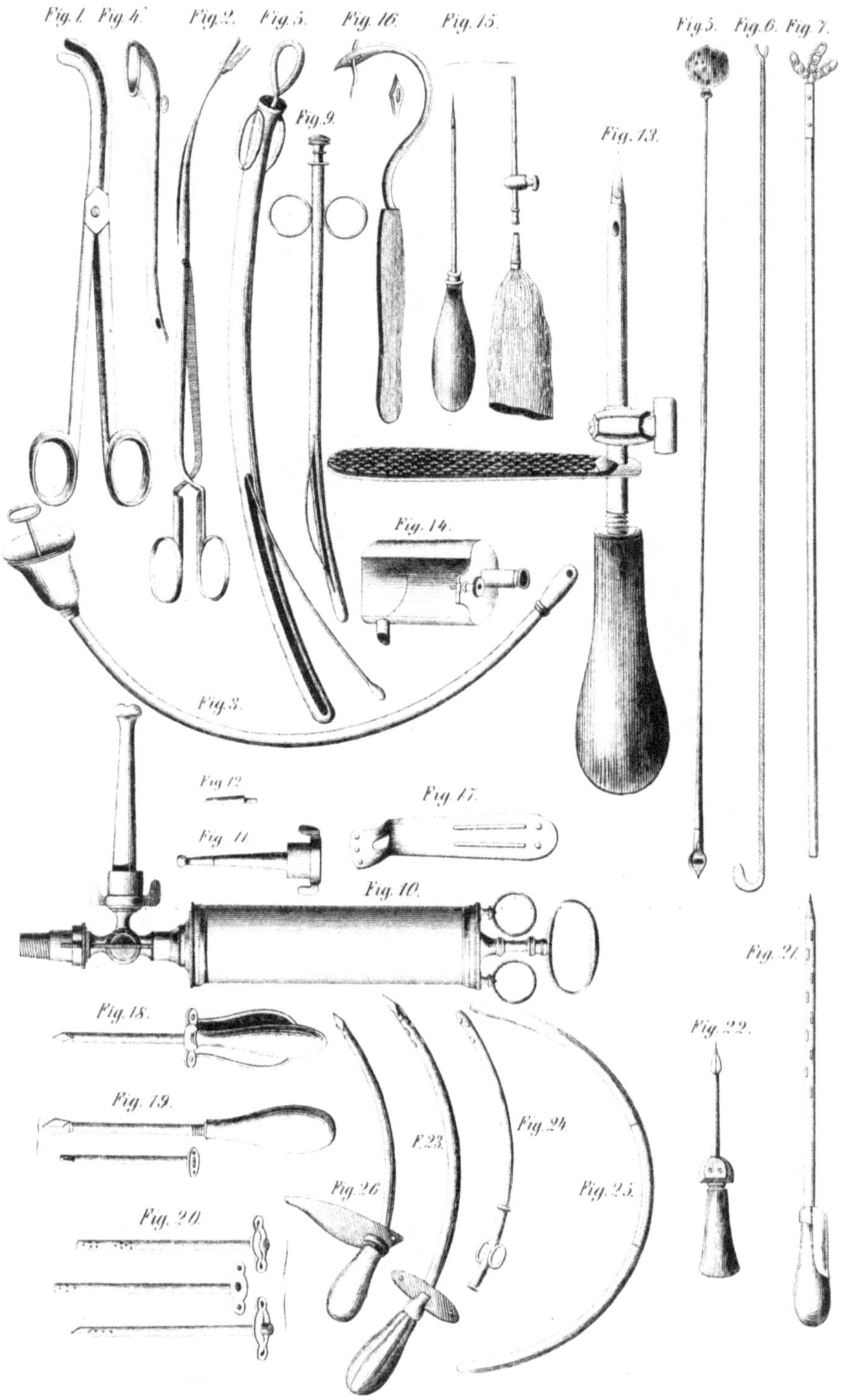
Fig. 1.
Fig. 4.
Fig. 2.
Fig. 5.
Fig. 16.
Fig. 15.
Fig. 5.
Fig. 6.
Fig. 7.
Fig. 9.
Fig. 13.
Fig. 14.
Fig. 3.
Fig. 12.
Fig. 17.
Fig. 11.
Fig. 10.
Fig. 21.
Fig. 18.
Fig. 22.
Fig. 19.
Fig. 24.
F. 23.
Fig. 26.
Fig. 25.
Fig. 20.

TAFEL IX.

Instrumente zur Extraction fremder Körper aus dem Oesophagus — zur Oesophagotomie — zur Paracentese der Brust, des Bauches und der Harnblase.

Fig. 1. u. 2. Zangen zur Extraction fremder Körper aus dem Oesophagus.

Fig. 3. u. 4. Schlundtrichter und Schlundröhre, zur Untersuchung und Einführung von Nahrungsmitteln.

Fig. 5. Petit's Schlundstösser (Repoussoir) mit v. Graefe's Münzenfänger (unentbehrlich).

Fig. 6. einfacher Haken zur Extraction — aus jedem Draht leicht nachzubilden.

Fig. 7. Petit's Kettenstäbchen für Nadel, Gräten und Holzsplitter (ist auf den Zufall berechnet!)

Fig. 8. Vacca-Berlinghieri's Ectropösophag.

Fig 9. Dasselbé Instrument von Lür modificirt.

Fig. 10, 11, 12. Charrière's Magenpumpe und Spritze mit Doppelhahn. Sie dient sowohl zur Entleerung, wobei die konische Spitze der Spritze mit der Schlundsonde in Verbindung gebracht wird und die Seitenröhre zum Abfluss dient, als auch zur Injection.

Fig. 13. u. 14. Schuh's verschliessbarer Trokart zur *Punctio thoracis.*

Fig. 15. Reyabrd's Trokart zu demselben Zweck.

Fig. 16. Nadel zur Unterbindung der Intercostalarterie.

Fig. 17. Lottri's Spatel zur Compression dieser Arterie.

Fig. 18. Petit-Hennemann's Trokart mit löffelförmiger Canüle (für den bequemeren Abfluss).

Fig. 19. Savigny's Trokart.

Fig. 20. Mazotti's Canüle mit cachirender Röhre — d. h. es wird in die Canüle eine Röhre geschoben, welche deren oberen scharfen Rand cachirt, eine durchaus zu empfehlende Vorsicht, weil derselbe leicht den Darm lädirt.

Fig. 21. Zang's 6 Zoll langer Trokart zur Entleerung von Gas aus dem Darm (antiquirt).

Fig. 22. Andrée's lanzettförmiger Trokart zur Punction der Hydrocele.

Fig. 23. Flurens' Trokart zur Punction der Blase.

Fig. 24. Bell's Röhrchen zur Cachirung der Canüle (derselbe Zweck wie Mazotti).

Fig. 25. Zang's Dogge zur Reinigung der Canüle.

Fig. 26. Frère Cosme's Trokart zur Punction der Blase *per rectum.* (Rücksichtlich der Trokarts ist zu merken, dass Sanctorius als Erfinder gilt, während Rhazes und Babetta schon der Idee sehr nahe waren. Das Instrument ist ausserordentlich variirt. Das Wesentliche ist, dass die Spitze dreikantig ist, damit sie die organischen Gebilde mehr auseinander drängt als zerschneidet. Aus diesem Grunde ist der Trokartstich so wenig gefährlich und deshalb ist auch Andrée's Lanzettform wieder verlassen.)

Taf. X.

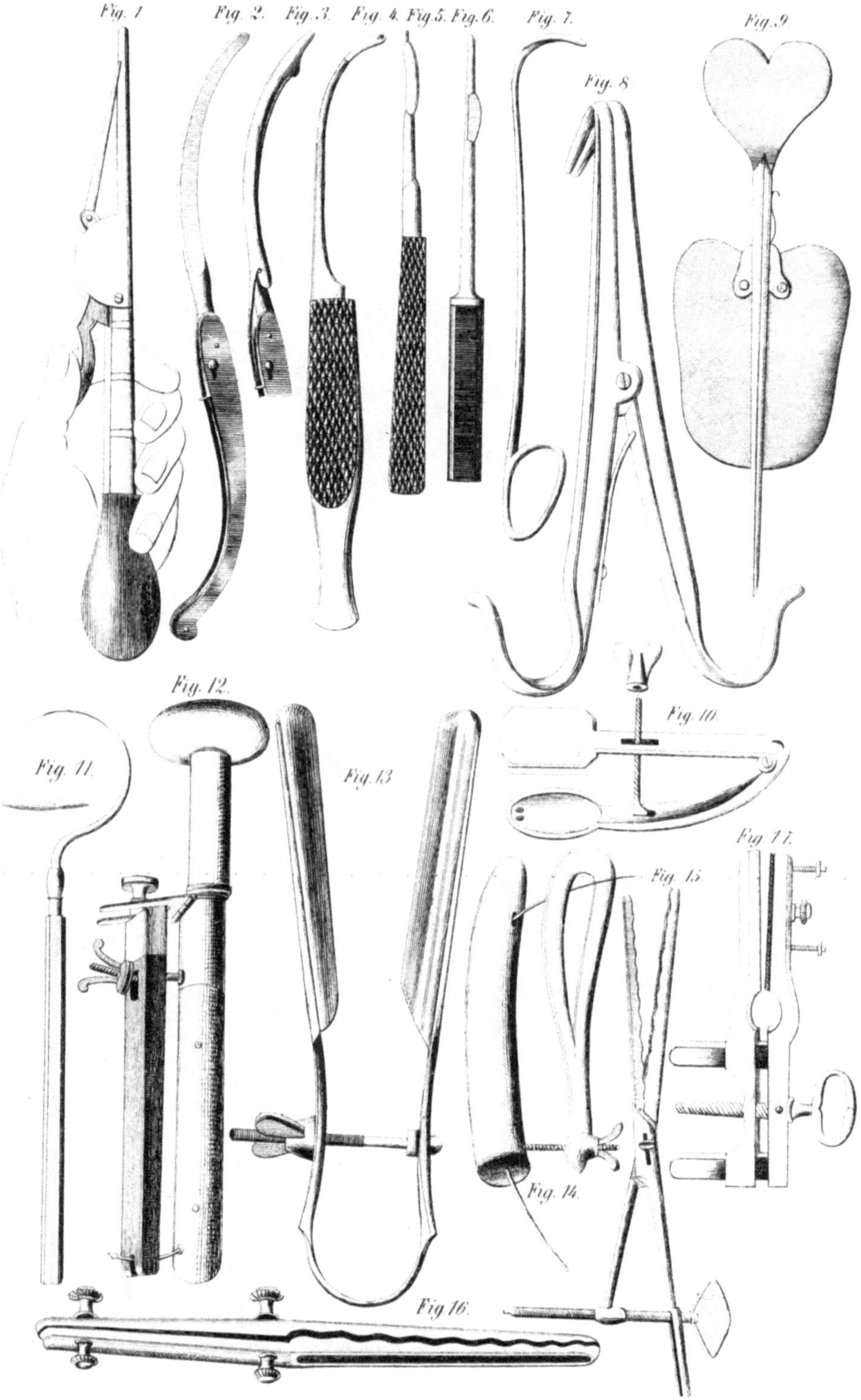

Fig. 1
Fig. 2
Fig. 3
Fig. 4
Fig. 5
Fig. 6
Fig. 7
Fig. 8
Fig. 9
Fig. 10
Fig. 11
Fig. 12
Fig. 13
Fig. 14
Fig. 15
Fig. 16
Fig. 17

TAFEL X.

Instrumente zur Bruchoperation und zur Operation des künstlichen Afters.

Fig. 1. Lecat's *herniotome cachée*
Fig. 2. Pott's Fistelmesser
Fig. 3. Grimala's Herniotom
Fig. 4. Rust's Herniotom
Fig. 5. Seiler's Herniotom
Fig. 6. Tesse's Herniotom.

Die ältesten Bruchmesser waren cachirt (Fig. 1); später construirte man sie concavschneidig (Repräsentant Pott), offenbar deshalb, weil die Einschnürung als Strictur mit der concaven Schneide umgangen und beim Zurückziehen des Messers durchschnitten werden sollte. Darauf erkannte man das Nachtheilige dieser Schnittweise wegen der möglichen Arterienverletzung und empfahl die blutige Erweiterung ohne Zug, sondern mittelst Druck des Messers, und zu diesem Zweck construirte Seiler hauptsächlich das convexschneidige Messer.

Fig. 7. Arnaud's Haken zur unblutigen Erweiterung, woraus
Fig. 8. Kluge's Doppelhaken zu demselben Zweck entstand.
Fig. 9. Rust's Flügelsonde sollte bei der blutigen Erweiterung benutzt, mit ihren Flügeln den Darm zurückhalten — (auf der Hohlsonde darf hier durchaus nicht geschnitten werden! —)
Fig. 10. Hesselbach's Compressorium für die verletzte Arterie.
Fig. 11. Gerdy's Nadel zum Einnähen der invaginirten Hautfalte.
Fig. 12. Wutzer's Invaginatorium — der Cylinder schiebt die Falte hinein — die Nadel, nachträglich durchgestochen, fixirt sie und die Platte von aussen auf die Bauchwand gelegt, nimmt die Nadel auf und übt einen Druck.

Auch diese Radicaloperationen haben trotz Rothemund's Empfehlung wenig Anhänger, zumal da nach Streubel's Sectionen die Falte sich später wiederzurückzieht, weshalb

Fig. 13. M. Langenbeck ein Instrument zur directen Zerstörung oder zum Aufbruch des Leistencanals angab, dessen eine Branche an Stelle des Invaginatorium von Wutzer eingeschoben, dessen andere von aussen der ersteren entgegenwirken soll, analog der Darmscheere Dupuytren's. Dagegen wollte Valette den Canal von aussen mittelst *Kali causticum* aufbrechen, welches von der durchbrochenen Platte des

Fig. 14. zu diesem Zwecke angegebenen Instrumentes aufgenommen werden soll, nachdem der Cylinder in den Canal geschoben ist. Auch diese Verfahren sind, wie mehrere andere, nur von ihren Erfindern gerühmt.

Fig. 15. Dupuytren's Darmscheere zur Heilung des künstlichen Afters.

Fig. 16. Blasius' Darmscheere.

Fig. 17. Brechet' Klemme zur Heilung der Varicocele.

Taf. XI.

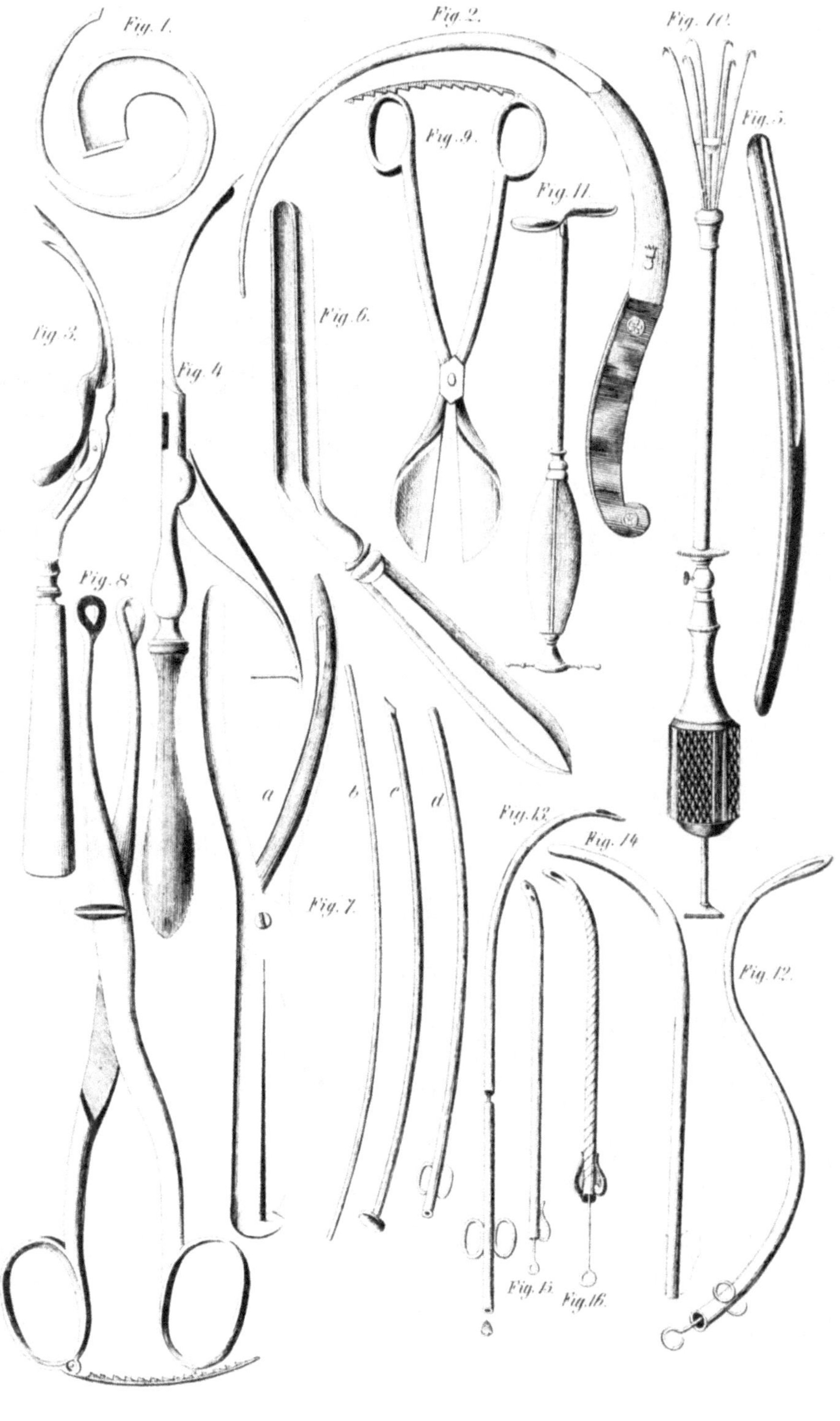

Fig. 1.
Fig. 2.
Fig. 10.
Fig. 5.
Fig. 9.
Fig. 11.
Fig. 6.
Fig. 3.
Fig. 4
Fig. 8
a
b
c
d
Fig. 7.
Fig. 13.
Fig. 14
Fig. 12.
Fig. 15.
Fig. 16.

TAFEL XI.

Instrumente zur Operation der Mastdarmfistel, zur Exstirpation der Hämorrhoidalgeschwülste, der Rectal-Tumoren, des Rectum und zum Katheterismus.

Fig. 1. Solingen's Syringotom, das vordre Sondenende sollte durch die Fistel ins Rectum geführt und aus dem Anus herausgeleitet und dann der folgende schneidende Theil die Wand zwischen Fistel und After durchtrennen. Durch allmähliches Ausziehen dieser schneckenartigen Windung entstanden die späteren Fistelmesser bis zu Pott etc.

Fig. 2. Le Mère-Bass' *bistouri royal* (Louis XIV. wurde damit operirt) ist eine solche Uebergangsform.

Fig. 3. Savigny's Fistelmesser ist ein geknöpftes Pott'sches Messer, welches durch Vorschieben einer Platte in ein spitzes Pott'sches Messer verwandelt werden kann.

Fig. 4. Arnemann-Rust ist ein cachirtes Pott'sches Messer, dem durch Vorschieben zunächst eine Spitze und dann durch Niederdrücken des Drückers die Schneide freigemacht werden kann. (Beide Messer zeigen nur, dass man durch derartige Constructionen die einfache Form verschlechtert!)

Fig. 5. Desault's Gorgeret }
Fig. 6. Runge's Gorgeret } Diese hölzerne Hohlsonden dienen zum Schutz des Rectum.

Fig. 7. Desault's Werkzeug zur Operation einer *fistula ani incompl. extern.* Mittelst des Stilets *c*, welches in der Röhre *d* eine Canüle hat, wird die innere Oeffnung durch Perforation hergestellt, während das Zangengorgeret *a* ins Rectum geführt, den Stoss parirt und hinterher den Bleidraht (*b*), der behufs Durchbindung der Wand ebenfalls durch die Röhre *d* geleitet wird, zwischen ihre vorderen Branchen gefasst aus dem Rectum leitet. — Aehnliche Durchbindungswerkzeuge sind zahlreich construirt.

Fig. 8. Lür's *pince à crémaillère* zum Erfassen von Geschwülsten.

Fig. 9. B. Langenbeck's Zange zum Erfassen der Hämorrhoidalknoten behufs ihrer Cauterisation.

Fig. 10. Chassaignac's *érigne à branches divergentes* zum Erfassen des Rectums oder Geschwülste in demselben, um sie hervorzuziehen. Das Instrument soll mit an die Scheide zurückgezogenen Häkchen eingeführt und dieselben dann durch Vorschieben eingehakt werden.

Fig. 11. B. Langenbeck's Instrument zu demselben Zweck. Die vorderen Platten werden durch die Schraube am hinteren Ende erst gerade gestellt, um bequem eingeführt zu werden.

Fig. 12. Petit's doppeltgekrümmter (S) Katheter.

Fig. 13. Desault's einfach gekrümmter (zerlegbarer) Katheter Die Zerlegbarkeit soll ihn zum mit sich führen in der Verbandtasche geeignet machen; allein sie gefährdet die Haltbarkeit des Instruments und ist deshalb zu tadeln. Ueberhaupt müssen wir uns gegen das *omnia mea mecum* erklären, welches bisher bei Construction von grösseren Verbandtaschen befolgt ist. Wir werden zum Schluss hierauf zurückkommen.

Fig. 14 Mayor's Bleikatheter.

Fig. 15. Desault's weiblicher Katheter, ist, besonders von Silber, zu entbehren, weil jeder elastische Katheter, abgekürzt wenn zu lang, benutzt werden kann.

Fig. 16. Flurant-Solingen's Katheter von gewundenem Silberdraht.

Am Katheter unterscheidet man das vordere Ende, den Schnabel mit seinen Fenstern und seiner Krümmung und das hintere Ende oder Pavillon; der Draht in demselben zur Reinigung, oder in den elastischen auch zur Herstellung der Krümmung, heist Mandrin. Die gerade kupferne Röhre des Celsus war seine erste Form; später wurde von Petit der doppeltgekrümmte Katheter angegeben und Desault krümmte ihn einfach. Die gerade Form hat jetzt hauptsächlich der elastische Katheter, und Amussat's Empfehlung derselben auch für die soliden zählt wohl keine Anhänger. Die elastischen Katheter sind, wenn wir die Lederkatheter von Fabricius ab Aquapendente abrechnen, zuerst von Solingen aus gewundenem Silberdraht construirt, diese wurden darauf von Theden mit der *Resina elastica* überzogen und die spätere und jetzige Industrie erkannte diese Grundlage natürlich für zu theuer und nahm statt ihrer Gespinnste aus Seide oder Hanf. Die elastischen Katheter sind je nach dem Fabrikate von verschiedener Güte und Haltbarkeit. Die englischen röthlich gefärbten mit einem starken Mandrin versehenen sind die haltbarsten. Der

Mandrin ist sehr praktisch für die Formation verschiedener Krümmungen. Auch die deutschen Fabrikate zeichnen sich durch ihre Haltbarkeit vor den französischen aus. Ausserdem hat man noch verschiedenes Material benutzt, so die Guttapercha, die sich aber deshalb nicht bewährt hat, weil solche Katheter leicht brüchig werden und beim Gebrauch dann in der Harnröhre zerbrochen sind. Ferner das Neusilber, die ebenfalls mit der Zeit brüchig werden sollen. Dann hat man Katheter und Bougies aus decalcinirtem Elfenbein construirt, welche sehr theuer und mindestens keine Vorzüge vor den elastischen haben. Endlich hat man an Stelle des Bleies Verbindungen von Zinn, Zink und Wismuth gewählt, die gar keine Beachtung gefunden. Dies Material ist freilig billiger als Silber, allein es giebt dem Instrumente eine unangenehme Schwere, die beim Einführen leicht störend wird. Endlich ist das Fischbein in neuester Zeit von Güterbock gerühmt.

Taf. XII.

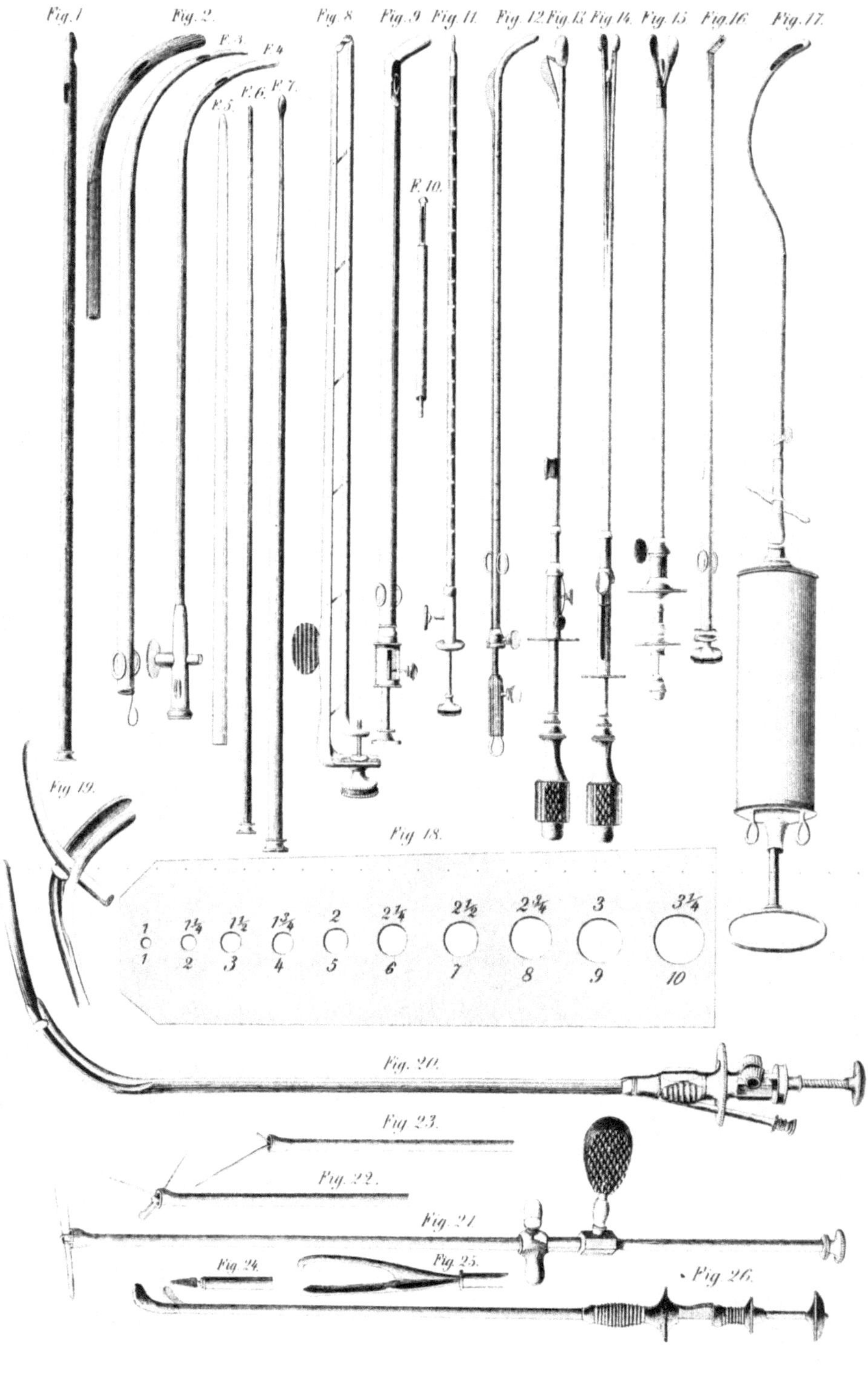
Fig. 1
Fig. 2
F. 3
F. 4
F. 5
F. 6
F. 7
Fig. 8
Fig. 9
F. 10
Fig. 11
Fig. 12
Fig. 13
Fig. 14
Fig. 15
Fig. 16
Fig. 17
Fig. 18
1 1¼ 1½ 1¾ 2 2¼ 2½ 2¾ 3 3¼
1 2 3 4 5 6 7 8 9 10
Fig. 19
Fig. 20
Fig. 21
Fig. 22
Fig. 23
Fig. 24
Fig. 25
Fig. 26

TAFEL XII.

Instrumente zum Katheterismus (cf. die vorige Taf.), zur Behandlung der Stricturen, zur Extraction fremder Körper aus der Harnröhre und Blase.

Fig 1. gerader Kautschuck-Katheter.
Fig. 2. gekrümmter Kautschuckkatheter.
Fig. 3. „ spitzzulaufend (diese Form ist weniger empfehlenswerth, als die geknöpfte).
Fig. 4. solider Katheter von Silber mit Verschluss am Pavillon zum Liegenlassen.
Fig. 5. Wachsbougie.
Fig. 6. spitzzulaufende Kautschuckbougie.
Fig. 7. geknöpfte Kautschuckbougie (der vorigen vorzuziehen).
Fig. 8. Rigaud's Dilatator (zur forcirten Dilatation).
Fig. 9. Mercier's *Porte-caustique.*
Fig. 10. Lallemand's *Porte caustique* (das zweckmässigste).
Fig. 11. Ducamp's *Porte caustique.*
Fig. 12. Ricord's Scarificator.
Fig. 13. Civiale's Scarificator.
Fig. 14. Civiale's Untersuchungssonde für Stricturen.
Fig. 15. Hunter's Instrument zur Extraction fremder Körper.
Fig. 16. Leroy d'Etiolle's Curette zu demselben Zweck.
Fig. 17. Amussat's Spritze zu Injectionen in die Blase.
Fig. 18. Tafel zur Bestimmung der Katheterstärke.
Fig. 19. u. 20. Leroy d'Etiolle's Instrument zur Extraction von Katheterstücken und ähnlichen fremden Körpern aus der Blase.
Fig. 21. 22. u. 23. Courti-Mathieu's Instrument zur Extraction von Nadeln (Haarnadeln).
Fig. 24. Lür's Bohrer zur Extraction von Katheterstücken aus der Harnröhre.
Fig. 25. Lür's Instrument zur Extraction von cylindrischen Körpern aus der Blase (versagt gewöhnlich).
Fig. 26. *Brise-pierre* für Steine in der Harnröhre.

Taf. XIII.

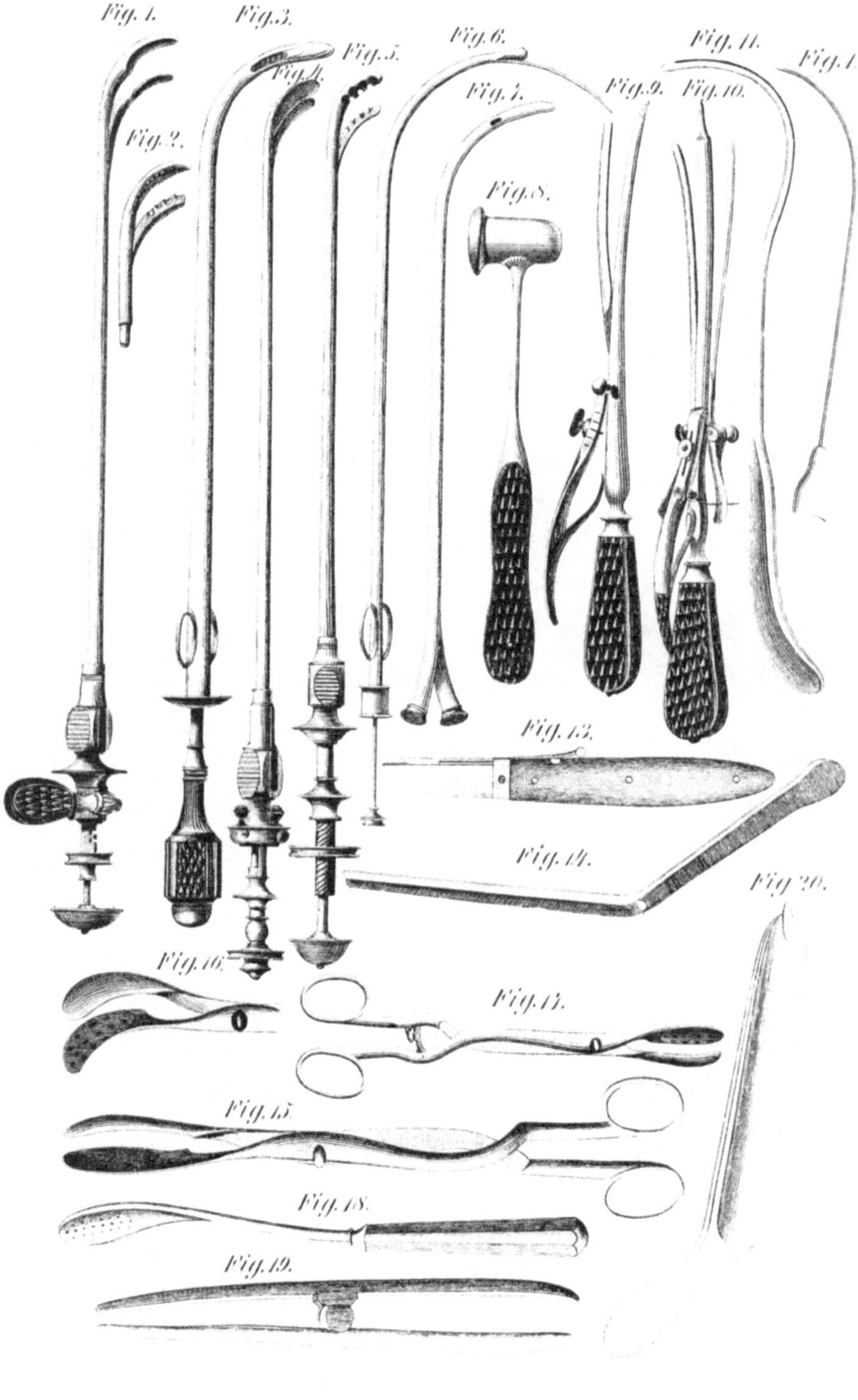

Fig. 1.
Fig. 2.
Fig. 3.
Fig. 4.
Fig. 5.
Fig. 6.
Fig. 7.
Fig. 8.
Fig. 9.
Fig. 10.
Fig. 11.
Fig. 12.
Fig. 13.
Fig. 14.
Fig. 15.
Fig. 16.
Fig. 17.
Fig. 18.
Fig. 19.
Fig. 20.

TAFEL XIII.

Instrumente zur Lithotripsie und Lithotomie.

Fig. 1. Mercier-Charrière's Steinbrecher (Lithotriptor) mit gefenstertem Schnabel und Treibschlüssel.

Fig. 2. Heurteloup-Charrière's Steinbrecher (Lithotriptor) mit gefenstertem und gezähntem Schnabel.

Fig. 3. Pasquier's Entleerungskatheter, um Steinfragmente noch mehr zu zertrümmern.

Fig. 4. Civiale-Charrière's Steinbrecher mit glattem Schnabel und Schraube (das bevorzugte Instrument).

Fig. 5. Segallas-Charrière's Steinbrecher mit gezahntem Schnabel und freier Schraube.

Fig. 6. Frère Côsme's Pfeilsonde.

Fig. 7. Cloquet's Katheter mit doppeltem Gang.

Fig. 8. Hammer zum Zerschlagen des mit dem Lithotriptor gefassten Steins.

Fig. 9. Frère Côsme-Charrière's *Lithotome cachée.*

Fig. 10. Dupuytren-Charrière's *Lithotome double cachée.*

Fig. 11. Leitungssonde.

Fig. 12. Belle's Steinsucher (ist eine katheterartig gekrümmte Sonde — durch die Fenster eines gewöhnlichen Katheter soll bei seinem Eintritt in die Blase Gas mit dem Geräusch, wie wenn man auf einen Stein stösst, entweichen und so zu Täuschung Veranlassung geben können).

Fig. 13. Langenbeck's Steinmesser mit Spitzendeker (das gebräuchlichste).

Fig. 14. Gorgeret zum Einführen der Steinzange.

Fig. 15. Charrière's gerade Steinzange mit gekreuzten Armen.

Fig. 16. „ „ „ mit gekrümmten Löffeln.

Fig. 17. „ „ „ mit einer Zahnstange, deren Arme mittelst eines Häkchens sich öffnen können.

Fig. 18. Celsus' Steinlöffel (immer noch sehr beliebt und den Zangen vielfach vorgezogen).

Fig. 19. Payola's Dilatatorium (wenig in Gebrauch, weil wegen Quetschung mit Gefahr verbunden).

Fig. 20. Hawkin's schneidendes Gorgeret (dieses Werkzeug ist viel variirt, jetzt wohl nicht mehr in Gebrauch).

Taf. XIV.

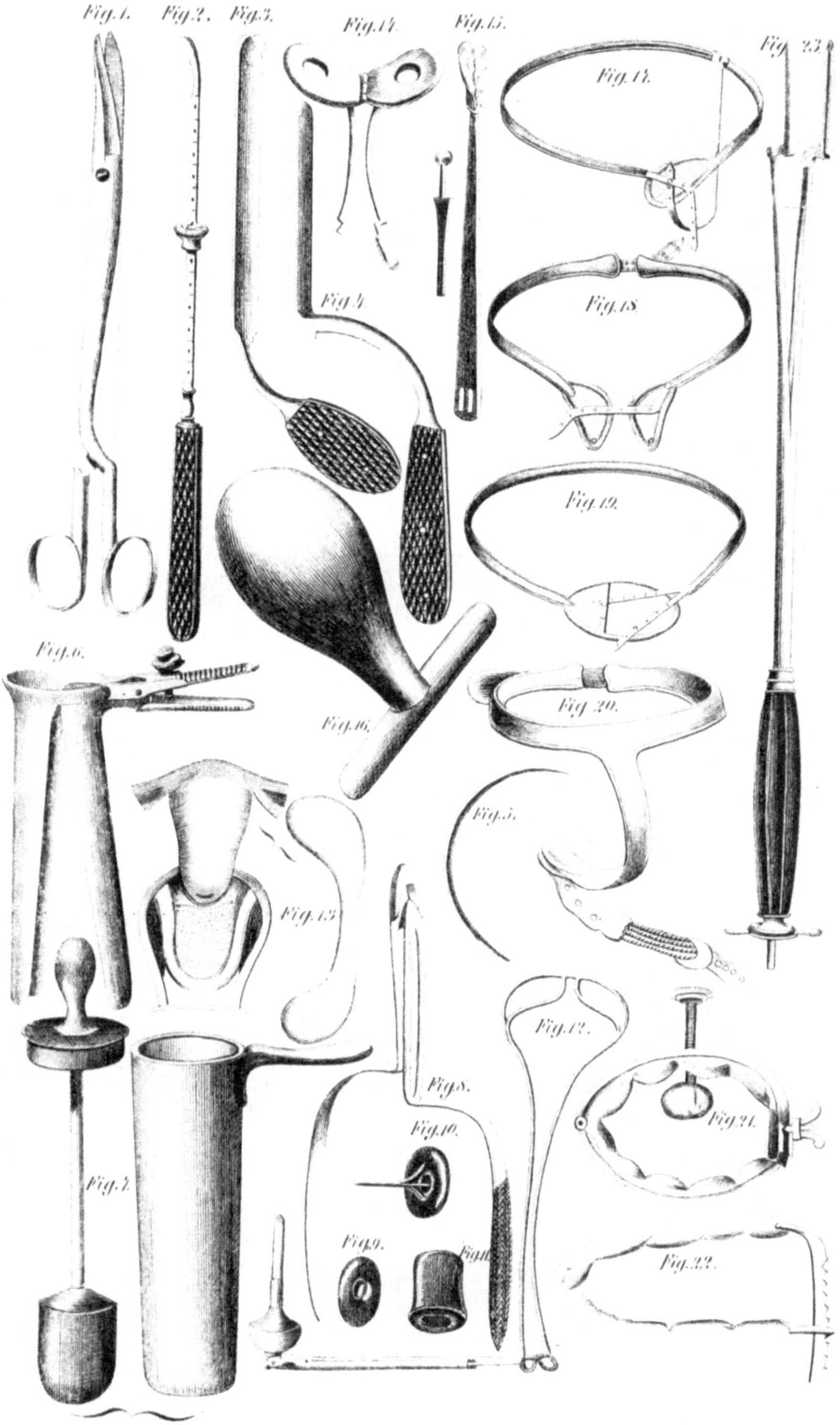

Fig. 1.
Fig. 2.
Fig. 3.
Fig. 14.
Fig. 15.
Fig. 17.
Fig. 23.
Fig. 4.
Fig. 18.
Fig. 19.
Fig. 6.
Fig. 20.
Fig. 16.
Fig. 5.
Fig. 13.
Fig. 12.
Fig. 8.
Fig. 7.
Fig. 10.
Fig. 21.
Fig. 9.
Fig. 11.
Fig. 22.

TAFEL XIV.

Instrumente zu Operationen an den weiblichen Genitalien, Hysterophore, Bruchbänder und Compressorien bei der *Amputatio penis.*

Fig. 1. Lange Scheere mit gekreuzten Armen.

Fig. 2. Kiwich-Valleix' Uterussonde.

Fig. 3. u. 4. Jobert's halbe Specula zum Niederdrücken der seitlichen Vaginalwände bei Fisteloperationen.

Fig. 5. Roux's Nadel für den Dammriss (diese Nadeln sind zahlreich modificirt, viel in Anwendung sind die starkgekrümmten Nadeln Dieffenbach's, nur dürfen dieselben nicht so stark gearbeitet sein, weil sie in dieser gewöhnlichen Stärke eine zu grosse und unnöthige Verwundung machen).

Fig. 6. Benett's zweiblättriges Speculum.

Fig. 7. Jobert's Elfenbeinspeculum (das Material ist zu theuer, die aus Milchglas erfüllen alle Anforderungen. Man kann die kleinere Form auch als Mastdarmspiegel benutzen. Zweckmässig nimmt man jetzt überall eine künstliche Beleuchtung hinzu).

Fig. 8. Reybard's Speculum und Dilatator für Vagina und Mastdarm.

Fig. 9. einfaches rundliches Pessarium aus Kautschuck.

Fig. 10. gestieltes Pessarium aus Elfenbein, zu glatt!

Fig. 11. Clocquet's Elytroid.

Fig. 12. Valleix' Uterus-Redresseur.

Fig. 13. Kilian's „

Fig. 14. Zwank's Hysterophor (das beste Instrument).

Fig. 15. Meyer's Schwammstäbchen zu demselben Zweck.

Fig. 16. Lür's Speculum und Dilatator uteri.

Fig. 17. Trousseau's Suppositorium für *prolapsus ani.*

Fig. 18. einfaches Bruchband.

Fig. 19. doppeltes Bruchband.

Fig. 20. Nabelbruchband.

Fig. 21. Scarpa's Bruchband für den Dammbruch.

Am Bruchband (*Bracherium*) unterscheiden wir die aus gutem englischem Gussstahl gearbeitete Feder, deren mittlere Kraft 3—4 Pfund betragen muss. Sie trägt vorn die Pelotte, deren Form oval, rabenschnabelförmig (bei Leisten- und Schenkelbrüchen), rund bei Nabel-, Bauchbrüchen ist, welche aus Elfenbein (die besten), Ebenholz, Gutta-Percha gearbeitet (die solide Pelotte), oder aus einem Rosshaarpolster, Kautschuk hergestellt ist. Die Pelotte darf nicht zu gross sein, sonst wird sie durch die Bewegungen des Schenkels verschoben. Sie muss vor Allem richtig angreifen und bei Leistenbrüchen den ganzen Kanal decken. Die Pelotte greift entweder von der gesunden Seite her an (die englischen Bruchbänder), oder von der kranken (die deutschen). — An ihrem hinteren Ende geht die Feder in den Beckengurt aus. Ausserdem dient zu ihrer Fixation noch der Schenkelgurt und beim Doppelbruch sind beide Pelotten durch einen Querriemen verbunden. Ueber diese Riemen ist zu sagen, dass eine gut und richtig gearbeitete Feder sich auch ohne deren Hülfe überall gleichmässig und fest anschmiegen muss. — Für die Leisten- und Schenkelbrüche muss sowohl das einfache als doppelte Band einen Zoll unter der *Spina anter. super.* circulär ums Becken liegen und darf sich bei den verschiedensten Bewegungen des Kranken nicht verrücken. —

Fig. 21. Nuck's Compressorium bei der *Amputat. penis*

Fig. 22. Savigny's „ „ „ (sind bei dieser Operation entbehrlich).

Taf. XV.

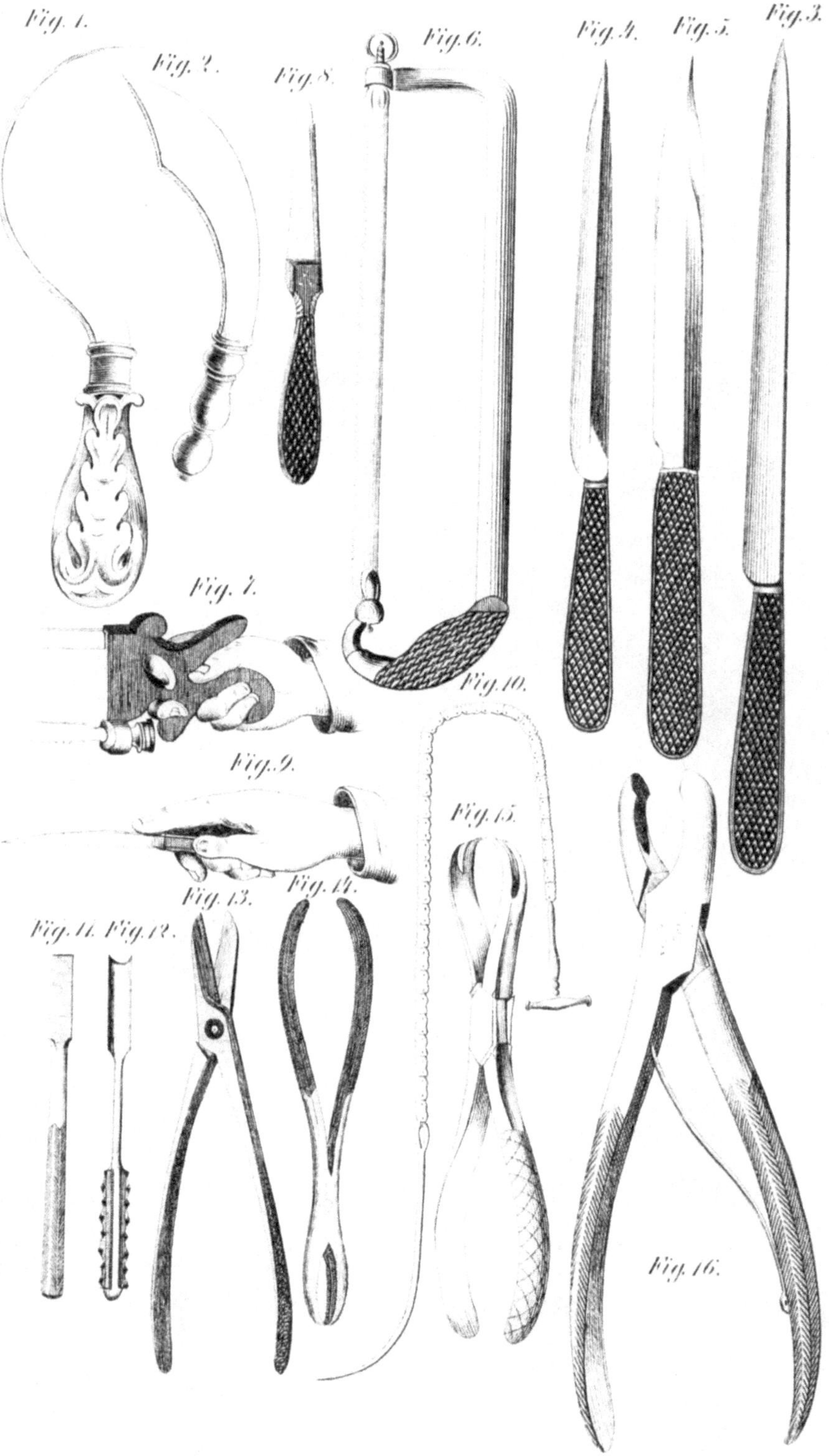
Fig. 1.
Fig. 2.
Fig. 8.
Fig. 6.
Fig. 4.
Fig. 5.
Fig. 3.
Fig. 7.
Fig. 10.
Fig. 9.
Fig. 15.
Fig. 13.
Fig. 14.
Fig. 11.
Fig. 12.
Fig. 16.

TAFEL XV.

Instrumente zur Amputation und Resection.

Fig. 1. Scultet's Amputationsmesser.

Fig. 2. Hildan's „

Fig. 3. u. 4. gerades einfach und doppelschneidiges Amputationsmesser.

Fig. 6. Langenbeck's Amputationsmesser.

Die ältesten hierher gehörigen Messer waren concav — (besonders für den Cirkelschnitt) und convexschneidig. Später kam man von diesen beiden Extremen, welche schlecht schneiden und sich schwer schärfen lassen, zur Mitte, nämlich der geraden Form. Diese sind ein- oder doppelschneidig von verschiedener Länge und Breite in den Klingen construirt. Gegenwärtig beliebt man die schmalklingigen, bei denen die Frage sich stellen lässt, ob nicht ein breitklingiges die Weichgebilde leichter durchdringt. Die kleinen doppelschneidigen Messer (Catlinen) dienen zur Trennung der Muskeln zwischen den beiden Knochen des Vorderarms und des Unterschenkels. Zur Durchschneidung des Periost bedient man sich eines gewöhnlichen Scalpells. Auch diese Instrumente sind durch das Variationsbestreben der Chirurgen überaus zahlreich geworden. —

Fig. 6. Rust's oder deutsche Amputationssäge.

Fig. 7. Pott-Hunter's oder englische Säge.

Fig. 8. Messersäge.

Fig. 9. B. Langenbeck's Stichsäge.

Fig. 10. Lür's Kettensäge.

Fig. 11. Flachmeissel.

Fig. 12. Hohlmeissel.

Fig. 13. Liston's Knochenscheere.

Fig. 14. Knochenzange zum Fixiren.

Fig. 15. B. Langenbeck's Knochenzange (fixirt sehr vorzüglich).

Fig. 16. Lür's Hohlmeisselzange zur Entfernung kranker Knochenstellen.

Zum Schluss fügen wir noch einige Bemerkungen für die Beschaffung eines Armamentarium hinzu. Das einfachste, unentbehrlichste Armamentarium ist die sogenannte Verbandtasche. Allein wir haben uns schon gegen die ältere drei-vierklappige Form dieser Rocktaschenzerstörer ausgesprochen, die alles Mögliche enthalten sollen, damit der Chirurg in dem Bewusstsein: *omnia mea mecum* stets sicher gerüstet sei. Begreiflicher Weise werden die Instrumente in diesen Reservoiren schlecht aufbewahrt, kommen oft in Gefahr aus Form etc. gedrückt zu werden und sind auch vielfach als Katheter, Messer wegen dieser Placirung unvollkommen oder weniger zweckmässig construirt. Wir müssen uns deshalb dahin aussprechen, dass man die Verbandtasche so klein als möglich wählt und sich darin auf das Nöthigste beschränkt. Dagegen muss man sich für wirkliche Operationen und zwar von der Extirpation einer Geschwulst bis zu jeder grösseren specielleren Operation, die Instrumente sorgfältig in Kästchen halten. Sieht man dabei auf den Kostenpunkt, so ist zu sagen, dass man ja jede luxuriöse Ausstattung meiden und in der Wahl der Instrumente sparsam sein kann, d. h. man wählt statt 6 Messer nur 2—3, wenn alle zu demselben Zweck dienen, Ausserdem kann der Chirurg im Beginn seiner Laufbahn die Anschaffung aller der Instrumente verschieben, deren er nicht plötzlich oder in jedem Augenblick benöthigt werden kann. Ich hoffe, dass auch nach dieser Seite diese Tafeln die nöthigen Anhaltspunkte gewähren werden und bin ausserdem der Meinung, dass während der Studienzeit der Lehrer auch hier mit Rath an die Hand gehen muss, ähnlich wie er die Anschaffung dieses oder jenes Werkes empfiehlt.

Leipzig, Druck von Giesecke & Devrient.

FSC
www.fsc.org
MIX
Papier | Fördert gute Waldnutzung
FSC® C083411

Kolibri 360 GmbH
Ferdinand-Jühlke-Straße 7
99095 Erfurt, Deutschland
produktsicherheit@kolibri360.de